中国医药学理论基础

蔡定芳　著

上海科学技术出版社

内 容 提 要

本书阐释了中国医药学理论体系与基础,主要包括中国医药学理论的基本概念及其主要内容。本书将中国医药学理论体系视为整个中国医药学的基础,即天人合一理论是中国医药学文化思想的基础,太极八卦、阴阳五行理论是中国医药学哲学理论的基础,五运六气理论是中国医药学气象理论的基础,气血精神理论是中国医药学生命物质理论的基础,藏象表观是中国医药学生理解剖理论的基础,四诊合参是中国医药学诊断理论的基础,辨证论治是中国医药学临床理论的基础,病证辨治是中国医药学结合理论的基础,治病求本是中国医药学决策理论的基础,经络腧穴是中国医药学针灸理论的基础,性味主治是中国医药学药物理论的基础,君臣佐使是中国医药学方剂理论的基础。全书内容新颖,视野开阔,可供中医、中西医结合临床医师及本科学生与研究生学习参考。

图书在版编目(CIP)数据

中国医药学理论基础 / 蔡定芳著. —上海:上海
科学技术出版社,2019.12
ISBN 978 - 7 - 5478 - 4695 - 7

Ⅰ. ①中… Ⅱ. ①蔡… Ⅲ. ①中国医药学—理论
Ⅳ. ①R2 - 0

中国版本图书馆 CIP 数据核字(2019)第 271208 号

中国医药学理论基础
蔡定芳　著

上海世纪出版(集团)有限公司
上海 科 学 技 术 出 版 社 出版、发行
(上海钦州南路 71 号　邮政编码 200235　www.sstp.cn)
浙江新华印刷技术有限公司印刷
开本 889×1194　1/16　印张 24
字数 550 千字
2019 年 12 月第 1 版　2019 年 12 月第 1 次印刷
ISBN 978 - 7 - 5478 - 4695 - 7/R·1979
定价:128.00 元

作者介绍

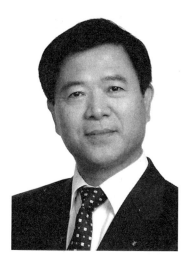

蔡定芳，教授，博士研究生导师。1956年生于上海，1970年毕业于温州实验小学，1974年毕业于温州卫生学校，1982年毕业于浙江中医学院获硕士学位，1988年毕业于南京中医学院获博士学位。留学日本德岛大学、日本富山医科药科大学。曾就职温州市第二人民医院、浙江省中医药研究所、上海医科大学附属华山医院。1974年至今工作在中医中西医结合临床教学科研工作第一线。现任复旦大学附属中山医院中医-中西医结合科主任、中西医结合神经内科主任、复旦中山厦门医院中医-中西医结合科主任。复旦大学上海医学院中西医结合系副主任，复旦大学中西医结合研究院内科研究所所长。兼任上海中医药大学附属曙光医院神经内科主任、神经病学研究所所长，上海市青浦区中心医院中医科主任，上海市闵行区中心医院中医学科带头人。国家中医药领军人才-岐黄学者，上海市领军人才，上海市名中医。主要学术兼职有：中国中西医结合学会常务理事，中国医师协会中西医结合分会副会长，上海市医师协会中西医结合医师分会会长，上海市中西医结合学会副会长，上海市中医药学会常务理事；曾任中国医师协会中西医结合医师分会神经病学专家委员会主任委员，上海市中医药学会神经内科分会主任委员，上海市中西医结合学会神经内科专业委员会主任委员。长期从事中医内科及神经内科临床与科学研究，在脑血管病、帕金森病、睡眠障碍、抑郁障碍等研究领域作出成绩。承担中日合作攻关，国家自然科学基金，国家重大疾病科技支撑计划，国家卫健委、教育部等多项研究课题。指导毕业硕士研究生、博士研究生50多名。在国内外医学期刊（含SCI）发表学术论文300多篇，获国家与省部级科学成果奖6项。主编出版《肾虚与科学》《中医与科学》《恽铁樵全集》《陆渊雷全集》《姜春华全集》《沈自尹全集》《南山书屋文集》《中国医药学教程》《病证结合传染病学》《中国方药医学》等。

撰著说明

中国医药学不仅有丰富的理论,而且有深厚的理论基础。秦汉时期问世的《黄帝内经》创建了中国医药学理论体系,本书在阐述中国医药学理论体系的同时,将这一理论体系视为此后斑斓绚丽的中国医药学各种理论的基础,故名《中国医药学理论基础》。《神农本草经》以性味主治理论创建中国医药学药物理论体系,《伤寒杂病论》以辨证论治创建中国医药学临床理论体系,我们以病证辨治创建中西结合临床理论体系。虽然这些理论不是《黄帝内经》所创,但是它们都是中国医药学理论基础的重要组成部分,故本书将其纳入一并阐述。

天人合一即自然社会规律与人类生命行为合而为一,天人合一是宇宙本来的理想原始状态。人类生命与行为必须遵循自然规律与社会规律,实现天人合一是古代中国追求的最高精神境界。《中国医药学理论基础》认为天人合一理论是中国医药学文化思想理论的基础。"天人合一"章主要阐述天人同炁、人副天数、天人相应、疾病本质等。

太极是宇宙及生命的原始状态,八卦是事物的变化状态,阴阳学说是古代中国阐释宇宙万事万物发生发展及其变化规律的理论体系,五行学说是阐释宇宙木火土金水五类事物特性的运行变化规则的理论体系。《中国医药学理论基础》认为太极八卦与阴阳五行是中国医药学哲学理论的基础。"太极八卦"章及"阴阳五行"章主要阐述无极而太极、太极生两仪、两仪分四象、四象化八卦、八卦概念、八卦含义、阴阳制约法则、阴阳互根法则、阴阳消长法则、阴阳转化法则、五行定义、五行生成等。

五运学说是研究天体五星循行变化作用于地球五运产生的气象特征对人体生理病理的影响,六气学说是研究天然六气变化作用于地球六形产生的气象特征对人体生理病理的影响。《中国医药学理论基础》认为五运六气理论是中国医药学气象理论的基础。"五运六气"章主要阐述五运六气基本概念与推演原理。精气血津液是构成人体组织结构及维持人体生命活动的基本物质。神是生命活动的外在综合表现。《中国医药学理论基础》认为气血精神理论是中国医药学生命物质理论的基础。"生命物质"章主要阐述生命物质基本概念与精神气血津液及神形天式等。

藏象学说是中国医药学藏于内的脏腑器官形态表象于外的功能现象。通过人体外部正常或异常的现象观察,推论人体内部脏腑组织器官生理或病理变化。《中国医药学理论基础》认为藏象学说是中国医药学生理解剖理论的基础。"藏象生理"章主要阐述脏腑解剖、脏腑功能、五脏相关、五脏调节等。

望、闻、问、切四诊合参是中国医药学诊断疾病的理论,能合脉色,可以万全。《中国医药学理论基础》认为有诸内者必形诸外是四诊合参诊断理论的基础。"四诊合参"章主要阐述望诊、闻诊、问诊、脉诊等。

辨证是将四诊收集的症状与体征通过中医学的分析得出疾病过程中某一阶段的病机概括,论治即根据辨证结果确定相应治疗方法,在治法的指导下选择相应方剂,在组方原则下选药。应用中国医药学的思维方法辨别同一疾病的不同临床状态或不同疾病的相同临床状态,针对疾病临床状态决策治疗原则,在临床决策指导下选择方药治疗。这是中国医药学临床医学体系。《中国医药学理论基础》认为辨证论治是理法方药理论的基础。"辨证论治"章主要阐述辨证论治基本概念及八纲辨证、脏腑辨证、六气辨证、六经辨证、卫气营血辨证、募原辨证等基本内容。

病证辨治是中西结合临床医学体系。病证辨治的"病"是指现代西方医学的病名,病证辨治的"证"是指中国医药学的证候,病证辨治的"辨"是指辨识诊断现代西方医学的病名与中国医药学的证候,病证辨治的"治"是指针对被辨识诊断的病与证给出中西结合临床医学的综合治疗。《中国医药学理论基础》认为病证辨治是中国医药学中西结合临床医学理论的基础。"病证辨治"章主要阐述病证辨治基本概念、病证辨治思路演变、病证辨治基本内容等。

治疗决策是治疗疾病的策略决定。不同疾病有不同的治疗决策,同一疾病由于病情病势不同亦有不同决策。《中国医药学理论基础》认为治病求本理论是中国医药学治疗决策理论的基础。"治病求本"章主要阐述辨别证候求本决策、审察病情求本决策、揣度病势求本决策等。

经络腧穴是人体运行气血、联络脏腑的网络系统。《中国医药学理论基础》认为经络腧穴理论是中国医药学针灸理论的基础。"经络腧穴"章主要阐述经络腧穴基本概念及十二经脉、十二别经、奇经八脉等。

性味主治是中国医药学药物理论的学术核心。《神农本草经》以性味主治创建中国药物医学体系,《中国医药学理论基础》认为性味主治是中国医药学药物医学理论的基础。"性味主治"章主要阐述性味主治基本概念及辨证药物与辨病药物等。

君臣佐使是中国医药学方剂组方原则。《中国医药学理论基础》认为君臣佐使是中国医药方剂理论的基础。"君臣佐使"章主要阐述君臣佐使基本概念及辨证方剂与辨病方剂等。

蔡定芳

2019 年己亥中秋撰于复旦大学附属中山医院

蔡定芳序

理论是事物知识的理解和论述,基础是事物发展的根本或起点。中国医药学理论来自中国古代医疗实践。长期的医疗实践活动使古代中国医药学逐渐认识了人和自然的关系、生命现象、生命性质、生命规律。种植于中国古代文化、中国古代历史、中国古代医疗实践沃土的中国医药学理论根深叶茂。中国医药学理论解释中国医药学现象和规律,这些理论是整个中国医药学的基础。秦汉之际问世的《黄帝内经》创建了中国医药学理论体系,此后两千余年,博大精深的中国医药学理论世界令人目不暇接,诚如《离骚》所谓:纷总总其离合兮,斑驳陆离其上下。天人合一理论是中国医药学文化思想理论的基础,太极八卦与阴阳五行是中国医药学哲学理论的基础,五运六气理论是中国医药学气象理论的基础,气血精神理论是中国医药学生命物质理论的基础,藏象理论是中国医药学生理解剖理论的基础,有诸内者必形诸外是四诊合参诊断理论的基础,辨证论治理论是理法方药理论的基础,病证辨治理论是中国医药学中西结合临床理论的基础,治病求本理论是中国医药学治疗决策理论的基础,经络腧穴理论是中国医药学针灸理论的基础,性味主治是中国医药学药物医学理论的基础,君臣佐使是中国医药学方剂组方原则。每一理论都有深邃坚固的基础。《黄帝内经》理论体系作为中国医药学各科理论的基础,孕育产生斑斓丰富的各科理论:病痰饮者当宜温药和之,其理论基础是肾主水液、脾主运化、肺主宣降;望而知之为神,其理论基础是有诸内必行诸外;见肝之病,知肝传脾,当先实脾,其理论基础是五行生克;女子以肝为先天,其理论基础是肝主藏血;小儿为稚阴稚阳之体,其理论基础是女子七岁肾气盛,丈夫八岁肾气实;甲子之岁,少阴君火司天,阳明燥金在泉,中见太宫土运。岁土太过,气化营运先天。是岁火为天气,金为地气,火能胜金,天气盈地气虚,然中见土运,天气生运,运生地气,三气相得,地气虽虚,邪胜亦微,天气既盈,化源为实,其理论基础是五运六气;等等。《景岳全书·明理》指出:万事不能外乎理,而医之于理为尤切。散之则理为万象,会之则理归一心。夫医者一心也,病者万象也。举万病之多则医道诚难,然而万病之病不过各得一病耳。譬之北极者医之一心也,万星者病之万象也。欲以北极而对万星则不胜其对,以北极而对一星则自有一线之直。彼此相照,何得有差?故医之临证,必期以我之一心,洞病者之一本。以我之一对彼之一,既得一真,万疑俱释,岂不甚易?一也者理而已矣。苟吾心之理明,则阴者自阴,阳者自阳,焉能相混?阴阳既明,则表与里对,虚与实对,寒与热对,明此六变,明此阴阳,则天下之病固不能出此八者。是编也,列门为八,列方亦为八。盖古有兵法之八门,予有医家之八阵。一而八之,所以神变化,八而一之,所以溯渊源。故予于此录,首言明理,以统阴阳诸论,详中求备,用帅八门。夫兵系兴亡，医司性命，执中心学，孰先乎此？是即曰传中可也，曰传心亦可也。然传中传心，总无非为斯人斯世之谋耳，故复命为"传忠录"。《寓意草》曰：闻之医者意也。一病当前，先以意为运量。后乃经之以法，纬之以方。《内经》所谓微妙在意是也。医孰无意？而浅深繇是，枘凿繇是，径庭繇是，而病机之安危倚伏莫不繇是。意之凝释，剖判荒茫，顾不危耶。大学诚意之功在于格致，而其辨尤严于欺慊之两途。盖以杀机每随于阴幽，而生机恒苞于粹白。庄周曰：天地之道，近在胸臆。

《黄帝内经》是中国医药学理论基础的专著。《黄帝内经》包括《灵枢》和《素问》两部书，各八十一篇，约成书于公元前战国时期。《黄帝内经》从天人合一、阴阳五行、五运六气、气血精神、藏象表观、四诊合参、治病求本、经络腧穴等各方面论述中国医药学理论基础。其主要贡献是创建中国医药学理论体系。据丹波元胤《中国医籍考》考证：《汉书·艺文志》载《黄帝内经》十八卷，《外经》三十七卷及《白氏扁鹊内外经》之目。《素问》名林亿等以为问太素之义是也。《索隐》曰：素王者太素上皇，其道质素故称素王。《列子·乾凿度》并云太素者质之始也。汉《艺文志》黄帝泰素二十篇，刘向《别录》云言阴阳五行以为黄帝之道，故曰太素。《素问》乃为太素之问答，义可以证焉。其不言问素而名《素问》者，犹屈原有《天问》，是倒置而下字尔。盖《内经》之目见于《汉志》而《素问》之名出张仲景《伤寒论》序，曰《素问》《九卷》。九卷即今之《灵枢》。以《素》《灵》二书为《内经》者出皇甫谧《甲乙经》序，而后历代诸家无复异论焉。第七卷已亡于晋，《隋志》载《梁·七录》亦云止存八卷。据林亿等说，全元起所注本乃无第七，而王冰为旧藏之卷补七篇与《素问》余篇文复然不同。其论运气与《六节藏象论》七百十八字全然别是一家言。林亿等以为《阴阳大论》之文王冰取以补所亡。今考王叔和《伤寒例》所引《阴阳大论》之文曾无所见。据林亿等校正之说，全元起本八卷共六十八篇，至王冰补七篇又分为八十一篇者，仿《道德经》《难经》也。是书实医经之最古者，往圣之遗言存焉。晋皇甫谧以来历代医家断为岐黄所作，此殊不然也。医之言阴阳尚矣。《庄子》谓疾为阴阳之患，《左传》医和论六气曰阴淫寒疾，阳淫热疾。班固云医经者原人血脉经络、骨髓、阴阳、表里，以起百病之本，死生之分。可以见也。而汉之时凡说阴阳者必系之于黄帝。《淮南子》曰黄帝生阴阳，又云世俗之人多尊古而贱今。故为道者必托之于神农黄帝而后能入说。高诱注云：说，言也。言为二圣所作，乃能入其说于人，人乃用之。刘向云言阴阳五行以为黄帝之道，《汉志》阴阳医卜之书冠黄帝二字者凡十有余家，此其证也。是书设为黄帝岐伯之问答者亦汉人所撰述无疑。方今医家或牵合衍赘以为三坟之一，或者诋毁排斥以为赝伪之书者，俱为失矣。

公元479年至557年南朝齐梁年间全元起首注《黄帝内经素问》。《隋志》载全元起注《黄帝素问》八卷，佚。丹波元简曰：全元起注本犹存于宋代。今据《新校正》所载，考其卷目次第，可以窥略矣。卷一《平人气象论》《决死生篇》《脏气法时论》《宣明五气篇》《经合论》《调经论》《四时刺逆从论》凡七篇，卷二《移精变气论》《玉版论要篇》《诊要经终论》《八正神明论》《真邪论》《标本病传论》《皮部论》《骨空论》《气穴论》《气府论》《缪刺论》凡十一篇，卷三《阴阳离合论》《十二脏相使篇》《六节脏象论》《阳明脉解篇》《长刺节篇》《五脏卒痛》凡六篇，卷四《生气通天论》《金匮真言论》《阴阳别论》《经脉别论》《通评虚实论》《太阴阳明论》《逆调论》《痿论》凡八篇，卷五《五脏别论》《汤液醪醴论》《热论》《刺热论》《评热病论》《疟论》《腹中论》《厥论》《病能论》《奇病论》凡十篇，卷六《脉要精微论》《玉机真藏论》《宝命全角论》《刺疟论》《刺腰痛论》《刺剂论》《刺禁论》《刺志篇》《针解篇》《四时刺逆从论》凡六篇。卷七阙，卷八《痹论》《水热穴论》

《从容别白黑》《论过失》《方论得失明著》《阴阳类论方论解》凡八篇,卷九《上古天真论》《四气调神大论》《阴阳应象大论》《五脏生成篇》《异法方宜论》《咳论》《风论》《大奇论》《脉解篇》凡九篇。以上八卷合六十八篇也。全元起注《黄帝内经素问》早佚,公元 2009 年严世芸、李其忠复辑全元起《素问注》于《三国两晋南北朝医学总集》。

公元 710 年至 805 年,唐代王冰次注《黄帝素问》二十四卷,《新唐志》存。王冰自序认为:《素问》《灵枢》其文简、其意博、其理奥、其趣深。而世本纰缪,篇目重叠,前后不伦,文义悬隔,施行不易,披会亦难。岁月既淹,袭以成弊。或一篇重出而别立二名,或两论并合而都为一目,或问答未已别树篇题,或脱简不书而云世阙。重合经而冠针服,并方宜而为咳论,隔虚实而为逆从,合经络而为论要,节皮部为经络,退至道以先针。诸如此流,不可胜数。于是精勤博访十二年,撰注用传不朽,兼旧藏之卷合八十一篇、二十四卷,勒成一部。其中简脱文断义不相接者,搜求经论有所迁移以补其处;篇目坠缺指事不明者,量其意趣加意以昭其义;篇论吞并义不相涉阙漏名目者,区分事类别目以冠篇首;君臣请问礼义乖失者,考校尊卑增益以光其意;错简碎文前后重叠者,详其旨趣则去繁杂以存其要;辞理秘密难粗论述者,别撰玄珠以陈其道。凡所加字皆朱书其文,使今古必分,字不杂糅,庶厥昭彰圣旨。敷畅玄言有如列宿高悬奎张不乱,深泉净滢鳞介咸分。君臣无夭枉之期,夷夏有延龄之望。

公元 998 年至 1007 年,北宋林亿等人奉诏校注《素问》二十四卷,后人称《素问新校正》。《素问新校正》是在王冰次注《黄帝素问》基础上补注,故后世又称为《重广补注黄帝内经素问》。《天禄琳琅书目》曰:《重修补注黄帝内经素问》一函十册,二十四卷。唐王冰注,宋林亿、孙奇、高保衡校正,孙兆改误。林亿曰:唐宝应中太仆王冰次注,是三皇遗文烂然可观。惜乎唐令列之医学付之艺伎之流,而荐绅先生罕言之,去圣已远,其术暗昧。是以文注纷错,义理混淆。奈何以至精至微之道传之以至下至浅之人,其不废绝为已幸矣。仁宗念圣祖之遗事将坠于地,乃诏通知其学人俾之是正。臣等承乏典校,伏念旬岁,遂乃搜访中外,裒集众本,寝寻其义,正其讹舛,十得其三四,余不能具。窃谓未足以称明诏副圣意,而又采汉唐书录古医经之存于世者,得数十家,叙而考正焉。贯穿错综,磅礴会通。或端本以寻支,或溯流而讨源,定其可知。次以旧目正谬误者六千余字,增注义者二千余条,一言去取必有稽考,舛文疑义于是详明。

公元 1500 年至 1600 年,明代马莳著《黄帝内经素问注证发微》九卷、《黄帝内经灵枢注证发微》九卷(《灵枢》第一部全注本)。马莳曰:晋皇甫谧次《甲乙经》多出《灵枢》,义未阐明;唐宝应年间启玄子王冰有注,随句解释,逢疑则默,章节不分,前后混淆;元滑伯仁《读素问钞》类有未尽,所因皆王注。惟宋嘉祐年间救高保衡等校正,深有裨于王氏,但仍分二十四卷,甚失神圣之义。窃慨圣凡分殊,古今世异,愚不自揣。而僭释者,痛后世概暗此书而蠡测之,以图万一之小补云。《四库全书提要》曰:《素问注证发微》九卷,明马莳撰。其说据《汉志》内经十八篇之文,以《素问》九卷、《灵枢》九卷当之。其注亦无所发明,而于前人著述多所訾议,过矣。公元 1552 至 1620 年间,明代吴崑著《黄帝内经素问吴注》二十四卷。自序曰:《素问》《灵枢》医之典坟也,《难经》《甲乙》医之庸孟也,张王刘李医之濂洛关闽也。日夕取诸家言遍读之,不数稔术精而售。初游宛陵,后溯长江,历姑孰,抵和阳,所至声名籍籍,活人无论数计。《黄帝内经素问吴注》是《素问》全注本,将《素问》七十九篇(除刺法论、本病论二篇)原文逐篇分段予以注释,每篇之首简述该篇大意,注文简明,颇有影响,是研究《内经》必不可少的重要参考书。现有明刻本、日刻本、清刻本等。汪昂曰:《素问吴注》间有阐发,补前注所未备。然多改经文亦觉嫌于轻擅。

公元 1616 年至 1674 年,清代张志聪著《黄帝内经素问集注》九卷,张志聪尽得其师张子卿之传,于杭州吴山建侣山堂,聚门人弟子讲学布道,开国医学术讲座先河。张志聪自序曰:自甲辰五载注释《内经素问》九卷,以昼夜之悟思,印黄岐之精义,前人咳唾概所勿袭,古论糟粕悉所勿存。惟与同学高良共深参究之秘,及门诸弟时任校正之严,剖蕨告成,颜曰《集注》。盖以集共事参校者什之二三,先辈议论相符者什之一二,非有弃置也。亦曰前所已言者何烦余言,唯未言者亟言之以俟后学耳。讵敢追康节希彝通易之秘,隐君齐相搜药之遗,以自附古人也乎。此后,隐庵门人高士宗著《素问直解》九卷,其凡例曰:王太仆、马玄台、张隐庵注释俱属全文。然字句文义有重复而不作衍文者,有倒置而未经改正者,有以讹传讹而弗加详察者。余细为考较确参订正,庶几上补圣经下裨后学。《素问》一经各家虽有注释。余详视之,非苟简隙漏即敷浅不经。隐庵《集注》意义艰深,其失也晦。余不得已而更注之,颜曰《直解》。清 1705 年至 1758 年康熙乾隆年间,黄元御著《素问悬解》十三卷。《四库总目提要》曰:是书谓《素问》八十一篇秦汉以后始著竹帛,传写屡更,不无错乱,因为参互校正。如《本病论》《刺志论》《刺法论》旧本皆谓已亡,元御则谓《本病论》在《玉机真藏论》中,《刺志论》则误入《诊要经中论》,《刺法论》则误入《通评虚实论》,未尝亡也。又谓《经络论》乃《脾部论》之后半篇,《脾部论》乃《十二正经经络论》之正文。如此则《奇经》与《气府论》之前论《正经后论》《奇经三脉》无异。故取以补阙,仍复八十一篇之旧。其注则间有发明。如五运六气之南政、北政,旧注以甲己为南政,其余八千为北政,元御则谓天地之气东西对待,南北平分,何南政之少而北政之多也。一日之中,天气昼南而夜北。一岁之中,天气夏南而冬北。则十二年中三年在北,三年在东,三年在南,三年在西。在北则南面而布北方之政是谓北政,天气自北而南升。在南则北面而布南方之政是谓南政,天气自南而北升。则自卯而后天气渐南,总以南政统之。自酉而后天气渐北,总以北政统之。东西者左右之间气故不见可以言政。此南北二极之义,其论为前人所未及。清嘉庆年间丹波元胤著《素问识》八卷,撷取《素问》72 篇之精要,摘录王冰、马莳、吴崑、张介宾等注家之言及朱丹溪等学术见解,参考经传百氏,对《素问》某些条文进行训诂、解词、校勘和注释,并对前贤疏义之失,予以订正。卷首有《素问》解题、《素问》汇考、《素问》诸家注解书目及全元起本卷目等。要言不烦,识见允正,为研究《素问》重要参考文献。

隋唐时期杨上善著《黄帝内经太素》三十卷,开《素问》分类研究先河。北宋后《黄帝内经太素》失传,清代杨守敬出使日本时取回鉴真和尚传至日本的《太素》版本。萧延平以此为底本参考袁昶通隐堂本校勘,世称兰陵堂本或萧延平本。《黄帝内经太素》卷第一摄生之一(佚),卷第二摄生之二(卷末缺):顺养、六气、九气、调食、寿限,卷第三阴阳:阴阳大论、调阴阳、阴阳杂说,卷第四(佚),卷第五(卷首缺):人合、阴阳合、四海合、十二水,卷第六脏腑之一(卷首缺):五脏命分、脏腑应候、脏腑气液,卷第七(佚),卷第八经脉之一:经脉连环、经脉病解、阳明脉解,卷第九经脉之二:经脉正别、脉行同异、经络别异、十五络脉、经脉皮部,卷第十经脉之三:督脉、带脉、阴阳跷脉、任脉、冲脉、阴阳维脉、经脉标本、经脉根结,卷第十一输穴:本输、变输、腑病合输、气穴、气府、骨空,卷第十二营卫气:营卫气别、营卫气行、营五十周、卫五十周,卷第十三身度:经筋、骨度、肠度、脉度,卷第十四诊候之一:四时脉形、真脏脉形、四时脉诊、人迎脉口诊,卷第十五诊候之二:色脉诊、色脉尺诊、尺诊、尺寸诊、五脏脉诊,卷第十六诊候之三:虚实脉诊、杂诊、脉论,卷第十七证候之一,卷第十八(佚),卷第十九设方:知古今、知要道、知方地、知形志所宜、知祝由、知针石、知汤药、知官能,卷第二十(佚),卷第二十一九针之一:九针要道、九针要解、诸原所生、九针所象,卷第二十二九针之二:刺法、九针所主、三刺、三变刺、五刺、五脏刺、五节刺、五邪刺、九刺、十二刺,卷第二十三九针之三:量缪刺、量气刺、量顺刺、疽痈逆顺刺、量络刺、杂刺,卷第二十四补泻:天忌、本神论、真邪补泻、虚实补泻、虚实所生,卷第二十五伤寒:热病决、热病说、五脏热病、五脏痿、疟解、三疟、十二疟,卷第二十六寒热:寒热厥、经脉厥、寒热相移、厥头痛、厥心痛、寒热杂说、痈疽、虫痛、寒热瘰疬、灸寒热法,卷第二十七邪论:七邪、十二邪、邪客、邪中、邪传,卷第二十八风:诸风数类、诸风状论、诸风杂论、九宫八风、三虚三实、八正风候、痹论,卷第二十九气论:三气、津液、水论、胀论、风水论、咳论,卷第三十杂病:重身病、温暑病、四时之变、息积病、伏梁病、热痛、脾瘅消渴、胆瘅、头齿痛、颌痛、项痛、喉痹嗌干、目痛、耳聋、衄血、喜怒、疹筋、血枯、热烦、身寒、肉烁、卧息喘逆、少气、气逆满、疗哕、腰痛、髀疾、膝痛、痿厥、泄、如蛊如怚病、癫疾、惊狂、厥逆、厥死、阳厥、风逆、风痉、酒风、经解、身度、经络虚实、禁极虚、顺时、刺疟节度、刺腹满数、刺霍乱数、刺痫惊数、刺腋痈数、病解、久逆生病、六腑生病、肠胃生病、经输所疗。《黄帝内经太素》是分类编纂《内经》的最早典籍,也是继《难经》之后中国医药学理论分类研究的重要著作。

公元 1304 年至 1386 年,元代滑寿著《读素问钞》三卷。《仪真县志》曰:京口名医王居中客仪,寿数往叩居中。曰:医祖黄帝岐伯其言佚不传,世传者惟《素问》《难经》,子其习之。寿受读终卷,乃请于王。分脏象、经度、脉候、病能、摄生、论治、色脉、针刺、阴阳、标本、运气、汇萃、类聚经文凡十二类钞而读之。自是寿学日益进,所向莫不奇中。明代医家汪石山著《续素问钞》三卷曰:予读滑伯仁氏所集《素问钞》,喜其删去繁芜,撮其枢要,且所编次各以类从,秩然有序,非深于岐黄之学人不能也。但王氏所注,多略不取于经文,最难晓处仅附其一二焉,然自滑氏观之固无待于注,后之学人未必皆滑氏,句无注释曷从而入首邪爱,复取王氏注,参补其闲而以"续"字弁之于首,简闲有窃附己意者,则以愚谓二字别之。滑氏元本所辑者不复识别滑氏自注者,如旧别以今按二字,如此庶使原今所辑之注,各有分辨,或是或非,俾学人知所择焉。虽然予之所辑,未必一一盖契经旨而无所误,或者因予之误推,而至于无误未可知也,谚云抛砖引玉,抑或有补于万一云。1517 年明代正德年间温州知府丁瓒著《素问钞补》12 卷,以滑寿《素问钞》为蓝本,参考王冰《素问注》,取其钞本手自补正,以王氏注有合于经者亦并录之,使更相传录,择其子弟而诵习焉。凡王注颇觉冗泛今择取诸书增减,以附愚见。其有疑误姑缺之以俟知者。

公元 1624 年明代张景岳著《类经》三十二卷、《类经附翼》四卷、《类经图翼》十一卷。《类经》将《灵枢》《素问》分作摄生类、阴阳类、藏象类、脉色类、经络类、标本类、气味类、论治类、疾病类、针刺类、运气类、会通类等十二大类,三百九十节,精深阐述天人合一、太极八卦、阴阳五行、五运六气、气血精神、藏象生理、四诊合参、治病求本、经络针刺等中国医药学理论体系。是中国医药学理论研究的代表著作之一,理论研究深度与广度超越杨上善《黄帝内经太素》。景岳曰:初余究心是书,尝为摘要将以自资而继绎之久。久则言言金石,字字珠玑,竟不知孰可摘而孰可遗。因奋然起念,冀有以发隐就明,转难为易,尽启其秘而公之于人。务俾后学了然见便得趣,由堂入室具悉本原,斯不致误己误人,咸臻至善。于是乎详求其法则唯有尽易旧制,颠倒一番,从类分门。然后附意阐发,庶晰其蕴。然惧擅动圣经犹未敢散也。粤稽往古,则周有扁鹊之摘难,晋有玄晏先生之类分,唐有王太仆之补削,元有滑撄宁之撮钞,鉴此四君子而后意决。且此非十二经之比。盖彼无须类,而此欲醒指迷,则不容不类以求便也。由是遍索两经,先求难易,反复更秋,稍得其绪,然后合二为一,命曰《类经》。类之者以《灵枢》启《素问》之微,《素问》发《灵枢》之秘,相为表里,通其义也。两经既合,乃分为十二类。夫人之大事莫若死生,能葆其真合乎天矣,故首曰摄生类。生成之道两仪主之,阴阳既立,三才位矣,故二曰阴阳类。人之有生脏气为本,五内洞然,三垣治矣,故曰脏象类。欲知其内须察其外,脉色通神,吉凶判矣,故曰经络类。万事万殊必有本末,知所先后,握其要矣,故六曰标本类。人之所赖药食为天,气味得宜,五宫强矣,故七曰气味类。驹隙百年谁保无恙,治之弗失,危者安矣,故八曰论治类。疾之中人变态莫测,明能烛幽,二竖遁矣,故九曰疾病类。药饵不及古有针砭,九法搜玄,道超凡矣,故十曰针刺类。至天道茫茫营运今古,苞无穷,协唯一,推之以理,指诸掌矣,故十一曰运气类。又若经文连属难以强分,或附见于别门欲求之而不得,分条索隐,血脉贯矣,故十二曰会通类。汇分三十二卷。此外复附着《图翼》十五卷。盖以义有深邃而言不能该者,不拾以图其精莫聚,图象虽显而意有未达者,不翼以说其奥难窥。自是而条理分纲目举,晦者明,隐者见,巨细通融,岐二毕彻,一展卷而重门洞开,秋毫在目,不惟广神乎来学,即凡志切尊生者,欲求诸妙,无不信乎可招矣。稍晚于张景岳的明代上海人李中梓著《内经知要》上下两卷,分道生、阴阳、色诊、脉诊、脏象、经络、治则、病能八类,删繁就简,精炼扼要,为中国医药学理论学习入门之作。1964 年北京中医学院主编全国中医学院试用教材《内经释义》参照《类经》《内经知要》,分为:① 导论:人与自然、阴阳五行;② 藏象:脏腑、精气神;③ 经络:十二经脉、奇经八脉;④ 病机:发病、病因、病理;⑤ 诊法:望诊、闻诊、闻诊、切诊;⑥ 治则:治未病、因时因地因人制宜、标本、正治反治、辨证立法、制方、饮食宜忌、精神治疗、针刺大法。附篇:医经选读。1978 年上海科学技术出版社出版北京中医学院主编的全国统编教材《中医学基础》。1982 年国家卫生部首次成立全国高等中医药教材编审委员会,组成《中医基础理论》等 32 门学科教材编审小组。1984 年上海科学技术出版社出版印会河主编的高等医药院校教材《中医基础理论》,内容有:① 绪论;② 阴阳五行;③ 藏象;④ 气血津液;⑤ 经络;⑥ 病因与发病;⑦ 病机;⑧ 防治原则。此后三十多年,中国医药学理论研究基本遵循这一体系。其间虽有各种版本,然大同而小异。实践、认识、再实践、再认识,循环往复以至无穷是辩证唯物主义认识论。实践是检验中国医药学理论的标准,深望中国医药学理论在今后的医疗实践中不断发展,不断升华。窃思夏虫言冰岂晓乾坤之大,以蠡测海宁知揆度之非,是耶否耶,就正有道。

蔡定芳

2019 年己亥中秋序于复旦大学附属中山医院

目　录

第一章　天人合一 ……………………………………………………………… 1

一、天人合一基本概念 ……………………………………………………… 1

二、天人合一基本内容 ……………………………………………………… 2

　　1. 天人同炁 …………………………………………………………… 2

　　2. 人副天数 …………………………………………………………… 2

　　3. 天人相应 …………………………………………………………… 3

　　4. 疾病本质 …………………………………………………………… 3

三、思路拓展 ………………………………………………………………… 5

　　1. 老子《道德经》 …………………………………………………… 5

　　2. 庄子《齐物论》 …………………………………………………… 9

　　3. 关尹子《文始真经》 ……………………………………………… 12

　　4. 董仲舒《天人三策》 ……………………………………………… 20

　　5.《黄帝内经·灵枢》 ………………………………………………… 25

　　6. 杨上善《黄帝内经太素》 ………………………………………… 26

第二章　太极八卦 ……………………………………………………………… 30

一、太极基本概念 …………………………………………………………… 30

　　1. 太易 ………………………………………………………………… 30

　　2. 太初 ………………………………………………………………… 30

　　3. 太始 ………………………………………………………………… 30

　　4. 太素 ………………………………………………………………… 31

　　5. 太极 ………………………………………………………………… 31

二、太极基本内容 …………………………………………………………… 31

　　1. 无极而太极 ………………………………………………………… 31

　　2. 太极生两仪 ………………………………………………………… 32

3. 两仪分四象 ……………………………………………… 33

4. 四象化八卦 ……………………………………………… 34

三、八卦基本概念 ……………………………………………… 35

1. 卦爻 ……………………………………………………… 35

2. 卦画 ……………………………………………………… 35

3. 卦名 ……………………………………………………… 35

4. 卦辞 ……………………………………………………… 36

5. 爻题 ……………………………………………………… 36

6. 爻辞 ……………………………………………………… 36

7. 上卦与下卦 ……………………………………………… 36

四、八卦基本内容 ……………………………………………… 36

1. 乾卦☰ …………………………………………………… 36

2. 坤卦☷ …………………………………………………… 36

3. 震卦☳ …………………………………………………… 36

4. 巽卦☴ …………………………………………………… 37

5. 坎卦☵ …………………………………………………… 37

6. 离卦☲ …………………………………………………… 37

7. 艮卦☶ …………………………………………………… 37

8. 兑卦☱ …………………………………………………… 37

五、思路拓展 …………………………………………………… 37

1. 列子《天瑞》 …………………………………………… 37

2. 荀子《天论》 …………………………………………… 40

3. 周敦颐《通书》 ………………………………………… 41

4. 朱熹《太极图说解》 …………………………………… 43

5.《周易》 ………………………………………………… 46

第三章　阴阳五行 ……………………………………………… 54

一、阴阳基本概念 ……………………………………………… 54

1. 阴阳定义 ………………………………………………… 54

2. 阴阳可分 ………………………………………………… 55

二、阴阳基本内容 ……………………………………………… 55

1. 太极阴阳对立制约法则 ………………………………… 55

2. 阴阳互根法则 …………………………………………… 56

3. 阴阳消长法则 …………………………………………… 56

4. 阴阳转化法则 ···································· 58

三、五行学说基本概念 ······························ 59

  1. 五行定义 ···································· 59

  2. 五行生成 ···································· 60

四、五行基本内容 ·································· 61

  1. 五行特性 ···································· 61

  2. 五行归类 ···································· 61

  3. 五行相生 ···································· 62

  4. 五行相克 ···································· 62

  5. 五行相乘 ···································· 62

  6. 五行相侮 ···································· 63

五、思路拓展 ···································· 63

  1.《易传·系辞》 ······························ 63

  2. 张景岳《类经图翼·阴阳体象》 ················ 67

  3. 黄元御《素灵微蕴·胎化解》 ·················· 68

  4. 董仲舒《春秋繁露》 ························ 69

  5. 班固《汉书·五行志》 ······················ 70

  6. 张景岳《类经图翼》 ························ 71

  7.《素问·阴阳应象大论》 ···················· 73

  8. 吴谦《医宗金鉴·五行质气生克制化歌》 ········ 74

第四章 五运六气 ···································· 76

一、五运六气概述 ·································· 76

  1. 天干 ······································ 76

  2. 地支 ······································ 77

  3. 甲子 ······································ 77

二、五运基本概念 ·································· 78

  1. 五运配五星 ································ 78

  2. 天干化五运 ································ 78

三、五运基本内容 ·································· 80

  1. 年运概念 ·································· 80

  2. 年运原理 ·································· 80

  3. 年运三纪 ·································· 81

  4. 季运概念 ·································· 85

　　5. 客运概念 ………………………………………………………………… 86

　　6. 五音建运 ………………………………………………………………… 86

　　7. 太少相生 ………………………………………………………………… 87

　　8. 客运推算 ………………………………………………………………… 87

四、六气基本概念 …………………………………………………………………… 87

　　1. 六气配六形 ……………………………………………………………… 87

　　2. 地支化六气 ……………………………………………………………… 88

　　3. 地支化四时 ……………………………………………………………… 88

　　4. 地支化十二月 …………………………………………………………… 88

　　5. 地支配五行 ……………………………………………………………… 88

　　6. 四时分二十四节气 ……………………………………………………… 88

五、六气基本内容 …………………………………………………………………… 92

　　1. 年气概念 ………………………………………………………………… 92

　　2. 年气临御 ………………………………………………………………… 92

　　3. 四季主气 ………………………………………………………………… 93

　　4. 客气概念 ………………………………………………………………… 95

　　5. 司天在泉 ………………………………………………………………… 96

　　6. 天符 ……………………………………………………………………… 98

　　7. 岁会 ……………………………………………………………………… 98

　　8. 同天符 …………………………………………………………………… 99

　　9. 同岁会 …………………………………………………………………… 99

　　10. 太乙天符 ……………………………………………………………… 100

　　11. 客主加临 ……………………………………………………………… 100

　　12. 客气胜复 ……………………………………………………………… 102

　　13. 客气不迁正不退位 …………………………………………………… 102

　　14. 客气不退位 …………………………………………………………… 103

六、思路拓展 ……………………………………………………………………… 103

　　《医宗金鉴·运气要诀》 ………………………………………………… 103

第五章　生命物质 ………………………………………………………………… 116

一、生命物质基本概念 …………………………………………………………… 116

　　1. 生命起源 ……………………………………………………………… 116

　　2. 生命物质 ……………………………………………………………… 117

二、生命物质基本内容 …………………………………………………………… 118

1. 精 ……………………………………………………………………………… 118

2. 气 ……………………………………………………………………………… 118

3. 血 ……………………………………………………………………………… 120

4. 津液 …………………………………………………………………………… 120

三、神形天式 ……………………………………………………………………… 121

　　1. 神形 …………………………………………………………………………… 123

　　2. 天式 …………………………………………………………………………… 124

四、思路拓展 ……………………………………………………………………… 124

　　1.《灵枢·本神》………………………………………………………………… 124

　　2.《生物学之书》………………………………………………………………… 128

第六章　藏象表观 ………………………………………………………………… 135

一、藏象表观基本概念 …………………………………………………………… 135

　　1. 五脏藏精气而不泄 …………………………………………………………… 135

　　2. 六腑传化物而不藏 …………………………………………………………… 135

　　3. 奇恒之府藏物而不泄 ………………………………………………………… 135

　　4. 五体分属五脏 ………………………………………………………………… 135

　　5. 五脏开窍五官 ………………………………………………………………… 135

二、脏腑解剖 ……………………………………………………………………… 136

　　1. 心脏解剖 ……………………………………………………………………… 136

　　2. 肺脏解剖 ……………………………………………………………………… 137

　　3. 脾脏解剖 ……………………………………………………………………… 137

　　4. 肝脏解剖 ……………………………………………………………………… 137

　　5. 肾脏解剖 ……………………………………………………………………… 138

　　6. 胆腑解剖 ……………………………………………………………………… 138

　　7. 胃腑解剖 ……………………………………………………………………… 138

　　8. 小肠腑解剖 …………………………………………………………………… 139

　　9. 大肠腑解剖 …………………………………………………………………… 139

　　10. 膀胱腑解剖 ………………………………………………………………… 139

　　11. 三焦腑解剖 ………………………………………………………………… 139

　　12. 脑奇恒之府解剖 …………………………………………………………… 140

　　13. 髓奇恒之府解剖 …………………………………………………………… 140

　　14. 骨奇恒之腑解剖 …………………………………………………………… 141

　　15. 脉奇恒之府解剖 …………………………………………………………… 142

16. 女子胞奇恒之府解剖 143

三、脏腑功能 143

    1. 心脏功能 143

    2. 肺脏功能 148

    3. 脾脏功能 153

    4. 肝脏功能 158

    5. 肾脏功能 162

    6. 胆腑功能 168

    7. 胃腑功能 168

    8. 小肠腑功能 168

    9. 大肠腑功能 168

    10. 膀胱腑功能 168

    11. 三焦腑功能 169

    12. 脑奇恒之府功能 169

    13. 髓奇恒之府功能 169

    14. 骨奇恒之府功能 170

    15. 脉奇恒之府功能 170

    16. 女子胞奇恒之府功能 171

四、五脏相关 171

    1. 心肾相交,精神互用 171

    2. 脾肾资益,统气制水 172

    3. 肝助脾运,脾荣木疏 172

    4. 肝升肺降,气机得宜 172

    5. 心肺配合,气血调和 173

    6. 火温脾阳,土奉心血 173

    7. 肺脾协调,气味相和 173

    8. 肺肾相生,呼吸协调 173

    9. 肝肾同源,藏泄相使 174

    10. 肝血养心,火炽木焚 174

五、五脏调节论 174

    1. 血液循环的五脏调节 175

    2. 气体呼吸的五脏调节 175

    3. 饮食消化的五脏调节 176

    4. 水液代谢的五脏调节 176

5. 精神思维的五脏调节 177

六、思路拓展 177

　　1. 杨上善《黄帝内经太素》 177

　　2. 张元素《脏腑标本虚实寒热用药式》 180

　　3. 张景岳《类经》 185

第七章　四诊合参 192

一、四诊合参基本概念 192

　　1. 有诸内者必形诸外 192

　　2. 能合脉色可以万全 193

二、四诊合参基本内容 195

　　1. 望诊 195

　　2. 闻诊 197

　　3. 问诊 197

　　4. 脉诊 198

三、思路拓展 201

　　1. 王叔和《脉经》 201

　　2.《景岳全书·十问篇》 203

　　3. 刘恒瑞《察舌辨症新法》 206

　　4. 戴天章《广瘟疫论》 209

　　5. 江涵暾《笔花医镜·望舌色》 209

第八章　辨证论治 210

一、八纲辨证 210

　　1. 表证 210

　　2. 里证 210

　　3. 寒证 210

　　4. 热证 211

　　5. 虚证 211

　　6. 实证 211

　　7. 阴证 211

　　8. 阳证 211

二、脏腑辨证 212

　　【心脏辨证】 212

1. 心气虚证 ··· 212

2. 心阳虚证 ··· 212

3. 心血虚证 ··· 212

4. 心阴虚证 ··· 212

5. 心瘀血证 ··· 213

6. 热蔽神明证 ··· 213

7. 痰迷心窍证 ··· 213

【肺脏辨证】··· 213

1. 肺气虚证 ··· 213

2. 肺阴虚证 ··· 214

3. 肺痰蕴证 ··· 214

4. 肺热痰证 ··· 214

5. 肺表寒证 ··· 214

6. 肺表热证 ··· 215

7. 肺凉燥证 ··· 215

8. 肺温燥证 ··· 215

9. 肺寒湿证 ··· 216

10. 肺湿热证 ·· 216

【脾脏辨证】··· 216

1. 脾气虚证 ··· 216

2. 脾阳虚证 ··· 216

3. 脾不统血证 ··· 217

4. 中气下陷证 ··· 217

5. 寒湿困脾证 ··· 217

6. 湿热蕴脾证 ··· 217

【肝脏辨证】··· 218

1. 肝气郁结证 ··· 218

2. 肝火热证 ··· 218

3. 肝风内动证 ··· 218

4. 肝阴虚证 ··· 219

【肾脏辨证】··· 219

1. 肾阳虚证 ··· 219

2. 肾阴虚证 ··· 219

3. 肾气不固证 ··· 219

4. 肾虚水泛证 ·· 220

5. 肾不纳气证 ·· 220

【胃腑辨证】 ·· 220

1. 胃阴虚证 ··· 220

2. 胃火热证 ··· 221

【胆腑辨证】 ·· 221

1. 胆汁蕴结证 ·· 221

2. 胆气郁结证 ·· 221

【小肠辨证】 ·· 221

小肠湿热证 ··· 221

【大肠辨证】 ·· 222

1. 大肠湿热证 ·· 222

2. 大肠燥热证 ·· 222

【膀胱辨证】 ·· 222

膀胱湿热证 ··· 222

三、六淫辨证 ·· 223

1. 寒邪辨证 ··· 223

2. 火热辨证 ··· 223

3. 燥邪辨证 ··· 223

4. 湿邪辨证 ··· 224

5. 暑邪辨证 ··· 224

四、六经辨证 ·· 224

1. 太阳病辨证 ·· 225

2. 少阳病辨证 ·· 225

3. 阳明病辨证 ·· 225

4. 太阴病辨证 ·· 226

5. 少阴病辨证 ·· 226

6. 厥阴病辨证 ·· 227

五、卫气营血辨证 ··· 227

1. 温病卫分病辨证 ··· 227

2. 气分病辨证 ·· 228

3. 营分病辨证 ·· 229

4. 血分病辨证 ·· 229

六、募原辨证 ·· 229

　　　1. 温疫病原学 ……………………………………………………………………… 229

　　　2. 温疫九传辨证 …………………………………………………………………… 231

　　　3. 温疫治疗学 ……………………………………………………………………… 232

　七、思路拓展 …………………………………………………………………………… 234

　　　1. 巢元方《诸病源候论·风病诸候》 …………………………………………… 234

　　　2. 刘全德《考证病源·病因赋》 ………………………………………………… 240

　　　3. 高鼓峰《四明心法》 …………………………………………………………… 241

　　　4. 喻嘉言《寓意草·先议病后用药》 …………………………………………… 242

　　　5. 程钟龄《医学心悟·寒热虚实表里阴阳辨》 ………………………………… 243

　　　6. 喻嘉言《医门法律·秋燥论》 ………………………………………………… 243

　　　7. 石芾南《医源》 ………………………………………………………………… 246

第九章　病证辨治 …………………………………………………………………………… 249

　一、病证辨治基本概念 ………………………………………………………………… 249

　二、病证辨治思路演变 ………………………………………………………………… 250

　三、病证辨治基本内容 ………………………………………………………………… 255

　　　1. 病证辨治传染病学 ……………………………………………………………… 255

　　　2. 病证辨治神经病学 ……………………………………………………………… 257

　　　3. 病证结合内科学 ………………………………………………………………… 259

　　　4. 病证辨治外科学 ………………………………………………………………… 260

　　　5. 病证辨治妇科学 ………………………………………………………………… 260

　　　6. 病证辨治儿科学 ………………………………………………………………… 261

　四、思路拓展 …………………………………………………………………………… 262

　　　《中国方药医学·辨病方药》 …………………………………………………… 262

第十章　治病求本 …………………………………………………………………………… 265

　一、辨别证候求本决策 ………………………………………………………………… 266

　　　1. 寒者热之 ………………………………………………………………………… 266

　　　2. 热者寒之 ………………………………………………………………………… 266

　　　3. 湿者燥之 ………………………………………………………………………… 266

　　　4. 燥者润之 ………………………………………………………………………… 267

　　　5. 气郁散之 ………………………………………………………………………… 267

　　　6. 血瘀决之 ………………………………………………………………………… 267

　　　7. 气虚煦之 ………………………………………………………………………… 268

8. 血虚濡之 ……………………………………………………………………… 268

9. 阴虚滋之 ……………………………………………………………………… 268

10. 阳虚温之 ……………………………………………………………………… 269

二、审察病情求本决策 …………………………………………………………… 269

1. 标本之辨缓急其要 …………………………………………………………… 269

2. 逆从之用真假其要 …………………………………………………………… 270

3. 三因之制症象其要 …………………………………………………………… 271

三、揆度病势求本决策 …………………………………………………………… 273

1. 揆度病势出入求本决策 ……………………………………………………… 273

2. 揆度病势升降求本决策 ……………………………………………………… 274

四、思路拓展 ……………………………………………………………………… 276

1. 孙武《孙子兵法》 ………………………………………………………… 276

2. 徐灵台《医学源流论》 …………………………………………………… 281

第十一章　经络腧穴 …………………………………………………………… 282

一、十二经脉 ……………………………………………………………………… 282

1. 肺手太阴之脉 ………………………………………………………………… 282

2. 大肠手阳明之脉 ……………………………………………………………… 282

3. 胃足阳明之脉 ………………………………………………………………… 282

4. 脾足太阴之脉 ………………………………………………………………… 283

5. 心手少阴之脉 ………………………………………………………………… 283

6. 小肠手太阳之脉 ……………………………………………………………… 283

7. 膀胱足太阳之脉 ……………………………………………………………… 283

8. 肾足少阴之脉 ………………………………………………………………… 284

9. 心主手厥阴心包络之脉 ……………………………………………………… 284

10. 三焦手少阳之脉 …………………………………………………………… 284

11. 胆足少阳之脉 ……………………………………………………………… 284

12. 肝足厥阴之脉 ……………………………………………………………… 284

二、十二别经 ……………………………………………………………………… 285

三、奇经八脉 ……………………………………………………………………… 286

1. 奇经八脉的概念 ……………………………………………………………… 286

2. 奇经八脉的生理特点 ………………………………………………………… 286

3. 奇经八脉的共同生理功能 …………………………………………………… 287

4. 奇经八脉循行 ………………………………………………………………… 287

四、思路拓展 ·· 288

  1. 翟良《经络汇编》 ·· 288

  2. 李时珍《奇经八脉考》 ·· 296

第十二章　性味主治 ·· 304

一、性味主治基本概念 ·· 304

二、性味主治基本内容 ·· 305

  1. 辨证药物 ·· 305

  2. 辨病药物 ·· 317

三、思路拓展 ·· 326

  《药性赋》 ·· 326

第十三章　君臣佐使 ·· 328

一、君臣佐使基本概念 ·· 328

二、君臣佐使基本内容 ·· 329

  1. 辨证方剂 ·· 329

  2. 辨病方剂 ·· 340

三、思路拓展 ·· 350

  《医方集解》 ·· 350

蔡定芳跋 ·· 355

附：主要参考著作 ·· 356

第一章 天人合一

一、天人合一基本概念

思想是思考内容凝结的架构或范式。天人合一是古代中国的哲学思想,是古代中国的宇宙观、自然观、人生观、价值观。天人合一思想是古代中国文化的灵魂,是指导古代中国政治、经济、军事、哲学、科学、宗教、医学、农学、天文、地理、建筑等各类学科的理论基础。《易经·系辞》曰:形而上者谓之道,形而下者谓之器。天人合一者,形而上也。天,即自然规律与社会规律;人,即人类生命与社会行为。自然规律是不以人类意志为改变的宇宙运动变化发展必然法则,社会规律是不以人类意志为改变的社会运动变化发展必然法则。合,聚合也;一,原始态也。《说文解字》:惟初太极,道立于一,造分天地,化成万物,凡一之属皆从一。天人合一即自然社会规律与人类生命行为合而为一,天人合一是宇宙本来的理想原始状态。人类生命与行为必须遵循自然规律与社会规律,实现天人合一是古代中国追求的最高精神境界。《道德经》曰:人法地,地法天,天法道,道法自然。天人合一的思想基础是古代中国的图腾文化。上古农耕文明时期华夏民族崇拜天象,人们以天象的空间变化来标示一年四季时间变化。龙图腾源自天象崇拜,是上古时代原始信仰。苍龙七宿春季东方抬头,夏季南方腾升,秋季西方退落,冬季北方隐没。出没周期标示春生、夏长、秋收、冬藏一年周期的自然变化规律。《易经》乾卦:初九:潜龙,勿用。九二:见龙在田,利见大人。九三:君子终日乾乾,夕惕若,厉无咎。九四:或跃在渊,无咎。九五:飞龙在天,利见大人。上九:亢龙,有悔。用九:见群龙无首,吉。图腾文化孕育天人合一思想。在此基础上,古代中国阐述天人合一思想的物质基础。

庄周承老子余绪,弘扬天人合一,阐述物我两忘的天人合一理想状态,影响深远。《齐物论》阐述彼此合一、是非合一、物我合一、生死合一的万物齐一的天人合一思想。庄周的天人合一状态是非彼无我,非我无取,无有为有,物无非彼,物无非是,方生方死,方死方生;方可方不可,方不可方可;因是因非,因非因是,是亦彼也,彼亦是也,是亦一无穷,非亦一无穷。天地一指也,万物一马也。恶乎然?然乎然。恶乎不然?不然乎不然。恶乎可?可乎可。恶乎不可?不可乎不可。无物不然,无物不可。天地与我并生而万物与我为一。正如庄周梦蝶曰:昔者庄周梦为胡蝶,栩栩然胡蝶也,自喻适志与,不知周也。俄然觉,则蘧蘧然周也。不知周之梦为胡蝶欤?胡蝶之梦为周欤?《黄帝内经》同样认为:天复地载,万物悉备,莫贵于人。人以天地之气生,四时之法成。人生于地,悬命于天,天地合气,命之曰人。能经天地阴阳之化者,不失四时;能知十二节之理者,圣智不能欺;能达虚实之数者,独出独入,呿吟至微,秋毫在目。北宋思想家张载描述的天人合一状态是一种太和状态：涵浮沉、升降、动静、相感之性,生缊缊、相荡、胜负、屈伸之始。其来几微易简,其究广大坚固。起知于易者乾,效法于简者坤,散殊而可象为气,清通而不可象为神。不知野马、缊缊不足谓之太和。语道者知此谓之知"道",学易者见此谓之见"易"。

二、天人合一基本内容

1. **天人同炁** 古代中国文化认为天人之所以能够合一是因为天人共同起源于元炁。元,始也;炁,无形无状之物也。元炁是万事万物的根源,元炁是天人合一的物质基础。天地上下之位,气交之中,人之居也。天人同炁,天人同祖,因而可以和谐相处,合二为一。天枢之上,天气主之;天枢之下,地气主之;气交之分,人气从之。天有五运,地有五行,人有五脏。人与万物同生于天地气交之中,人身从之则生长壮老已,万物从之则生长化收藏。天地自然表现形式是升降出入,人体生命表现形式也是升降出入。天有天之道,天之道者始万物;地有地之道,地之道者生万物。人有人之道,人之道者成万物。天道曰阴阳,地道曰柔刚,人道曰仁义。《文始真经》曰:无一物非天,无一物非命,无一物非神,无一物非元。物既如此,人岂不然。人皆可曰天,人皆可曰神,人皆可致命通元。不可彼天此非天,彼神此非神,彼命此非命,彼元此非元。北宋哲学家张载曰:太虚无形,气之本体,其聚其散,变化之客形尔;至静无感,性之渊源,有识有知,物交之客感尔。客感客形与无感无形,惟尽性者一之。

2. **人副天数** 古代中国文化认为天人之所以能够合一是因为天人具有共同结构。人体肉身与精神都是天的副本,人体是一个小天地。人副天数是天人合一思想的物质基础。汉董仲舒以人副天数为理论依据,最早阐明天人同宗同祖同治的天人合一政治思想。君王受命于天故为天子,万民受命于天子故为子民,天即人之曾祖,政治要符合天意、遵循天意。这个"天"即是自然规律与社会规律。著名的天人三策在论证君权天授的同时,强调人能弘道非道弘人,突出人类的主观能动性,意义深远。《春秋繁露》指出:天有三百六十日,人有三百六十节。身首而员天容之象,足布而方地形之象。头发毛须星辰之象,经脉别络川谷之象,哀乐喜怒神气之象,耳目戾戾日月之象,鼻口呼吸风气之象,胸中达知神明之象,腹胞实虚百物之象。百物近地故腰以下为地,精神近天故颈项以上为天。大节十二分副月数,内有五藏副五行数,外有四肢副四时数,乍视乍瞑副昼夜,乍刚乍柔副冬夏,乍哀乍乐副阴阳,心有计虑副度数,行有伦理副天地。此皆暗肤著身与人俱生,比而偶之,合于其可数者副数,不可数者副类,皆当同而副天一也。在天人合一思想主导下,《黄帝内经》阐明人体结构与天然构造相符合:天圆地方,人头圆足方以应之。天有日月,人有两目;地有九州,人有九窍;天有风雨,人有喜怒;天有雷电,人有声音;天有五音,人有五脏;天有六律,人有六腑;天有冬夏,人有寒热;天有阴阳,人有夫妻;地有高山,人有肩膝;地有深谷,人有腋腘;地有十二经水,人有十二经脉;地有泉脉,人有卫气;地有草蓂,人有毫毛;天有昼夜,人有卧起;地有山石,人有高骨;地有林木,人有募筋;此人与天地相应者也。三而成天,三而成地,三而成人,合则为九分为九野,九野为九脏(高士宗《素问直解》注:形脏四,谓膀胱、小肠、胃、大肠,所以藏有形之物,故曰形。神脏五,谓肝、心、脾、肺、肾,所以藏无形之气,故曰神)。五日谓之候,三候谓之气,六气谓之时,四时谓之岁,各从其主治焉。五脏六腑以应天道:内有五脏以应五音、五色、五时、五味、五位也,外有六腑以应六律,六律合十二月、十二辰、十二节、十二经水、十二时、十二经脉,夫十二经脉。海有东西南北,命曰四海。人有髓海,有血海,有气海,有水谷之海,以应四海也。合人天地四海也。人副天数是《黄帝内经》天人合一医学思想的解剖学基础,至今仍然影响着中医临床医学。

3. 天人相应　应即感应。古代中国文化认为天人之所以能够合一是因为天人具有相互感应现象。《黄帝内经》有生气通天之论,天地之间,六合之内,其气九州、九窍、五脏十二节,皆通乎天气,人与天地相应。足太阳外合清水内属膀胱而通水道,足少阳外合渭水内属于胆,足阳明外合海水内属于胃,足太阴外合湖水内属于脾,足少阴外合汝水内属于肾,足厥阴外合渑水内属于肝,手太阳外合淮水内属于小肠而水道出,手少阳外合漯水内属于三焦,手阳明外合江水内属于大肠,手太阴外合河水内属于肺,手少阴外合济水内属于心,手心主外合漳水内属于心包。凡此五脏六腑十二经水者,外有源泉而内有所禀,此皆内外相贯,如环无端,人经亦然。海以北者为阴,湖以北者为阴中之阴;漳以南者为阳,河以北至漳者为阳中之阴;漯以南至江者为阳中之太阳,所以人与天地相参也。天行一周二十八宿,宿三十六分;人气日行二十八宿一千另八分。腰以上为天,腰以下为地。足十二经脉应十二月,寅者正月主左足之少阳,未者六月主右足之少阳;卯者二月主左足之太阳,午者五月主右足之太阳;辰者三月主左足之阳明,巳者四月主右足之阳明;申者七月主右足之少阴,丑者十二月主左足之少阴;酉者八月主右足之太阴,子者十一月主左足之太阴;戌者九月主右足之厥阴,亥者十月主左足之厥阴。天不足西北故人右耳目不如左明也,地不满东南故人左手足不如右强也。上配天以养头,下象地以养足,中傍人事以养五脏。天气通于肺,地气通于嗌,风气通于肝,雷气通于心,谷气通于脾,雨气通于肾。六经为川,肠胃为海,九窍为水注之气。阳之汗以天地之雨名之,阳之气以天地之疾风名之。人皮应天,人肉应地,人脉应人,人筋应时,人声应音,人阴阳合气应律,人齿面目应星,人出入气应风,人九窍三百六十五络应野。圣人之起度数,必应于天地;故天有宿度,地有经水,人有经脉。天地温和,则经水安静;天寒地冻,则经水凝泣;天暑地热,则经水沸溢,卒风暴起,则经水波涌而陇起。张景岳认为:天精地形气通于人。清阳在上,故头配天以养其清。浊阴在下,故足象地以养其静。五气营运于中,故五脏傍人事以养其和。《类经》将天人相应比喻为气水互化:气者阳也主升,水者阴也主降。水中藏气,水即气也;气中藏水,气即水也。水气一体,于斯见矣。人之精气亦犹是也,故言气注之水亦可,言水注之气亦可;然不曰气注之水而曰水注之气者,至哉妙哉!此神圣发微之妙,于颠倒中而见其真矣。天人相应是《黄帝内经》天人合一医学思想的生理学基础,至今仍然影响着中医医药学。

4. 疾病本质　天人合一思想认为人类疾病的本质是天人分一。人类精神健康及躯体健康必须遵循天人合一规律。天人合一是《黄帝内经》思想纲领,又是中国医药学认识疾病分析疾病的理论基础。《素问·玉版论要篇》曰:道之至数,五色脉变,揆度奇恒,道在于一。神转不回,回则不转,乃失其机。至数之要,迫近以微。《黄帝内经》阐述天人分一状态下的疾病本质观点。四时之气更伤五脏,逆春气则少阳不生,肝气内变,春伤于风,邪气留连,乃为洞泄。逆夏气则太阳不长,心气内洞,夏伤于暑,秋为痎疟。逆秋气则太阴不收,肺气焦满,秋伤于湿,上逆而咳,发为痿厥。逆冬气则少阴不藏,肾气独沉,春必温病。彼春之暖为夏之暑,彼秋之忿为冬之怒,冬至四十五日阳气微上阴气微下,夏至四十五日阴气微上阳气微下。与天地如一,得一之情,以知死生。邪之入于脉也,寒则血凝泣,暑则气淖泽,虚邪因而入客,亦如经水之得风也,经之动脉,其至也,亦时陇起,其行于脉中,循循然。张景岳曰:春夏主生长,秋冬主收藏。春夏养阳以为秋冬之地,秋冬养阴以为春夏之地,从其根也。能顺阴阳之性则能沉浮于生长之门矣。死生之道,分言之则得其阳者生,得其阴者死;合言之则阴阳和者生,阴阳离者死。阴阳即道,道即阴阳。从道则生何者不治?逆道则死何者不乱?圣人与道无违,天人合一。上海中西汇通学派开山鼻祖恽铁樵以"揆度奇恒、道在于一、神转不回、回则不转"十六字作为《内经》全书纲领。先生分析解释"奇恒""揆度""回""转""道""一"之理如下:恒,常也;奇,非常也。不病,人之常也;病,人之非常也。奇,病也;恒,不病也。揆度奇恒,审察其人病与不病也。岐伯曰奇恒者言奇病也,盖谓奇恒之法乃揆度不循常轨而病之法,固不言循常轨而不病者。深一层言之,其人虽有病,苟循常轨,病无害也;其人虽无病,苟不循常轨,大病且来,预测之而不爽也。何以知其循常轨或不循常轨?曰:此所谓奇恒也,当有事于揆度,故曰奇恒事也,揆度事也。揆度奇恒,其道奈何?曰:道在于一。一者何?天也。故曰善言人者必有验于天。天之意义若何?曰:远矣,大矣。虽然,亦即《内经》全书之所言也,不佞求之于《易》,然后知之。《内经》者言病者也,病为奇不病为恒,奇从恒比较而出。故《平人气象论》曰:常以不病调病人,医不病,故为病人息以调之为法。准此以谈,是《内经》全书皆言奇病也,故隐庵释奇病为奇异之病,相去何止万里!王冰释奇为反常,固自不误,然循绎其所注释,实不足以尽经文之意义也。转为恒,回为奇,故奇恒回转可为《内经》之总提纲。奇恒之道在于一,则一又为总纲之总纲,不明了此一字,千言万语,均无当也。欲明白此一字,非求之《易经》不可。《内经》所以言五行、甲子者,即根据四时以论病之故。《内经》所根据者既在四时,其所言藏府皆以四时为法则,顺四时者不病,逆四时者病。四时气候有不齐之时,不齐能病人;饮食男女亦自有顺四时之道,违之则病;喜怒哀乐亦有乱藏府,循四时之序者,乱其序亦病;不幸犯克贼之时序,则病甚,正气不支,至于不胜之时日则死矣。圣人知之,故为无为,乐恬憺,顺时以养生。顺时吞者,谓不艰不乱,使吾身藏府之气与天地运行之气食而为一也。能一者不病,不能一则病,故曰揆度奇恒,道在于一。先生此番言论说理透彻,振聋发聩,字字珠玑,金针度人于天人合一妙境。基于天人合一疾病本质观,中国医药学崇尚上古真人提挈天地,把握阴阳,恬淡虚无,独立守神,天人合一,故形与神俱而寿敝天地,无有终时。中古真人淳德全道,调于四时,积精全神,游行天地之间,视听八远之外,益其寿命而强者也。圣人处天地之和,从八风之理,适嗜欲于世俗之间,行不欲离于世,举不欲观于俗,外不劳形于事,内无思想之患,形体不敝,精神不散,亦可以百数。贤人法则天地,象似日月,辨列星辰,分别四时,从上古合同于道,亦使益寿而有极时。为了实现天人合一,中国医药学提出具体养生修身方法:春三月发陈,天地俱生,夜卧早起,广步于庭,缓形生志,勿杀勿夺,以应春气。夏三月蕃秀,天地气交,夜卧早起,无厌于日,勿怒英秀,使气得泄,若所爱在外,以应夏气。秋三月容平,天气以急,早卧早起,志缓秋刑,无外其志,以应秋气。冬三月闭藏,水冰地坼,早卧晚起,勿扰乎阳,若伏若匿,若有私意,若已有得,去寒就温,无泄皮肤,以应冬气。正月二月,天气始方,地气始发,人气在肝。三月四月天气正方,地气定发,人气在脾。五月六月天气盛,地气高,人气在头。七月八月阴气始杀,人气在肺。九月十月阴气始冰,地气始闭,人气在心。十一月十二月冰复,地气合,人气在肾。章虚谷指出:气者命也,以气听命于性故称性命。气禀于天非我所主,德之不修我之罪也。人类要顺天地自然之气,明德乐道,清心节劳,恬淡虚无,内守精神,天人合一。《黄帝内经》的《天元纪大论》《五运行大论》《六微旨大论》《气交变大论》《五常政大论》《六元正纪大论》《至真要大论》七篇大论在规谏人们顺从五运六气的同时,提出治不法天纪地理则灾害至矣的治疗决策。应天之气动而不息,应地之气静而守位。春夏养阳,秋冬养阴,与万物沉浮于生长之门。位天者天文也,位地者地理也,通变者人事也,法天地四时五运六气,化人身阴阳五脏六腑,天人合一,决策治疗。针刺治疗必须一法天,二法地,三法人,四法时,五法音,六法律,七法星,八法风,九法野。应天者皮,治针必以大其头而锐其末,令无得深入而阳气出;应地者肉,治针必筒其身而员其末,令无得伤肉分;应人者血脉,治针必大其身而员其末而令邪气独出;应时者经络,治针必筒其身而锋其末,令泻热出血而痼病竭;应音者冬夏,治针必令其末如剑锋而取大脓;应律者十二经脉,治针必令尖如厘且员其锐而取暴气;应星者七窍,治针令尖如蚊虻喙,静以徐往,微以久留,出针而养;应风者股肱八节,治针必长其身锋其末而取深邪远痹;应野者节解皮肤之间,治针令尖如挺其锋微员而取大气不能过于关节。疾病是天人非一,治疗的目标是重归天人合一。《黄帝内经》谆谆教诲曰:治民与自治,治彼与治此,治小与治大,治国与治家,惟顺天人合一而已矣。非独顺阴阳气血脏腑经络,亦务顺百姓民众精神意志。张景岳曰:顺之为用,最是医家肯綮。能卷舒于顺不顺之间者,非通变之士,有未足以与道也。诚然!

三、思路拓展

1. 老子《道德经》 第一章:道可道,非常道。名可名,非常名。无名天地之始,有名万物之母。故常无,欲以观其妙;常有,欲以观其徼。此两者,同出而异名,同谓之玄。玄之又玄,众妙之门。第二章:天下皆知美之为美,斯恶已。皆知善之为善,斯不善已。有无相生,难易相成,长短相形,高下相盈,音声相和,前后相随,恒也。是以圣人处无为之事,行不言之教;万物作而弗始,生而弗有,为而弗恃,功成而不居。夫唯弗居,是以不去。第三章:不尚贤,使民不争。不贵难得之货,使民不为盗。不见可欲,使民心不乱。是以圣人之治,虚其心,实其腹,弱其志,强其骨。常使民无知无欲。使夫智者不敢为也。为无为,则无不治。第四章:道冲,而用之或不盈。渊兮,似万物之宗;湛兮,似或存。吾不知谁之子,象帝之先。第五章:天地不仁,以万物为刍狗;圣人不仁,以百姓为刍狗。天地之间,其犹橐籥乎。虚而不屈,动而愈出。多言数穷,不如守中。第六章:谷神不死,是谓玄牝。玄牝之门,是谓天地根。绵绵若存,用之不勤。第七章:天长地久。天地所以能长且久者,以其不自生,故能长生。是以圣人后其身而身先;外其身而身存。非以其无私邪,故能成其私。第八章:上善若水。水善利万物而不争,处众人之所恶,故几于道。居善地,心善渊,与善仁,言善信,政善治,事善能,动善时。夫唯不争,故无尤。第九章:持而盈之,不如其已;揣而锐之,不可长保。金玉满堂,莫之能守;富贵而骄,自遗其咎。功遂身退,天之道也。第十章:载营魄抱一,能无离乎?专气致柔,能如婴儿乎?涤除玄鉴,能如疵乎?爱国治民,能无为乎?天门开阖,能为雌乎?明白四达,能无知乎?第十一章:三十辐,共一毂,当其无,有车之用。埏埴以为器,当其无,有器之用。凿户牖以为室,当其无,有室之用。故有之以为利,无之以为用。第十二章:五色令人目盲;五音令人耳聋;五味令人口爽;驰骋畋猎,令人心发狂;难得之货,令人行妨。是以圣人为腹不为目,故去彼取此。第十三章:宠辱若惊,贵大患若身。何谓宠辱若惊?宠为下,得之若惊,失之若惊，是谓宠辱若惊。何谓贵大患若身？吾所以有大患者，为吾有身，及吾无身，吾有何患？故贵以身为天下，若可寄天下；爱以身为天下，若可托天下。第十四章：视之不见，名曰夷；听之不闻，名曰希；搏之不得，名曰微。此三者不可致诘，故混而为一。其上不皦，其下不昧。绳绳兮不可名，复归于物。是谓无状之状，无物之象，是谓惚恍。迎之不见其首，随之不见其后。执古之道，以御今之有。能知古始，是谓道纪。第十五章：古之善为士者，微妙玄通，深不可识。夫唯不可识，故强为之容；豫兮若冬涉川，犹兮若畏四邻，俨兮其若客；涣兮若冰之将释，敦兮其若朴，旷兮其若谷；混兮其若浊。孰能浊以澄？静之徐清；孰能安以久？动之徐生。保此道者不欲盈。夫唯不盈，故能敝而新成。第十六章：致虚极，守静笃，万物并作，吾以观其复。夫物芸芸，各复归其根。归根曰静，是曰复命。复命曰常，知常曰明。不知常，妄作，凶。知常，容。容乃公，公乃王，王乃天，天乃道，道乃久，没身不殆。第十七章：太上，不知有之；其次，亲之、誉之；其次，畏之；其次，侮之。信不足焉，有不信焉，悠兮其贵言。功成事遂，百姓皆谓我自然。第十八章：大道废，有仁义；智慧出，有大伪；六亲不和，有孝慈；国家昏乱，有忠臣。第十九章：绝圣弃智，民利百倍；绝仁弃义，民复孝慈；绝巧弃利，盗贼无有。此三者以为文，不足，故令有所属：见素抱朴，少私寡欲。第二十章：绝学，无忧。唯之与阿，相去几何？美之与恶，相去何若？人之所畏，不可不畏？荒兮其未央哉！众人熙熙，如享太牢，如春登台。我独泊兮其未兆，如婴儿之未孩，儡儡兮，若无所归。众人皆有余，而我独若遗。我愚人之心也哉，沌沌兮！俗人昭昭，我独昏昏。俗人察察，我独闷闷。澹兮其若海，飂兮若无止。众人皆有以，而我独顽似鄙。我独异于人，而贵食母。第二十一章：孔德之容，惟道是从。道之为物，惟恍惟惚。惚兮恍兮，其中有象；恍兮惚兮，其中有物；窈兮冥兮，其中有情；其情甚真，其中有信。自古及今，其名不去，以阅众甫。吾何以知众甫之状哉？以此。第二十二章：曲则全，枉则直，洼则盈，敝则新，少则得，多则惑。是以圣人抱一为天下式。不自见，故明；不自是，故彰；不自伐，故有功；不自矜，故长。夫唯不争，故天下莫能与之争。古之所谓"曲则全"者，岂虚言哉？诚全而归之。第二十三章：希言，自然。飘风不终朝，骤雨不终日。孰为此者？天地。天地尚不能久，而况于人乎？故从事于道者：道者同于道，德者同于德，失者同于失。同于道者，道亦乐得之；同于德者，德亦乐得之；同于失者，失亦乐得之。信不足焉，有不信焉。第二十四章：企者不立，跨者不行。自见者不明，自是者不彰，自伐者无功，自矜者不长。其在道也，曰余食赘行。物或恶之，故有道者不处。第二十五章：有物混成，先天地生。寂兮寥兮，独立而不改，周行而不殆，可以为天下母。吾不知其名，字之曰道，强为之名，曰大。大曰逝，逝曰远，远曰反。故道大，天大，地大，人亦大。域中有四大，而人居其一焉。人法地，地法天，天法道，道法自然。第二十六章：重为轻根，静为躁君。是以圣人终日行不离辎重，虽有荣观，燕处超然。奈何万乘之主而以身轻天下？轻则失根，躁则失君。第二十七章：善行，无辙迹；善言，无瑕谪；善计，不用筹策；善闭，无关楗而不可开；善结，无绳约而不可解。是以圣人常善救人，故无弃人；常善救物，故无弃物。是谓袭明。故善人者，不善人之师；不善人者，善人之资。不贵其师，不爱其资，虽智，大迷。是谓要妙。第二十八章：知其雄，守其雌，为天下溪。为天下溪，常德不离，复归于婴儿。知其白，守其黑，为天下式。为天下式，常德不忒，复归于无极。知其荣，守其辱，为天下谷。为天下谷，常德乃足，复归于朴。朴散则为器，圣人用之则为官长。故大制不割。第二十九章：将欲取天下而为之，吾见其不得已。天下，神器，不可为也。为者败之，执者失之。故物或行或随，或歔或吹，或强或羸，或载或隳。是以圣人去甚,去奢,去泰。第三十章:以道佐人主者,不以兵强天下,其事好还。师之所处,荆棘生焉;大军之后,必有凶年。善者果而已,不敢以取强。果而勿矜,果而勿伐,果而勿骄,果而不得已,果而勿强。物壮则老,是谓不道,不道早已。第三十一章:夫兵者,不祥之器,物或恶之,故有道者不处。君子居则贵左,用兵则贵右。兵者不祥之器,非君子之器,不得已而用之,恬淡为上。胜而不美,而美之者,是乐杀人。夫乐杀人者,则不可得志于天下矣。吉事尚左,凶事尚右;偏将军居左,上将军居右。言以丧礼处之。杀人之众,以悲哀莅之;战胜,以丧礼处之。第三十二章:道常无名、朴,虽小,天下莫能臣。侯王若能守之,万物将自宾。天地相合以降甘露,人莫之令而自均。始制有名,名亦既有,夫亦将知止。知止可以不殆。譬道之在天下,犹川谷之于江海。第三十三章:知人者智,自知者明,胜人者有力,自胜者强,知足者富,强行者有志,不失其所者久,死而不亡者寿。第三十四章:大道泛兮,其可左右。万物恃之以生而不辞,功成不名有,衣养万物而不为主,常无欲,可名于小;万物归焉而不知主,可名于大。以其终不自为大,故能成其大。第三十五章:执大象,天下往。往而不害,安平太。乐与饵,过客止。道之出言,淡乎其无味。视之不足见,听之不足闻。用之不可既。第三十六章:欲歙之,必固张之;将欲弱之,必固强之;将欲废之,必固兴之;将欲取之,必固与之。是谓微明,柔弱胜刚强。鱼不可脱于渊,邦之利器不可以示人。第三十七章:道常无为而无不为。侯王若能守之,万物将自化。化而欲作,吾将镇之以无名之朴。镇之以无名之朴,夫将不欲。不欲以静,天下将自正。第三十八章:上德不德,是以有德;下德不失德,是以无德。上德无为而无以为;下德为之而有以为。上仁为之而无以为;上义为之而有以为。上礼为之而莫之应,则攘臂而扔之。故失道而后德,失德而后仁,失仁而后义,失义而后礼。夫礼者,忠信之薄而乱之首也;前识者,道之华而愚之始也。是以大丈夫,处其厚,不处其薄;居其实,不居其华。故去彼取此。第三十九章:昔之得一者:天得一以清;地得一以宁;谷得一以盈;万物得一以生;侯王得一以为天下正。其致之也。天无以清,将恐裂;地无以宁,将恐发;神无以灵,将恐歇;谷无以盈,将恐竭;万物无以生,将恐灭;侯王无以贵高,将恐蹶。故贵以贱为本,高以下为基。是以侯王自谓孤、寡、不谷。此非以贱为本邪?非乎?故致数誉,无誉。不欲琭琭如玉,珞珞如石。第四十章:反者道之动,弱者道之用。天下之物生于有,有生于无。第四十一章:上士闻道,勤而行之;中士闻道,若存若亡;下士闻道,大笑之不笑,不足以为道。故建言有之:明道若昧,进道若退,夷道若颣,上德若谷,大白若辱,广德若不足,建德若偷,质直若渝,大方无隅,大器晚成,大音希声,大象无形,道隐无名。夫唯道,善贷且成。第四十二章:道生一,一生二,二生三,三生万物。万物负阴而抱阳,冲气以为和。人之所恶,唯孤、寡、不谷,而王公以为称。故物或损之而益,或益之而损。人之所教,我亦教之:强梁者不得其死,吾将以为教父。第四十三章:天下之至柔,驰骋天下之至坚。无有入于无间。吾是以知无为之有益。不言之教,无为之益,天下希及之。第四十四章:名与身孰亲?身与货孰多?得与亡孰病?甚爱必大费,多藏必厚亡。故知足不辱,知止不殆,可以长久。第四十五章:大成若缺,其用不弊。大盈若冲,其用不穷。大直若屈,大巧若拙,大辩若讷。躁胜寒,静胜热,清静为天下正。第四十六章:天下有道,却走马以粪;天下无道,戎马生于郊。祸莫大于不知足,咎莫大于欲得。故知足之足,常足矣。第四十七章:不出户,知天下;不窥牖,见天道。其出弥远,其知弥少。是以圣人不行而知,不见而明,不为而成。第四十八章:为学日益,为道日损。损之又损,以至于无为。无为而无不为矣!取天下常以无事。及其有事，不足以取天下。第四十九章：圣人无常心，以百姓之心为心。善者，吾善之；不善者，吾亦善之，德善。信者，吾信之；不信者，吾亦信之，德信。圣人在天下，歙歙焉为天下浑其心。百姓皆注其耳目，圣人皆孩之。第五十章：出生入死。生之徒，十有三；死之徒，十有三；人之生，动之于死地，亦十有三。夫何故？以其生之厚。盖闻善摄生者，路行不遇兕虎，入军不被甲兵；兕无所投其角，虎无所用其爪，兵无所容其刃。夫何故？以其无死地。第五十一章：道生之，德畜之，物形之，势成之。是以万物莫不尊道而贵德。道之尊，德之贵，夫莫之命而常自然。故道生之，德畜之；长之育之；成之熟之；养之覆之。生而不有，为而不恃，长而不宰，是谓玄德。第五十二章：天下有始，以为天下母。既得其母，以知其子；既知其子，复守其母，没身不殆。塞其兑，闭其门，终身不勤；开其兑，济其事，终身不救。见小曰明，守柔曰强。用其光，复归其明，无遗身殃，是谓袭常。第五十三章：使我介然有知，行于大道，唯施是畏。大道甚夷，而人好径。朝甚除，田甚芜，仓甚虚；服文采，带利剑，厌饮食，财货有余；是为盗夸。非道也哉！第五十四章：善建者不拔，善抱者不脱，子孙以祭祀不辍。

修之于身，其德乃真；修之于家，其德乃余；修之于乡，其德乃长；修之于邦，其德乃丰；修之于天下，其德乃普。故以身观身，以家观家，以乡观乡，以邦观邦，以天下观天下。吾何以知天下然哉？以此。第五十五章：含德之厚，比于赤子；毒虫不螫，猛兽不据，攫鸟不搏，骨弱筋柔而握固，未知牝牡之合而俊作，精之至也；终日号而不嗄，和之至也。知和曰常，知常曰明。益生曰祥，心使气曰强。物壮则老，谓之不道，不道早已。第五十六章：知者不言，言者不知。塞其兑，闭其门；挫其锐，解其纷；和其光，同其尘。是谓玄同。故不可得而亲，不可得而疏；不可得而利，不可得而害；不可得而贵，不可得而贱。故为天下贵。第五十七章：以正治国，以奇用兵，以无事取天下。吾何以知其然哉？以此：天下多忌讳，而民弥贫；民多利器，国家滋昏；人多伎巧，奇物滋起；法令滋彰，盗贼多有。故圣人云：我无为而民自化，我好静而民自正；我无事而民自富，我无欲而民自朴。第五十八章：其政闷闷，其民淳淳；其政察察，其民缺缺。祸兮，福之所倚；福兮，祸之所伏。孰知其极？其无正也。正复为奇，善复为妖。人之迷，其日固久。是以圣人方而不割，廉而不刿，直而不肆，光而不耀。第五十九章：治人，事天，莫若啬。夫唯啬，是谓早服。早服谓之重积德。重积德则无不克。无不克则莫知其极。莫知其极，可以有国。有国之母，可以长久。是谓深根固柢、长生久视之道。第六十章：治大国，若烹小鲜。以道莅天下，其鬼不神。非其鬼不神，其神不伤人。非其神不伤人，圣人亦不伤之。夫两不相伤，故德交归焉。第六十一章：大国者下流也，天下之牝。天下之交也，牝常以静胜牡。为其静也故宜为下。故大国以下小国，则取小国；小国以下大国，则取大国。故或下以取，或下而取。大国不过欲兼畜人；小国不过欲入事人。夫两者各得其所欲，大者宜为下。第六十二章：道者，万物之奥，善人之宝，不善人之所保。美言可以市尊，美行可以加人，人之不善，何弃之有？故立天子，置三公，虽有拱璧以先驷马，不如坐进此道。古之贵此道者何？不曰：求此得，有罪以免邪？故为天下贵。第六十三章：为无为，事无事，味无味。大小多少，报怨以德。图难于其易，为大于其细。天下难事，必作于易；天下大事，必作于细。是以圣人终不为大，故能成其大。夫轻诺必寡信，多易必多难。是以圣人犹难之，故终无难矣。第六十四章：其安易持，其未兆易谋；其脆易泮，其微易散。为之于未有，治之于未乱。合抱之木，生于毫末；九层之台，起于垒土；千里之行，始于足下。为者败之，执者失之。是以圣人无为故无败，无执故无失。民之从事，常于几成而败之。慎终如始,则无败事。是以圣人欲不欲,不贵难得之货;学不学,复众人之所过。以辅万物之自然而不敢为。第六十五章:古之善为道者,非以明民,将以愚之。民之难治,以其智多。故以智治国,国之贼;不以智治国,国之福。知此两者,亦稽式。常知稽式,是谓玄德。玄德深矣,远矣,与物反矣。然后乃至大顺。第六十六章:江海所以能为百谷王者,以其善下之,故能为百谷王。是以圣人欲上民,以其言下之;欲先民,以其身后之。是以处上而民不重,处前而民不害。是以天下乐推而不厌。以其不争,故天下莫能与之争。第六十七章:天下皆谓我道大,似不肖。夫唯大,故似不肖。若肖,久矣其细也夫!我有三宝,持而保之:一曰慈;二曰俭;三曰不敢为天下先。慈,故能勇;俭,故能广;不敢为天下先,故能成器长。今舍其慈,且勇;舍其俭,且广;舍其后,且先,死矣。夫慈,以战则胜,以守则固。天将救之,以慈卫之。第六十八章:善为士者不武,善战者不怒,善胜敌者不兴,善用人者为之下。是谓不争之德,是谓用人之力。是谓配天古之极。第六十九章:用兵有言:吾不敢为主而为客,不敢进寸而退尺。是谓行无行,攘无臂,执无兵,乃无敌。祸莫大于轻敌,轻敌几丧吾宝。故抗兵相加,哀者胜矣。第七十章:吾言甚易知,甚易行。天下莫能知,莫能行。言有宗,事有君。夫唯无知,是以不我知。知我者希,则我者贵。是以圣人被褐而怀玉。第七十一章:知不知,上;不知知,病。夫唯病病,是以不病。圣人不病,以其病病,是以不病。第七十二章:民不畏威,则大威至矣。无狎其所居,无厌其所生。夫唯不厌,是以不厌。是以圣人自知不自见,自爱不自贵。故去彼取此。第七十三章:勇于敢则杀,勇于不敢则活。此两者,或利或害,天之所恶,孰知其故?是以圣人犹难之。天之道,不争而善胜,不言而善应,不召而自来,绰然而善谋。天网恢恢,疏而不失。第七十四章:民不畏死,奈何以死惧之?若使民常畏死,而为奇者,我得执而杀之!孰敢?常有司杀者杀。夫代司杀者杀,是代大匠斫。夫代大匠斫者,鲜有不伤其手者矣。第七十五章:民之饥,以其上食税之多,是以饥。民之难治,以其上之有为,是以难治。民之轻死,以其上求生之厚,是以轻死。夫唯无以生为者,是贤于贵生。第七十六章:人之生也柔弱,其死也坚强;草木之生也柔脆,其死也枯槁。故坚强者死之徒,柔弱者生之徒。是以兵强则灭,木强则折。强大处下,柔弱处上。第七十七章:天之道,其犹张弓者欤?高者抑之,下者举之,有余者损之,不足者补之。天之道,损有余而补不足;人之道则不然,损不足以奉有余。孰能有余以奉天下?唯有道者。是以圣人为而不恃,功成而不处,其不欲见贤也。第七十八章:天下莫柔弱于水,而攻坚强者莫之能胜,以其无以易之。柔之胜刚,弱之胜强,天下莫不知,而莫能行。是以圣人云:爱国之垢,是谓社稷主;受国之不祥,是谓天下王。正言若反。第七十九章:和大怨,必有余怨,安可以为善?是以圣人执左契而不责于人。有德司契,无德司彻。天道无亲,常与善人。第八十章:小国寡民。使有什佰之器而不用,使民重死而不远徙。虽有舟车,无所乘之;虽有甲兵,无所陈之。使民复结绳而用之。甘其食,美其服,安其居,乐其俗。邻国相望,鸡犬之声相闻,民至老死,不相往来。第八十一章:信言不美,美言不信;善者不辩,辩者不善;知者不博,博者不知。圣人不积。既以为人己愈有,既以与人己愈多。天之道,利而不害;圣人之道,为而不争。

2. 庄子《齐物论》　南郭子綦隐机而坐,仰天而嘘,荅焉似丧其耦。颜成子游立侍乎前,曰:何居乎?形固可使如槁木,而心固可使如死灰乎?今之隐机者,非昔之隐机者也?子綦曰:偃,不亦善乎,而问之也!今者吾丧我,汝知之乎?女闻人籁而未闻地籁,女闻地籁而不闻天籁夫!子游曰:敢问其方。子綦曰：夫大块噫气，其名为风。是唯无作，作则万窍怒呺。而独不闻之翏翏乎？山陵之畏佳，大木百围之窍穴，似鼻，似口，似耳，似枅，似圈，似臼，似洼者，似污者。激者、谪者、叱者、吸者、叫者、譹者、宎者、咬者，前者唱于而随者唱喁，泠风则小和，飘风则大和，厉风济则众窍为虚。而独不见之调调之刁刁乎？子游曰：地籁则众窍是已，人籁则比竹是已，敢问天籁。子綦曰：夫吹万不同，而使其自己也。咸其自取，怒者其谁邪？大知闲闲，小知间间。大言炎炎，小言詹詹。其寐也魂交，其觉也形开。与接为构，日以心斗。缦者、窖者、密者。小恐惴惴，大恐缦缦。其发若机栝，其司是非之谓也；其留如诅盟，其守胜之谓也；其杀如秋冬，以言其日消也；其溺之所为之，不可使复之也；其厌也如缄，以言其老洫也；近死之心，莫使复阳也。喜怒哀乐，虑叹变蜇，姚佚启态——乐出虚，蒸成菌。日夜相代乎前而莫知其所萌。已乎，已乎！旦暮得此，其所由以生乎！非彼无我，非我无所取。是亦近矣，而不知其所为使。若有真宰，而特不得其眹。可行己信，而不见其形，有情而无形。百骸、九窍、六藏、赅而存焉，吾谁与为亲？汝皆说之乎？其有私焉？如是皆有为臣妾乎？其臣妾不足以相治乎？其递相为君臣乎？其有真君存焉！如求得其情与不得，无益损乎其真。一受其成形，不亡以待尽。与物相刃相靡，其行尽如驰而莫之能止，不亦悲乎！终身役役而不见其成功，苶然疲役而不知其所归，可不哀邪！人谓之不死，奚益！其形化，其心与之然，可不谓大哀乎？人之生也，固若是芒乎？其我独芒，而人亦有不芒者乎？夫随其成心而师之，谁独且无师乎？奚必知代而自取者有之？愚者与有焉！未成乎心而有是非，是今日适越而昔至也。是以无有为有。无有为有，虽有神禹且不能知，吾独且奈何哉！夫言非吹也，言者有言。其所言者特未定也。果有言邪？其未尝有言邪？其以为异于鷇音，亦有辩乎？其无辩乎？道恶乎隐而有真伪？言恶乎隐而有是非？道恶乎往而不存？言恶乎存而不可？道隐于小成，言隐于荣华。故有儒墨之是非，以是其所非而非其所是。欲是其所非而非其所是，则莫若以明。物无非彼，物无非是。自彼则不见，自知则知之。故曰：彼出于是，是亦因彼。彼是方生之说也。虽然，方生方死，方死方生；方可方不可，方不可方可；因是因非，因非因是。是以圣人不由而照之于天，亦因是也。是亦彼也，彼亦是也。彼亦一是非，此亦一是非，果且有彼是乎哉？果且无彼是乎哉？彼是莫得其偶，谓之道枢。枢始得其环中，以应无穷。是亦一无穷，非亦一无穷也。故曰：莫若以明。以指喻指之非指，不若以非指喻指之非指也；以马喻马之非马，不若以非马喻马之非马也。天地一指也，万物一马也。可乎可，不可乎不可。道行之而成，物谓之而然。有自也而可，有自也而不可；有自也而然，有自也而不然。恶乎然？然于然。恶乎不然？不然于不然。物固有所然，物固有所可。无物不然，无物不可。故为是举莛与楹，厉与西施，恢诡谲怪，道通为一。其分也，成也；其成也，毁也。凡物无成与毁，复通为一。唯达者知通为一，为是不用而寓诸庸。庸也者，用也；用也者，通也；通也者，得也；适得而几矣。因是已。已而不知其然，谓之道。劳神明为一而不知其同也，谓之朝三。何谓朝三？狙公赋芧，曰：朝三而暮四。众狙皆怒。曰：然则朝四而暮三。众狙皆悦。名实未亏而喜怒为用，亦因是也。是以圣人和之以是非而休乎天钧，是之谓两行。古之人，其知有所至矣。恶乎至？有以为未始有物者，至矣，尽矣，不可以加矣！其次以为有物矣，而未始有封。其次以为有封焉，而未始有是非也。是非之彰也，道之所以亏也。道之所以亏，爱之所以成。果且有成与亏乎哉？果且无成与亏乎哉？有成与亏，故昭氏之鼓琴也；无成与亏，故昭氏之不鼓琴也。昭文之鼓琴也，师旷之枝策也，惠子之据梧也，三子之知几乎皆其盛者也，故载之末年。唯其好之也，以异于彼，其好之也，欲以明之。彼非所明而明之，故以坚白之昧终。而其子又以文之纶终，终身无成。若是而可谓成乎，虽我亦成也；若是而不可谓成乎，物与我无成也。是故滑疑之耀，圣人之所图也。为是不用而寓诸庸，此之谓"以明"。今且有言于此，不知其与是类乎？其与是不类乎？类与不类，相与为类，则与彼无以异矣。虽然，请尝言之：有始也者，有未始有始也者，有未始有夫未始有始也者；有有也者，有无也者，有未始有无也者，有未始有夫未始有无也者。俄而有无矣，而未知有无之果孰有孰无也。今我则已有有谓矣，而未知吾所谓之其果有谓乎？其果无谓乎？夫天下莫大于秋豪之末，而太山为小；莫寿乎殇子，而彭祖为夭。天地与我并生，而万物与我为一。既已为一矣，且得有言乎？既已谓之一矣，且得无言乎？一与言为二，二与一为三。自此以往，巧历不能得，而况其凡乎！故自无适有，以至于三，而况自有适有乎！无适焉，因是已！夫道未始有封，言未始有常，为是而有畛也。请言其畛：有左有右，有伦有义，有分有辩，有竞有争，此之谓八德。六合之外，圣人存而不论；六合之内，圣人论而不议；春秋经世先王之志，圣人议而不辩。故分也者，有不分也；辩也者，有不辩也。曰：何也？圣人怀之，众人辩之以相示也。故曰：辩也者，有不见也。夫大道不称，大辩不言，大仁不仁，大廉不嗛，大勇不忮。道昭而不道，言辩而不及，仁常而不成，廉清而不信，勇忮而不成。五者圆而几向方矣！故知止其所不知，至矣。孰知不言之辩，不道之道？若有能知，此之谓天府。注焉而不满，酌焉而不竭，而不知其所由来，此之谓葆光。故昔者尧问于舜曰：我欲伐宗、脍、胥敖，南面而不释然。其故何也？舜曰：夫三子者，犹存乎蓬艾之间。若不释然何哉！昔者十日并出，万物皆照，而况德之进乎日者乎！啮缺问乎王倪曰：子知物之所同是乎？曰：吾恶乎知之！子知子之所不知邪？曰：吾恶乎知之！然则物无知邪？曰：吾恶乎知之！虽然，尝试言之：庸讵知吾所谓知之非不知邪？庸讵知吾所谓不知之非知邪？且吾尝试问乎女：民湿寝则腰疾偏死，鰌然乎哉？木处则惴栗恂惧，猨猴然乎哉？三者孰知正处？民食刍豢，麋鹿食荐，蝍蛆甘带，鸱鸦耆鼠，四者孰知正味？猨猵狙以为雌，麋与鹿交，鰌与鱼游。毛嫱丽姬，人之所美也；鱼见之深入，鸟见之高飞，麋鹿见之决骤，四者孰知天下之正色哉？自我观之，仁义之端，是非之涂，樊然淆乱，吾恶能知其辩！啮缺曰：子不利害，则至人固不知利害乎？王倪曰：至人神矣！大泽焚而不能热，河汉冱而不能寒，疾雷破山、飘风振海而不能惊。若然者，乘云气，骑日月，而游乎四海之外，死生无变于己，而况利害之端乎！瞿鹊子问乎长梧子曰：吾闻诸夫子：圣人不从事于务，不就利，不违害，不喜求，不缘道，无谓有谓，有谓无谓，而游乎尘垢之外。夫子以为孟浪之言，而我以为妙道之行也。吾子以为奚若？长梧子曰：是皇帝之所听荧也，而丘也何足以知之！且女亦大早计，见卵而求时夜，见弹而求鸮炙。予尝为女妄言之，女以妄听之。奚旁日月，挟宇宙，为其脗合，置其滑涽，以隶相尊？众人役役，圣人愚芚，参万岁而一成纯。万物尽然，而以是相蕴。予恶乎知说生之非惑邪！予恶乎知恶死之非弱丧而不知归者邪！丽之姬，艾封人之子也。晋国之始得之也，涕泣沾襟。及其至于王所，与王同筐床，食刍豢，而后悔其泣也。予恶乎知夫死者不悔其始之蕲生乎？梦饮酒者，旦而哭泣；梦哭泣者，旦而田猎。方其梦也，不知其梦也。梦之中又占其梦焉，觉而后知其梦也。且有大觉而后知此其大梦也，而愚者自以为觉，窃窃然知之。君乎！牧乎！固哉！丘也与女皆梦也，予谓女梦亦梦也。是其言也，其名为吊诡。万世之后而一遇大圣知其解者，是旦暮遇之也。既使我与若辩矣，若胜我，我不若胜，若果是也？我果非也邪？我胜若，若不吾胜，我果是也？而果非也邪？其或是也？其或非也邪？其俱是也？其俱非也邪？我与若不能相知也。则人固受其黮暗，吾谁使正之？使同乎若者正之，既与若同矣，恶能正之？使同乎我者正之，既同乎我矣，恶能正之？使异乎我与若者正之，既异乎我与若矣，恶能正之？使同乎我与若者正之，既同乎我与若矣，恶能正之？然则我与若与人俱不能相知也，而待彼也邪？何谓和之以天倪？曰：是不是，然不然。是若果是也，则是之异乎不是也亦无辩；然若果然也，则然之异乎不然也亦无辩。化声之相待，若其不相待。和之以天倪，因之以曼衍，所以穷年也。忘年忘义，振于无竟，故寓诸无竟。罔两问景曰：曩子行，今子止；曩子坐，今子起。何其无特操与？景曰：吾有待而然者邪？吾所待又有待而然者邪？吾待蛇蚹蜩翼邪？恶识所以然？恶识所以不然？昔者庄周梦为胡蝶，栩栩然胡蝶也。自喻适志与！不知周也。俄然觉，则蘧蘧然周也。不知周之梦为胡蝶与？胡蝶之梦为周与？周与胡蝶则必有分矣。此之谓物化。

3. 关尹子《文始真经》 宇：宇者，道也。关尹子曰：非有道不可言，不可言即道，非有道不可思，不可思即道。天物怒流，人事错错然，若若乎回也，戛戛乎斗也，勿勿乎似而非也。而争之，而介之，而现之，而喷之，而去之，而要之。言之如吹影，思之如镂尘。圣智造迷，鬼神不识。惟不可为，不可致，不可测，不可分，故曰天曰命曰神曰元，合曰道。曰：无一物非天，无一物非命，无一物非神，无一物非元。物既如此，人岂不然。人皆可曰天，人皆可曰神，人皆可致命通元。不可彼天此非天，彼神此非神，彼命此非命，彼元此非元。是以善吾道者，即一物中，知天尽神，致命造元。学之，徇异名，析同实。得之，契同实，忘异名。曰：观道者如观水，以观沼为未足，则之河之江之海，曰水至也，殊不知我之津液涎泪皆水。曰：道无人，圣人不见甲是道乙非道。道无我，圣人不见己进道己退道。以不有道，故不无道；以不得道，故不失道。曰：不知道妄意卜者，如射覆盂。高之，存金存玉；中之，存角存羽；卑之，存瓦存石。是乎，非是乎，惟置物者知之。曰：一陶能作万器，终无有一器能作陶者能害陶者。一道能作万物，终无有一物能作道者能害道者。曰：道茫茫而无知乎，心傥傥而无羁乎，物逖逖而无非乎。电之逸乎，沙之飞乎。圣人以知心一物一道一。三者又合为一。不以一格不一，不以不一害一。曰：以盆为沼，以石为岛，鱼环游之，不知其几千万里而不穷也。夫何故？水无源无归。圣人之道，本无首，末无尾，所以应物不穷。曰：无爱道，爱者水也；无观道，观者火也；无逐道，逐者木也；无言道，言者金也；无思道，思者土也。惟圣人不离本情而登大道。心既未萌，道亦假之。曰：重云蔽天，江湖黯然，游鱼茫然，忽望波明食动，幸赐于天，即而就之，渔钓毙焉。不知我无我而逐道者亦然。曰：方术之在天下多矣，或尚晦，或尚明，或尚强，或尚弱。执之皆事，不执之皆道。曰：道终不可得，彼可得者，名德不名道。道终不可行，彼可行者，名行不名道。圣人以可得可行者，所以善吾生；以不可得不可行者，所以善吾死。曰：闻道之后，有所为有所执者，所以之人，无所为无所执者，所以之天。为者必败，执者必失。故闻道于朝，可死于夕。曰：一情冥为圣人，一情善为贤人，一情恶为小人。一情冥者，自有之无，不可得而示。一情善恶者，自无起有，不可得而秘。一情善恶为有知，惟动物有之，一情冥者为无知。溥天之下，道无不在。曰：勿以圣人力行不息，则曰道以勤成；勿以圣人坚守不易，则曰道以执得。圣人力行，犹之发矢，因彼而行，我不自行。圣人坚守，犹之握矢，因彼而守，我不自守。曰：若以言行学识求道，互相展转，无有得时。知言如泉鸣，知行如禽飞，知学如撷影，知识如计梦，一息不存，道将来契。曰：以事建物则难，以道弃物则易。天下之物，无不成之难而坏之易。曰：一灼之火能烧万物，物亡而火何存；一息之道能冥万物，物亡而道何在。曰：人生在世，有生一日死者，有生十年死者，有生百年死者。一日死者，如一息得道；十年百年死者，如历久得道。彼未死者，虽动作昭智，止名为生，不名为死。彼未契道者，虽动作昭智，止名为事，不名为道。曰：不知吾道无言无行，而即有言有行者求道，忽遇异物，横执为道，殊不知舍源求流，无时得源，舍本就末，无时得本。曰：习射习御习琴习奕，终无一事可以一息得者，惟道无形无方，故可得之于一息。曰：两人射相遇，则巧拙见；两人奕相遇，则胜负见；两人道相遇，则无可示。无可示者，无巧无拙，无胜无负。曰：吾道如海，有亿万金，投之不见；有亿万石，投之不见；有亿万污秽，投之不见。能运小虾小鱼，能运大鲲大鲸。合众水而受之，不为有余；散众水而分之，不为不足。曰：吾道如处暗。夫处明者不见暗中一物，而处暗者能见明中区事。曰：小人之权归于恶，君子之权归于善，圣人之权归于无所得。惟无所得，所以为道。曰：吾道如剑，以刃割物即利，以手握刃即伤。曰：笾不问豆，豆不答笾，瓦不问石，石不答瓦，道亦不失。问欤答欤，一气往来，道何在。曰：仰道者跂，如道者骇，皆知道之事，不知道之道。是以圣人不望道而歉，不恃道而丰，不借道于圣，不贾道于愚。

柱：柱者，建天地也。关尹子曰：若碗若盂，若瓶若壶，若瓮若盎，皆能建天地。兆龟数蓍，破瓦文石，皆能告吉凶。是知天地万物成理，一物包焉，物物皆包之，各不相借。以我之精，合彼之精。两精相搏，而神应之。一雌一雄，卵生；一牡一牝，胎生。形者，彼之精；理者，彼之神；爱者，我之精；观者，我之神。爱为水，观为火。爱执而观因之为木，观存而爱摄之为金。先想乎一元之气具乎一物执。爱之以合彼之形，冥观之以合彼之理，则象存焉。一运之象，周乎太空，自中而升为天，自中而降为地。无有升而不降，无有降而不升。升者为火，降者为水。欲升而不能升者为木，欲降而不能降者为金。木之为物，钻之得火，绞之得水。金之为物，击之得火，镕之得水。金木者，水火之交也。水为精为天，火为神为地，木为魂为人，金为魄为物。运而不已者为时，包而有在者为方，惟土终始之，有解之者，有示之者。曰：天下之人盖不可以亿兆计，人人之梦各异，夜夜之梦各异。有天有地，有人有物，皆思成之，盖不可以尘计，安知今之天地非有思者乎。曰：心应枣，肝应榆。我通天地，将阴梦水，将晴梦火。天地通我，我与天地似契似离，纯纯各归。曰：天地虽大，有色有形，有数方。吾有非色非形非数非方，而天天地地者存。曰：死胎中者，死卵中者，亦人亦物，天地虽大，彼固不知计。天地者，皆我区识。譬如手不触刃，刃不伤人。曰：梦中鉴中水中，皆有天地存焉。欲去梦天地者寝不寐，欲去鉴天地者形不照，欲去水天地者盎不汲。彼之有无，在此不在彼。是以圣人不去天地去识。曰：天非自天，有为天者；地非自地，有为地者；譬如屋宇舟车，待人而成，彼不自成。知彼有待，知此无待。上不见天，下不见地，内不见我，外不见人。曰：有时者气，彼非气者，未尝有昼夜。有方者形，彼非形者，未尝有南北。何谓非气？气之所自生者如摇篁得风。彼未摇时，非风之气；彼已摇时，即名为气。何谓非形？形之所自生者，如钻木得火。彼未钻时，非火之形；彼已钻时，即名为形。曰：寒暑温凉之变，如瓦石之类，置之火即热，置之水即寒，呵之即温，吸之即凉。特因外物有去有来，而彼瓦石实无去来。譬如水中之影，有去有来。所谓水者，实无去来。曰：衣摇空得风，气呵物得水，水注水即鸣，石击石即光。知此说者，风雨雷电皆可为之。盖风雨雷电皆缘气而生，而气缘心生。犹如内想大火，久之觉热，内想大水，久之觉寒。知此说者，天地之德皆可同之。曰：五云之变，可以卜当年之丰歉；八风之朝，可以卜当时之吉凶。是知休咎灾祥，一气之运耳。浑人我，同天地，而彼私智认而已之。曰：天地寓，万物寓，我寓，道寓，苟离于寓，道亦不立。

极：极者，尊圣人也。关尹子曰：圣人之治天下，不我贤愚，故因人之贤而贤之，因人之愚而愚之。

不我是非,故因事之是而是之,因事之非而非之。知古今之大同,故或先古,或先今。知内外之大同,故或先内或先外。天下之物,无得以累之,故本之以谦;天下之物,无得以外之,故含之以虚;天下之物,无得以难之,故行之以易;天下之物,无得以窒之,故变之以权。以此中天下,可以制礼;以此和天下,可以作乐;以此公天下,可以理财;以此周天下,可以御侮;以此因天下,可以立法;以此观天下,可以制器。圣人不以一己治天下,而以天下治天下。天下归功于圣人,圣人任功于天下。所以尧舜禹汤之治天下,天下皆曰自然。曰:天无不覆,有生有杀,而天无爱恶。日无不照,有妍有丑,而日无厚薄。曰:圣人之道天命,非圣人能自道;圣人之德时符,非圣人能自德;圣人之事人为,非圣人能自事。是以圣人不有道,不有德,不有事。曰:圣人知我无我,故同之以仁;知事无我,故权之以义;知心无我,故戒之以礼;知识无我,故照之以智;知言无我,故守之以信。曰:圣人之道,或以仁为仁,或以义为仁,或以礼以智以信为仁。仁义礼智信,各兼五者,圣人一之不胶,天下名之不得。曰:勿以行观圣人,道无迹;勿以言观圣人,道无言;勿以能观圣人,道无为;勿以貌观圣人,道无形。曰:行虽至卓,不离高下;言虽至公,不离是非。能虽至神,不离巧拙;貌虽至殊,不离妍丑。圣人假此,以示天下,天下冥此,乃见圣人。曰:圣人师蜂立君臣,师蜘蛛立网罟,师拱鼠制礼,师战蚁置兵。众人师贤人,贤人师圣人,圣人师万物。惟圣人同物,所以无我。曰:圣人曰道,观天地人物皆吾道,倡和之,始终之,青黄之,卵翼之,不爱道不弃物,不尊君子,不贱小人。贤人曰物,物物不同,旦旦去之,旦旦与之,短之长之,直之方之,是为物易也。殊不知圣人鄙杂厕别分居,所以为人,不以此为己。曰:圣人之于众人,饮食衣服同也,屋宇舟车同也,富贵贫贱同也。众人每同圣人,圣人每同众人。彼仰其高侈其大者,其然乎,其不然乎?曰:鱼欲异群鱼,舍水跃岸即死;虎欲异群虎,舍山入市即擒。圣人不异众人,特物不能拘尔。曰:道无作,以道应世者,是事非道。道无方,以道寓物者,是物非道。圣人竟不能出道以示人。曰:如钟钟然,如钟鼓然,圣人之言则然。如车车然,如车舟然,圣人之行则然。惟莫能名,所以退天下之言;惟莫能知,所以夺天下之智。曰:蝍蛆食蛇,蛇食蛙,蛙食蝍蛆,互相食也。圣人之言亦然,言有无之弊,又言非有非无之弊,又言去非有非无之弊。言之如引锯然,惟善圣者不留一言。曰:若龙若蛟,若蛇若龟,若鱼若蛤,龙皆能之。蛟,蛟而已,不能为龙,亦不能为蛇为龟为鱼为蛤。圣人龙之,贤人蛟之。曰:在己无居,形物自着,其动若水,其静若镜,其应若响,芒乎若亡,寂乎若清,同焉者和,得焉者失,未尝先人,而尝随人。曰:浑乎洋乎游太初乎,时金己,时玉己,时粪己,时土己,时翔物,时逐物,时山物,时渊物,端乎权乎狂乎愚乎。曰:人之善琴者,有悲心,则声凄凄然,有思心,则声迟迟然,有怨心,则声回回然,有慕心,则声裴裴然。所以悲思怨慕者,非手非竹非丝非桐。得之心,符之手;得之手,符之物。人之有道者,莫不中道。曰:圣人以有言有为有思者,所以同乎人;未尝言未尝为未尝思者,所以异乎人。曰:利害心愈明,则亲不睦;贤愚心愈明,则友不交;是非心愈明,则事不成,好丑心愈明,则物不契。是以圣人浑之。曰:世之愚拙者妄援,圣人之愚拙自解。殊不知圣人时愚时明,时拙时巧。曰:以圣师圣者,贤人;以贤师圣者,圣人。盖以圣师圣者,徇迹而忘道;以贤师圣者,反迹而合道。曰:贤人趋上而不见下,众人趋下而不见上,圣人通乎上下,惟其宜之,岂曰离贤人众人,别有圣人也哉。曰:天下之理,夫者倡,妇者随,牡者驰,牝者逐,雄者鸣,雌者应。是以圣人制言行,而贤人拘之。曰:圣人道虽虎变,事则鳖行,道虽丝分,事则棋布。曰:所谓圣人之道者,胡然子子尔,胡然彻彻尔,胡然堂堂尔,胡然臧臧尔。惟其能遍偶万物,而无一物能偶之,故能贵万物。曰：云之卷舒，禽之飞翔，皆在虚空中，所以变化不穷，圣人之道则然。

　符：符者，精神魂魄也。关尹子曰：水可析可合，精无人也；火因膏因薪神，无我也。故耳蔽前后皆可闻，无人，智崇无人，一奇无人，冬凋秋物无人，黑不可变，无人，北寿无人，皆精。舌即齿，牙成言，无我，礼卑无我，二偶无我，夏因春物，无我，赤可变，无我，南天无我，皆神。以精无人，故米去壳则精存，以神无我，故鬼凭物则神见。全精者忘是非，忘得失，在此者非彼，抱神者时晦明时强弱，在彼者非此。曰：精神，水火也。五行互生灭之，其来无首，其往无尾，则吾之精一滴无存亡尔，吾之神一欻无起灭尔，惟无我无人，无首无尾，所以与天地冥。曰：精者水，魄者金，神者火，魂者木。精主水，魄主金，金生水，故精者魄藏之。神主火，魂主木，木生火，故神者魂藏之。惟水之为物，能藏金而息之，能滋木而荣之，所以析魂魄。惟火之为物，能镕金而销之，能燔木而烧之，所以冥魂魄。惟精，在天为寒，在地为水，在人为精。神，在天为热，在地为火，在人为神。魄，在天为燥，在地为金，在人为魄。魂，在天为风，在地为木，在人为魂。惟以我之精，合天地万物之精，譬如万水可合为一水。以我之神，合天地万物之神，譬如万火可合为一火。以我之魄，合天地万物之魄，譬如金之为物，可合异金而镕之为一金。以我之魂，合天地万物之魂，譬如木之为物，可接异木而生之为一木。则天地万物，皆吾精吾神吾魄吾魂，何者死，何者生？曰：五行之运，因精有魂，因魂有神，因神有意，因意有魄，因魄有精。五行回环不已，所以我之伪心流转造化，几亿万岁，未有穷极，然核芽相生，不知其几万株，天地虽大，不能芽空中之核。雌卵相生，不知其几万禽，阴阳虽妙，不能卵无雄之雌。惟其来于我者，皆摄之以一息，则变物为我，无物非我，所谓五行者，孰能变之？曰：众人以魄摄魂者，金有余则木不足也；圣人以魂运魄者，木有余则金不足也。盖魄之藏魂俱之，魂之游魄因之。魂昼寓目，魄夜舍肝。寓目能见，舍肝能梦。见者魂无分别析之者，分别析之曰天地者，魂狃习也。梦者魄无分别析之者，分别析之曰彼我者，魄狃习也。火生土，故神生意；土生金，故意生魄。神之所动，不名神，名意；意之所动，不名意，名魄。惟圣人知我无我，知物无物，皆因思虑计之而有。是以万物之来，我皆对之以性，而不对之以心。性者，心未萌也，无心则无意矣。盖无火则无土，无意则无魄矣。盖无土则无金。一者不存，五者皆废。既能浑天地万物以为魂，斯能浑天地万物以为魄。凡造化所妙皆吾魂，凡造化所有皆吾魄，则无有一物可役我者。舍肝当作舍肺曰：鬼云为魂，鬼白为魄，于文则然。鬼者，人死所变。云者风，风者木；白者气，气者金。风散故轻清，轻清者上天。金坚故重浊，重浊者入地。轻清者，魄从魂升；重浊者，魂从魄降。有以仁升者，为木星佐，有以义升者，为金星佐，有以礼升者，为火星佐，有以智升者，为水星佐，有以信升者，为土星佐。有以不仁沉者，木贼之，不义沉者，金贼之，不礼沉者，火贼之，不智沉者，水贼之，不信沉者，土贼之。魂魄半之，则在人间，升魂为贵，降魄为贱，灵魂为贤，厉魄为愚，轻魂为明，重魄为暗，扬魂为羽，钝魄为毛，明魂为神，幽魄为鬼。其形其居，其识其好，皆以五行契。惟五行之数，参差不一，所以万物之多，盈天地间，犹未已也。以五事归五行，以五行作五虫，可胜言哉。譬犹兆龟数蓍，至诚自契，五行应之。诚苟不至，兆之数之，无一应者。圣人假物以游世，五行不得不对。曰：五者具有魂。魂者识，目者精，色者神。见之者为魂，耳目口鼻心之类在此生者。爱为精，为彼生父本，观为神，为彼生母本。爱观虽异，皆同识生，彼生生本在彼生者。一为父，故受气于父，气为水。二为母，故受血于母，血为火。有父有母，彼生生矣。惟其爱之无识，如锁之交，观之无识，如灯之照。吾识不萌，吾生何有。曰：如枹扣鼓，鼓之形者，我之有也；鼓之声者，我之感也。桴已往矣,余声尚在,终亦不存而已矣。鼓之形如我之精,鼓之声如我之神。其余声者,犹之魂魄,知夫倏往倏来,则五行之气,我何有焉。曰:夫果之有核,必待水火土三者具矣,然后相生不穷。三者不具,如大旱大潦大块,皆不足以生物。夫精水神火意土,三者本不交,惟人以根合之,故能于其中横见有事。犹如术祝者,能于至无中见多有事。曰:魂者木也,木根于冬水而华于夏火。故人之魂藏于夜精,而见于昼神。合乎精,故所见我独,盖精未尝有人。合乎神,故所见人同,盖神未尝有我。曰:知夫此身,如梦中身,随情所见者,可以飞神作我而游太清。知夫此物,如梦中物,随情所见者,可以凝精作物而驾八荒。是道也,能见精神而久生,能忘精神而超生。吸气以养精,如金生水,吸风以养神,如木生火,所以假外以延精神。漱水以养精,精之所以不穷,摩火以养神,神之所以不穷,所以假内以延精神。若夫忘精神而超生者,吾尝言之矣。曰:人勤于礼者,神不外驰,可以集神;人勤于智者,精不外移,可以摄精。仁则阳而明,可以轻魂;义则阴而冥,可以御魄。曰:蜣螂转丸,丸成而精思之,而有蠕白者存丸中,俄去壳而蝉。彼蜣不思,彼蠕奚白?曰:庖人羹蟹,遗一足几上,蟹已羹,而遗足尚动。是生死者,一气聚散尔。不生不死,而人横计曰生死。曰:有死立者,有死坐者,有死卧者,有死病者,有死药者。等死,无甲乙之殊。若知道之士,不见生,故不见死。曰:人之厌生死超生死者,皆是大患也。譬如化人,若有厌生死心,超生死心,止名为妖,不名为道。曰:计生死者,或曰死已有,或曰死已无,或曰死已亦有亦无,或曰死已不有不无。或曰当喜者,或曰当惧者,或曰当任者,或曰当超者。愈变识情,驰骛不已。殊不知我之生死,如马之手,如牛之翼,本无有,复无无。譬如水火虽犯水火,不能烧之,不能溺之。

鉴:鉴者,心也。关尹子曰:心蔽吉凶者,灵鬼摄之,心蔽男女者,淫鬼摄之;心蔽幽忧者,沈鬼摄之;心蔽放逸者,狂鬼摄之;心蔽盟诅者,奇鬼摄之;心蔽药饵者,物鬼摄之。如是之鬼,或以阴为身,或以幽为身,或以风为身,或以气为身,或以土偶为身,或以彩画为身,或以老畜为身,或以败器为身。彼以其精,此以其精,两精相搏,则神应之。为鬼所摄者,或解奇事,或解异事,或解瑞事,其人傲然。不曰鬼于躬,惟曰道于躬,久之,或死木,或死金,或死绳,或死井。惟圣人能神神而不神于神,役万物而执其机,可以会之,可以散之,可以御之,日应万物,其心寂然。曰:无一心,五识并驰,心不可一;无虚心,五行皆具,心不可虚;无静心,万化密移,心不可静。借能一,则二偶之;借能虚,则实满之;借能静,则动摇之。惟圣人能敛万有于一息,无有一物可役我之明彻;散一息于万有,无有一物可间吾之云为。曰:火千年俄可灭,识千年俄可去。曰:流者舟也,所以流之者是水非舟;运者车也,所以运之者是牛非车;思者心也,所以思之者是意非心。不知所以然而然,惟不知所以然而然,故其来无从,其往无在。其来无从,其往无在,故能与天地本原,不古不今。曰:知心无物,则知物无物,知物无物,则知道无物,知道无物,故不遵卓绝之行,不惊微妙之言。曰:物我交,心生;两木摩,火生。不可谓之在我,不可谓之在彼,不可谓之非我,不可谓之非彼,执而彼我之则愚。曰:无恃尔所谓利害是非,尔所谓利害是非者,果得利害是非之乎?圣人方且不识不知,而况于尔。曰:夜之所梦,或长于夜。心无时生于齐者,心之所见皆齐国也,既而之宋之楚之晋之梁,心之所存各异心无方。曰:善弓者师弓不师羿,善舟者师舟不师奡,善心者师心不师圣。曰:是非好丑,成败盈虚,造物者运矣,皆因私识执之而有,于是以无遗之犹存,以非有非遗之犹存,无曰莫莫尔无曰浑浑尔犹存。譬犹昔游再到,记忆宛然,此不可忘不可遗。善去识者,变识为智。变识为智之说,汝知之乎?曰:想如思鬼,心栗思盗,心怖曰识。如认黍为稷,认玉为石者,浮游罔象，无所底止。譬睹奇物，生奇物想，生奇物识。此想此识，根不在我。譬如今日，今日而已，至于来日想识殊未可卜，及至来日，纷纷想识，皆缘有生，曰想曰识。譬如犀牛望月，月形入角，特因识生，始有月形，而彼真月，初不在角，胸中之天地万物亦然。知此说者，外不见物，内不见情。曰：物生于土，终变于土，事生于意，终变于意。知夫惟意，则俄是之，俄非之，俄善之，俄恶之。意有变，心无变，意有觉，心无觉。惟一我心，则意者，尘往来尔，事者，欻起灭尔。吾心有大常者存。曰：情生于心，心生于性。情波也，心流也，性水也。来干我者，如石火顷，以性受之，则心不生物浮浮然。曰：贤愚真伪，有识者，有不识者。彼虽有贤愚，彼虽有真伪，而谓之贤愚真伪者，系我之识。知夫皆识所成，故虽真者，亦伪之。曰：心感物，不生心生情，物交心，不生物生识。物尚非真；何况于识；识尚非真，何况于情。而彼妄人，于至无中，执以为有；于至变中，执以为常。一情认之，积为万情；万情认之，积为万物。物来无穷，我心有际，故我之良心受制于情，我之本情受制于物。可使之去，可使之来，而彼去来，初不在我。造化役之，固无休息。殊不知天地虽大，能役有形，而不能役无形；阴阳虽妙，能役有气，而不能役无气。心之所之，则气从之，气之所之，则形应之。犹如太虚于一碗中变成万物，而彼一碗不名太虚。我之一心，能变为气，能变为形，而我之心无气无形。知夫我之一心无气无形，则天地阴阳不能役之。曰：人之平日，目忽见非常之物者，皆精有所结而使之然。人之病日，目忽见非常之物者，皆心有所歉而使之然。苟知吾心能于无中示有，则知吾心能于有中示无，但不信之，自然不神。或曰厥识既昏，孰能不信。我应之曰：如捕蛇师，心不怖蛇，彼虽梦蛇，而不怖畏。故黄帝曰：道无鬼神，独往独来。曰：我之思虑日变，有使之者，非我也，命也。苟知惟命，外不见我，内不见心。曰：譬如两目，能见天地万物，暂时回光，一时不见。曰：目视雕琢者明愈伤，耳闻交响者聪愈伤，心思元妙者心愈伤。曰：勿以我心揆彼，当以彼心揆彼。知此说者可以周事，可以行德，可以贯道，可以交人，可以忘我。曰：天下之理，小不制而至于大，大不制而至于不可制，故能制一情者，可以成德，能忘一情者，可以契道。

七：七者，食也；食者，形也。关尹子曰：世之人，以我思异彼思彼思异我思分人我者，殊不知梦中人亦我思异彼思。彼思异我思，孰为我，孰为人。世之人，以我痛异彼痛彼痛异我痛分人我者，殊不知梦中人亦我痛异彼痛，彼痛异我痛，孰为我，孰为人。爪发不痛，手足不思，亦我也，岂可以思痛异之。世之人，以独见者为梦，同见者为觉，殊不知精之所结，亦有一人独见于昼者，神之所合，亦有两人同梦于夜者。二者皆我精神，孰为梦，孰为觉。世之人以暂见者为梦，久见者为觉，殊不知暂之所见者阴阳之碗，久之所见者亦阴阳之碗。二者皆我阴阳，孰为梦，孰为觉。曰：好仁者多梦松柏桃李，好义者多梦兵刀金铁，好礼者多梦簠簋笾豆，好智者多梦江湖川泽，好信者多梦山岳原野。役于五行，未有不然者，然梦中或闻某事，或思某事，梦亦随变，五行不可拘。圣人御物以心，摄心以性，则心同造化，五行亦不可拘。曰：汝见蛇首人身者，牛臂鱼鳞者，鬼形禽翼者，汝勿怪，此怪不及梦，梦怪不及觉，有耳有目有手有臂，怪尤矣。大言不能言，大智不能思。曰：有人问于我曰：尔何族何氏何名何字何食何衣何友何仆何琴何书何古何今？我时默然，不对一字，或人扣之不已，我不得已而应之曰：尚自不见我，将何为我所？曰：形可分可合，可延可隐。一夫一妇，可生二子，形可分；一夫一妇，二人成一子，形可合。食巨胜则寿，形可延；夜无月火，人不见我，形可隐。以一碗生万物，犹弃发可换，所以分形，以一碗合万物，犹破唇可补，所以合形。以神存碗，以碗存形，所以延形，合形于神，合神于无，所以隐形。汝欲知之乎，汝欲为之乎？

曰：无有一物不可见，则无一物非吾之见；无有一物不可闻，则无一物非吾之闻。五物可以养形，无一物非吾之形；五味可以养气，无一物非吾之气。是故吾之形气，天地万物。曰：耕夫习牛则犷，猎夫习虎则勇，渔夫习水则沈，战夫习马则健。万物可为我，我之一身，内变蛲蛔，外煣虱蚤，痕则龟鱼，瘦则鼠蚁，我可为万物。曰：我之为我，如灰中金，而不若矿砂之金。破矿得金，淘沙得金，扬灰终身，无得金者。曰：一蜂至微，亦能游观乎天地；一虾至微，亦能放肆乎大海。曰：土偶之成也，有贵有贱，有士有女。其质土，其坏土人哉。曰：目自观目，无色；耳自听耳，无声；舌自尝舌，无味；心自撰心，无物。众人逐于外，贤人执于内，圣人皆伪之。曰：我身五行之碗，而五行之碗，其性一物，借如一所，可以取水，可以取火，可以生木，可以凝金，可以变土。其性含摄，元无差殊。故羽虫盛者，毛虫不育，毛虫盛者，鳞虫不育。知五行互用者，可以忘我。曰：枯龟无我，能见大知；磁石无我，能见大力；钟鼓无我，能见大音；舟车无我，能见远行。故我一身，虽有智有力，有行有音，未尝有我。曰：蜮射影能毙我，知夫无知者亦我，则溥天之下，我无不在。曰：心忆者犹忘饥，心忿者犹忘寒，心养者犹忘病，心激者犹忘痛。苟吸碗以养其和，孰能饥之；存神以滋其暖，孰能寒之；养五藏以五行，则无伤也，孰能病之；归五藏于五行，则无知也，孰则痛之。曰：人无以无知无为者为无我。虽有知有为，不害其为无我。譬如火也，躁动不停，未尝有我。

　釜：釜者，化也。关尹子曰：道本至无，以事归道者，得之一息；事本至有，以道运事者，周之百为。得道之尊者，可以辅世，得道之独者，可以立我。知道非时之所能拘者，能以一日为百年，能以百年为一日；知道非方之所能碍者，能以一里为百里，能以百里为一里；知道无气能运有气者，可以召风雨；知道无形能变有形者，可以易鸟兽。得道之清者，物莫能累，身轻矣，可以骑凤鹤；得道之浑者，物莫能溺，身冥矣，可以席蛟鲸。有即无，无即有。知此道者，可以制鬼神；实即虚，虚即实，知此道者，可以入金石；上即下，下即上，知此道者，可以侍星辰；古即今，今即古，知此道者，可以卜龟筮；人即我，我即人，知此道者，可以窥他人之肺肝；物即我，我即物，知此道者，可以成腹中之龙虎。知象由心变，以此观心，可以成女婴；知碗由心生，以此吸神，可以成炉冶。以此胜物，虎豹可伏；以此同物，水火可入。惟有道之士能为之，亦能能之而不为之。曰：人之力，有可以夺天地造化者，如冬起雷，夏造？死尸能行，枯木能华，豆中摄鬼，杯中钓鱼，画门可开，土鬼可语，皆纯碗所为，故能化万物，今之情情不停，亦碗所为。而碗之为物，有合有散，我之所以行碗者，本未尝合，亦未尝散，有合者生，有散者死。彼未尝合未尝散者，无生无死，客有去来，邮常自若。曰：有诵祝者，有事神者，有墨字者，有变指者，皆可以役神御碗，变化万物。惟不诚之人，难于自信，而易于信物，故假此为之，苟知惟诚，有不待彼而然者。曰：人之一呼一吸，日行四十万里，化可谓速矣，惟圣人不存不变。曰：青鸾子千岁而千岁化，桃子五仕而心五化。圣人宾事去物，岂不欲建立于世哉。有形数者惧化之不可知也。曰：万物变迁，虽互隐见，气一而已，惟圣人知一而不化。曰：爪之生，发之长，荣卫之行，无顷刻止。众人皆见之于着，不能见之于微，贤人见之于微，而不能任化。圣人任化，所以无化。曰：室中有常见闻矣，既而之门之邻之里之党，既而之郊之山之川，见闻各异，好恶随之，和竞从之，得失成之，是以圣人动止有戒。曰：譬如大海，变化亿万蛟鱼，水一而已。我之与物，翕然蔚然，在大化中，性一而已。知夫性一者，无人无我无死无生。曰：天下之理，是或化为非，非或化为是，恩或化为仇，仇或化为恩，是以圣人居常虑变。曰：人之少也，当佩乎父兄之教；人之壮也，当达乎朋友之箴；人之老也，当警乎少壮之说。万化虽移，不能厄我。曰：天下之理轻者易化，重者难化。

譬如风云须臾变灭,金玉之性历久不渝。人之轻明者,能与造化俱化而不留,殆有未尝化者存。曰:二幼相好,及其壮也,相遇则不相识;二壮相好,及其老也,相遇则不相识。如雀鸽鹰鸠之化,无昔无今。

筹:筹者,物也。关尹子曰:古之善揲蓍灼龟者,能于今中示古,古中示今,高中示下,下中示高,小中示大,大中示小,一中示多,多中示一,人中示物,物中示人,我中示彼,彼中示我。是道也,其来无今,其往无古,其高无盖,其低无载,其大无外,其小无内,其外无物,其内无人,其近无我,其远无彼。不可析,不可合,不可喻,不可思。惟其浑沦,所以为道。曰:水潜,故蕴为五精;火飞,故达为五臭;木茂,故华为五色;金坚,故实为五声;土和,故滋为五味。其常五,其变不可计,其物五,其杂不可计。然则万物在天地间,不可执谓之万,不可执谓之五,不可执谓之一,不可执谓之非万,不可执谓之非五,不可执谓之非一。或合之,或离之,以此必形,以此必数,以此必气,徒自劳尔。物不知我,我不知物。曰:即吾心中可作万物,盖心有所之,则爱从之,爱从之,则精从之。盖心有所结,先凝为水。心慕物涎出,心悲物泪出,心愧物汗出。无暂而不久,无久而不变。水生木,木生火,火生土,土生金,金生水,相攻相克,不可胜数。婴儿姹女,金楼绛宫,青蛟白虎,宝鼎红炉,皆此物,有非此物存者。曰:鸟兽俄呦呦,俄旬旬,俄逃逃;草木俄苗苗,俄停停,俄萧萧。天地不能留,圣人不能系。有运者存焉尔。有之在彼,无之在此,鼓不桴则不鸣,偶之在彼,奇之在此,桴不手则不击。曰:均一物也,众人惑其名,见物不见道,贤人析其理,见道不见物,圣人合其天,不见道不见物。一道皆道,不执之即道,执之即物。曰:知物之伪者,不必去物。譬如见土牛木马,虽情存牛马之名,而心忘牛马之实。

药:药者,杂治也。关尹子曰:勿轻小事,小隙沈舟,勿轻小物,小虫毒身,勿轻小人,小人贼国。能周小事,然后能成大事,能积小物,然后能成大物,能善小人,然后能契大人。天既无可必者人,人无能必者事。惟去事离人,则我在我,惟可即可。未有当繁简可,当戒忍可,当勤惰可。曰:智之极者,知智果不足以周物,故愚;辨之极者,知辨果不足以喻物,故讷;勇之极者,知勇果不足以胜物,故怯。曰:天地万物,无一物是吾之物。物非我,物不得不应;我非我,我不得不养。虽应物,未尝有物;虽养我,未尝有我。勿曰外物,然后外我,勿曰外形,然后外心。道一而已,不可序进。曰:谛毫末者,不见天地之大;审小音者,不闻雷霆之声。见大者亦不见小,见迩者亦不见远,闻大者亦不闻小,闻迩者亦不闻远。圣人无所见,故能无不见,无所闻,故能无不闻。曰:目之所见,不知其几何,或爱金,或爱玉,是执一色为目也。耳之所闻,不知其几何,或爱钟,或爱鼓,是执一声为耳也。惟圣人不慕之,不拒之,不处之。曰:善今者可以行古,善末者可以立本。曰:狡胜贼,能捕贼,勇胜虎,能捕虎。能克己,乃能成己,能胜物,乃能利物,能忘道,乃能有道。曰:函坚,则物必毁之,刚斯折矣;刀利,则物必摧之。锐斯挫矣。威凤以难见为神,是以圣人以深为根;走麝以遗香不捕,是以圣人以约为纪。曰:瓶存二窍,以水实之,倒泻闭一,则水不下,盖不升则不降。井虽千仞,汲之水上,盖不降则不升。是以圣人不先物。曰:人之有失,虽己受害于已失之后,久之,窃议于未失之前。惟其不恃己聪明而兼人之聪明,惟其无我而兼天下之我,终身行之,可以不失。曰:古今之俗不同,东西南北之俗又不同,至于一家一身之善又不同,吾岂执一豫格后世哉。惟随时同俗,先机后事,捐忿塞欲,简物恕人,权其轻重,而为之自然,合神不测,契道无方。曰:有道交者,有德交者,有事交者。道交者,父子也,出于是非贤愚之外,故久德交者,则有是非贤愚矣。故或合或离,事交者合则离。曰:勿以拙陋,曰道之质当乐敏捷;勿以愚暗,曰道之晦当乐轻明;勿以傲易,曰道之高当乐和同；勿以汗漫，曰道之广当乐要急；勿以幽忧，曰道之寂当乐悦豫。古人之言，学之多弊，不可不救。曰：不可非世是己，不可卑人尊己，不可以轻忽道己，不可以讪谤德己，不可以鄙猥才己。曰：困天下之智者不在智而在愚；穷天下之辩者不在辩而在讷；伏天下之勇者不在勇而在怯。曰：天不能冬莲春菊，是以圣人不违时，地不能洛橘汶貉，是以圣人不违俗，圣人不能使手步足握，是以圣人不违我所长，圣人不能使鱼飞鸟驰，是以圣人不违人所长。夫如是者，可动可止，可晦可明，惟不可拘，所以为道。曰：少言者，不为人所忌，少行者，不为人所短，少智者，不为人所劳，少能者，不为人所役。曰：操之以诚，行之以简，待之以恕，应之以默，吾道不穷。曰：谋之于事，断之于理，作之于人，成之于天。事师于今，理师于古，事同于人，道独于己。曰：金玉难捐，土石易舍。学道之士，遇微言妙行，慎勿执之，是可为而不可执，若执之者，则腹心之疾，无药可疗。曰：人不明于急务，而从事于多务他务奇务者，穷困灾厄及之，殊不知道无不在，不可舍此就彼。曰：天下之理，舍亲就疏，舍本就末，舍贤就愚，舍近就远，可暂而已，久则害生。曰：昔之论道者，或曰凝寂，或曰邃深，或曰澄澈，或曰空同，或曰晦冥，慎勿遇此而生怖退。天下至理，竟非言意。苟知非言非意在彼微言妙意之上，乃契吾说。曰：圣人大言金玉，小言桔梗茉卫。用之当，桔梗茉卫生之，不当，金玉毙之。曰：言某事者，甲言利，乙言害，丙言或利或害，丁言俱利俱害，必居一于此矣，喻道者不言。曰：事有在，事言有理，道无在，道言无理。知言无理，则言言皆道；不知言无理，虽执至言，为梗为翳。曰：不信愚人易，不信贤人难，不信贤人易，不信圣人难，不信一圣人易，不信千圣人难。夫不信千圣人者，外不见人，内不见我，上不见道，下不见事。曰：圣人言蒙蒙，所以使人聋，圣人言冥冥，所以使人盲，圣人言沉沉，所以使人暗。惟聋则不闻声，惟盲则不见色，惟暗则不音言。不闻声者不闻道，不闻事，不闻我；不见色者不见道，不见事，不见我；不音言者不言道，不言事，不言我。曰：人徒知伪得之中有真失，殊不知真得之中有真失。徒知伪是之中有真非，殊不知真是之中有真非。曰：言道者如言梦。夫言梦者曰如此金玉、如此器皿、如此禽兽，言者能言之不能取而与之，听者能闻之不能受而得之。惟善听者，不泥不辨。曰：圆尔道，方尔德，平尔行，锐尔事。

4. 董仲舒《天人三策》 制曰：朕获承至尊休德，传之亡穷，而施之罔极，任大而守重，是以夙夜不皇康宁，永惟万事之统，犹惧有阙。故广延四方之豪俊，郡国诸侯公选贤良修洁博习之士，欲闻大道之要，至论之极。今子大夫褒然为举首，朕甚嘉之。子大夫其精心致思，朕垂听而问焉。盖闻五帝三王之道，改制作乐而天下洽和，百王同之。当虞氏之乐莫盛于《韶》，于周莫盛于《勺》。圣王已没，钟鼓管弦之声未衰，而大道微缺，陵夷至乎桀、纣之行，王道大坏矣。夫五百年之间，守文之君，当涂之士，欲则先王之法以戴翼其世者甚众，然犹不能反，日以仆灭，至后王而后止，岂其所持操或诖缪而失其统与？固天降命不查复反，必推之于大衰而后息与？乌乎！凡所为屑屑，夙兴夜寐，务法上古者，又将无补与？三代受命，其符安在？灾异之变，何缘而起？性命之情，或夭或寿，或仁或鄙，习闻其号，未烛厥理。伊欲风流而令行，刑轻而奸改，百姓和乐，政事宣昭，何修何饬而膏露降，百谷登，德润四海，泽臻草木，三光全，寒暑平，受天之祜，享鬼神之灵，德泽洋溢，施乎方外，延及群生。子大夫明先圣之业，习俗化之变，终始之序，讲闻高谊之日久矣，其明以谕朕。科别其条，勿猥勿并，取之于术，慎其所出。乃其不正不直，不忠不极，枉于执事，书之不泄，兴于朕躬，毋悼后害。子大夫其尽心，靡有所隐，朕将亲览焉。仲舒对曰：陛下发德音，下明诏，求天命与情性，皆非愚臣之所能及也。臣谨案《春秋》之中，视前世已行之事，以观天人相与之际，其可畏也。国家将有失道之败，而天乃先出灾害以谴告之，不知自省，又出怪异以警惧之，尚不知变，而伤败乃至。以此见天心之仁爱人君而欲止其乱也。自非大亡道之世者，天尽欲扶持而全安之，事在强勉而已矣。强勉学习，则闻见博而知益明；强勉行道，则德日起而大有功：此皆可使还至而有效者也。《诗》曰：夙夜匪解，《书》云：茂哉茂哉！皆强勉之谓也。道者，所繇适于治之路也，仁义礼乐皆其具也。故圣王已没，而子孙长久安宁数百岁，此皆礼乐教化之功也。王者未作乐之时，乃用先五之乐宜于世者，而以深入教化于民。教化之情不得，雅颂之乐不成，故王者功成作乐，乐其德也。乐者，所以变民风，化民俗也；其变民也易，其化人也着。故声发于和而本于情，接于肌肤，臧于骨髓。故王道虽微缺，而管弦之声未衰也。夫虞氏之不为政久矣，然而乐颂遗风犹有存者，是以孔子在齐而闻《韶》也。夫人君莫不欲安存而恶危亡，然而政乱国危者甚众，所任者非其人，而所繇者非其道，是以政日以仆灭也。夫周道衰于幽、厉，非道亡也，幽、厉不繇也。至于宣王，思昔先王之德，兴滞补弊，明文、武之功业，周道粲然复兴，诗人美之而作，上天晃之，为生贤佐，后世称通，至今不绝。此夙夜不解行善之所致也。孔子曰：人能弘道，非道弘人也。故治乱废兴在于己，非天降命不得可反，其所操持诖谬失其统也。臣闻天之所大奉使之王者，必有非人力所能致而自至者，此受命之符也。天下之人同心归之，若归父母，故天瑞应诚而至。《书》曰：白鱼入于王舟，有火复于王屋，流为乌，此盖受命之符也。周公曰：复哉复哉，孔子曰：德不孤，必有邻，皆积善累德之效也。及至后世，淫佚衰微，不能统理群生，诸侯背畔，残贼良民以争壤土，废德教而任刑罚。刑罚不中，则生邪气；邪气积于下，怨恶畜于上。上下不和，则阴阳缪盭而妖孽生矣。此灾异所缘而起也。臣闻命者天之令也，性者生之质也，情者人之欲也。或夭或寿，或仁或鄙，陶冶而成之，不能粹美，有治乱之所在，故不齐也。孔子曰：君子之德风，小人之德草，草上之风必偃。故尧、舜行德则民仁寿，桀、纣行暴则民鄙夭。未上之化下，下之从上，犹泥之在钧，唯甄者之所为，犹金之在熔，唯冶者之所铸。绥之斯俫，动之斯和，此之谓也。臣谨案《春秋》之文，求王道之端，得之于正。正次王，王次春。春者，天之所为也；正者，王之所为也。其意曰，上承天之所为，而下以正其所为，正王道之端云尔。然则王者欲有所为，宜求其端于天。天道之大者在阴阳。阳为德，阴为刑；刑主杀而德主生。是故阳常居大夏，而以生育养长为事；阴常居大冬，而积于空虚不用之处。以此见天之任德不任刑也。天使阳出布施于上而主岁功，使阴入伏于下而时出佐阳，阳不得阴之助，亦不能独成岁。终阳以成岁为名，此天意也。王者承天意以从事，故任德教而不任刑。刑者不可任以治世，犹阴之不可任以成岁也。为政而任刑，不顺于天，故先王莫之肯为也。今废先王德教之官，而独任执法之吏治民，毋乃任刑之意与！孔子曰：不教而诛谓之虐。虐政用于下，而欲德教之被四海，故难成也。臣谨案《春秋》谓一元之意，一者万物之所从始也，元者辞之所谓大也。谓一为元者，视大始而欲正本也。《春秋》深探其本，而反自贵者始。故为人君者，正心以正朝廷，正朝廷以正百官，正百官以正万民，正万民以正四方。四方正，远近莫敢不壹于正，而亡有邪气奸其间者。是以阴阳调而风雨时，群生和而万民殖，五谷孰而草木茂，天地之间被润泽而大丰美，四海之内闻盛德而皆徕臣，诸福之物，可致之祥，莫不毕至，而王道终矣。孔子曰：凤鸟不至，河不出图，吾已矣夫！自悲可致此物，而身卑贱不得致也。今陛下贵为天子，富有四海，居得致之位，操可致之势，又有能致之资，行高而恩厚，知明而意美，爱民而好士，可谓谊主矣。然而天地未应而美祥莫至者，何也？凡以教化不立而万民不正也。夫万民之从利也，如水之走下，不以教化堤防之，不能止也。是故教化立而奸邪皆止者，其堤防完也；教化废而奸邪并出，刑罚不能胜者，其堤防坏也。古之王者明于此，是故南面而治天下，莫不以教化为大务。立太学以教于国，设痒序以化于邑，渐民以仁，摩民以谊，节民以礼，故其刑罚甚轻而禁不犯者，教化行而习俗美也。圣王之继乱世也，扫除其迹而悉去之，复修教化而崇起之。教化已明，习俗已成，子孙循之，行五六百岁尚未败也。至周之末世，大为亡道，以失天下。秦继其后，独不能改，又益甚之，重禁文学，不得挟书，弃捐礼谊而恶闻之，其心欲尽灭先圣之道，而颛为自恣苟简之治，故立为天子十四岁而国破亡矣。自古以来，未尝有以乱济乱，大败天下之民如秦者也。其遗毒余烈，至今未灭，使习俗薄恶，人民嚚顽，抵冒殊扞，孰烂如此之甚者也。孔子曰：腐朽之木不可雕也，粪土之墙不可圬也。今汉继秦之后，如朽木、粪墙矣，虽欲善治之，亡可奈何。法出而奸生，令下而诈起，如以汤止沸，抱薪救火，愈甚亡益也。窃譬之琴瑟不调，甚者必解而更张之，乃可鼓也；为政而不行，甚者必变而更化之，乃可理也。当更张而不更张，虽有良工不能善调也；当更化而不更化，虽有大贤不能善治也。故汉得天下以来，常欲善治而至今不可善治者，失之于当更化而不更化也。古人有言曰：临渊羡鱼，不如退而结网。今临政而愿治七十余岁矣，不如退而更化；更化则可善治，善治则灾害日去，福禄日来。《诗》云：宜民宜人，受禄于人。为政而宜于民者，固当受禄于天。夫仁、谊、礼、知、信五常之道，王者所当修饬也；五者修饬，故受天之祐，而享鬼神之灵，德施于方外，延及群生也。

天子览其对而异焉，乃复册之曰：制曰：盖闻虞舜之时，游于岩郎之上，垂拱无为，而天下太平。周文王至于日昃不暇食，而宇内亦治。夫帝王之道，岂不同条共贯与？何逸劳之殊也？盖俭者不造玄黄旌旗之饰。及至周室，设两观，乘大路，朱干玉戚，八佾陈于庭，而颂声兴。夫帝王之道岂异指哉？或曰良玉不瑑，又曰非文亡以辅德，二端异焉。殷人执五刑以督奸，伤肌肤以惩恶。成、康不式，四十余年天下不犯，囹圄空虚。秦国用之，死者甚众，刑者相望，耗矣哀哉！乌乎！朕夙寤晨兴，惟前帝王之宪，永思所以奉至尊，章洪业，皆在力本任贤。今朕亲耕籍田以为农先，劝孝弟，崇有德，使者冠盖相望，问勤劳，恤孤独，尽思极神，功烈休德未始云获也。今阴阳错缪，氛气充塞，群生寡遂，黎民未济，廉耻贸乱，贤不肖浑淆，未得其真，故详延特起之士，庶几乎！今子大夫待诏百有余人，或道世务而未济，稽诸上古之不同，考之于今而难行，毋乃牵于文系而不得骋与？将所繇异术，所闻殊方与？各悉对，着于篇，毋讳有司。明其指略，切磋究之。以称朕意。仲舒对曰：臣闻尧受命，以天下为忧，而未以位为乐也，故诛逐乱臣，务求贤圣，是以得舜、禹、稷、卨、咎繇。众圣辅德，贤能佐职，教化大行，天下和洽，万民皆安仁乐谊，各得其宜，动作应礼，从容中道。故孔子曰：如有王者，必世而后仁，此之谓也。尧在位七十载，乃逊于位以禅虞舜。尧崩，天下不归尧子丹朱而归舜。舜知不可辟，乃即天子之位，以禹为相，因尧之辅佐，继其统业，是以垂拱无为而天下治。孔子曰：《韶》尽美矣，又尽善矣，此之谓也。至于殷纣，逆天暴物，杀戮贤知，残贼百姓。伯夷、太公皆当世贤者，隐处而不为臣。守职之人皆奔走逃亡，入于河海。天下耗乱，万民不安，故天下去殷而从周。文王顺天理物，师用贤圣，是以闳夭、大颠、散宜生等亦聚于朝廷。爱施兆民，天下归之，故太公起海滨而即三公。当此之时，纣尚在上，尊卑昏乱，百姓散亡，故文王悼痛而欲安之，是以日昃而不暇食民。孔子作《春秋》，先正王而系万事，见素王之文焉。由此观之，帝王之条贯同，然而劳逸异者，所遇之时异也。孔子曰：《武》尽美矣，未尽善也，此之谓也。臣闻制度文采玄黄之饰，所以明尊卑，异贵贱，而劝有德也。故《春秋》受命所先制者，改正朔，易服色，所以应天也。然则官至旌旗之制，有法而然者也。故孔子曰：奢则不逊，俭则固。俭非圣人之中制也。臣闻良玉不琢，资质润美，不待刻琢，此亡异于达巷党人不学而自知也。然则常玉不琢，不成文章；君子不学，不成其德。臣闻圣王之治天下也，少则习之学，长则材诸位，爵禄以养其德，刑罚以威其恶，故民晓于礼谊而耻犯其上。武王行大谊，平残贼，周公作礼乐以文之，至于成康之隆，囹圄空虚四十余年，此亦教化之渐而仁谊之流，非独伤肌肤之效也。至秦则不然。师申商之法，行韩非之说，憎帝王之道，以贪狼为俗，非有文德以教训于下也。诛名而不察实，为善者不必免，而犯恶者未必刑也。是以百官皆饰虚辞而不顾实，外有事君之礼，内有背上之心；造伪饰诈，趣利无耻；又好用憯酷之吏，赋敛亡度，竭民财力，百姓散亡，不得从耕织之业，群盗并起。是以刑者甚众，死者相望，而奸不息，俗化使然也。故孔子曰：导之以政，齐之以刑，民免而无耻，此之谓也。今陛下并有天下，海内莫不率服，广览兼听，极群下之知，尽天下之美，至德昭然，施于方外。夜郎、康居，殊方万里，说德归谊，此太平之致也。然而功不加于百姓者，殆王心未加焉。曾子曰：尊其所闻，则高明矣；行其所知，则光大矣。高明光大，不在于它，在乎加之意而已。愿陛下因用所闻，设诚于内而致行之，则三王何异哉！陛下亲耕籍田以为农先，夙寤晨兴，忧劳万民，思维往古，而务以求贤，此亦尧、舜之用心也，然而未云获者，士素不厉也。夫不素养士而欲求贤，譬犹不琢玉而求文采也。故养士之大者，莫大乎太学；太学者，贤士之所关也，教化之本原也。今以一郡一国之众，对亡应书者，是王道往往而绝也。臣愿陛下兴太学，置明师，以养天下之士，数考问以尽其材，则英俊宜可得矣。今之郡守、县令，民之师帅，所使承流而宣化也；故师帅不贤，则主德不宣，恩泽不流。今吏既亡教训于下，或不承用主上之法，暴虐百姓，与奸为市，贫穷孤弱，冤苦失职，甚不称陛下之意。是以阴阳错缪，氛气充塞，群生寡遂，黎民未济，皆长吏不明，使至于此也。夫长吏多出于郎中、中郎，吏二千石子弟选郎吏，又以富訾，未必贤也。且古所谓功者，以任官称职为差，非谓积日累久也。故小材虽累日，不离于小官；贤材虽未久，不害为辅佐。是以有司竭力尽知，务治其业而以赴功。今则不然。累日以取贵，积久以致官，是以廉耻贸乱，贤不肖浑淆，未得其真。臣愚以为使诸列侯、郡守、二千石各择其吏民之贤者，岁贡各二人以给宿卫，且以观大臣之能；所贡贤者有赏，所贡不肖者有罚。夫如是，诸侯、吏二千石皆尽心于求贤，天下之士可得而官使也。遍得天下之贤人，则三王之盛易为，而尧、舜之名可及也。毋以日月为功，实试贤能为上，量材而授官，录德而定位，则廉耻殊路，贤不肖异处矣。陛下加惠，宽臣之罪，令勿牵制于文，使得切磋究之，臣敢不尽愚！

于是天子复册之。制曰：盖闻善言天者必有征于人，善言古者必有验于今。故朕垂问乎天人之应，上嘉唐虞，下悼桀、纣，浸微浸灭浸明浸昌之道，虚心以改。今子大夫明于阴阳所以造化，习于先圣之道业，然而文采未极，岂惑乎当世之务哉？条贯靡竟，统纪未终，意朕之不明与？听若眩与？夫三王之教所祖不同，而皆有失，或谓久而不易者道也，意岂异哉？今子大夫既已著大道之极，陈治乱之端矣，其悉之究之，孰之复之。《诗》不云乎，嗟尔君子，毋常安息，神之听之，介尔景福。朕将亲览焉，子大夫其茂明之。仲舒复对曰：臣闻《论语》曰：有始有卒者，其唯圣人虖！今陛下幸加惠，留听于承学之臣，复下明册，以切其意，而究尽圣德，非愚臣之所能具也。前所上对，条贯靡竟，统纪不终，辞不别白，指不分明，此臣浅陋之罪也。册曰：善言天者必有征于人，善言古者必有验于今。臣闻天者群物之祖也。故遍覆包函而无所殊，建日月风雨以和之，经阴阳寒暑以成之。故圣人法天而立道，亦溥爱而亡私，布德施仁以厚之，设谊立礼以导之。春者天之所以生也，仁者君之所以爱也；夏者天之所以长也，德者君之所以养也；霜者天之所以杀也，刑者君之所以罚也。繇此言之，天人之征，古今之道也。孔子作《春秋》，上揆之天道，下质诸人情，参之于古，考之于今。故《春秋》之所讥，灾害之所加也；《春秋》之所恶，怪异之所施也。书邦家之过，兼灾异之变；以此见人之所为，其美恶之极，乃与天地流通而往来相应，此亦言天之一端也。古者修教训之官，务以德善化民，民已大化之后，天下常亡一人之狱矣。今世废而不修，亡以化民，民以故弃行谊而死财利，是以犯法而罪多，一岁之狱以万千数。以此见古之不可不用也，故《春秋》变古则讥之。天令之谓命，命非圣人不行；质朴之谓性，性非教化不成；人欲之谓情，情非度制不节。是故王者上谨于承天意，以顺命也；下务明教化民，以成性也；正法度之宜，别上下之序，以防欲也；修此三者，而大本举矣。人受命于天，固超然异于群生，人有父子兄弟之亲，出有君臣上下之谊，会聚相遇，则有耆老长幼之施，粲然有文以相接，欢然有恩以相爱，此人之所以贵也。生五谷以食之，桑麻以衣之，六畜以养之，服牛乘马，圈豹槛虎，是其得天之灵，贵于物也。故孔子曰：天地之性人为贵。明于天性，知自贵于物；知自贵于物，然后知仁谊；知仁谊，然后重礼节；重礼节，然后安处善；安处善，然后乐循理；乐循理，然后谓之君之。故孔子曰：不知命，亡以为君子，此之谓也。册曰：上嘉唐、虞，下悼桀、纣，浸微浸灭浸明浸昌之道，虚心以改。臣闻众少成多，积小致臣，故圣人莫不以晦致明，以微致显。是以尧发于诸侯，舜兴乎深山，非一日而显也，盖有渐以致之矣。言出于已，不可塞也；行发于身，不可掩也。言行，治之大者，君子之所以动天地也。故尽小者大，慎微者着。《诗》云：惟此文王，小心翼翼。胡尧兢兢日行其道，而舜业业日致其孝，善积而名显，德章而身尊，以其浸明浸昌之道。积善在身，犹长日加益，而人不知也；积恶在身，犹火之销膏，而人不见也。非明乎情性察乎流俗者，孰能知之？此唐、虞之所以得令名，而桀、纣之可为悼惧者也。夫善恶之相从，如景乡之应形声也。故桀、纣暴谩，谗贼并进，贤知隐伏，恶日显，国日乱，晏然自以如日在天，终陵夷而大坏。夫暴逆不仁者，非一日而亡也，亦以渐至，故桀、纣虽亡道，然犹享国十余年，此其浸微浸灭之道也。册曰：三王之教所祖不同，而皆有失，或谓久而不易者道也，意岂异哉？臣闻夫乐而不乱复而不厌者谓之道；道者万世之弊，弊者道之失也。先王之道必有偏而不起之处，故政有眊而不行，举其偏者以补其弊而已矣。三王之道所祖不同，非其相反，将以救溢扶衰，所遭之变然也。故孔子曰：亡为而治者，其舜乎！改正朔，易服色，以顺天命而已；其余尽循尧道，何更为哉！故王者有改制之名，亡变道之实。然夏上忠，殷上敬，周上文者，所继之救，当用此也。孔子曰：殷因于夏礼，所损益可知也；周因于殷礼，所损益可知也；其或继周者，虽百世可知也。此言百王之用，以此三者矣。夏因于虞，而独不言所损益者，其道如一而所上同也。道之大原出于天，天不变，道亦不变，是以禹继舜，舜继尧，三圣相受而守一道，亡救弊之政也，故不言其所损益也。繇是观之，继治世者其道同，继乱世者其道变。今汉继大乱之后，若宜少损周之文致，用夏之忠者。陛下有明德嘉道，愍世欲之靡薄，悼王道之不昭，故举贤良方正之士，论议考问，将欲兴仁谊之林德，明帝王之法制，建太平之道也。臣愚不肖，述所闻，诵所学，道师之言，廑能勿失耳。若乃论政事之得失，察天下之息耗，此大臣辅佐之职，三公九卿之任，非臣仲舒所能及也，然而臣窃有怪者。夫古之天下亦今之天下，今之天下亦古之天下，共是天下，古以大治，上下和睦，习俗美盛，不令而行，不禁而止，吏亡奸邪，民亡盗贼，囹圄空虚，德润草木，泽被四海，凤皇来集，麒麟来游，以古准今，壹何不相逮之远也！安所缪盭而陵夷若是？意者有所失于古之道与？

有所诡于天之理与？试迹之于古，返之于天，党可得见乎。夫天亦有所分予，予之齿者去其角，傅其翼者两其足，是所受大者不得取小也。古之所予禄者，不食于力，不动于末，是亦受大者不得取小，与天同意者也。夫已受大，又取小，天不能足，而况人乎！此民之所以嚣嚣苦不足也。身宠而载高位，家温而食厚禄，因乘富贵之资力，以与民争利于下，民安能如之哉！是故众其奴婢，多其牛羊，广其田宅，博其产业，畜其积委，务此而亡已，以迫蹴民，民日削月浸，浸以大穷。富者奢侈羡溢，贫者穷急愁苦；穷急愁苦而不上救，则民不乐生；民不乐生，尚不避死，安能避罪！此刑罚之所以蕃而奸邪不可胜者也。故受禄之家，食禄而已，不与民争业，然后利可均布，而民可家足。此上天之理，而亦太古之道，天子之所宜法以为制，大夫之所当循以为行也。故公仪子相鲁，之其家见织帛，怒而出其妻，食于舍而茹葵，愠而拔其葵，曰：吾已食禄，又夺园夫红女利乎！古之贤人君子在列位者皆如是，是故下高其行而从其教，民化其廉而不贪鄙。及至周室之衰，其卿大夫缓于谊而急于利，亡推让之风而有争田之讼。故诗人疾而刺之，曰：节彼南山，惟石岩岩，赫赫师尹，民具尔瞻。尔好谊，则民乡仁而俗善；尔好利，则民好邪而俗败。由是观之，天子大夫者，下民之所视效，远方之所四面而内望也。近者视而放之，远者望而效之，岂可以居贤人之位而为庶人行哉！夫皇皇求财利常恐乏匮者，庶人之意也；皇求仁义常恐不能化民者，大夫之意也。《易》曰：负且乘，致寇至。乘车者君子之位也，负担着小人之事也，此言居君子之位而为庶人之行者，其患祸必至也。若居君子之位，当君子之行，则舍公仪休之相鲁，亡可为者矣。《春秋》大一统者，天地之常经，古今之通谊也。今师异道，人异论，百家殊方，指意不同，是以上亡以持一统；法制数变，下不知所守。臣愚以为诸不在六艺之科孔子之术者，皆绝其道，勿使并进。邪辟之说灭息，然后统纪可一而法度可明，民知所从矣。

5.《黄帝内经·灵枢》 经水：黄帝问于岐伯曰：经脉十二者，外合于十二经水，而内属于五脏六腑。夫十二经水者，其有大小、深浅、广狭、远近各不同；五脏六腑之高下、大小、受谷之多少亦不等，相应奈何？夫经水者，受水而行之；五脏者，合神气魂魄而藏之；六腑者，受谷而行之，受气而扬之；经脉者，受血而营之。合而以治，奈何？刺之深浅，灸之壮数，可得闻乎？岐伯答曰：善哉问也！天至高不可度，地至广不可量，此之谓也。且夫人生于天地之间，六合之内，此天之高，地之广也，非人力之所能度量而至也。若夫八尺之士，皮肉在此，外可度量切循而得之，其死可解剖而视之。其藏之坚脆，腑之大小，谷之多少，脉之长短，血之清浊，气之多少，十二经之多血少气，与其少血多气，与其皆多血气，与其皆少血气，皆有大数。其治以针艾，各调其经气，固其常有合乎。黄帝曰：余闻之，快于耳不解于心，愿卒闻之。岐伯答曰：此人之所以参天地而应阴阳也，不可不察。足太阳外合清水，内属于膀胱，而通水道焉。足少阳外合于渭水，内属于胆。足阳明外合于海水，内属于胃。足太阴外合于湖水，内属于脾。足少阴外合于汝水，内属于肾。足厥阴外合于渑水，内属于肝。手太阳外合于淮水，内属于小肠，而水道出焉。手少阳外合于漯水，内属于三焦。手阳明外合于江水，内属于大肠。手太阴外合于河水，内属于肺。手少阴外合济水，内属于心。手心主外合于漳水，内属于心包。凡此五脏六腑十二经水者，外有源泉，而内有所禀，此皆内外相贯，如环无端，人经亦然。故天为阳，地为阴，腰以上为天，腰以下为地。故海以北者为阴，湖以北者为阴中之阴；漳以南者为阳，河以北至漳者为阳中之阴；漯以南至江者，为阳中之太阳，此一隅之阴阳也，所以人与天地相参也。黄帝曰：夫经水之应经脉也，其远近浅深，水血之多少，各不同，合而以刺之奈何？岐伯答曰：足阳明，五脏六腑之海也，其脉大，血多气盛，热壮，刺此者不深勿散，不留不泻也。足阳明刺深六分，留十呼。足太阳深五分，留七呼。足少阳深四分，留五呼。足太阴深三分，留四呼。足少阴深二分，留三呼。足厥阴深一分，留二呼。手之阴阳，其受气之道近，其气之来疾，其刺深者，皆无过二分，其留，皆无过一呼。其少长、大小、肥瘦，以心撩之，命曰法天之常，灸之亦然。灸而过此者，得恶火则骨枯脉涩，刺而过此者，则脱气。黄帝曰：夫经脉之大小，血之多少，肤之厚薄，肉之坚脆及䐃之大小，可为量度乎？岐伯答曰：其可为度量者，取其中度也。不甚脱肉，而血气不衰也。若夫度之人，消瘦而形肉脱者，恶可以度量刺乎。审、切、循、扪、按，视其寒温盛衰而调之，是谓因适而为之真也。

6. 杨上善《黄帝内经太素》　阴阳合：夫人身阴阳应有多种：自有背腹上下阴阳，有脏腑内外阴阳，有五脏雄雌阴阳，有身手足左右阴阳，有腰上下天地阴阳也。腰下为地，故两足各有三阴三阳，应十二月，故十二脉也。人身左右随是一边即有十二脉者，天地通取也。月为太阴之精，生水在地，故为阴也。日为太阳之精，生火在天，故为阳也。从寅至未六辰为阳，从申至丑六辰为阴。十一月一阳生，十二月二阳生，正月三阳生。三阳已生，能令万物生起，故曰生阳。生物阳气，正月未大，故曰少阳；六月阳气已少，故曰少阳。二月阳气已大，故曰太阳；五月阳气犹大，故曰太阳。三月、四月二阳合明，故曰阳明也。五月一阴生，六月二阴生，七月三阴生。三阴已生，能令万物始衰，故曰生阴。生物七月阴气尚少，故曰少阴；十二月阴气已衰，故曰少阴。八月阴气已大，故曰太阴；十一月阴气犹大，故曰太阴。九月、十月二阴交尽，故曰厥阴。厥，尽也。甲、乙、景、丁、戊、己，为手之阳也；庚、辛、壬、癸，为手之阴也。甲己为少阳者，春气浮于正月，故曰少阳；己为夏阳将衰，故曰少阳。甲在东方，故为左也；己在中宫，故为右也。乙戊为手太阳者，乙为二月，阳气已大，故曰太阳；戊夏阳盛，故为太阳。乙在东方，戊在中宫，故有左右也。景丁为阳明者，景为五月，丁为六月，皆是南方火也，二火合明，故曰阳明也。庚癸为少阴者，十二辰为地，十干为天，天中更有阴阳，故甲乙等六为阳，庚辛等四为阴。庚为七月申，阴气未大，故曰少阴；癸为十二月丑，阴气将终，故曰少阴。辛壬为太阴者，辛为八月酉，阴气已大，故曰太阴；壬为十一月子，阴气盛大，故曰太阴。心主厥阴之脉，非正心脉，于十干外，无所主也。足为阴也，足之有阳，阴中少也；足之有阴，阴中大也。手之六阳，乃是腰以上阳中之阳，故曰太阳。手之六阴，乃是腰以上阳中之阴，阳大阴少，故曰少阴。此上下阴阳也。以上，上下阴阳，此为五脏阴阳。心、肺居膈以上为阳，肝、脾、肾居膈以下为阴。故阳者呼，心与肺也；阴者吸，脾与肾也。心肺俱阳，心以属火，故为阳中太阳也；心肺俱阳，肺以属金，故为阳中少阴也。三脏居膈以下为阴，肝脏属木，故为阴中少阳也。脾在膈下属土，耳以居下，故为阴中至阴。肾下属水，故为阴中之太阴也。春之三月，人三阳气在左足王处，故不可刺也。夏之三月，人三阳气在右足王处，故不可刺也。秋之三月，人三阴气在右足王处，故不可刺也。冬之三月，人三阴气在左足王处，故不可刺也。五行次第阴阳，以甲为厥阴，上下天地阴阳，以甲为阳者，良以阴阳之道无形无状，裁成造化，理物无穷，可施名以名实，故数之可十，推之可万也。三阴三阳之数各三，不应天地日月阴阳二数何也？黄帝非不知之，欲因问广衍阴阳变化无穷之数也。言阴阳之理，大而无外，细入无间，毫末之形，并阴阳雕刻，故其数者，不可胜数也。故阴中有阴，阳中有阳，阳中有阴，阴中有阳。然则混成，同为一气，则要一也。二仪合气也。辨阴阳，所谓雄雌者也。人之与物，未生以前，合在阴中，未出地也。未生为阴，在阴之中，故为阴中之阴也。所生已生曰阳，初生未离于地，故曰阴中之阳也。阳气以为人物生正,阴气以为人物养主也。一气离为阴阳,以作生养之本,复分四时,遂为生长收藏之用,终而复始,如环无端,谓之常也。若失其常,四时之施,壅塞不行也。散,分也。阴阳之变,俱通内外,外物既尔,内身之变,亦可分为众多,不可胜数也。别为三阴三阳,推之可万,故为离也。唯一阴一阳,故为合也。古者圣人欲法天、地、人三才形象,处于明堂,南面而立,以取法焉也。圣人中身以上,阳明为表在前,故曰广明。太阴为里在后,故广明下名曰太阴。冲脉在太阴之下,故称后曰太冲。太冲脉下,次有少阴,故曰少阴为地,以肾最居下故也。太阳即足太阳,是肾之腑膀胱脉也。脏阴在内,腑阳居外,故为上者也。至阴,是肾少阴脉也,是阴之极,阳生之处,故曰至阴。太阳接至阴而起,故曰根于至阴。上行络项,聚于目也。结,聚也。少阴水中而有此阳气,故曰阴中之阳也。身中表之上,名曰广明。脾脏足太阴脉从足至舌下,太阴脉在广明里,故为下也。广明为表,故为上也。阳明脾腑之脉,在太阴表前,从足指厉兑,上行聚于额上额颅。人腹为阴,阳明从太阴而起,行于腹阴,上至于额,故为阴中阳。阴之脉,起于足大指丛毛之上,循阴股上注于肺,阴脏行内也。少阳肝腑之脉,起足窍阴,上聚于耳,为表阳腑也。以少阳属木,故为阴中少阳也。三阳离合为关、阖、枢,以营于身也。夫为门者具有三义:一者门关,主禁者也。膀胱足太阳脉主禁津液及于毛孔,故为关也;二者门阖,谓是门扉,主关闭也。胃足阳明脉令真气止息,复无留滞,故名为阖也;三者门枢,主转动者也。胆足少阳脉主筋,纲维诸骨,令其转动,故为枢也。惟有太阳关者,则真气行止留滞,骨摇动也。惟有阳明阖者,则肉节败、骨动摇也。惟有少阳枢者,则真气行止留滞,肉节内败也。相得各守所司,同为一阳之道也。搏,相得也。传,失所守也。冲在太阴之下,少阴脉上。足太阴脉从隐白而出,聚于太仓,上至舌本。是脾阴之脉,行于腹阴,故曰阴中之阴也。肾脉足少阴,从足小指之下,入涌泉,上行聚于廉泉,至于舌本也。肝脉足厥阴在少阴前,起于大指丛毛之上,入大敦,聚于玉英,上头与督脉会于颠,注于肺中也。无阳之阴,是阴必绝,故曰阴之绝阴。三阳为外门,三阴为内门。内门亦有三者:一者门关,主禁者也。脾脏足太阴脉主禁水谷之气,输纳于中不失,故为关也。二者门阖,主开闭者也。肝脏足厥阴脉主守神气出入通塞悲乐,故为阖也。三者门枢,主动转也。肾脏足少阴脉主行津液,通诸津液,故为枢者也。三阴,经脉也。三阴之脉,搏聚而不偏沉,故得三阴同一用也。钟钟,行不止住貌。营卫行三阴三阳之气,相注不已,传行周旋,一日一夜五十周也。五脏之气在里,内营形也;六腑之气在表,外成形者也。

四海合:血,谓十二脉中血也。气,谓十二脉中当经气也。十二经水者,皆注东海,东海周环,遂为四海。十二经脉皆归胃海,水谷胃气环流,遂为气血髓骨之海故也。水谷之海,比于东海也。胃脉以为阳,表也;手太阴、足少阴脉为阴,里也;冲脉为十二经脉及络脉之海,即亦表亦里也。胃盛水谷,故名水谷之海。胃脉,足阳明也。足阳明脉过于气街、三里,其气上下输此等穴也。冲脉管十二经脉。大杼是足太阳、手太阳脉所发之穴。巨虚上下廉,则足阳明脉所发之穴。此等诸穴,皆是冲脉致气之处,故名输也。膻,胸中也,音檀。食入胃已,其气分为三道,有气上行经隧,聚于胸中,名曰气海,为肺所主。手阳明是肺腑脉,行于柱骨上下,入缺盆,支者上行至鼻,为足阳明,循颈下人迎之前,皆是膻中气海之输也。胃流津液,渗入骨空,变而为髓,头中最多,故为海也。是肾所生,其气上输脑盖百会之穴,下输风府也。得生得败,言逆顺,天也;为利为害,言调不,人也。有余,谓邪气益真气也。面赤,谓气上冲面,阳脉盛也。血多脉盛,故神想见身大也。怫,扶弗反,怫郁不安,不知所苦也。脑减不满颅中,故脑易转,喜耳鸣也。髓不满胫中，故腨酸疼也。脑虚少，筋肉血等精液不足，故眩冒无所见也。髓虚，四肢腰腿无力，故懈怠安卧也。

十二水：天下凡有八十一州，此中国，州之一也，名为赤县神州。每一州之外，有一重海水环之，海之外，有一重大山绕之，如此三重海，三重山，环而围绕，人居其内，名曰一州。一州之内，凡有十二大水，自外小山、小水不可胜数。人身亦尔，大脉总有十二，以外大络、小络亦不可数。天下八十一州之中，唯取中国一州之地，用法人身十二经脉内属脏腑，以人之生在此州中，禀此州地形气者也。五脏合五神之气，心合于神，肝合于魂，肺合于魄，脾合于营，肾合于精，五脏与五精神气合而藏之也。胃受五谷成熟，传入小肠，小肠盛受也。小肠传入大肠，大肠传导也。大肠传入广肠，广肠传出也。胃下别汁，出膀胱之胞，传阴下泄也。胆为中精，有木精三合，藏而不泻。此即腑受谷行之者也。五腑与三焦共气，故六腑受气，三焦行之为原，故曰扬也。营气从中焦，并胃口出上焦之后，所谓受气，泌糟粕，承津液，化津液精微，注之肺脉中，化而为血，流十二脉中，以奉生身，故生身之贵，无过血也。故营气独行于十二经，导营身，故曰营气。营气行经，如雾者也。经中血者，如渠中水也。故十二经受血各营也。二仪之大，人力不可度量。人之八尺之身，生则观其皮肉，切循色脉，死则解其身部，视其脏腑，不同天地，故可知也。夫人禀气受形，既有七种不同，以针艾调养固有常契，不可同乎天地无度量也。快于耳，浅知也；解于心，深识也。正以天地不可度量，人参天地，故不可不察也。足太阳，外合于清水，内属于膀胱：清水出魏郡内黄县，南经清泉县，东北流入河也。足少阳，外合于渭水，内属于胆：渭水出陇西首阳县乌鼠同穴山，东北至华阴入河，过郡四，行一千八百七十里，雍州浸也。足阳明，外合于海水，内属于胃：海，晦也，言其水广博，望之晦闇，不测崖际，故曰海也。海，即四海也。足阳明脉血气最多，合之四海，众水之长也。足太阴，外合于湖水，内属于脾：湖当为虖，虖陀水出代郡卤城县，东流过郡九，行千三百四十里，为并州川。一解云湖当为沽，沽水出渔阳郡，东南入海，行七百五十里。此二水亦得为合也。足少阴，外合于汝水，内属于肾：汝水出汝南郡定陵县高陵山，东南流入淮，过郡四，行一千三百四十里也。足厥阴，外合于沔水，内属于肝：沔，绵善反。沔水出武郡番冢山，东流入江也。手太阳，外合于淮水，内属于小肠，而通水道焉：淮水出南阳郡平武县桐柏山，东南流入海，过郡四，行三千二百四十里也。手少阳，外合于漯水，内属于三焦：漯，汤合反。漯水出平原郡，东北流入于海。又河内亦有漯水，出王屋山，东南流入河。此二水并得为合也。手阳明，外合于江水，内属于大肠：江水出蜀岷山郡升迁县，东南流入海，过郡九，行七千六百六十里也。手太阴，外合于河水，内属于肺：河水出昆仑山东北隅，便潜行至葱岭于阗国，到积石山，东北流入海，过郡十六，行九千四百里也。手太阴，外合于济水，内属于心：济水出河东恒县，至王屋山，东北流入于河。手心主，外合于漳水，内属于心包：漳水，清漳水也，出上党沾县西北少山，东流合浊漳入于海。一解是浊漳，浊漳出于上党长子县西发鸠山，东流入海也。凡此五脏六腑十二经水者，皆外有源泉而内有所禀，此皆外内相贯，如环无端，人经亦然。十二经水，如江出岷山，河出昆仑，即外有源也。流入于海，即内有所禀也。水至于海已，上为天河，复从源出，流入于海，即为外内相贯，如环无端也。人经亦尔，足三阴脉从足指起，即外有源也。上行络腑属脏，比之入海，即内有所禀也。以为手三阴脉，从胸至手，变为手三阳脉，从手而起，即外有源也。上行络脏属腑，即内有所禀也。上头以为足三阳脉，从头之下足，复变为足三阴脉，即外内相贯，如环无端也。问曰：十二经脉之气，并有发穴多少不同，然则三百六十五穴各属所发之经。此中刺手足十二经者，为是经脉所发三百六十五穴？为是四肢流注五脏三十输及六腑三十六输穴也？答曰：其正取，四肢三十输及三十六输。余之闲穴，有言其脉发会其穴，即属彼脉。故取其脉者，即是其脉所发之穴也。问曰：此手足阴阳所刺分数，与明堂分数大有不同。若为取定？答曰：此及明堂所刺分数各举一例，若随人随病，其例甚多，不可一概也。今足太阳脉在皮肉中有深四分有余，故以刺入五分为例。若脉行更有深浅，可以意扪循取之为当，余皆仿此。留七呼者，此据太阳脉气强弱以为一例。若病盛衰，更多少可随时调之，不可以为定也，余皆仿此也。

第二章　太极八卦

一、太极基本概念

太极是宇宙及生命的原始状态。太极学说是古代中国的哲学思想,学术核心是从哲学角度阐述宇宙起源与生命原始及两者变化发展规律。《庄子》:大道,在太极之上而不为高;在六极之下而不为深;先天地而不为久;长于上古而不为老。太,一也,大也;极,尽也,端也。物极则变,变则化,变化本源谓太极。《广雅·释诂一》曰:太,大也,而以为形容未尽,则作太。《说文》曰:极,栋也。即顶端,尽头。太极即宇宙与人类的原始状态。虞翻曰:太极,太一也。韩康伯曰:太极者,无称之称。孔颖达曰:太极即是太初太一也。苏子瞻曰:太极者,有物之先也。朱熹曰:太极者,理也。来知德曰:太极者,至极之理也。焦循曰:太极犹言大中也。极,又是宇宙运动变化过程中的一个周期时限,极为时相尽头。《周髀算经》曰:阴阳之数,日月之法,十九岁为一章;四章为一蔀,七十六岁;二十蔀为一遂,遂千五百二十岁;三遂为一首,首四千五百六十岁;七首为一极,极三万一千九百二十岁。生数皆终,万物复始,天以更元。

1. 太易　《老子》曰:有物混成,先天地生。《易乾凿度》曰:夫有形者,生于无形;故有太易者,未见气也。《帝王世纪》曰:天地未分,谓之太易。《列子》曰:夫有形者生于无形,则天地安从生? 故有太易、太初、太始、太素。太易者未见气也,太初者气之始也,太始者形之始也,太素者质之始也。气质具,未相离,故曰浑沦。浑沦者,言万物相浑沦而未相离也。视之不见,听之不闻,循之不得,故曰易也。易无形畔,易变而为一,一变而为七,七变而为九。九,变者之究也,乃复变而为一。一者,形变之始。

2. 太初　《易乾凿度》曰:太初者,气之始也。《帝王世纪》曰:元气始萌,谓之太初。《诗推度灾》曰:阳本为雄,阴本为雌,物本为魂。雄生八月仲节,号曰太初,行三节。《广雅》曰:太初,气之始也。清浊未分。《庄子》曰:太初有无,无有无名。一之所起,有一而未形。物得以生,谓之德。《淮南子》曰:稽古太初,人生于无,成形于有,有形而制于物。扬雄《檄灵赋》曰:太易之始,太初之先,冯冯沉沉,奋搏无端。王阜《老子圣母碑》曰:老子者,道也。乃生于无形之先,起于太初之前,行于太素之元,浮游六虚,出入幽冥,观混合之未别,窥清浊之未分。陈思王《魏德论》曰:在昔太初,玄黄湿并,浑沌濛鸿,兆朕未形。阮籍《孔子诔》曰:养徒三千,升堂七十,潜神演思,因史作书,考混元于无形,本造化于太初。又《大人先生传》曰:太初真人,惟太之根,专气一志,万物以存。又曰:驰骛乎太初之中,休息乎无为之宫。太初何始,无后无先。

3. 太始　《易乾凿度》曰:太始者,形之始也。又曰:雌生戌仲,号曰太始,雄雌俱行三节。《帝王世纪》曰：气，形之初，谓之太始。《楚辞·天问》曰：遂古之初，谁传道之？上下未形，何由考之？张衡《玄图》曰：玄者，无形之类，自然之根，作于太始，莫之与先。阮籍《大人先生传》曰：登乎太始之前，览乎忽漠之初，虑周旋于无外，志浩荡而遂舒。

4. **太素**　《易乾凿度》曰：太素，质之始也。又曰：雄含物魂，号曰太素。《帝王世纪》曰：形变有质，谓之太素。太素之前，幽清寂寞，不可为象，惟虚惟无，盖道之根。道根既建，犹无生有，太素始萌，萌而未兆，谓之庞洪，盖道之干。道干既育，万物成体，于是刚柔始分，清浊始位，天成于外，而体阳故圆以动，盖道之实。《礼斗威仪》曰：二十九万一千八百四十岁而反太素冥茎，盖乃道之根也。《礼含文嘉》曰：推之以上元为始，起十一月甲子朔旦，夜半冬至，日月五星俱起牵牛之初。《广雅》曰：太素，质之始也，已有素朴而未散也。《乐动声仪》曰：作乐制礼时，有五音始于上元，戊辰夜半冬至，北方子。张衡《灵宪注》曰：太素之前，幽清玄静，寂寞冥默，不可为象，厥中惟灵，如是者永久焉，斯谓冥茎，盖乃道根，道根既建，由无生有，太素始萌，萌而未兆，并体同色，坤屯不分。陈思王《髑髅说》曰：昔太素氏不仁，劳我以体，苦我以生，今也幸变而之死，是反吾真也。又《魏德论》曰：不能贯道义之精英，穷混元于太素，亦以明矣。又《魏文帝诔》曰：皓皓太素，两仪始分，冲和产物，肇有人伦。又《大暑赋》曰：壮皇居之瑰玮兮，步八闼而为宇。节四运之常气分，逾太素之仪矩。阮籍《通老论》曰：圣人明于天人之理，达于自然之分，通于治化之体，审于大慎之训，故君臣垂拱完太素之朴，百姓熙怡保性命之和。又《诗》曰：焉得松乔，熙神太素，逍遥区外，登我年祚。又《老子赞》曰：阴阳不测，变化无伦，飘飘太素，归虚反真。陆机《孙权诔》曰：皇圣应期，有命太素，承乱下萌，清难天步。又《浮云赋》曰：集轻浮之众采，厕五色之藻气。贯元虚于太素，薄紫微而竦戾。《诗》曰：太素卜令宅，希微启奥基。玄冲纂懿文，虚无承先师。《诗》曰：澄神玄漠流，栖心太素域。弭节欣高视，俟我大梦觉。《顾公直答陆机》曰：恢恢太素，万物初基。在昔哲人，观众济时。

5. **太极**　《易·系辞》曰：易有太极，是生两仪。两仪生四象，四象生八卦。《汉书·律历志》曰：太极元气，函三为一。又曰：太极中央元气，故为黄锺。又曰：元以统始。易，太极之首也。《帝王世纪》曰：质形已具，谓之太极。《乐动声仪》曰：神守于心，游于目，穷于耳，往乎万里而至疾，故不得而不速。从胸臆之中而彻太极，援引无题，人神皆感，神明之应，音声相和。班固《典引》曰：太极之先，两仪始分，烟烟煴煴，有沉而奥，有浮而清。陈思王《七启》曰：夫太极之初，混沌未分，万物纯纯，与道俱运。又《画赞叙》曰：上形太极混元之前，却列将来未萌之事。阮籍《通老论》曰：道者法自然而为化，侯王能守之，万物将自化。《易》谓之太极，《春秋》谓之元，老子谓之道。陆机《云赋》曰：览太极之初化，判玄黄于乾坤，考天壤之灵变，莫稽美乎庆云。傅玄《风赋》曰：嘉太极之开元，美天地之定位。乐雷风之相薄，悦山泽之通气。张华《诗》曰：混沌无形气，奚从生两仪？元一是能分，太极焉得离？玄为谁翁子，道是谁家儿？天行自西回，日月曷东驰？陆士龙《答士衡诗》曰：伊我世族，太极降精，昔在上代，轩虞笃生。

二、太极基本内容

1. **无极而太极**　无极是宇宙与生命的混沌状态，太极是宇宙与生命的原始状态。古代中国哲学认

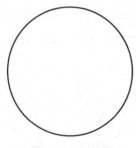

图 2-1 无极图

为天地起源于元气,无极即元气混沌焕然状态。三国时代徐整《三五历记》阐述宇宙与生命的起始演变过程曰:未有天地之时,混沌状如鸡子,溟涬始牙,濛鸿滋萌,岁在摄提,元气肇始。元气无形,汹汹蒙蒙,偃者为地,伏者为天。清轻者上为天,浊重者下为地。《易·系辞》:天地絪缊,万物化醇;男女构精,万物化生。周敦颐《太极图说》曰:无极而太极,太极本无极。《太平御览·元气》天地者,元气之所生,万物之所自焉。太极运三辰五星于上,元气转三统五行于下。夫礼必本之太一,太一分为天地,转为阴阳,变为四时,列为鬼神。《淮南子》曰:道始生虚廓,虚廓生宇宙,宇宙生元气,无有涯垠。清阳者,薄靡而为天。未有天地之时,惟象无形,幽幽冥冥,茫茫昧昧,幕幕闵闵,鸿濛颥洞,莫知其门。有二神混沌生。经天营地,孔乎莫知其终,滔乎莫知其所止息。于是乃别为阴阳,离为八极。刚柔相成,万物乃形。《列子》曰:夫有形者生于无形,则天地安从生?故有太易、太初、太始、太素。太易者未见气也,太初者气之始也,太始者形之始也,太素者质之始也。气质具,未相离,故曰浑沦。浑沦者,言万物相浑沦而未相离也。视之不见,听之不闻,循之不得,故曰易也。易无形畔,易变而为一,一变而为七,七变而为九。九,变者之究也,乃复变而为一。一者,形变之始。清轻者上为天,浊重者下为地,冲和气者为人。故天地含精,万物化生。太极思想虽然孕育于春秋战国或者更早,但是将太极学说作为学术基石创建中国第一个哲学流派的是北宋周敦颐。周敦颐字茂叔,湖南道州镰溪人,生于 1017 年北宋真宗丁巳,卒于 1073 年北宋神宗癸丑,人称镰俱先生。以无极而太极理论奠基宋代理学,著有《太极图说》与《通书》。理学亦称义理之学,以太极理论阐述宇宙人生根本义理。《通书》进一步阐述无极而太极理学奥义:无极之真,二五之精,妙合而凝。乾道成男,坤道成女。二气交感,化生万物,万物生生而变化无穷焉。传周敦颐之学者,有程颢、程颐、朱熹等。程颢字伯淳,生于 1032 年北宋仁宗壬申,卒于 1085 年北宋神宗乙丑,河南洛阳人,哲学家,世称明道先生,著作有《定性书》《识仁篇》等。程颢认为太极之理即天理,万物之理皆出于理,万物只是一个天理,强调存天理灭人欲,君臣父子天下之定理,无所逃乎天地之间。程颢之弟程颐字正叔,生于 1033 年北宋仁宗癸酉,卒于 1107 年北宋仁宗丁亥,河南洛阳人,哲学家,世称伊川先生,著作有《易传》《颜子所好何学论》等。程颐认为太极是宇宙万物起源,太极之理即万物之理,天下之物皆能穷,只是一理。二程认为,万物各自有理,世界万物共同之理便是宇宙太极根源之理,此理无穷无尽,无始无终,不为尧存,不为桀亡。主张涵养须用敬,格物在致和,敬即专一,格物即穷究太极原理。朱熹,字元晦,号晦庵,别称紫阳,祖籍徽州府婺源县,生于 1130 年南宋高宗庚戌,卒于 1200 年南宋宁宗庚申,哲学家、教育家。朱熹认为,天、帝、道、理都是同一本体的不同称呼。朱熹认为气是事物的质,理是事物的律,天下未有无理之气,亦未有无气之理。理在先,气在后,有是理便有是气,一理和万理只是一分为二,节节如此,以至于无穷,皆是一生两尔。

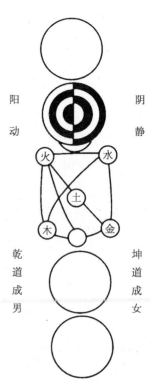

图 2-2 周敦颐太极图

2. **太极生两仪** 太极静而生阴,动而生阳,太极动静生阴阳两仪。周敦颐《太极图说》曰：太极动而生阳，动极而静，静而生阴，静极复动。一动一静，互为其根。分阴分阳，两仪立焉。阳变阴合，而生水火木金土。五气顺布，四时行焉。五行一阴阳也，阴阳一太极也，太极本无极也。五行之生也，各一其性。无极之真，二五之精，妙合而凝。乾道成男，坤道成女。二气交感，化生万物。万物生生而变化无穷焉。唯人也得其秀而最灵。形既生矣，神发知矣。五性感动而善恶分，万事出矣。圣人定之以中正仁义而主静，立人极焉。故圣人与天地合其德，日月合其明，四时合其序，鬼神合其吉凶，君子修之吉，小人悖之凶。故曰：立天之道，曰阴与阳。立地之道，曰柔与刚。立人之道，曰仁与义。又曰：原始反终，故知死生之说。大哉易也，斯其至矣！南宋理学大家朱熹《太极图说解》曰：上天之载，无声无臭，而实造化之枢纽，品汇之根柢也。太极之有动静，是天命之流行也，所谓一阴一阳之谓道。诚者，圣人之本，物之终始，而命之道也。其动也，诚之通也，继之者善，万物之所资以始也；其静也，诚之复也，成之者性，万物各正其性命也。动极而静，静极复动，一动一静，互为其根，命之所以流行而不已也；动而生阳，静而生阴，分阴分阳，两仪立焉，分之所以一定而不移也。盖太极者，本然之妙也；动静者，所乘之机也。太极，形而上之道也；阴阳，形而下之器也。是以自其著者而观之，则动静不同时，阴阳不同位，而太极无不在焉；自其微者而观之，则冲漠无朕，而动静、阴阳之理，已悉具于其中矣。虽然，推之于前，而不见其始之合；引之于后，而不见其终之离也。故程子曰：动静无端，阴阳无始。非知道者，孰能识之。有太极，则一动一静而两仪分；有阴阳，则一变一合而五行具。夫天下无性外之物，而性无不在，此无极、二五所以混融而无间者也，所谓妙合者也。真以理言，无妄之谓也；精以气言，不二之名也；凝者，聚也，气聚而成形也。盖性为之主，而阴阳五行为之经纬错综，又各以类凝聚而成形焉。阳而健者成男，则父之道也；阴而顺者成女，则母之道也。是人物之始，以气化而生者也。气聚成形，则形交气感，遂以形化，而人物生生，变化无穷矣。自男女而观之，则男女各一其性，而男女一太极也；自万物而观之，则万物各一其性，而万物一太极也。盖合而言之，万物统体一太极也；分而言之，一物各具一太极也。所谓天下无性外之物，而性无不在者，于此尤可以见其全矣。子思子曰：君子语大，天下莫能载焉；语小，天下莫能破焉。此之谓也。众人具动静之理，而常失之于动也。盖人物之生，莫不有太极之道焉。然阴阳五行，气质交运，而人之所禀独得其秀，故其心为最灵，而有以不失其性之全，所谓天地之心，而人之极也。然形生于阴，神发于阳，五常之性，感物而动，而阳善、阴恶，又以类分，而五性之殊，散为万事。盖二气五行，化生万物，其在人者又如此。自非圣人全体太极有以定之，则欲动情胜，利害相攻，人极不立，而违禽兽不远矣。

　　3. 两仪分四象　太极分阴极与阳极，称太阴太阳。阴中含阳谓之少阳，阳中含阴谓之少阴。《易·系辞》曰：易有太极是生两仪，两仪生四象。《素问·阴阳应象大论篇》曰：阴阳者，天地之道也，万物之纲纪，变化之父母，生杀之本始，神明之府也。《素问·阴阳离合篇》曰：阴阳者，数之可十，推之可百，数之可千，推之可万，万之大不可胜数，然其要一也。张景岳《类经图翼·太极图论》曰：太虚者，太极也，太极本无极，故曰太虚。太极者，天地万物之始也。《素问·天元纪大论篇》曰：太虚廖廓，肇基化元，此之谓也。老子曰：无名天地之始，有名天地之母。邵子曰：若论先天一事无，后天方要着工夫。由是观之，则太虚之初，廓然无象，自

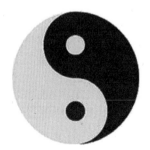

图 2-3　四象图

无而有,生化肇焉,化生于一,是名太极,太极动静而阴阳分。故天地只此动静,动静便是阴阳,阴阳便是太极,此外更无余事。朱子曰:太极分开,只是两个阴阳,阴气流行则为阳,阳气凝聚则为阴,消长进退,千变万化,做出天地间无限事来,以故无往而非阴阳,亦无往而非太极。夫太极者,理而已矣。象数未形理已具。未有天地之先,毕竟先有此理。天下无理外之气,亦无气外之理。故理不可以离气,气不可以外理,理在气亦在,气行理亦行。夫既有此气,则不能无清浊而两仪以判;既有清浊,则不能无老少而四象以分。故清阳为天,浊阴为地,动静有机,阴阳有变。由此而五行分焉,气候行焉,神鬼灵焉,方隅位焉。河洛布生成之定数,卦气存奇偶之化几。有死有生,造化之流行不息;有升有降,气运之消长无端。体象有常者可知,变化无穷者莫测。因而大以成大,小以成小,大之而立天地,小之而悉秋毫,浑然太极之理,无乎不在。所以万物之气皆天地,合之而为一天地;天地之气即五物,散之而为万天地。故不知一,不足以知万;不知万,不足以言医。理气阴阳之学,实医道开卷第一义,学人首当究心焉。《医宗金鉴》太虚理气天地阴阳歌曰:无极太虚气中理,太极太虚理中气。乘气动静生阴阳,阴阳之分为天地。未有天地气生形,已有天地形寓气。从形究气曰阴阳,即气观理曰太极。太者,极其至大之谓也;虚者,空虚无物之谓也。盖极大极虚,无声无臭之中,具有极大极至之理气焉。理气未分,而混沌者,太虚也。太虚曰无极者,是主太虚流行之气中主宰之理而言也。太虚曰太极者,是主太虚主宰之理中流行之气而言也。故周子曰:无极而太极者,亦是以极无而推极有也。盖极无中无是而非理,极有中无是而非气。不以极无之理而推极有之气,何以知有是气也。不以极有之气,而推极无之理,何以知有是理也。是则可知理气以其分殊而言之二也,以其浑合而言之一也。有是理则有是气,有是气则有是理,名虽有二,其实则一,本无有无,一二,先后之可言也。乘气动静生阴阳者,谓太极乘气机之动而生阳,乘气机之静而生阴,即周子曰:太极动而生阳,静而生阴之谓也。然不曰无极动而生阳,静而生阴,而曰太极动而生阳,静而生阴者,盖以无极专主乎理,言理无动静故也,太极兼主乎气,言气有动静故也。阴阳之分为天地者,谓阴阳流行,相生不已,积阳之清者为天,积阴之浊者为地。故周子曰:分阴分阳,两仪立焉也。未有天地气生形者,谓未有天地,惟太虚中之一气化生天地之形。已有天地形寓气者,谓已有天地,而太虚之气即已寓于天地之形也。是以天得之以资万物之始,地得之以资万物之生也。从形究气曰阴阳者,阴阳即理中流行之气也。即气观理曰太极者,太极即气中主宰之理。故周子曰:阴阳一太极者,是指气之极者而言也,太极本无极者,是指理之极者而言也。吴澄曰:太极无动静,动静者气机也,是以太极专主乎理言也。朱子曰太极之有动静,是天命之流行也,是以太极兼主乎气言也。又曰:太虚者,本然之妙也,动静者,所乘之机也。本然之妙即太极,指其本然主宰,是动是静之妙之理也。所乘之机即动静,指其天命流行,乘动乘静之机之气也。当根据朱子为是。

4. 四象化八卦 《易·系辞》曰:两仪生四象,四象生八卦,八卦定吉凶,吉凶生大业。四象即太阴、太阳、少阴、少阳。《春秋繁露·官制象天》谓四象合四时:春者少阳之选也,夏者太阳之选也,秋者少阴之选也,冬者太阴之选也。《灵枢·阴阳系日月篇》以四象配十二月建应十二经脉。寅者正月主左足之少阳,未者六月主右足之少阳。卯者二月主左足之太阳,午者五月主右足之太阳。辰者三月主左足之阳明,巳者四月主右足之阳明。申者七月主右足之少阴,丑者十二月主左足之少阴。酉者八月主右足之太阴,子者十一月主左足之太阴。戌者九月主右足之厥阳,亥者十月主左足之厥阴。《素问·金匮真言论篇》以四象应一日之气:阴中有阴,阳中有阳。平旦至日中天之阳,阳中之阳也;日中至黄昏天之阳,阳中之阴也;合夜至鸡鸣天之阴,阴中之阴也;鸡鸣至平旦天之阴,阴中之阳也。《类经》解释曰:一日之气,自卯时日出地上为昼,天之阳也;自酉时日入地中为夜,天之阴也。然于阴阳之中,复有阴阳,如午前为阳中之阳,午后则阳中之阴也;子前为阴中之阴,子后为阴中之阳也。故以一日分为四时,则子午当二至之中,卯酉当二分之令;日出为春,日中为夏,日入为秋,夜半为冬也。人之阴阳,亦与一日四时之气同。故子后则气升,午后则气降,子后则阳盛,午后则阳衰矣。地球自转的同时绕太阳公转。地球绕地轴自西向东运转叫做自

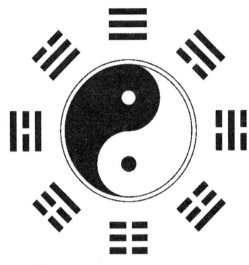

图 2-4 四象八卦图

转,地球自转一周即一昼夜,经 24 小时。地球绕太阳的运动叫做公转,地球公转一周即一年。地球公转轨道平面与地轴总是保持 66.5°的夹角,地球在绕日公转过程中,太阳有时直射在北半球,有时直射在南半球,有时直射在赤道上。一年之中,太阳直射点总是在北纬 23.5°和南纬 23.5°之间来回移动。八卦即乾、震、坎、艮、坤、巽、离、兑八个卦名。八卦的卦是会意字,从圭从卜。圭指土圭,以泥作成土柱以测日影。卜指测度,立八圭测日影,从四正四隅上将观测到的日影形成八卦图象,根据八卦图象推演太极万物变化规律。

三、八卦基本概念

《易经》八卦指乾卦、震卦、坎卦、艮卦、坤卦、巽卦、离卦、兑卦八个卦名,象征天、泽、火、雷、风、水、山、地八类事物。每卦由三条爻组成,亦称经卦。八卦之间相互重叠一次,组成六十四个卦画,每卦内容包括卦画、卦名、卦辞、爻题、爻辞组成。无极生太极,太极生两仪,两仪生四象,四象生八卦,八八六十四卦,每个卦预示自然事物发生发展变化状态,由此推演世间万事万物变化规律。

1. 卦爻　爻是卦画的基本单位,爻分奇画与偶画,奇画由一条长的横线而成"—",俗称"阳爻";偶画是以两条断开的横线而成"– –",俗称"阴爻"。每一卦从最底层数起,总共有六爻,六爻以不同的奇画偶画配搭,形成八八六十四种不同的组合。按天地人三才观,初、二爻代表地,奇画为刚,偶画为柔;三、四爻代表人,奇画为义,偶画为仁;五、上爻代表天,奇画为阳,偶画为阴。

2. 卦画　六条"—""– –"奇偶画爻组成卦的符号。

3. 卦名　卦画之名,六十四卦按周易古经顺序排列如下:① 乾卦,② 坤卦,③ 屯卦,④ 蒙卦,⑤ 需卦,⑥ 讼卦,⑦ 师卦,⑧ 比卦,⑨ 小畜卦,⑩ 履卦,⑪ 泰卦,⑫ 否卦,⑬ 同人卦,⑭ 大有卦,⑮ 谦卦,⑯ 豫卦,⑰ 随卦,⑱ 蛊卦,⑲ 临卦,⑳ 观卦,㉑ 噬嗑卦,㉒ 贲卦,㉓ 剥卦,㉔ 复卦,㉕ 无妄卦,㉖ 大畜卦,㉗ 颐卦,㉘ 大过卦,㉙ 坎卦,㉚ 离卦,㉛ 咸卦,㉜ 恒卦,㉝ 遁卦,㉞ 大壮卦,㉟ 晋卦,㊱ 明夷卦,㊲ 家人卦,㊳ 睽卦,㊴ 蹇卦,㊵ 解卦,㊶ 损卦,㊷ 益卦,㊸ 夬卦,㊹ 姤卦,㊺ 萃卦,㊻ 升卦,㊼ 困卦,

(48) 井卦，(49) 革卦，(50) 鼎卦，(51) 震卦，(52) 艮卦，(53) 渐卦，(54) 归妹卦，(55) 丰卦，(56) 旅卦，(57) 巽卦，(58) 兑卦，(59) 涣卦，(60) 节卦，(61) 中孚卦，(62) 小过卦，(63) 既济卦，未济卦。

4. 卦辞　阐述卦名六爻的含义，如元亨利贞，同人于野，利涉大川，利君子贞等。爻辞分取象与断语两部分。取象就是叙述一件事物自然现象，断语就是下结论，隐语预测未来。

5. 爻题　爻位名称，表示某一爻在六爻中的具体位置及奇偶画性质，六爻卦位自下而上数起，分别为初、二、三、四、五、上。—为九，-- 为六。如初六，九三，六五，上九等。

6. 爻辞　是单条爻的释义文辞。每卦有六爻，故每六条爻辞，如九二，见龙在田，利见大人等。六条爻辞相对独立但又相互联系，推演这个卦预示事件的发生发展变化规律。

7. 上卦与下卦　六十四卦由三爻经卦的乾卦、震卦、坎卦、艮卦、坤卦、巽卦、离卦、兑卦八个卦号相互重叠一次组成，即六爻卦。所谓八卦成列，像在其中矣；因而重之，爻在其中矣。如乾卦由两个三爻乾卦重叠而成，泰卦由坤卦与乾卦重叠而成。六爻卦分为上半部分和下半部分，四、五、上为上卦或外卦，初、二、三为下卦或内卦。《周易》《传》的部分共十篇：《系辞》上下、《彖》上下、《象》上下、《文言》、《说卦》、《序卦》、《杂卦》。其中《易传》主要是从阴阳理论深度进行阐述《周易》八卦及六十四卦天地阴阳变化的规律，因而可以视为中国古代阴阳学说专著。

四、八卦基本内容

八卦即乾坤震巽坎离艮兑八个卦象。八卦是中国道家文化的深奥概念，是一套用四组阴阳组成的形而上的哲学符号。其深邃的哲理解释自然、社会现象。根据史料记载，八卦的形成源于河图和洛书。是三皇五帝之首的伏羲所发明，伏羲氏在天水卦台山始画八卦，一画开天。八卦表示事物自身变化的阴阳系统，用“—”代表阳，用“--”代表阴，用这两种符号，按照大自然的阴阳变化平行组合，组成八种不同形式，叫做八卦。八卦其实是最早的文字表述符号。它在中国文化中与“阴阳五行”一样用来推演世界空间时间各类事物关系的工具。每一卦形代表一定的事物。乾代表天，坤代表地，巽(xùn)代表风，震代表雷，坎代表水，离代表火，艮(gèn)代表山，兑代表泽。八卦就像八只无限无形的大口袋，把宇宙中万事万物都装进去了，八卦互相搭配又变成六十四卦，用来象征各种自然现象和人事现象，基于当今社会人事物繁多；八卦在中医里指围绕掌心周围八个部位的总称。八卦代表易学文化，渗透在东亚文化的各个领域。

1. 乾卦☰　乾为天卦像。上乾下乾纯阳卦。乾卦阳刚，刚健，自强不息。乾六爻皆盈滴，故肥园，圆满、亨通，成功、重大。但刚多易折，含欠安之像。人物表示为上级、领导、当官的，执法者，有钱而富贵者，司机。

2. 坤卦☷　坤为地卦像。上坤下坤纯阴卦。坤卦阴柔，地道贤生；厚载万物，运行不息而前进无疆，有顺畅之像。坤六爻皆虚，断有破裂之像，明暗、陷害、静止，测出行不走，行人不归。人物表示小人(由天大地小而取)。

3. 震卦☳　震为雷卦像。上震下震八纯卦，震卦重雷交叠，相与往来，震而动起出。震动，震惊鸣叫,惊惕,再三思考,好动。建功立业,声名大振。森林,树林。八纯卦,吉顺而有波折,肝旺易怒,惊恐,肝病,抽筋,伤脾胃。

4. **巽卦☴** 巽为风卦像。上巽下巽八纯卦。巽卦柔而又柔,前风往而后风复兴,相随不息,柔和如春风,随风而顺。巽顺,顺从,进入而下伏。重巽申令,气功,双床双桌相并连,作生意可获三倍之利,头发稀少,草木丛生。活跃,坐不住,静不下来,测事比和吉。肝胆疾病,坐骨神经痛,股部疼痛,风湿中风,脾胃欠佳。

5. **坎卦☵** 坎为水卦像。重坎八纯卦。坎卦为二坎相重,阳陷阴中,险陷之意,险上加险,重重险难,天险,地险。险阳失道,渊深不测,水道弯曲,人生历程曲折坎坷。绝顶聪明,心诚行有功。比和卦,谋事顺畅可成,但内中有波折。肾,泌尿系统疾病,血病,妇科病,视力差,心脏病。

6. **离卦☲** 离为火卦像。重离八纯卦。离卦离明两重,光明绚丽,火性炎上,依附团结。离散,离开,分离。凡八纯卦互为依托帮助,但又具同性相斥之性。虽比和,但内有冲突,谋事可成,却有周折,目疾,心脏疾病,高血压,肺虚症。

7. **艮卦☶** 艮为山卦像。上艮下艮八纯卦,艮卦山外有山,山相连。不动,静止,停止,克制,沉稳、稳定,止其所欲,重担。两桌、两床相连,上下铺位,床上、桌下。测外出,不能出行,行人不归。癌症,青春痘,痧菲子,肿瘤,疮块,脾胃病,肾病,结石症。

8. **兑卦☱** 兑为泽卦像。上兑下兑八纯卦。兑卦喜悦可见,快乐照临人,口若悬河,善言喜说,高兴,沼泽地,洞穴,废穴,败壁破宅,坑洼地,纵横沟渠。测事如意悦心。口疾,气管疾病,肺疾,麻脸,肝胆疾症,股疼,血光灾,作手术。

八卦象征天、地、雷、风、水、火、山、泽八种自然现象,以推测自然和社会的变化。认为阴、阳两种势力的相互作用是产生万物的根源,乾与坤两卦则在八卦中占有特别重要的地位。太极和八卦组合成了太极八卦图,它又为以后的道教所利用。道家认为,太极八卦意为神通广大,震慑邪恶。

五、思路拓展

1. **列子《天瑞》** 列子居郑圃,四十年人无识者。国君卿大夫示之,犹众庶也。国不足,将嫁于卫。弟子曰:先生往无反期,弟子敢有所谒;先生将何以教?先生不闻壶丘子林之言乎?子列子笑曰:壶子何言哉?虽然,夫子尝语伯昏瞀人,吾侧闻之,试以告女。其言曰:有生不生,有化不化。不生者能生生,不化者能化化。生者不能不生,化者不能不化,故常生常化。常生常化者,无时不生,无时不化。阴阳尔,四时尔,不生者疑独,不化者往复。往复其际不可终,疑独其道不可穷。《黄帝书》曰:谷神不死,是谓玄牝。玄牝之门,是谓天地之根。绵绵若存,用之不勤。故生物者不生,化物者不化。自生自化,自形自色,自智自力,自消自息。谓之生化、形色、智力、消息者,非也。子列子曰:昔者圣人因阴阳以统天地。夫有形者生于无形,则天地安从生?故曰:有太易,有太初,有太始,有太素。太易者,未见气也;太初者,气之始也;太始者,形之始也;太素者,质之始也。气形质具而未相离,故曰浑沦。浑沦者,言万物相浑沦而未相离也。视之不见,听之不闻,循之不得,故曰易也。易无形埒,易变而为一,一变而为七,七变而为九。九变者，穷也，乃复变而为一。一者，形变之始也。清轻者上为天，浊重者下为地，冲和气者为人；故天地含精，万物化生。子列子曰：天地无全功，圣人无全能，万物无全用。故天职生覆，地职形载，圣职教化，物职所宜。然则天有所短，地有所长，圣有所否，物有所通。何则？生覆者不能形载，形载者不能教化，教化者不能违所宜，宜定者不出所位。故天地之道，非阴则阳；圣人之教，非仁则义；万物之宜，非柔则刚；此皆随所宜而不能出所位者也。故有生者，有生生者；有形者，有形形者；有声者，有声声者；有色者，有色色者；有味者，有味味者。生之所生者死矣，而生生者未尝终；形之所形者实矣，而形形者未尝有；声之所声者闻矣，而声声者未尝发；色之所色者彰矣，而色色者未尝显；味之所味者尝矣，而味味者未尝呈：皆无为之职也。能阴能阳，能柔能刚，能短能长，能圆能方，能生能死，能暑能凉，能浮能沉，能宫能商，能出能没，能玄能黄，能甘能苦，能膻能香。无知也，无能也；而无不知也，而无不能也。子列子适卫，食于道，从者见百岁髑髅，攓蓬而指，顾谓弟子百丰曰：唯予与彼知而未尝生未尝死也。此过养乎？此过欢乎？种有几：若蛙为鹑，得水为㡭，得水土之际，则为蛙蠙之衣。生于陵屯，则为陵舄。陵舄得郁栖，则为乌足。乌足之根为蛴螬，其叶为蝴蝶。蝴蝶胥也，化而为虫，生灶下，其状若脱，其名曰鸲掇，鸲掇千日化而为鸟，其名曰乾余骨。乾余骨之沫为斯弥。斯弥为食醯颐辂。食醯颐辂生乎食醯黄軦，食醯黄軦生乎九猷。九猷生乎瞀芮，瞀芮生乎腐蠸，羊肝化为地皋，马血之为转邻也，人血之为野火也。鹞之为鹯，鹯之为布谷，布谷久复为鹞也。燕之为蛤也，田鼠之为鹑也，朽瓜之为鱼也，老韭之为苋也。老羭之为猨也，鱼卵之为虫。亶爰之兽，自孕而生曰类。河泽之鸟视而生曰纯雌，其名大要，纯雄其名稚蜂。思士不妻而感，思女不夫而孕。后稷生乎巨迹，伊尹生乎空桑。厥昭生乎湿，醯鸡生乎酒。羊奚比乎不笋，久竹生青宁，青宁生程，程生马，马生人。人久入于机。万物皆出于机，皆入于机。《黄帝书》曰：形动不生形而生影，声动不生声而生响，无动不生无而生有。形，必终者也；天地终乎？与我偕终。终进乎？不知也。道终乎本无始，进乎本不久。有生则复于不生，有形则复于无形。不生者，非本不生者；无形者，非本无形者也。生者，理之必终者也。终者不得不终，亦如生者之不得不生。而欲恒其生，画其终，惑于数也。精神者，天之分；骨骸者，地之分。属天清而散，属地浊而聚。精神离形，各归其真，故谓之鬼。鬼，归也，归其真宅。黄帝曰：精神入其门，骨骸反其根，我尚我存？人自生至终，大化有四：婴孩也，少壮也，老耄也，死亡也。其在婴孩，气专志一，和之至也；物不伤焉，德莫加焉。其在少壮，则血气飘溢，欲虑充起，物所攻焉，德故衰焉。其在老耄，则欲虑柔焉，体将休焉，物莫先焉；虽未及婴孩之全，方于少壮，间矣。其在死亡也，则之于息焉，反其极矣。孔子游于太山，见荣启期行乎郕之野，鹿裘带索，鼓琴而歌。孔子问曰：先生所以乐，何也？对曰：吾乐甚多。天生万物，唯人为贵。而吾得为人，是一乐也。男女之别，男尊女卑，故以男为贵，吾既得为男矣，是二乐也。人生有不见日月，不免襁褓者，吾既已行年九十矣，是三乐也。贫者士之常也，死者人之终也，处常得终，当何忧哉？孔子曰：善乎？能自宽者也。林类年且百岁，底春被裘，拾遗穗于故畦，并歌并进。孔子适卫，望之于野。顾谓弟子曰：彼叟可与言者，试往讯之！子贡请行。逆之垅端，面之而叹曰：先生曾不悔乎，而行歌拾穗？林类行不留。歌不辍。子贡叩之，不已，乃仰而应曰：吾何悔邪？子贡曰：先生少不勤行，长不竞时，老无妻子，死期将至，亦有何乐而拾穗行歌乎？林类笑曰：吾之所以为乐，人皆有之，而反以为忧。少不勤行，长不竞时，故能寿若此。老无妻子，死期将至，故能乐若此。子贡曰：寿者人之情，死者人之恶。子以死为乐，何也？林类曰：死之与生，一往一反。故死于是者，安知不生于彼？故吾知其不相若矣，吾又安知营营而求生非惑乎？亦又安知吾今之死不愈昔之生乎？子贡闻之，不喻其意，还以告夫子。夫子曰：吾知其可与言，果然；然彼得之而不尽者也。子贡倦于学，告仲尼曰：愿有所息。仲尼曰：生无所息。子贡曰：然则赐息无所乎？仲尼曰：有焉耳，望其圹，皋如也，宰如也，坟如也，鬲如也，则知所息矣。子贡曰：大哉死乎！君子息焉，小人伏焉。仲尼曰：赐！汝知之矣。人胥知生之乐，未知生之苦；知老之惫，未知老之佚；知死之恶，未知死之息也。晏子曰：善哉，古之有死也！仁者息焉，不仁者伏焉。死也者，德之徼也。古者谓死人为归人。夫言死人为归人，则生人为行人矣。行而不知归，失家者了。一人失家，一世非之；天下失家，莫知非焉。有人去乡土、离六亲、废家业、游于四方而不归者，何人哉？世必谓之为狂荡之人矣。又有人钟贤世，矜巧能，修名誉，夸张于世而不知已者，亦何人哉？世必以为智谋之士。此二者，胥失者也。而世与一不与一，唯圣人知所与，知所去。或谓子列子曰：子奚贵虚？列子曰：虚者无贵也。子列子曰：非其名也，莫如静，莫如虚。静也虚也，得其居矣；取也与也，失其所矣。事之破为而后有舞仁义者，弗能复也。粥熊曰：运转亡已，天地密移，畴觉之哉？故物损于彼者盈于此，成于此者亏于彼。损盈成亏，随世随死。往来相接，间不可省，畴觉之哉？凡一气不顿进，一形不顿亏；亦不觉其成，亦不觉其亏。亦如人自世至老，貌色智态，亡日不异；皮肤爪发，随世随落，非婴孩时有停而不易也。间不可觉，俟至后知。杞国有人忧天地崩坠，身亡所寄，废寝食者；又有忧彼之所忧者，因往晓之，曰：天，积气耳，亡处亡气。若屈伸呼吸，终日在天中行止，奈何忧崩坠乎？其人曰：天果积气，日月星宿，不当坠耶？晓之者曰：日月星宿，亦积气中之有光耀者；只使坠，亦不能有气中伤。其人曰：奈地坏何？晓者曰：地积块耳，充塞四虚，亡处亡块。若躇步跐蹈，终日在地上行止，奈何忧其坏？其人舍然大喜，晓之者亦舍然大喜。长庐子闻而笑曰：虹蜺也，云雾也，风雨也，四时也，此积气之成乎天者也。山岳也，河海也，金石也，火木也，此积形之成乎地者也。知积气也，知积块也，奚谓不坏？夫天地，空中之一细物，有中之最巨者。难终难穷，此固然矣；难测难识，此固然矣。忧其坏者，诚为大远；言其不坏者，亦为未是。天地不得不坏，则会归于坏。遇其坏时，奚为不忧哉？子列子闻而笑曰：言天地坏者亦谬，言天地不坏者亦谬。坏与不坏，吾所不能知也。虽然，彼一也，此一也。故生不知死，死不知生；来不知去，去不知来。坏与不坏，吾何容心哉？舜问乎烝曰：道可得而有乎？曰：汝身非汝有也，汝何得有夫道？舜曰：吾身非吾有，孰有之哉？曰：是天地之委形也。生非汝有，是天地之委和也。性命非汝有，是天地之委顺也。孙子非汝有，是天地之委蜕也。故行不知所往，处不知所持，食不知所以。天地强阳，气也；又胡可得而有邪？齐之国氏大富，宋之向氏大贫；自宋之齐，请其术。国氏告之曰：吾善为盗。始吾为盗也，一年而给，二年而足，三年大穰。自此以往，施及州闾。向氏大喜，喻其为盗之言，而不喻其为盗之道，遂逾垣凿室，手目所及，亡不探也。未及时，以赃获罪，没其先居之财。向氏以国氏之谬己也，往而怨之。国氏曰：若为盗若何？向氏言其状。国氏曰：嘻！若失为盗之道至此乎？今将告若矣。吾闻天有时，地有利。吾盗天地之时利，云雨之滂润，山泽之产育，以生吾禾，殖吾稼，筑吾垣，建吾舍，陆盗禽兽，水盗鱼鳖，亡非盗也。夫禾稼、土木、禽兽、鱼鳖，皆天之所生，岂吾之所有？然吾盗天而亡殃。夫金玉珍宝，谷帛财货，人之所聚，岂天之所与？若盗之而获罪，孰怨哉？向氏大惑，以为国氏之重罔己也，过东郭先生问焉。东郭先生曰：若一身庸非盗乎？盗阴阳之和以成若生，载若形；况外物而非盗哉？诚然，天地万物不相离也；

仞而有之,皆惑也。国氏之盗,公道也,故亡殃;若之盗,私心也,故得罪。有公私者,亦盗也;亡公私者,亦盗也。公公私私,天地之德。知天地之德者,孰为盗邪?孰为不盗邪?

2. 荀子《天论》 天行有常,不为尧存,不为桀亡。应之以治则吉,应之以乱则凶。强本而节用则天不能贫,养备而动时则天不能病,修道而不贰则天不能祸。故水旱不能使之饥,寒暑不能使之疾,袄怪不能使之凶。本荒而用侈,则天不能使之富;养略而动罕则天不能使之全;倍道而妄行则天不能使之吉。故水旱未至而饥,寒暑未薄而疾,袄怪未至而凶。受时与治世同,而殃祸与治世异,不可以怨天,其道然也。故明于天人之分,则可谓至人矣。

不为而成,不求而得,夫是之谓天职。如是者,虽深其人不加虑焉;虽大不加能焉;虽一精一不加察焉,夫是之谓不与天争职。天有其时,地有其财,人有其治,夫是之谓能参。舍其所以参而愿其所参则惑矣。

列星随旋,日月递照,四时代御,一阴一阳一大化,风雨博施,万物各得其和以生,各得其养以成,不见其事,而见其功,夫是之谓神。皆知其所以成,莫知其无形,夫是之谓天功。唯圣人为不求知天。

天职既立,天功既成,形具而神生,好恶喜怒哀乐臧焉,夫是之谓天情。耳目鼻口形能各有接而不相能也,夫是之谓天官。心居中虚,以治五官,夫是之谓天君。财非其类以养其类,夫是之谓天养。顺其类者谓之福,逆其类者谓之祸,夫是之谓天政。暗其天君,乱其天官,弃其天养,逆其天政,背其天情,以丧天功,夫是之谓大凶。圣人清其天君,正其天官,备其天养,顺其天政,养其天情,以全其天功。如是,则知其所为,知其所不为矣,则天地官而万物役矣。其行曲治,其养曲适,其生不伤,夫是之谓知天。

故大巧在所不为,大智在所不虑。所志于天者,已其见象之可以期者矣;所志于地者,已其见宜之可以息者矣;所志于四时者,已其见数之可以事者矣;所志于一阴一阳一者,已其见和之可以治者矣。官人守天,而自为守道也。

治乱,天邪?曰:日月星辰瑞历,是禹桀之所同也,禹以治,桀以乱;治乱非天也。时邪?曰:繁启蕃长于春夏,蓄积收藏于秋冬,是禹桀之所同也,禹以治,桀以乱;治乱非时也。地邪?曰:得地则生,失地则死,是又禹桀之所同也,禹以治,桀以乱;治乱非地也。诗曰:天作高山,大王荒之。彼作矣,文王康之。此之谓也。

天不为人之恶寒也辍冬,地不为人之恶辽远也辍广,君子不为小人之匈匈也辍行。天有常道矣,地有常数矣,君子有常体矣。君子道其常,而小人计其功。诗曰:礼义之不愆,何恤人之言兮!此之谓也。

楚王后车千乘,非知也;君子啜菽饮水,非愚也;是节然也。若夫志意修,德行厚,知虑明,生于今而志乎古,则是其在我者也。故君子敬其在己者,而不慕其在天者;小人错其在己者,而慕其在天者。君子敬其在己者,而不慕其在天者,是以日进也;小人错其在己者,而慕其在天者,是以日退也。故君子之所以日进,与小人之所以日退,一也。君子小人之所以相县者,在此耳。

星队木鸣,国人皆恐。曰:是何也?曰:无何也!是天地之变,一阴一阳一之化,物之罕至者也。怪之,可也;而畏之,非也。夫日月之有蚀,风雨之不时,怪星之一党一见,是无世而不常有之。上明而政平,则是虽并世起,无伤也;上暗而政险,则是虽无一至者,无益也。夫星之队,木之鸣,是天地之变,一阴一阳一之化,物之罕至者也;怪之,可也;而畏之,非也。

物之已至者，人祅则可畏也：楛耕伤稼，楛耨失岁，政险失民；田薉稼恶，籴贵民饥，道路有死人：夫是之谓人祅。政令不明，举错不时，本事不理，勉力不时，则牛马相生，六畜作祅：夫是之谓人祅。礼义不修，内外无别，男女淫乱，则父子相疑，上下乖离，寇难并至：夫是之谓人祅。祅是生于乱。三者错，无安国。其说甚尔，其菑甚惨。勉力不时，则牛马相生，六畜作祅，可怪也，而亦可畏也。传曰：万物之怪书不说。无用之辩，不急之察，弃而不治。若夫君臣之义，父子之亲，夫妇之别，则日切瑳而不舍也。

雩而雨，何也？曰：无何也，犹不雩而雨也。日月食而救之，天旱而雩，卜筮然后决大事，非以为得求也，以文之也。故君子以为文而百姓以为神。以为文则吉，以为神则凶也。

在天者莫明于日月，在地者莫明于水火，在物者莫明于珠玉，在人者莫明于礼义。故日月不高，则光明不赫；水火不积，则晖润不博；珠玉不睹乎外，则王公不以为宝；礼义不加于国家，则功名不白。故人之命在天，国之命在礼。君人者，隆礼尊贤而王，重法爱民而霸，好利多诈而危，权谋倾覆幽险而亡矣。

大天而思之，孰与物畜而制之！从天而颂之，孰与制天命而用之！望时而待之，孰与应时而使之！因物而多之，孰与骋能而化之！思物而物之，孰与理物而勿失之也！愿于物之所以生，孰与有物之所以成！故错人而思天，则失万物之情。

百王之无变，足以为道贯。一废一起，应之以贯，理贯不乱。不知贯，不知应变。贯之大体未尝亡也。乱生其差，治尽其详。故道之所善，中则可从，畸则不可为，匿则大惑。水行者表深，表不明则陷。治民者表道，表不明则乱。礼者，表也。非礼，昏世也；昏世，大乱也。故道无不明，外内异表，隐显有常，民陷乃去。

万物为道一偏，一物为万物一偏。愚者为一物一偏，而自以为知道，无知也。慎子有见于后无见于先，老子有见于诎无见于信，墨子有见于齐无见于畸，宋子有见于少无见于多。有后而无先则群众无门，有诎而无信则贵贱不分，有齐而无畸则政令不施，有少而无多则群众不化。书曰：无有作好，遵王之道；无有作恶，遵王之路。此之谓也。

3. 周敦颐《通书》　诚上第一：诚者，圣人之本。大哉乾元，万物资始，诚之源也。乾道变化，各正性命，诚斯立焉，纯粹至善者也。故曰：一阴一阳之谓道，继之者善也，成之者性也。元亨，诚之通；利贞，诚之复。大哉《易》也，性命之源乎！诚下第二：圣，诚而已矣。诚，五常之本，百行之源也。静无而动有，至正而明达也。五常百行，非诚非也，邪暗塞也，故诚则无事矣。至易而行难，果而确，无难焉。故曰：一日克己复礼，天下归仁焉。诚几德第三：诚无为，几善恶，德爱曰仁，宜曰义，理曰礼，通曰智，守曰信；性焉安焉之谓圣，复焉执焉之谓贤，发微不可见、充周不可穷之谓神。圣第四：寂然不动者，诚也；感而遂通者，神也；动而未形、有无之间者，几也。诚精故明，神应故妙，几微故幽。诚、神、几，曰圣人。慎动第五：动而正曰道，用而和曰德。匪仁，匪义，匪礼，匪智，匪信，悉邪也！邪动，辱也。甚焉，害也。故君子慎动。道第六：圣人之道，仁义中正而已矣。守之贵，行之利，廓之配天地。岂不易简？岂为难知？不守，不行，不廓耳！师第七：或问曰：曷为天下善？曰：师。曰：何谓也？曰：性者，刚柔善恶，中而已矣。不达。曰：刚，善：为义，为直，为断，为严毅，为干固；恶：为猛，为隘，为强梁。柔，善：为慈，为顺，为巽；恶：为懦弱，为无断，为邪佞。惟中也者，和也，中节也，天下之达道也，圣人之事也。故圣人立教，俾人自易其恶，自至其中而止矣。故先觉觉后觉，暗者求于明，而师道立矣。师道立，则善人多。善人多，则朝廷正，而天下治矣。幸第八：人之生，不幸不闻过，大不幸无耻。必有耻则可教，闻过则可贤。思第九：《洪范》曰：思曰睿，睿作圣。无思，本也；思通，用也。几动于彼，诚动于此。无思而无不通为圣人，不思则不能通微，不睿则不能无不通。是则无不通生于通微，通微生于思。故思者，圣功之本，而吉凶之机也。《易》曰：君子见几而作，不俟终日。又曰：知几，其神乎！志第十：圣希天，贤希圣，士希贤。伊尹、颜渊，大贤也。伊尹耻其君不为尧、舜，一夫不得其所，若挞于市；颜渊不迁怒，不贰过，三月不违仁。志伊尹之所志，学颜子之所学，过则圣，及则贤，不及则亦不失于令名。顺化第十一：天以阳生万物，以阴成万物。生，仁也；成，义也。故圣人在上，以仁育万物，以义正万民。天道行而万物顺，圣德修而万民化。大顺大化，不见其迹、莫知其然之谓神。故天下之众，本在一人。道岂远乎哉？术岂多乎哉？治第十二：十室之邑，人人提耳，而教且不及，况天下之广，兆民之众哉？曰：纯其心而已矣。仁、义、礼、智四者，动静、言貌、视听无违之谓纯。心纯则贤才辅，贤才辅则天下治。纯心要矣，用贤急焉。礼乐第十三：礼，理也；乐，和也，阴阳理而后和。君君臣臣，父父子子，兄兄弟弟，夫夫妇妇，各得其理然后和，故礼先而乐后。务实第十四：实胜，善也；名胜，耻也。故君子进德修业，孳孳不息，务实胜也；德业有未着，则恐恐然畏人知，远耻也。小人则伪而已。故君子日休，小人日忧。爱敬第十五：有善不及，曰：不及则学焉。问曰：有不善？曰：不善则告之不善，且劝曰：庶几有改乎，斯为君子。有善一，不善二，则学其一劝其二。有语曰：斯人有是之不善，非大恶也？则曰：孰无过？焉知其不能改？改则为君子矣！不改，为恶恶者。天恶之。彼岂无畏耶？乌知其不能改？故君子悉有众善，无弗爱且敬焉。动静第十六：动而无静，静而无动，物也；动而无动，静而无静，神也。动而无动，静而无静，非不动不静也。物则不通，神妙万物。水阴根阳，火阳根阴。五行阴阳，阴阳太极，四时运行，万物终始。混兮辟兮，其无穷兮。乐上第十七：古者，圣王制礼法，修教化。三纲正，九畴叙，百姓大和，万物咸若。乃作乐以宣八风之气，以平天下之情。故乐声淡而不伤，和而不淫。入其耳，感其心，莫不淡且和焉。淡则欲心平，和则燥心释。优柔平中，德之盛也；天下化中，治之至也。是谓道配天地，古之极也。后世礼法不修，政刑苛紊，纵欲败度，下民困苦。谓古乐不足听也，代变新声，妖淫愁怨，导欲增悲，不能自止。故有贼君弃父、轻生败伦、不可禁者矣。呜呼！乐者，古以平心，今以助欲；古以宣化，今以长怨。不复古礼，不变今乐，而欲至治者，远矣！乐中第十八：乐者，本乎政也。政善民安，则天下之心和。故圣人作乐，以宣畅其和心，达于天地，天地之气，感而大和焉。天地和则万物顺，故神祇格，鸟兽驯。乐下第十九：乐声淡，则听心平；乐辞善，则歌者慕。故风移而俗易矣。妖声艳辞之化也，亦然。圣学第二十：圣可学乎？曰：可。曰：有要乎？曰：有。请问焉。曰：一为要。一者，无欲也。无欲。则静虚动直。静虚则明，明则通；动直则公，公则溥。明通公溥。庶矣乎！公明第二十一：公于己者公于人，未有不公于己而能公于人也。明不至，则疑生。明。无疑也。谓能疑为明。何啻千里！理性命第二十二：阙彰阙微。匪灵弗莹，刚善刚恶，柔亦如之，中焉止矣。二气五行，化生万物：五殊二实，二本则一。是万为一，一实为万；万一各正，大小有定。颜子第二十三：颜子，一箪食，一瓢饮，在陋巷，人不堪其忧，而不改其乐。夫富贵，人所爱也，颜子不爱不求，而乐乎贫者，独何心哉？天地间有至贵至爱可求而异乎彼者，见其大而忘其小焉尔！见其大则心泰，心泰则无不足，无不足则富贵贫贱处之一也。处之一，则能化而齐，故颜子亚圣。师友上第二十四：天地间，至尊者道，至贵者德而已矣。至难得者人，人而至难得者，道德有于身而已矣。

求人至难得者有于身，非师友则不可得也已。师友下第二十五：道义者，身有之，则贵且尊。人生而蒙，长无师友则愚。是道义由师友有之，而得贵且尊，其义不亦重乎！其聚不亦乐乎！过第二十六：仲由喜闻过，令名无穷焉。今人有过，不喜人规，如护疾而忌医，宁灭其身而无悟也。噫！势第二十七：天下，势而已矣。势，轻重也。极重不可反。识其重而亟反之，可也。反之，力也。识不早，力不易也。力而不竞，天也；不识不力，人也。天乎？人也，何尤！文辞第二十八：文，所以载道也。轮辕饰而人弗庸，徒饰也，况虚车乎？文辞，艺也；道德，实也。笃其实，而艺者书之，美则爱，爱则传焉。贤者得以学而至之，是为教。故曰：言之无文，行之不远。然不贤者，虽父兄临之，师保勉之，不学也，强之不从也。不知务道德，而第以文辞为能者，艺焉而已。噫！弊也久矣！圣蕴第二十九：不愤不启；不悱不发。举一隅不以三隅反，则不复也。子曰：予欲无言，天何言哉！四时行焉，百物生焉。然则圣人之蕴，微颜子殆不可见。发圣人之蕴，教万世无穷者，颜子也。圣同天，不亦深乎！常人有一闻知，恐人不速知其有也，急人知而名也，薄亦甚矣！精蕴第三十：圣人之精，画卦以示；圣人之蕴，因卦以发。卦不画，圣人之精不可得而见；微卦，圣人之蕴殆不可悉得而闻。《易》，何止五经之源？其天地鬼神之奥乎！乾损益动第三十一：君子乾乾，不息于诚，然必惩忿窒欲、迁善改过而后至。乾之用其善是，损益之大莫是过，圣人之旨深哉！吉凶悔吝生乎动。噫！吉一而已，动可不慎乎！家人睽复无妄第三十二：治天下有本，身之谓也；治天下有则，家之谓也。本必端，端本诚心而已矣，则必善，善则和亲而已矣。家难而天下易，家亲而天下疏也。家人离，必起于妇人。故睽次家人，以二女同居而志不同行也。尧所以厘降二女于妫汭，舜可禅乎？吾兹试矣。是治天下观于家，治家观身而已矣。身端，心诚之谓也。诚心复其不善之动而已矣。不善之动，妄也；妄复则无妄矣；无妄则诚焉。故无妄次复，而曰先王以茂对时育万物，深哉！富贵第三十三：君子以道充为贵，身安为富，故常泰无不足。而铢视轩冕，尘视金玉，其重无加焉尔！陋第三十四：圣人之道，入乎耳，存乎心，蕴之为德行，行之为事业。彼以文辞而已者，陋矣！拟议第三十五：至诚则动，动则变，变则化。故曰：拟之而后言，议之而后动，拟议以成其变化。刑第三十六：天以春生万物，止之以秋。物之生也，既成矣，不止则过焉，故得秋以成。圣人之法天，以政养万民，肃之以刑。民之盛也，欲动情胜，利害相攻，不止则贼灭无伦焉。故得刑以治。情伪微暧，其变千状。苟非中正明达果断者，不能治也。《讼》卦曰：利见大人，以刚得中也。《噬嗑》曰：利用狱。以动而明也。呜呼！天下之广，主刑者，民之司命也。任用可不慎乎！公第三十七：圣人之道，至公而已矣。或曰：何谓也？曰天地至公而已矣。孔子上第三十八：《春秋》，正王道，明大法也，孔子为后世王者而修也。乱臣贼子，诛死者于前，所以惧生者于后也。宜乎万世无穷，王祀夫子，报德报功之无尽焉！孔子下第三十九：道德高厚，教化无穷，实与天地参而四时同，其惟孔子乎？蒙艮第四十：童蒙求我，我正果行，如筮焉。筮，叩神也，再三则渎矣，渎则不告也。山下出泉，静而清也。汩则乱，乱不决也，慎哉，其惟时中乎！艮其背，背非见也；静则止，止非为也，为不止矣。其道也深乎！

4. 朱熹《太极图说解》　无极而太极：上天之载，无声无臭，而实造化之枢纽，品汇之根柢也。故曰：无极而太极。非太极之外，复有无极也。太极动而生阳，动极而静，静而生阴。静极复动。一动一静，互为其根；分阴分阳，两仪立焉：太极之有动静，是天命之流行也，所谓一阴一阳之谓道。诚者，圣人之本，物之终始，而命之道也。其动也，诚之通也，继之者善，万物之所资以始也；其静也，诚之复也，成之者性，万物各正其性命也。动极而静，静极复动，一动一静，互为其根，命之所以流行而不已也；动而生阳，静而生阴，分阴分阳，两仪立焉，分之所以一定而不移也。盖太极者，本然之妙也；动静者，所乘之机也。太极，形而上之道也；阴阳，形而下之器也。是以自其著者而观之，则动静不同时，阴阳不同位，而太极无不在焉。自其微者而观之，则冲漠无朕，而动静阴阳之理，已悉具于其中矣。虽然，推之于前，而不见其始之合；引之于后，而不见其终之离也。故程子曰：动静无端，阴阳无始。非知道者，孰能识之。阳变阴合，而生水、火、木、金、土。五气顺布，四时行焉：有太极，则一动一静而两仪分；有阴阳，则一变一合而五行具。然五行者，质具于地，而气行于天者也。以质而语其生之序，则曰水、火、木、金、土，而水、木，阳也，火、金，阴也。以气而语其行之序，则曰木、火、土、金、水，而木、火，阳也，金、水，阴也。又统而言之，则气阳而质阴也；又错而言之，则动阳而静阴也。盖五行之变，至于不可穷，然无适而非阴阳之道。至其所以为阴阳者，则又无适而非太极之本然也，夫岂有所亏欠闲隔哉！五行，一阴阳也；阴阳，一太极也；太极，本无极也。五行之生也，各一其性：五行具，则造化发育之具无不备矣，故又即此而推本之，以明其浑然一体，莫非无极之妙；而无极之妙，亦未尝不各具于一物之中也。盖五行异质，四时异气，而皆不能外乎阴阳；阴阳异位，动静异时，而皆不能离乎太极。至于所以为太极者，又初无声臭之可言，是性之本体然也。天下岂有性外之物哉！然五行之生，随其气质而所禀不同，所谓各一其性也。各一其性，则浑然太极之全体，无不各具于一物之中，而性之无所不在，又可见矣。无极之真，二五之精，妙合而凝。乾道成男，坤道成女，二气交感，化生万物。万物生生，而变化无穷焉：夫天下无性外之物，而性无不在，此无极、二五所以混融而无闲者也，所谓妙合者也。真以理言，无妄之谓也；精以气言，不二之名也；凝者，聚也，气聚而成形。盖性为之主，而阴阳五行为之经纬错综，又各以类凝聚而成形焉。阳而健者成男，则父之道也；阴而顺者成女，则母之道也。是人物之始，以气化而生者也。气聚成形，则形交气感，遂以形化，而人物生生，变化无穷矣。自男女而观之，则男女各一其性，而男女一太极也；自万物而观之，则万物各一其性，而万物一太极也。盖合而言之，万物统体一太极也；分而言之，一物各具一太极也。所谓天下无性外之物，而性无不在者，于此尤可以见其全矣。子思子曰：君子语大，天下莫能载焉；语小，天下莫能破焉。此之谓也。惟人也，得其秀而最灵。形既生矣，神发知矣，五性感动，而善恶分，万事出矣：此言众人具动静之理，而常失之于动也。盖人物之生，莫不有太极之道焉。然阴阳五行，气质交运，而人之所禀独得其秀，故其心为最灵，而有以不失其性之全，所谓天地之心，而人之极也。然形生于阴，神发于阳，五常之性，感物而动，而阳善、阴恶，又以类分，而五性之殊，散为万事。盖二气五行，化生万物，其在人者又如此。自非圣人全体太极有以定之，则欲动情胜，利害相攻，人极不立，而违禽兽不远矣。圣人定之以中正仁义，而主静，立人极焉。故圣人与天地合其德，日月合其明，四时合其序，鬼神合其吉凶。此言圣人全动静之德，而常本之于静也。盖人禀阴阳五行之秀气以生，而圣人之生，又得其秀之秀者。是以其行之也中，其处之也正，其发之也仁，其裁之也义。盖一动一静，莫不有以全夫太极之道，而无所亏焉，则向之所谓欲动情胜、利害相攻者，于此乎定矣。然静者诚之复，而性之真也。苟非此心寂然无欲而静，则又何以酬酢事物之变，而一天下之动哉！故圣人中正仁义，动静周流，而其动也必主乎静。此其所以成位乎中，而天地日月、四时鬼神，有所不能违也。盖必体立、而后用有以行，若程子论乾坤动静，而曰不专一则不能直遂，不翕聚则不能发散，亦此意尔。君子修之吉，小人悖之凶：圣人太极之全体，一动一静，无适而非中正仁义之极，盖不假修为而自然也。未至此而修之，君子之所以吉也；不知此而悖之，小人之所以凶也。修之悖之，亦在乎敬肆之闲而已矣。敬则欲寡而理明，寡之又寡，以至于无，则静虚动直，而圣可学矣。故曰立天之道，曰阴与阳；立地之道，曰柔与刚；立人之道，曰仁与义。又曰原始反终，故知死生之说：阴阳成象，天道之所以立也；刚柔成质，地道之所以立也；仁义成德，人道之所以立也。道一而已，随事着见，故有三才之别，而于其中又各有体用之分焉，其实则一太极也。阳也，刚也，仁也，物之始也；阴也，柔也，义也，物之终也。能原其始，而知所以生，则反其终而知所以死矣。此天地之闲，纲纪造化，流行古今，不言之妙。圣人作易，其大意盖不出此，故引之以证其说。大哉易也，斯其至矣：易之为书，广大悉备，然语其至极，则此图尽之。其指岂不深哉！抑尝闻之，程子昆弟之学于周子也，周子手是图以授之。程子之言性与天道，多出于此。然卒未尝明以此图标人，是则必有微意焉。学者亦不可以不知也。【辩】愚既为此说，读者病其分裂已甚，辨诘纷然，苦于酬应之不给也，故总而论之。大抵难者：或谓不当以继善成性分阴阳，或谓不当以太极阴阳分道器，或谓不当以仁义中正分体用，或谓不当言一物各具一太极。又有谓体用一源，不可言体立而后用行者；又有谓仁为统体，不可偏指为阳动者；又有谓仁义中正之分，不当反其类者。是数者之说，亦皆有理。然惜其于圣贤之意，皆得其一而遗其二也。夫道体之全，浑然一致，而精粗本末、内外宾主之分，粲然于其中，有不可以毫厘差者。此圣贤之言，所以或离或合，或异或同，而乃所以为道体之全也。今徒知所谓浑然者之为大而乐言之，而不知夫所谓粲然者之未始相离也。是以信同疑异，喜合恶离，其论每陷于一偏，卒为无星之称，无寸之尺而已。岂不误哉！夫善之与性，不可谓有二物，明矣！然继之者善，自其阴阳变化而言也；成之者性，自夫人物禀受而言也。阴阳变化，流行而未始有穷，阳之动也；人物禀受，一定而不可易，阴之静也。以此辨之，则亦安得无二者之分哉！然性善，形而上者也；阴阳，形而下者。周子之意，亦岂直指善为阳而性为阴哉。但话其分，则以为当属之此耳。阴阳太极，不可谓有二理必矣。然太极无象，而阴阳有气，则亦安得而无上下之殊哉！此其所以为道器之别也。故程子曰：形而上为道，形而下为器，须着如此说。然器，亦道也，道，亦器也。得此意而推之，则庶乎其不偏矣。仁义中正，同乎一理者也。而析为体用，诚若有未安者。然仁者，善之长也；中者，嘉之会也；义者，利之宜也；正者，贞之体也。而元亨者，诚之通也；利贞者，诚之复也。是则安得为无体用之分哉！万物之生，同一太极者也。而谓其各具，则亦有可疑者。然一物之中，天理完具，不相假借，不相陵夺，此统之所以有宗，会之所以有元也。是则安得不曰各具一太极哉！若夫所谓体用一源者，程子之言盖已密矣。其曰体用一源者，以至微之理言之，则冲漠无朕，而万象昭然已具也。其曰显微无闲者，以至着之象言之，则即事即物，而此理无乎不在也。言理则先体而后用，盖举体而用之理已具，是所以为一源也。言事则先显而后微，盖即事而理之体可见，是所以为无闲也。然则所谓一源者，是岂漫无精粗先后之可言哉？况既曰体立而后用行，则亦不嫌于先有此而后有彼矣。所谓仁为统体者，则程子所谓专言之而包四者是也。然其言盖曰四德之元，犹五常之仁，偏言则一事，专言则包四者，则是仁之所以包夫四者，固未尝离夫偏言之一事，亦未有不识夫偏言之一事而可以骤语夫专言之统体者也。况此图以仁配义，而复以中正参焉。又与阴阳刚柔为类，则亦不得为专言之矣，安得遽以夫统体者言之，而昧夫阴阳动静之别哉。至于中之为用，则以无过不及者言之，而非指所谓未发之中也。仁不为体，则亦以偏言一事者言之，而非指所谓专言之仁也。对此而言，则正者所以为中之干，而义者所以为仁之质，又可知矣。其为体用，亦岂为无说哉？大抵周子之为是书，语意峻洁而混成，条理精密而疏畅。读者诚能虚心一意，反复潜玩，而毋以先入之说乱焉，则庶几其有得乎周子之心，而无疑于纷纷之说矣。【注后记】熹既为此说，尝录以寄广汉张敬夫。敬夫以书来曰：二先生所与门人讲论问答之言，见于书者详矣。其于西铭，盖屡言之，至此图，则未尝一言及也，谓其必有微意，是则固然。然所谓微意者，果何谓耶？熹窃谓以为此图立象尽意，剖析幽微，周子盖不得已而作也。观其手授之意，盖以为惟程子为能当之。至程子而不言，则疑其未有能受之者尔。夫既未能默识于言意之表，则驰心空妙，入耳出口，其弊必有不胜言者。近年已觉颇有此弊矣。观其答张闳中论易传成书，深患无受之者，及东见录中论横渠清虚一大之说，使人向别处走，不若且只道敬，则其意亦可见矣。若西铭则推人以之天，即近以明远，于学者日用最为亲切，非若此书详于性命之原，而略于进为之目，有不可以骤而语者也。孔子雅言诗、书、执礼，而于易则鲜及焉。其意亦犹此耳。韩子曰：尧舜之利民也大，禹之虑民也深。熹于周子、程子亦云。既以复于敬夫，因记其说于此。干道癸巳四月既望，熹谨书。

5.《周易》

乾卦☰☰

乾上乾下。元亨利贞。初九：潜龙，勿用。九二：见龙在田，利见大人。九三：君子终日乾乾，夕惕若厉，无咎。九四：或跃在渊，无咎。九五：飞龙在天，利见大人。上九：亢龙，有悔。用九：见群龙无首，吉。

坤卦☷☷

坤上坤下。元亨，利牝马之贞，君子有攸往，先迷，后得主，利。西南得朋，东北丧朋。安贞吉。初六：履霜，坚冰至。六二：直、方、大，不习，无不利。六三：含章可贞，或从王事，无成有终。六四：括囊，无咎无誉。六五：黄裳元吉。上六：龙战于野，其血玄黄。用六：利永贞。

屯卦☵☳

坎上震下。元亨，利贞。勿用有攸往。利建侯。初九，磐桓，利居贞。利建侯。六二，屯如邅如，乘马班如。匪寇，婚媾。女子贞不字，十年乃字。六三，即鹿无虞，惟入于林中，君子几不如舍，往吝。六四，乘马班如，求婚媾。往吉，无不利。九五，屯其膏，小，贞吉；大，贞凶。上六，乘马班如，泣血涟如。

蒙卦☶☵

艮上坎下。亨。匪我求童蒙，童蒙求我。初筮告，再三渎，渎则不告。利贞。初六，发蒙，利用刑人，用说桎梏，以往吝。九二，包蒙，吉。纳妇，吉。子克家。六三，勿用取女，见金夫，不有躬。无攸利。六四，困蒙，吝。六五，童蒙，吉。上九，击蒙，不利为寇，利御寇。

需卦☵☰

坎上乾下。有孚，光亨。贞吉，利涉大川。初九，需于郊，利用恒，无咎。九二，需于沙，小有言，终吉。九三，需于泥，致寇至。六四，需于血，出自穴。九五，需于酒食，贞吉。上六，入于穴，有不速之客三人来，敬之终吉。

讼卦☰☵

乾上坎下。有孚窒惕，中吉，终凶。利见大人。不利涉大川。初六，不永所事，小有言，终吉。九二，不克讼，归而逋。其邑人三百户，无眚。六三，食旧德，贞厉，终吉。或从王事，无成。九四，不克讼，复既命渝。安贞吉。九五：讼，元吉。上九：或锡之鞶带，终朝三褫之。

师卦䷆

坤上坎下。贞丈人吉，无咎。初六，师出以律，否臧凶。九二，在师中吉，无咎，王三锡命。六三，师或舆尸，凶。六四，师左次，无咎。六五，田有禽。利执言，无咎。长子帅师，弟子舆尸，贞凶。上六，大君有命，开国承家，小人勿用。

比卦䷇

坎上坤下。吉。原筮，元，永贞，无咎。不宁方来，后夫凶。初六，有孚比之，无咎。有孚盈缶，终来有它，吉。六二，比之自内，贞吉。六三，比之匪人。六四，外比之，贞吉。九五，显比，王用三驱，失前禽，邑人不诫，吉。上六，比之无首，凶。

小畜卦䷈

巽上乾下。亨。密云不雨。自我西郊。初九，复自道，何其咎？吉。九二，牵复，吉。九三，舆说辐。夫妻反目。六四，有孚，血去，惕出无咎。九五，有孚挛如，富以其邻。上九，既雨既处，尚德载。妇贞厉。月几望，君子征凶。

履卦䷉

乾上兑下。履虎尾，不咥人。亨。初九，素履往，无咎。九二，履道坦坦，幽人贞吉。六三，眇能视，跛能履，履虎尾，咥人，凶。武人为于大君。九四，履虎尾，愬愬，终吉。九五，夬履，贞厉。上九，视履考祥，其旋元吉。

泰卦䷊

坤上乾下。小往大来，吉，亨。初九，拔茅茹以其汇。征吉。九二，包荒，用冯河，不遐遗。朋亡，得尚于中行。九三，无平不陂，无往不复。艰贞无咎。勿恤其孚，于食有福。六四，翩翩，不富以其邻，不戒以孚。六五，帝乙归妹，以祉元吉。上六，城复于隍，勿用师，自邑告命。贞吝。

否卦䷋

乾上坤下。否之匪人，不利君子贞，大往小来。初六，拔茅茹以其汇。贞吉，亨。六二，包承，小人吉，大人否。亨。六三，包羞。九四，有命，无咎，畴离祉。九五，休否，大人吉。其亡其亡，系于苞桑。上九，倾否，先否后喜。

同人卦䷌

乾上离下。同人于野，亨。利涉大川。利君子贞。初九，同人于门，无咎。六二，同人于宗，吝。九三，伏戎于莽，升其高陵，三岁不兴。九四，乘其墉，弗克攻，吉主九五，同人先号啕而后笑，大师克，相遇。上九，同人于郊，无悔。

大有卦䷍

离上乾下。元亨。初九，无交害匪咎。艰则无咎。九二，大车以载，有攸往，无咎。九三，公用亨于天子，小人弗克。九四，匪其彭，无咎。六五，厥孚交如威如，吉。上九，自天佑之，吉，无不利。

谦卦䷎

坤上艮下。亨。君子有终。初六，谦谦君子，用涉大川，吉。六二，鸣谦，贞吉。九三，劳谦君子,有终,吉。六四,无不利,撝谦。六五,不富以其邻,利用侵伐,无不利。上六,鸣谦,利用行师征邑国。

豫卦☷☳

震上坤下。利建侯行师。初六,鸣豫,凶。六二,介于石,不终日,贞吉。六三,盱豫,悔,迟有悔。九四,由豫,大有得,勿疑。朋盍簪。六五,贞疾,恒不死。上六,冥豫,成有渝。无咎。

随卦☱☳

兑上震下。元亨,利贞,无咎。初九,官有渝,贞吉,出门交有功。六二,系小子,失丈夫。六三,系丈夫,失小子,随有求,得。利居贞。九四,随有获,贞凶。有孚在道,以明,何咎?吉。九五,孚于嘉,吉。上六,拘系之,乃从维之,王用亨于西山。

蛊卦☶☴

艮上巽下。元亨。利涉大川,先甲三日,后甲三日。初六,干父之蛊,有子,考无咎。厉,终吉。九二,干母之蛊,不可贞。九三:干父小有晦,无大咎。六四,裕父之蛊,往见吝。六五,干父之蛊,用誉。上九,不事王侯,高尚其事。

临卦☷☱

坤上兑下。元亨,利贞。至于八月有凶。初九,咸临,贞吉。九二,咸临,吉,无不利。六三,甘临,无攸利;既忧之,无咎。六四,至临,无咎。六五,知临,大君之宜,吉。上六,敦临,吉,无咎。

观卦☴☷

巽上坤下。盥而不荐。有孚颙若。初六,童观,小人无咎,君子吝。六二,窥观,利女贞。六三,观我生,进退。六四,观国之光,利用宾于王。九五,观我生,君子无咎。上九,观其生,君子无咎。

噬嗑卦☲☳

离上震下。亨。利用狱。初九,屦校灭趾,无咎。六二,噬肤灭鼻,无咎。六三,噬腊肉遇毒,小吝,无咎。九四,噬干肺,得金矢。利艰贞,吉。六五,噬干肉得黄金。贞厉,无咎。上九,何校灭耳,凶。

贲卦☶☲

艮上离下。亨。小利有攸往。初九,贲其趾,舍车而徒。六二,贲其须。九三,贲如,濡如,永贞吉。六四,贲如皤如,白马翰如。匪寇,婚媾。六五,贲于丘园,束帛戋戋,吝,终吉。上九,白贲,无咎。

剥卦☶☷

艮上坤下。不利有攸往。初六:剥床以足,蔑贞凶。六二:剥床以辨,蔑贞凶。六三:剥之,无咎。六四:剥床以肤,凶。六五:贯鱼以宫人宠,无不利。上九:硕果不食,君子得舆,小人剥庐。

复卦☷☳

坤上震下。亨。出入无疾。朋来无咎。反覆其道,七日来复,利有攸往。初九,不远复,无祗悔,元吉。六二,休复,吉。六三,频复,厉,无咎。六四,中行独复。六五,敦复,无悔。上六,迷复,凶,有灾眚。用行师,终有大败,以其国君凶,至于十年不克征。

无妄卦☰☳

乾上震下。元亨,利贞。其匪正有眚,不利有攸往。初九,无妄往,吉。六二,不耕获,不菑畬,则利用攸往。六三,无妄之灾,或系之牛,行人之得,邑人之灾。九四,可贞。无咎。九五,无妄之疾,勿药有喜。上九,无妄行,有眚,无攸利。

大畜卦䷙

艮上乾下。利贞。不家食吉。利涉大川。初九,有厉,利已。九二,舆说輹。九三,良马逐,利艰贞,曰闲舆卫,利有攸往。六四,童牛之牿,元吉。六五,豮豕之牙,吉。上九,何天之衢,亨。

颐卦䷚

艮上震下。贞吉。观颐,自求口实。初九,舍尔灵龟,观我朵颐,凶。六二,颠颐拂经于丘颐,征凶。六三,拂颐,贞凶,十年勿用,无攸利。六四,颠颐,吉。虎视眈眈,其欲逐逐,无咎。六五,拂经,居贞吉,不可涉大川。上九,由颐,厉,吉。利涉大川。

大过卦䷛

兑上巽下。栋挠,利有攸往,亨。初六,藉用白茅,无咎。九二,枯杨生稊,老夫得其女妻,无不利。九三,栋桡,凶。九四,栋隆,吉。有它,吝。九五,枯杨生华,老妇得其士夫,无咎无誉。上六,过涉灭顶,凶。无咎。

坎卦䷜

坎上坎下。有孚维心,亨。行有尚。初六,习坎,入于坎,窞,凶。九二,坎有险,求小得。六三,来之坎,坎险且枕,入于坎,窞,勿用。六四,樽酒簋贰用缶,纳约自牖,终无咎。九五,坎不盈,祗既平,无咎。上六,系用徽纆,寘于丛棘,三岁不得,凶。

离卦䷝

离上离下。利贞。亨。畜牝牛吉。初九,履错然,敬之无咎。六二,黄离,元吉。九三,日昃之离,不鼓缶而歌,则大耋之嗟,凶。九四,突如,其来如,焚如,死如,弃如。六五,出涕沱若,戚嗟若,吉。上九,王用出征,有嘉折首,获匪其丑,无咎。

咸卦䷞

兑上艮下。亨。利贞。取女吉。初六,咸其拇。六二,咸其腓,凶。居吉。九三,咸其股,执其随,往吝。九四,贞吉。悔亡。憧憧往来,朋从尔思。九五,咸其脢,无悔。上六,咸其辅颊舌。

恒卦䷟

震上巽下。亨。无咎。利贞。利有攸往。初六,浚恒,贞凶,无攸利。九二,悔亡。九三,不恒其德,或承之羞,贞吝。九四,田无禽。六五,恒其德,贞,妇人吉,夫子凶。上六,振恒,凶。

遯卦䷠

乾上艮下。亨。小利贞。初六,遯尾,厉,勿用有攸往。六二,执之用黄牛之革,莫之胜说。九三,系遯,有疾厉,畜臣妾吉。九四,好遯,君子吉,小人否。九五,嘉遯,贞吉。上九,肥遯,无不利。

大壮卦䷡

震上乾下。利贞。初九,壮于趾,征凶,有孚。九二,贞吉。九三,小人用壮,君子用罔,贞厉。羝羊触藩,羸其角。九四,贞吉,悔亡。藩决不羸,壮于大舆之輹。六五,丧羊于易,无悔。上六,羝羊触藩,不能退,不能遂,无攸利,艰则吉。

晋卦䷢

离上坤下。初六,晋如摧如,贞吉。罔孚,裕无咎。六二,晋如,愁如,贞吉。受兹介福于,其王母。六三,众允,悔亡。九四,晋如鼫鼠,贞厉。六五,悔亡,失得,勿恤。往吉,无不利。上九,晋其角,维用伐邑,厉吉,无咎,贞吝。

明夷卦䷣

离下坤上。明夷,利艰贞。初九:明夷于飞,垂其翼。君子于行,三日不食。有攸往,主人有言。六二:明夷,夷于左股,用拯马壮。吉。九三:明夷于南狩,得其大首。不可疾贞。六四:入于左腹,获明夷之心,于出门庭。六五:箕子之明夷,利贞。上六:不明,晦。初登于天,后入于地。

家人卦䷤

巽上离下。利女贞。初九,闲有家,悔亡。六二,无攸遂,在中馈,贞吉。九三,家人嗃嗃,悔厉,吉;妇子嘻嘻,终吝。六四,富家,大吉。九五,王假有家,勿恤,吉。上九,有孚威如,终吉。

睽卦䷥

离上兑下。小事吉。初九,悔亡。丧马勿逐自复。见恶人无咎。九二,遇主于巷,无咎。六三,见舆曳,其牛掣,其人天且劓,无初有终。九四,睽孤遇元夫,交孚,厉,无咎。六五,悔亡。厥宗噬肤,往何咎?上九,睽孤,见豕负涂,载鬼一车,先张之弧,后说之弧,匪寇婚媾。往遇雨则吉。

蹇卦䷦

坎上艮下。利西南,不利东北。利见大人。贞吉。初六,往蹇来誉。六二,王臣蹇蹇,匪躬之故。九三,往蹇来反。六四,往蹇来连。九五,大蹇朋来。上六,往蹇来硕,吉,利见大人。

解卦䷧

震上坎下。利西南。无所往,其来复吉。有攸往,夙吉。初六,无咎。九二,田获三狐,得黄矢,贞吉。六三,负且乘,致寇至,贞吝。九四,解而拇,朋至斯孚。六五,君子维有解,吉,有孚于小人。上六,公用射隼于高墉之上,获之,无不利。

损卦䷨

艮上兑下。有孚,元吉,无咎。可贞,利有攸往。曷之用?二簋可用享。初九,已事遄往,无咎。酌损之。九二,利贞。征凶,弗损,益之。六三,三人行则损一人,一人行则得其友。六四,损其疾,使遄有喜,无咎。六五,或益之十朋之龟,弗克违,元吉。上九,弗损,益之,无咎,贞吉,利有攸往,得臣无家。

益卦䷩

巽上震下。利有攸往。利涉大川。初九,利用为大作,元吉,无咎。六二,或益之十朋之龟,弗克违。永贞吉。王用享于帝,吉。六三,益之用凶事,无咎。有孚。中行告公用圭。六四,中行告公,从,利用为依迁国。九五,有孚惠心,勿问,元吉。有孚,惠我德。上九,莫益之,或击之,立心勿恒,凶。

夬卦䷪

兑上乾下。扬于王庭,孚号。有厉,告自邑。不利即戎,利有攸往。初九,壮于前趾,往不胜,为咎。九二,惕号,莫夜有戎,勿恤。九三,壮于頄,有凶。君子夬夬独行,遇雨若濡,有愠无咎。九四,臀无肤,其行次且。牵羊悔亡,闻言不信。九五,苋陆夬夬中行,无咎。上六,无号,终有凶。

姤卦☰☴

乾上巽下。女壮,勿用取女。初六,系于金柅,贞吉。有攸往,见凶,羸豕孚蹢躅。九二,包有鱼,无咎,不利宾。九三,臀无肤,其行次且,厉,无大咎。九四,包无鱼,起凶。九五,以杞包瓜,含章,有陨自天。姤其角,吝,无咎。

萃卦☱☷

兑上坤下。亨,王假有庙。利见大人。亨,利贞,用大牲吉。利有攸往。初六,有孚不终,乃乱乃萃,若号,一握为笑,勿恤,往无咎。六二,引吉,无咎,孚乃利用禴。六三,萃如嗟如,无攸利,往无咎,小吝。九四,大吉无咎。九五,萃有位,无咎。匪孚,元永贞,悔亡。上六,赍咨涕洟,无咎。

升卦☷☴

坤上巽下。元亨。用见大人,勿恤。南征吉。初六,允升,大吉。九二,孚乃利用禴,无咎。九三,升虚邑。六四,王用亨于岐山,吉,无咎。六五,贞吉,升阶。上六,冥升,利于不息之贞。

困卦☱☵

兑上坎下。亨。贞大人吉,无咎。有言不信。初六,臀困于株木,入于幽谷,三岁不觌。九二,困于酒食,朱绂方来。利用亨祀。征凶,无咎。六三,困于石,据于蒺藜,入于其宫,不见其妻,凶。九四,来徐徐,困于金车,吝,有终。九五,劓刖,困于赤绂,乃徐有说,利用祭祀。上六,困于葛藟,于臲卼,曰动悔有悔,征吉。

井卦☵☴

坎上巽下。改邑不改井,无丧无得。往来井井。汔至,亦未繘井,羸其瓶,凶。初六,井泥不食。旧井无禽。九二,井谷射鲋,瓮敝漏。九三,井渫不食,为我心恻。可用汲,王明并受其福。六四,井甃,无咎。九五,井洌,寒泉食。上六,井收勿幕,有孚元吉。

革卦☱☲

兑上离下。已日乃孚。元亨。利贞,悔亡。初九,巩用黄牛之革。六二,已日乃革之,征吉,无咎。九三,征凶。贞厉。革言三就,有孚。九四,悔亡。有孚改命,吉。九五,大人虎变,未占有孚。上六,君子豹变,小人革面,征凶,居贞吉。

鼎卦☲☴

离上巽下。元吉,亨。初六:鼎颠趾,利出否,得妾以其子,无咎。九二:鼎有实,我仇有疾,不我能即,吉。九三:鼎耳革,其行塞,雉膏不食,方雨亏悔,终吉。九四:鼎折足,覆公𫗧,其形渥,凶。六五:鼎黄耳金铉,利贞。上九:鼎玉铉,大吉,无不利。

震卦☳☳

震上震下。亨。震来虩虩,笑言哑哑,震惊百里,不丧匕鬯。初九,震来虩虩,后笑言哑哑,吉。六二,震来厉,亿丧贝,跻于九陵,勿逐,七日得。六三,震苏苏,震行无眚。九四,震遂泥。六五,震往来,厉,意无丧,有事。上六,震索索,视矍矍,征凶。震不于其躬,于其邻,无咎。婚媾有言。

艮卦☶☶

艮上艮下。艮其背,不获其身,行其庭,不见其人,无咎。初六,艮其趾,无咎。利永贞。六二,艮其腓,不拯其随,其心不快。九三,艮其限,列其夤,厉,熏心。六四,艮其身,无咎。六五,艮其辅,言有序,悔亡。上九,敦艮,吉。

渐卦☶

巽上艮下。女归吉,利贞。初六,鸿渐于干。小子厉,有言,无咎。六二,鸿渐于磐,饮食衎衎,吉。九三,鸿渐于陆。夫征不复,妇孕不育,凶。利御寇。六四,鸿渐于木,或得其桷,无咎。九五,鸿渐于陵,妇三岁不孕,终莫之胜,吉。上九,鸿渐于陆,其羽可用为仪,吉。

归妹卦☳

震上兑下。征凶,无攸利。初九,归妹以娣。跛能履,征吉。九二,眇能视,利幽人之贞。六三,归妹以须,反归以娣。九四,归妹愆期,迟归有时。六五,帝乙归妹,其君之袂不如其娣之袂良。月几望,吉。上六,女承筐无实,士刲羊无血,无攸利。

丰卦☳

震上离下。亨,王假之。勿忧,宜日中。初九,遇其配主,虽旬无咎,往有尚。六二,丰其蔀,日中见斗。往得疑疾,有孚发若,吉。九三,丰其沛,日中见沫,折其右肱,无咎。九四,丰其蔀,日中见斗,遇其夷主,吉。六五,来章有庆誉,吉。上六,丰其屋,蔀其家,窥其户,阒其无人,三岁不觌,凶。

旅卦☲

离上艮下。小亨。旅贞吉。初六,旅琐琐,斯其所取灾。六二,旅即次,怀其资,得童仆,贞。九三,旅焚其次,丧其童仆,贞厉。九四,旅于处,得其资斧,我心不快。六五,射雉,一矢亡,终以誉命。上九,鸟焚其巢,旅人先笑后号咷。丧牛于易,凶。

巽卦☴

巽上巽下。小亨。利有攸往。利见大人。初六,进退,利武人之贞。九二,巽在床下,用史巫纷若,吉,无咎。九三,频巽,吝。六四,悔亡,田获三品。九五,贞吉,悔亡,无不利,无初有终。先庚三日,后庚三日,吉。上九,巽在床下,丧其资斧,贞凶。

兑卦☱

兑上兑下。亨。利贞。初九,和兑,吉。九二,孚兑,吉,悔亡。六三,来兑,凶。九四,商兑未宁,介疾有喜。九五,孚于剥,有厉。上六,引兑。

涣卦☴

巽上坎下。亨。王假有庙。利涉大川,利贞。初六,用拯马壮,吉。九二,涣奔其机,悔亡。六三,涣其躬,无悔。六四,涣其群,元吉。涣有丘,匪夷所思。九五,涣汗其大号,涣王居,无咎。上九,涣其血,去逖出,无咎。

节卦☵

坎上兑下。亨。苦节,不可贞。初九,不出户庭,无咎。九二,不出门庭,凶。六三,不节若,则嗟若,无咎。六四,安节。亨。九五,甘节,吉,往有尚。上六,苦节,贞凶,悔亡。

中孚卦☴

巽上兑下。豚鱼,吉。利涉大川,利贞。初九,虞吉,有它不燕。九二,鸣鹤在阴,其子和之。我有好爵，吾与尔靡之。六三，得敌，或鼓或罢，或泣或歌。六四，月几望，马匹亡，无咎。九五，有孚挛如，无咎。上九，翰音登于天，贞凶。

小过卦䷽

震上艮下。亨。利贞。可小事，不可大事。飞鸟遗之音，不宜上，宜下，大吉。初六，飞鸟以凶。六二，过其祖，遇其妣。不及其君，遇其臣。无咎。九三，弗过防之，从或戕之，凶。九四，无咎。弗过遇之，往厉必戒，勿用永贞。六五，密云不雨，自我西郊。公弋取彼在穴。上六，弗遇过之，飞鸟离之，凶，是谓灾眚。

既济卦䷾

坎上离下。亨小，利贞。初吉终乱。初九，曳其轮，濡其尾，无咎。六二，妇丧其茀，勿逐，七日得。九三，高宗伐鬼方，三年克之，小人勿用。六四，繻有衣袽，终日戒。九五，东邻杀牛，不如西邻之禴祭，实受其福。上六，濡其首，厉。

未济卦䷿

离上坎下。亨。小狐汔济，濡其尾，无攸利。初六，濡其尾，吝。九二，曳其轮，贞吉。六三，未济，征凶。利涉大川。九四，贞吉，悔亡，震用伐鬼方，三年有赏于大国。六五，贞吉，无悔。君子之光，有孚吉。上九，有孚于饮酒，无咎。濡其首，有孚失是。

第三章 阴阳五行

一、阴阳基本概念

1. **阴阳定义** 阴阳是宇宙万事万物相互对立的两面。阴阳学说是中国古代文化阐释宇宙万事万物发生发展及其变化规律的理论体系。《说文》：阴，闇也。山之北，水之南也，从阜，从侌。阳，从阜从昜，高明也。《易经·系辞上》曰：一阴一阳之谓道。《道德经》曰：道生一，一生二，二生三，三生万物。万物负阴而抱阳，冲气以为和。阴阳家是中国古代专门研究阴阳学说的专家，战国时期驺衍是阴阳家的代表人物，司马迁谓驺衍睹有国者益淫侈，不能尚德，若大雅整之于身，施及黎庶矣。乃深观阴阳消息而作怪迂之变，《终始》《大圣》之篇十余万言。其语闳大不经，必先验小物，推而大之，至于无垠。先序今以上至黄帝，学者所共术，大并世盛衰，因载其禨祥度制，推而远之，至天地未生，窈冥不可考而原也。先列中国名山大川，通谷禽兽，水土所殖，物类所珍，因而推之，及海外人之所不能睹。称引天地剖判以来，五德转移，治各有宜，而符应若兹。以为儒者所谓中国者，于天下乃八十一分居其一分耳。中国名曰赤县神州。赤县神州内自有九州，禹之序九州是也，不得为州数。中国外如赤县神州者九，乃所谓九州也。于是有裨海环之，人民禽兽莫能相通者，如一区中者，乃为一州。如此者九，乃有大瀛海环其外，天地之际焉。其术皆此类也。然要其归，必止乎仁义节俭，君臣上下六亲之施，始也滥耳。王公大人初见其术，惧然顾化，其后不能行之。是以驺子重于齐。适梁，惠王郊迎，执宾主之礼。适赵，平原君侧行撇席。如燕，昭王拥彗先驱，请列弟子之座而受业，筑碣石宫，身亲往师之。作主运。其游诸侯见尊礼如此，岂与仲尼菜色陈蔡，孟轲困于齐梁同乎哉！故武王以仁义伐纣而王，伯夷饿不食周粟；卫灵公问陈，而孔子不答；梁惠王谋欲攻赵，孟轲称大王去邠。此岂有意阿世俗苟合而已哉！持方枘而内圆凿，其能入乎？或曰，伊尹负鼎而勉汤以王，百里奚饭牛车下而缪公用霸，作先合，然后引之大道。驺衍其言虽不轨，傥亦有牛鼎之意乎？自驺衍与齐之稷下先生，如淳于髡、慎到、环渊、接子、田骈、驺奭之徒，各著书言治乱之事，以干世主，岂可胜道哉！《汉书·艺文志》著录阴阳家著作二十一种，已全部散佚。《宋司星子韦》三篇，景公之史；《公梼生终始》十四篇，传邹奭《始终》书；《公孙发》二十二篇，六国时；《邹子》四十九篇，名衍，齐人，为燕昭王师，居稷下，号谈天衍；《邹子终始》五十六篇；《乘丘子》五篇，六国时；《杜文公》五篇，六国时；《黄帝泰素》二十篇，六国时韩诸公子所作；《南公》三十一篇，六国时；《容成子》十四篇；《张苍》十六篇，丞相北平侯；《邹奭子》十二篇，齐人，号曰雕龙奭；《闾丘子》十三篇，名快，魏人，在南公前；《冯促》十三篇，郑人；《将巨子》五篇，六国时。先南公，南公称之；《五曹官制》五篇，汉制，似贾谊所条；《周伯》十一篇,齐人,六国时;《卫侯官》十二篇,近世,不知作者;《天下忠臣》九篇,于长,平阴人,近世;《公孙浑邪》十五篇,平曲侯;《杂阴阳》三十八篇,不知作者。上阴阳二十一家,三百六十九篇。阴阳家者流,盖出于羲和之官,敬顺昊天,历象日月星辰,敬授民时,此其所长也。及拘者为之,则牵于禁忌,泥于小数,舍人事而任鬼神。

2. 阴阳可分　阴阳学说认为阴阳对立两方具有无限可分性。阴中有阳,阳中有阴,阴阳之中复有阴阳,一分为二以至无穷。《素问·金匮真言论篇》曰:阴中有阴,阳中有阳。平旦至日中天之阳,阳中之阳也;日中至黄昏天之阳,阳中之阴也;合夜至鸡鸣天之阴,阴中之阴也;鸡鸣至平旦天之阴,阴中之阳也。故人亦应之。夫言人之阴阳,则外为阳,内为阴。言人身之阴阳则背为阳,腹为阴。言人身之脏腑中阴阳则脏者为阴,腑者为阳。肝、心、脾、肺、肾,五脏皆为阴,胆、胃、大肠、小肠、膀胱、三焦,六腑皆为阳。所以欲知阴中之阴,阳中之阳者,冬病在阴,夏病在阳,春病在阴,秋病在阳。背为阳阳中之阳心也,背为阳阳中之阴肺也,腹为阴阴中之阴肾也,阴中之阳肝也,腹为阴阴中之至阴脾也。此皆阴阳表里,内外雌雄,相输应也。故以应天之阴阳也。《类经·阴阳之中复有阴阳》解释曰:人身背腹阴阳议论不一。有言前阳后阴者,如老子所谓万物负阴而抱阳是也。有言前阴后阳者,如此节所谓背为阳腹为阴是也。似乎相左。观邵子曰:天之阳在南,阴在北;地之阴在南,阳在北。天阳在南,故日处之;地刚在北,故山处之。所以地高西北,天高东南。然则老子所言,言天之象,故人之耳目口鼻动于前,所以应天阳面南也。本经所言,言地之象,故人之脊膂肩背峙于后,所以应地刚居北也。矧以形体言之,本为地象,故背为阳,腹为阴,而阳经行于背,阴经行于腹。天地阴阳之道,当考伏羲六十四卦方圆图,圆图象天,阳在东南,方图象地,阳在西北,其义最精,燎然可见。又如人之五脏,何以心肺为背之阳,肝脾肾为腹之阴?盖心肺居于膈上,连近于背,故为背之二阳脏;肝脾肾居于膈下,藏载于腹,故为腹之三阴脏。然阳中又分阴阳,则心象人之日,故曰牡脏,为阳中之阳。肺象人之天,天象玄而不自明。朱子曰:天之无星空处谓之辰。故天体虽阳,而实包藏阴德,较乎日之纯阳者,似为有间。故肺曰牝脏,为阳中之阴。若阴中又分阴阳,则肾属人之水,故曰牝脏,阴中之阴也。肝属人之木,木火同气,故曰牡脏,阴中之阳也,脾属人之土,其体象地,故曰牝脏,为阴中之至阴也。

二、阴阳基本内容

1. 太极阴阳对立制约法则　阴阳对立制约法则认为阴阳对立双方互相排斥相互制约。天与地、上与下、内与外、动与静、升与降、出与入、昼与夜、明与暗、寒与热、虚与实、散与聚等。阴阳即是相互对立的两方,又是相互制约的两方。正午阴生,子夜阳长,冬至阳生以制阴,夏至阴生以制阳。《素问·阴阳应象大论》曰:阴静阳燥,阳生阴长,阳杀阴藏,阳化气,阴成形。水为阴,火为阳;阳为气,阴为味。阴味出下窍;阳气出上窍。味厚者为阴,薄为阴之阳。气厚者为阳,薄为阳之阴。气味辛甘发散为阳,酸苦涌泄为阴。故曰:天地者,万物之上下也;阴阳者,血气之男女也;左右者,阴阳之道路也;水火者,阴阳之征兆也;阴阳者,万物之能始也。故曰阴在内,阳之守也,阳在外,阴之使也。故天有精,地有形,天有八纪,地有五理,故能为万物之父母。清阳上天,浊阴归地,是故天地之动静,神明为之纲纪,故能以生长收藏,终而复始。《类经附翼·医易义》曰:动极者镇之以静,阴亢者胜之以阳。

2. 阴阳互根法则　阴阳互根法则认为阴阳相互对立的双方均以对方作为自身存在的前提。张景岳《景岳全书·传忠录》曰:道产阴阳,原同一气,火为水之主,水即火之源,水火原不相离也。何以见之? 如水为阴,火为阳,象分冰炭。何谓同源? 盖水性本热,使火中无水,其热必极,热极则亡阴,而万物焦枯矣。水性本寒,使水中无火,其寒必极,寒极则亡阳,而万物寂灭矣。此水火之气,果可呼吸相离乎? 其在人身,是即元阴元阳,所谓先天之元气也。欲得先天,当思根柢。命门为受生之窍,为水火之家,此即先天之北阙也。舍此他求,如涉海问津矣,学者宜识之。凡人之阴阳,但知以气血,脏腑,寒热为言,此特后天有形之阴阳耳。至若先天无形之阴阳,则阳曰元阳,阴曰元阴。元阳者,即无形之火,以生以化,神机是也,性命系之,故亦曰元气。元阴者,即无形之水,以长以立,天癸是也,强弱系之,故亦曰元精。元精元气者,即化生精气之元神也。生气通天,惟赖乎此。经曰:得神者昌,失神者亡,即此之谓。今之人,多以后天劳欲戕及先天,今之医,只知有形邪气,不知无形元气。夫有形者,迹也,盛衰昭著,体认无难;无形者,神也,变幻倏忽,挽回非易。故《经》曰:粗守形,上守神。嗟呼! 又安得有通神明而见无形者,与之共谈斯道哉。阴根于阳,阳根于阴。凡病有不可正治者,当从阳以引阴,从阴以引阳,各求其属而衰之。如求汗于血生气于精,从阳引阴也。又如引火归源纳气归肾,从阴引阳也。此即水中取火,火中取水之义。

3. 阴阳消长法则　阴阳消长法则认为阴阳相互对立的双方此消彼长动态平衡。《国语·越语》曰:阳至而阴,阴至而阳,日困而还,月盈而匡。《易传·丰》曰:日中则昃,月盈则食,天地盈虚,与时消息。《素问·生气通天论》指出每日 24 小时的阴阳消长动态平衡:平旦至日中阳气隆阴气消,日西至夜中阳气消阴气长。《素问·四气调神大论》阐述一年四季阴阳消长动态平衡:春夏阳长阴消,秋冬阴长阳消。四时阴阳者万物之根本也。阴阳相互对立的双方此消彼长动态平衡是正常现象,阴阳相互对立双方此消彼长动态平衡失调是异常现象。元代朱丹溪认为阴阳消长失衡的临床特点是阴常不足,即病理性阴消阳长。《格致余论·阴常不足阳常有余论》曰:人受天地之气以生,天之阳气为气,地之阴气为血。故气常有余,血常不足。何以言之? 天地为万物父母。天大也为阳,而运于地之外;地居天之中为阴,天之大气举之。日实也,亦属阳,而运于月之外;月缺也,属阴,禀日之光以为明者也。人身之阴气,其消长视月之盈缺。故人之生也,男子十六岁而精通,女子十四岁而经行,是有形之后,犹有待于乳哺水谷以养,阴气始成而可与阳气为配,以能成人,而为人之父母。古人必近三十、二十而后嫁娶,可见阴气之难于成,而古人之善于摄养也。《礼记》注曰:惟五十然后养阴者有以加。《内经》曰:年至四十阴气自半而起居衰矣。又曰:男子六十四岁而精绝,女子四十九岁而经断。夫以阴气之成,止供得三十年之视听言动,已先亏矣。人之情欲无涯,此难成易亏之阴气,若之何而可以供给也? 经曰:阳者天气也,主外;阴者地气也,主内。故阳道实阴道虚。又曰:至阴虚天气绝,至阳盛地气不足。观虚与盛之所在,非吾之过论。主闭藏者肾也,司疏泄者肝也。二脏皆有相火,而其系上属于心。心君火也,为物所感则易动,心动则相火亦动,动则精自走,相火翕然而起,虽不交会,亦暗流而疏泄矣。所以圣贤只是教人收心养心,其旨深矣。天地以五行更迭衰旺而成四时,人之五脏六腑亦应之而衰旺。四月属巳,五月属午,为火大旺。火为肺金之夫,火旺则金衰。六月属未,为土大旺,土为水之夫,土旺则水衰。况肾水常藉肺金为母，以补助其不足，故《内经》谆谆于资其化源也。古人于夏必独宿而淡味，兢兢业业于爱护也。保养金水二脏，正嫌火土之旺尔。《内经》曰：冬不藏精者，春必病温。十月属亥，十一月属子，正火气潜伏闭藏，以养其本然之真，而为来春发生升动之本。若于此时恣嗜欲以戕贼，至春升之际，下无根本，阳气轻浮，必有温热之病。夫夏月火土之旺，冬月火气之伏，此论一年之虚耳。若上弦前下弦后，月廓月空亦为一月之虚。大风大雾，虹霓飞电，暴寒暴热，日月薄蚀，忧愁忿怒，惊恐悲哀，醉饱劳倦，谋虑勤动，又皆为一日之虚。若病患初退，疮痍正作，尤不止于一日之虚。今日多有春末夏初，患头痛脚软，食少体热，仲景谓春夏剧秋冬瘥，而脉弦大者，正世俗所谓注夏病。若犯此四者之虚，似难免此。夫当壮年便有老态，仰事俯育一切隳坏。兴言至此，深可惊惧。古人谓不见所欲，使心不乱。夫以温柔之盛于体，声音之盛于耳，颜色之盛于目，馨香之盛于鼻，谁是铁汉，心不为之动也？善摄生者，于此五个月出居于外。苟值一月之虚，亦宜暂远帷幕，各自珍重，保全天和，期无负敬身之教，幸甚！明代张景岳则认为阴阳消长失衡的临床特点是阳常不足，即病理性阳消阴长。《类经附翼·大宝论》曰：为人不可不知医，以命之重也。而命之所系，惟阴与阳，不识阴阳，焉知医理？此阴阳之不可不论也。夫阴阳之体，曰乾与坤；阴阳之用，曰水与火；阴阳之化，曰形与气。以生杀言，则阳主生，阴主杀；以寒热言，则热为阳，寒为阴。若其生化之机，则阳先阴后，阳施阴受。先天因气以化形，阳生阴也；后天因形以化气，阴生阳也。形即精也，精即水也；神即气也，气即火也。阴阳二气，最不宜偏，不偏则气和而生物，偏则气乖而杀物。经曰：阴平阳秘，精神乃治；阴阳离决，精气乃绝。此先王悯生民之夭厄，因创明医道，以垂惠万世者，在教人以察阴阳、保生气而已也。故《内经》于阴阳之理，惟恐人之不明，而切切谆谆，言之再四。奈何后学，犹未能明，余请先言其二，而后言其一。夫二者阴也，后天之形；一者阳也，先天之气也。神由气化，而气本乎天，所以发生吾身者，即真阳之气也；形以精成，而精生于气，所以成立吾身者，即真阴之气也。观《上古天真论》曰：女子二七而后天癸至，男子二八而后天癸至。非若阴生在后而阴成之难乎？又《阴阳应象大论》曰：人年四十而阴气自半也。非若阴衰在前而阴雕之易乎？所谓阴者，即吾之精而造吾之形也。夫无形则无患，有形必有毁。故人生全盛之数，惟二八之后，以至四旬之外，前后止二十余年而形体渐衰矣，此诚阴虚之象也。由此观之，即谓之阳道实、阴道虚若无不可。故丹溪引日月之盈亏，以为阳常有余阴常不足之论，而立补阴、大补等丸，以黄柏、知母为神丹，家传户用，其害孰甚？殊不知天癸之未至，本由乎气；而阴气之自半，亦由乎气。是形虽在阴，而气则仍从阳也。此死生之机，不可不辨。余所谓先言其二者，即此是也。何谓其一？一即阳也，阳之为义大矣。夫阴以阳为主，所关于造化之原，而为性命之本者，惟斯而已。何以见之？姑举其最要者，有三义焉：一曰形气之辨，二曰寒热之辨，三曰水火之辨。夫形气者，阳化气，阴成形，是形本属阴，而凡通体之温者，阳气也；一生之活者，阳气也；五官五脏之神明不测者，阳气也。及其既死，则身冷如冰，灵觉尽灭，形固存而气则去，此以阳脱在前，而阴留在后，是形气阴阳之辨也，非阴多于阳乎？二曰寒热者，热为阳，寒为阴；春夏之暖为阳，秋冬之冷为阴。当长夏之暑，万国如炉，其时也，凡草木昆虫，咸苦煎炙；然愈热则愈繁，不热则不盛。及乎一夕风霜，即僵枯遍野。是热能生物，而过热者惟病；寒无生意，而过寒则伐尽。然则热无伤而寒可畏，此寒热阴阳之辨也，非寒强于热乎？三曰水火者，水为阴，火为阳也。造化之权，全在水火，而水火之象有四，则日为太阳，火为少阳，水为太阴，月为少阴，此四象之真形而人所未达也。余言未竟，适一耽医之客过余者，闻而异之曰：

月本太阴,火岂少阳?古无是说,何据云然?亦有所谓乎?曰:阳主乎外,阴主乎内,此阴阳之定位也;阳中无太阴,阴中无太阳,此阴阳之专主也。日丽乎天,此阳中之阳也,非太阳乎?月之在天,阳中之阴也,非少阴乎?水行于地,阴中之阴也,非太阴乎?火之在地,阴中之阳也,非少阳乎?此等大义,诚丹溪所未知,故引日月盈亏,以证阴阳虚实。亦焉知水大于月,独不虑阳之不足、阴之太过乎?客曰:阴阳太少之说,固若有理;至于水大于月,便是阴之有余,则凡天下之火不少也,阳岂独在于日乎?曰:是更有妙理存也。夫阴阳之性,太者气刚,故日不可灭,水不可竭,此日为火之本,水为月之根也;少者气柔,故火有时息,月有时缺,此火是日之余,月是水之余也。惟其不灭者,方为真火;而时作时止者,岂即元阳?故惟真阳之火,乃能生物;而燎原之凡火,但能焦物病物。未闻有以烘炙而生物者,是安可以火喻日也?客曰:若如此言,则水诚太阴矣;然何以云天一生水?水非阳乎?又何以云水能生万物,水非生气乎?曰:此问更妙。夫天一者,天之一也,一即阳也,无一则止于六耳。故水之生物者,赖此一也;水之化气者,亦赖此一也。不观乎春夏之水,土得之而能生能长者,非有此一乎?秋冬之水,土得之而不生不长者,非无此一乎?不惟不生而自且为冻,是水亦死矣。可见水之所以生,水之所以行,孰非阳气所主?此水中有阳耳,非水即为阳也。客曰:然则生化之权,皆由阳气,彼言阳有余者,诚非谬也,而子反虑其不足,非过虑乎?曰:余为此论,正为此耳。惟恐人之不悟,故首言形气,次言寒热,此言水火,总欲辨明阳非有余,不可罔顾之义。夫阳主生,阴主杀。凡阳气不充,则生意不广,而况于无阳乎?故阳惟畏其衰,阴惟畏其盛,非阴能自盛也,阳衰则阴盛矣。凡万物之生由乎阳,万物之死亦由乎阳,非阳能死物也,阳来则生,阳去则死矣。试以太阳证之,可得其象。夫日行南陆,在时为冬,斯时也,非无日也,第稍远耳,便见严寒难御之若此,万物凋零之若此。然则天地之和者,惟此日也;万物之生者,亦惟此日也。设无此日,则天地虽大,一寒质耳,岂非六合尽冰壶,乾坤皆地狱乎?人是小乾坤,得阳则生,失阳则死。阳衰者,即亡阳之渐也;恃强者,即致衰之兆也。可不畏哉!故伏羲作易,首制一爻,此立元阳之祖也。文王衍易,凡六十四卦,皆以阳喻君子,阴喻小人,此明阳气之德也。乾之象曰:大哉乾元,万物资始,乃统天。此言元贯四德,阳为发育之首也。坤之初六曰:履霜坚冰至。此虑阴之渐长,防其有妨化育也。大有之象曰:大有元亨,火在天上。此言阳德之亨,无所不照也。系辞曰:天地之大德曰生。此切重生生之本也。《内经》曰:凡阴阳之要,阳密乃固。此言阴之所恃者,惟阳为主也。又曰:阳气者若天与日,失其所则折寿而不彰,故天运当以日光明。此言天之运,人之命,元元根本,总在太阳无两也。凡此经训,盖自伏羲、黄帝、文王、岐伯、周公、孔子,六大圣人,千古相传,若出一口,岂果余之私虑哉?由此言之,可见天之大宝,只此一丸红日;人之大宝,只此一息真阳。孰谓阳常有余,而欲以苦寒之物,伐此阳气,欲保生者,可如是乎?客曰:至哉!余得闻所生之自矣。然既有其道,岂无其法,欲固此阳,计从安出?曰:但知根本,即其要也。曰:何为根本?曰:命门是也。曰:余闻土生万物,故脾胃为五脏六腑之本;子言命门,余未解也。曰:不观人之初生,生由脐带,脐接丹田,是为气海,即命门也。所谓命门者,先天之生我者,由此而受;后天之我生者,由此而栽。夫生之门即死之户,所以人之盛衰安危,皆系于此者,以其为生气之源,而气强则强,气衰则病,此虽至阴之地而实元阳之宅。

4. 阴阳转化法则 阴阳转化法则认为阴阳对立双方在一定条件下向其对立面转化。《道德经》第五十五章:物壮则老,谓之不道,不道早已。《吕氏春秋·博志》:全则必缺,极则必反。《鹖冠子·环流》：物极则反，命曰环流。宋代朱熹《近思录》引宋·程颐曰：如《复卦》言七日来复，其间无不断续，阳已复生，物极必反，其理须如此。司马迁在《史记·田叔列传》中下笔不凡：夫月满则亏，物盛则衰，天地之常也。认为物极必反是一个普遍适用的自然规律。《淮南子·道应训》：夫物盛而衰，乐极则悲，日中而移，月盈而亏。《汉书·东方朔传》：水至清则无鱼，人至察则无徒。《三国演义》开宗明义就指出封建社会改朝换代的发展规律：天下大势，合久必分，分久必合。《素问·阴阳应象大论》指出：寒极生热，热极生寒，寒气生浊，热气生清。重寒则热，重热则寒，重阴必阳，重阳必阴。

三、五行学说基本概念

1. 五行定义 五行是宇宙木火土金水五类事物特性的运行，五行学说是阐释宇宙木火土金水五类事物特性的运行变化规则的理论体系。五，即木火土金水五种事物或其特性；行，即运行变化规则。中国古代文化应用五行学说阐释自然规律与社会规律。《尚书·甘誓》：六事之人，予誓告汝：有扈氏威侮五行，怠弃三正，天用剿绝其命，今予惟恭行天之罚。左不攻于左，汝不恭命；右不攻于右，汝不恭命；御非其马之正，汝不恭命。用命，赏于祖；弗用命，戮于社，予则孥戮汝。《释名》曰：五行者，言五气于其方各施行者。《礼》曰：五行之动，迭相竭也。五行，四时，十二月，还相为本也。《汉书》曰：五行者，五常之形气也。《传》曰：五行之官，是谓五官，实列受氏姓，封为上公，祀为贵神，社稷五祀，是尊是奉。木正曰勾芒，火正曰祝融，金正曰蓐收，水正曰玄冥，土正曰后土。献子曰：社稷五祀，谁氏之官也？对曰：少皞氏有四叔，曰重，曰该，曰修，曰熙，实能理金木及水，使重为勾芒，该为蓐收，修及熙为玄冥，世不失职，遂济穷桑，此三祀也。颛顼氏有子号曰黎，为祝融，共工氏有子号曰勾龙，为后土，此其二祀也。后土为社稷田正也。有烈山氏之子曰柱，为稷，自夏以上祀之；周弃亦为稷，自商以来祀之。《魏略》曰：诏以汉火行，火忌水，故去洛水而加隹；魏于行次为土，水得土而流，土得水而软，故除隹加水，变雒为洛。《家语》曰：季康子问于孔子曰：旧闻五帝之名而不知其实，请问何谓？孔子曰：昔丘也闻诸老聃，天有五行，木金水火土，分时化育以成万物。其神谓之五帝。古之王者易代改号，取法五行更王，终始相生，亦象其义也。故其生为明王者，死配五行。是以太皞配木，炎帝配火，少皞配金，颛顼配水，黄帝配土。康子曰：太皞氏其始之木，何也？孔子曰：五行用事，先起于木，木，东方也，万物之初皆出焉。是故王者作而首以木德王天下，则以所生之行转相承也。康子曰：吾闻勾芒为木正，祝融为火正，蓐收为金正，玄冥为水正，后土为土正，此则五行之主也，而不称何？孔子曰：凡五正者，五行之官名也。五行佐成上帝而称五帝，太皞之属配焉，亦云帝，从其号。昔者，少皞氏之子有四叔，曰重，曰该，曰熙，曰修，实能理金木水火土。使重为勾芒，该为蓐收，修及熙为玄冥，颛顼氏之子曰黎为祝融，共工氏子曰勾龙为后土，此五者，各以所能业其官职，生为上公，死为贵神，别称五祀，不得同帝也。《遁甲开山图荣氏解》曰：五龙受爱皇后君也。兄弟四人，皆人面龙身。长曰角龙，木仙也；次曰羽龙，水仙也；父曰宫龙，土仙也。父子同得仙，治在五方，今五行之神也。《白虎通》曰：五行者，何谓也？谓金木水火土。言行者，欲言为天行气之义也。地之承天，犹妇之事夫，臣之事君也，其位卑，卑者亲视事，故自同于一行，尊于天也。《尚书》一曰水，二曰火，三曰木，四曰金，五曰土。水位在北方者，阴气在黄泉之下任养万物。水之为言准也，阴化沾濡任生木。木在东方者,阳气始动,万物始生,木之为言触也。阳气动跃。火在南方,阳在上,万物垂枝,火之为言委随也。万物布施,火之为言化也,阳气用事万物变化也。金在西方者,阴始起,万物禁止,金之为言禁也。土在中央,中央者土,土主吐万物,土之为言吐也。《乐记》曰:春生夏长秋收冬藏,土所以不名时者,地,土之别名也,比于五行最尊,故自居部职也。万物怀任交易,变化始起,先有太初,然后有太始,形兆既成,名曰太素。混沌相连,视之不见,听之不闻,然后剖判。清浊既分,精曜出布,庶物生。精者为三光,粗者为五行。五行生情性,情性生污中,污中生神明,神明生道德,道德生文章。

2. **五行生成**　伏羲氏时有龙马现黄河背负河图,神龟浮洛水背负洛书。伏羲据以成八卦,文王依此演为六十四卦。《河图》《洛书》是中国古代文化两幅神秘图案,人称中华第一图。《河图》据天体五大行星运行时节而绘。五星古称五纬,木曰岁星,火曰荧惑星,土曰镇星,金曰太白星,水曰辰星。五行运行,以二十八宿舍为区划,其轨道距日道不远,古人用以纪日。五星按木火土金水顺序,相继出现于北极天空,每星各行 72 天,五星合周天 360 度。

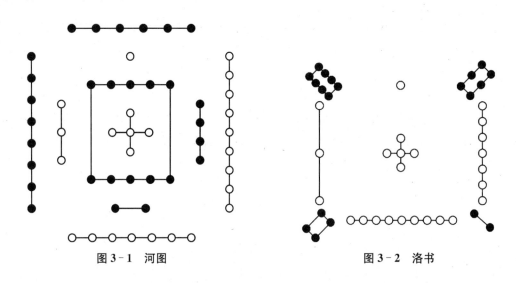

图 3-1　河图　　　　　　　　　　　　　图 3-2　洛书

由此可见,河图是根据五星运行天象而绘制,这是五行的来源。《河图》《洛书》阐明五行生成原理。一六共宗居北方,天一生水,地六成之;二七为朋居南方,地二生火,天七成之;三八为友居东方,天三生木,地八成之;四九同道居西方,地四生金,天九成之;五十相守居中央,天五生土,地十成之。每年十一月冬至前水星见于北方,正当冬气交令,万物蛰伏,地面上唯有冰雪和水,水行内涵由此形成。七月夏至后,火星见于南方,正当夏气交令,地面上一片炎热,火行内涵由此形成。三月春分,木星见于东方,正当春气当令,草木萌芽生长,木行内涵由此形成。九月秋分,金星见于西方,古代以多代表兵器,以示秋天杀伐之气当令,万物老成凋谢,金行内涵由此形成。五月土星见于中天,正当长夏湿土之气当令,木火金水皆以此为中点,木火金水引起的四时气候变化,皆从地面上观测出来的,土行内涵由此形成。河图共有 10 个数,1,2,3,4,5,6,7,8,9,10。其中 1,3,5,7,9,为阳,2,4,6,8,10,为阴。阳数相加为 25,阴数相加得 30,阴阳相加共为 55 数。天地之数五十有五,以成变化而行鬼神也。河图左旋,五行相生,河图五行相生,乃万物相生之理也。中心不动,一、三、五、七、九,为阳数左旋;二、四、六、八、十,为阴数左旋。顺时旋转,五行万物相生运行。生气上转,如羊角而升也。故顺天而行是左旋,逆天而行是右旋。所以顺生逆死,左旋主生也。

河图据天体五大行星运行时节而绘。五星古称五纬,木曰岁星,火曰荧惑星,土曰镇星,金曰太白星,水曰辰星。五行运行,以二十八宿舍为区划,其轨道距日道不远,古人用以纪日。五星按木火土金水顺序,相继出现于北极天空,每星各行 72 天,五星合周天 360 度。由此可见,河图是根据五星运行天象而绘制,这是五行的来源。每年十一月冬至前水星见于北方,正当冬气交令,万物蛰伏,地面上唯有冰雪和水,水行内涵由此形成。七月夏至后,火星见于南方,正当夏气交令,地面上一片炎热,火行内涵由此形成。三月春分,木星见于东方,正当春气当令,草木萌芽生长,木行内涵由此形成。九月秋分,金星见于西方,古代以多代表兵器,以示秋天杀伐之气当令,万物老成凋谢,金行内涵由此形成。五月土星见于中天,正当长夏湿土之气当令,木火金水皆以此为中点,木火金水引起的四时气候变化,皆从地面上观测出来的,土行内涵由此形成。《河图》《洛书》是中国古代文化两幅神秘图案,河洛文化的滥觞。伏羲氏时有龙马现黄河背负河图;神龟浮洛水背负洛书。伏羲据以成八卦,文王依此演为六十四卦。万物有生数,当生之时方能生;万物有成数,能成之时方能成;故万物生成皆有其数也。大衍之数 50 即五行乘土之成数 10;同时也是天地之数的用数。天地之数 55,减去小衍之数 5 得大衍之数 50,其中小衍为天地之体数,大衍为天地之用数。所谓大衍之数 50 其用 49,就是用大衍之数预测的占筮之法:以一为体,四十九为用,故其用四十又九。天干交合五行,河图五行遂化为天干五行。坐北朝南,左东右西,水生木、木生火、火生土、土生金、金生水,为五行左旋相生。河图定五行之位,东木西金,南火北水,中间土。河图左旋,五行相生,河图五行相生,乃万物相生之理也。中心不动,一、三、五、七、九为阳数左旋;二、四、六、八、十为阴数左旋。顺时旋转,五行万物相生运行。生气上转,如羊角而升也。故顺天而行是左旋,逆天而行是右旋。所以顺生逆死,左旋主生也。

四、五行基本内容

1. **五行特性**　《尚书·洪范》曰:五行一曰水,二曰火,三曰木,四曰金,五曰土。水曰润下,火曰炎上,木曰曲直,金曰从革,土爱稼穑。润下作咸,炎上作苦,曲直作酸,从革作辛,稼穑作甘。① 木性曲直:曲,屈也;直,伸也。曲直即舒展条达特性。宇宙或生命凡具有曲直特性的事物或现象,都归属木类。② 火性炎上:炎,热也;上,向上。炎上即温热升腾特性。宇宙或生命凡具有炎上特性的事物或现象都归属火类。③ 土性稼穑:春种曰稼,秋收曰穑。稼穑即播种收获特性。宇宙或生命凡具有稼穑特性的事物或现象都归属土类。④ 金曰从革:从,顺从;革,革除。从革即变革肃杀特性。宇宙或生命凡具有从革特性的事物或现象都归属金类。⑤ 水曰润下:润,寒湿;下,向下。润下即寒凉向下特性。宇宙或生命凡具有润下的事物或现象都归属水类。

2. **五行归类**　五行学说根据五行特性将宇宙或生命的各种事物或现象归类为木火土金水五大体系,这是五行学说的核心思想。五行之前则宇宙千姿散之漫之,各形其迹,毫无法度,生者不知其所以生,死者不知其所以死;五行之后则世间百态,归之统之,各有其司,秩序井然,成者明其所以成,败者明其所以败。君臣准之治天下,悬诸象魏之表,着乎令甲之中,首于岩廊朝宁,散于诸司百府,百官有所禀受，黎氓有所法程，无散漫飘离之忧，经之纬之，鸿钜纤悉，充周严密，而治具彰；歧黄绳之疗苛疾，发乎灵兰之内，阐于玉版之间，始于上古天真，风于五运六微，恩泽于唐宋明清，医界有所遵循，无权衡规矩不逾，法之药之，精神意虑，无不畅达，肌肤形骸，毫无壅阆。

表 3 - 1　中国医药学五行学说归类列表

自　然　界							五行	人　体					
五音	五味	五色	五化	五气	五方	五季	联系	五脏	六腑	五官	形体	五情	五志
角	酸	青	生	风	东	春	木	肝	胆	目	筋	怒	魂
徵	苦	赤	长	暑	南	夏	火	心	小肠	舌	脉	喜	神
宫	甘	黄	化	湿	中	长夏	土	脾	胃	口	肉	思	意
商	辛	白	收	燥	西	秋	金	肺	大肠	鼻	皮	悲	魄
羽	咸	黑	藏	寒	北	冬	水	肾	膀胱	耳	骨	恐	志

　　3. 五行相生　五行中的一行对另一行的滋生促进作用称五行相生。《春秋繁露·五行之义》曰：木，五行之始也；水，五行之终也；土，五行之中也；此其天次之序也。木生火，火生土，土生金，金生水，水生木，此其父子也。木居左，金居右，火居前，水居后，土居中央，此其父子之序，相受而布。是故木受水而火受木，土受火，金受土，水受金也。诸授之者，皆其父也；受之者，皆其子也；常因其父，以使其子，天之道也。

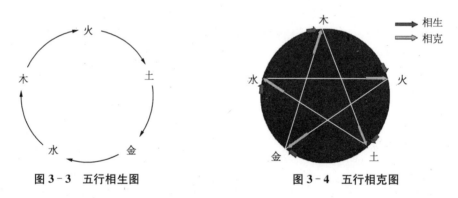

图 3 - 3　五行相生图　　　　　　图 3 - 4　五行相克图

　　4. 五行相克　五行中一行对另一行的制约克制作用称五行相克。隋代肖吉《五行大义·论相克》曰：克者，制罚为义，以其力强能制弱。故木克土，土克水，水克火，火克金，金克木。五行相克说和五行相胜说，本来是古代思想家解释宇宙万物变化的朴素唯物论的理论，战国末期被阴阳学派创始人邹衍附会到社会历史领域，认为每一个朝代都受一种五行之德的支配，朝代的更替，正是五行相克、五行相胜的结果，因而提出五德终始说和五德转移说，陷入了历史唯心论。《春秋繁露》有《五行相胜》篇，解释五行相胜道理，附会社会历史方面的内容。

　　5. 五行相乘　五行中的一行对其所胜一行的过度克制称五行相乘。太过相乘是指五行中的某一行过度亢盛顺势对其所胜行超常克制，如木旺乘土。不及相乘是指五行中某一行过于虚弱不能抵御其所不胜行正常限度的克制，如土虚木乘。五行相乘次序是：木克土，土克水，水克火，火克金，金克木。相乘与相克虽然在次序上相同，但本质上是有区别的。相克是正常情况下五行之间的制约关系，相乘则是五行之间的异常制约现象。在人体，相克表示生理现象，相乘表示病理变化。

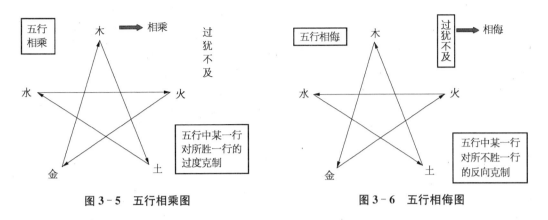

图 3-5 五行相乘图　　　　　　　　　图 3-6 五行相侮图

6. 五行相侮　五行中的一行对其受克一行的逆向克制称五行相侮。太过相侮是指五行中的某一行过度强盛反向克制其所不胜一行,如木火刑金。不及相侮是指五行中某一行过于虚弱,不能制约其所胜行,如土溃水泛。五行相侮的次序是:木侮金,金侮火,火侮水,水侮土,土侮木。

五、思路拓展

1.《易传·系辞》《易传·系辞上》第一章:天尊地卑,乾坤定矣。卑高以陈,贵贱位矣。动静有常,刚柔断矣。方以类聚,物以群分,吉凶生矣。在天成象,在地成形,变化见矣。鼓之以雷霆,润之以风雨,日月运行,一寒一暑,乾道成男,坤道成女。乾知大始,坤作成物。乾以易知,坤以简能。易则易知,简则易从。易知则有亲,易从则有功。有亲则可久,有功则可大。可久则贤人之德,可大则贤人之业。易简,而天下矣之理矣;天下之理得,而成位乎其中矣。

第二章:圣人设卦观象,系辞焉而明吉凶,刚柔相推而生变化。是故,吉凶者,失得之象也。悔吝者,忧虞之象也。变化者,进退之象也。刚柔者,昼夜之象也。六爻之动,三极之道也。是故,君子所居而安者,易之序也。所乐而玩者,爻之辞也。是故,君子居则观其象,而玩其辞;动则观其变,而玩其占。是故自天佑之,吉无不利。

第三章:彖者,言乎象也。爻者,言乎变者也。吉凶者,言乎其失得也。悔吝者,言乎其小疵也。无咎者,善补过也。是故,列贵贱者,存乎位。齐小大者,存乎卦。辨吉凶者,存乎辞。忧悔吝者,存乎介。震无咎者,存乎悔。是故,卦有小大,辞有险易。辞也者,也各指其所之。

第四章:易与天地准,故能弥纶天地之道。仰以观于天文,俯以察於地理,是故知幽明之故。原始反终,故知死生之说。精气为物,游魂为变,是故知鬼神之情状。与天地相似,故不违。知周乎万物,而道济天下,故不过。旁行而不流,乐天知命,故不忧。安土敦乎仁,故能爱。范围天地之化而不过,曲成万物而不遗,通乎昼夜之道而知,故神无方而易无体。

第五章:一阴一阳之谓道,继之者善也,成之者性也。仁者见之谓之仁,知者见之谓之知,百姓日用不知;故君子之道鲜矣!显诸仁,藏诸用,鼓万物而不与圣人同忧,盛德大业至矣哉!富有之谓大业,日新之谓盛德。生生之谓易,成象之谓乾,效法之谓坤,极数知来之谓占,通变之谓事,阴阳不测之谓神。

第六章：夫易，广矣大矣！以言乎远，则不御；以言乎迩，则静而正；以言乎天地之间，则备矣！夫乾，其静也专，其动也直，是以大生焉。夫坤，其静也翕，其动也辟，是以广生焉。

第七章：子曰：易其至矣乎！夫易，圣人所以崇德而广业也。知崇礼卑，崇效天，卑法地，天地设位，而易行乎其中矣。成性存存，道义之门。

第八章：圣人有以见天下之赜，而拟诸其形容，象其物宜；是故谓之象。圣人有以见天下之动，而观其会通，以行其礼。系辞焉，以断其吉凶；是故谓之爻。言天下之至赜，而不可恶也。言天下之至动，而不可乱也。拟之而后言，议之而后动，拟议以成其变化。鸣鹤在阴，其子和之，我有好爵，吾与尔靡之。子曰：君子居其室，出其言，善则千里之外应之，况其迩者乎？居其室，出其言，不善千里之外违之，况其迩乎？言出乎身，加乎民；行发乎远；言行君子之枢机，枢机之发，荣辱之主也。言行，君子之所以动天地也，可不慎乎？同人，先号咷而后笑。子曰：君子之道，或出或处，或默或语，二人同心，其利断金；同心之言，其臭如兰。初六，藉用白茅，无咎。子曰：苟错诸地而可矣；席用白茅，何咎之有？慎之至也。夫茅之为物薄，而用可重也。慎斯术也以往，其无所失矣。劳谦君子，有终吉。子曰：劳而不伐，有功而不德，厚之至也，语以其功下人者也。德言盛，礼言恭，谦也者，致恭以存其位者也。亢龙有悔。子曰：贵而无位，高而无民，贤人在下位而无辅，是以动而有悔也。不出户庭，无咎。子曰：乱之所生也，则言语以为阶。君不密，则失臣；臣不密，则失身；几事不密，则害成；是以君子慎密而不出也。子曰：作易者其知盗乎？易曰：负且乘，致寇至。负也者，小人之事也；小人而乘君子之器，盗思夺矣！上慢下暴，盗思伐之矣！慢藏诲盗，冶容诲淫，易曰：负且乘，致寇至。盗之招也。

第九章：天一地二，天三地四，天五地六，天七地八，天九地十。天数五，地数五，五位相得而各有合。天数二十有五，地数三十，凡天地之数，五十有五，此所以成变化而行鬼神也。大衍之数五十，其用四十有九。分而为二以象两，挂一以象三，揲之以四以象四时，归奇于扐以象闰，故再扐而后挂。乾之策，二百一十有六。坤之策，百四十有四。凡三百有六十，当期之日。二篇之策，万有一千五百二十，当万物之数也。是故，四营而成易，十有八变而成卦，八卦而小成。引而伸之，触类而长之，天下之能事毕矣。显道神德行，是故可与酬酢，可与佑神矣。子曰：知变化之道者，其知神之所为乎！

第十章：是有圣人之道四焉，以言者尚其辞，以动者尚其变，以制器者尚其象，以卜筮者尚其占。是以君主子将以有为也，将以有行也，问焉而以言，其受命也如向，无有远近幽深，遂知来物。非天下之至精，其孰能与于此。参伍以变，错综其数，通其变，遂马天地之文；极其数，遂定天下之象。非天下之致变，其孰能与于此。易无思也，无为也，寂然不动，感而遂通天下之故。非天下之致神，其孰能与于此。夫易，圣人之所以极深而研几也。惟深也，故能通天下之志；惟几也，故能成天下之务；惟神也，故不疾而速，不行而至。子曰：易有圣人之道四焉者，此之谓也。

第十一章：子曰：夫易何为者也？夫易开物成务，冒天下之道，如斯而已者也。是故，圣人以通天下之志，以定天下之业，以断天下之疑。是故，蓍之德，圆而神；卦之德，方以知；六爻之义，易以贡。圣人以此洗心，退藏于密，吉凶与民同患。神以知来，知以藏往，其孰能与于此哉！古之聪明睿智神武而不杀者夫？是以，明于天之道，而察于民之故，是与神物以前民用。圣人以此斋戒，以神明其德夫！是故，阖户谓之坤；辟户谓之乾；一阖一辟谓之变；往来不穷谓之通；见乃谓之象；形乃谓之器；制而用之，谓之法；利用出入，民咸用之，谓之神。是故，易有太极，是生两仪，两仪生四象，四象生八卦，八卦定吉凶，吉凶生大业。是故，法象莫大乎天地；变通莫大乎四时；悬象著明莫在乎日月；崇高莫大乎富贵；备物致用，立成器以为天下利，莫大乎圣人；探赜索隐，钩深致远，以定天下之吉凶，成天下之亹亹者，莫大乎蓍龟。是故，天生神物，圣人执之。天地变化，圣人效之。天垂象，见吉凶，圣人象之。河出图，洛出书，圣人则之。易有四象，所以示也。系辞焉，所以告也。定之以吉凶，所以断也。

第十二章：易曰：自天佑之，吉无不利。子曰：佑者助也。天之所助者，顺也；人之所助者，信也。履信思乎顺，又以尚贤也。是以自天佑之，吉无不利也。子曰：书不尽言，言不尽意；然则圣人之意，其不可见乎？子曰：圣人立象以尽意，设卦以尽情伪，系辞焉以尽其言，变而通之以尽利，鼓之舞之以尽神。乾坤其易之蕴邪？乾坤成列，而易立乎其中矣。乾坤毁，则无以见易；易不可见，则乾坤或几乎息矣。是故，形而上者谓之道；形而下者谓之器；化而裁之谓之变；推而行之谓之通；举而错之天下之民，谓之事业。是故，夫象，圣人有以见天下之赜，而拟诸形容，象其物宜，是故谓之象。圣人有以见天下之动，而观其会通，以行其典礼，系辞焉，以断其吉凶，是故谓之爻。极天下之赜者，存乎卦；鼓天下之动者，存乎辞；化而裁之，存乎变；推而行之，存乎通；神而明之，存乎其人；默而成之，不言而信，存乎德行。

《易传·系辞下》第一章：八卦成列，象在其中矣。因而重之，爻在其中矣。刚柔相推，变在其中矣。系辞焉而命之，动在其中矣。吉凶悔吝者，生乎动者也。刚柔者，立本者也。变通者，趣时者也。吉凶者，贞胜者也。天地之道，贞观者也。日月之道，贞明者也。天下之动，贞夫一者也。夫乾，确然示人易矣。夫坤，聩然示人简矣。爻也者，效此者也。象也者，像此者也。爻象动乎内，吉凶见乎外，功业见乎变，圣人之情见乎辞。天地之大德曰生，圣人之大宝曰位。何以守位曰仁。何以聚人曰财。理财正辞，禁民为非曰义。

第二章：古者包羲氏之王天下也，仰则观象于天，俯则观法于地，观鸟兽之文，与地之宜，近取诸身，远取诸物，于是始作八卦，以通神明之德，以类万物之情。作结绳而为网罟，以佃以渔，盖取诸离。包羲氏没，神农氏作，斫木为耜，揉木为耒，耒耨之利，以教天下，盖取诸益。日中为市，致天下之货，交易而退，各得其所，盖取诸噬嗑。神农氏没，黄帝、尧、舜氏作，通其变，使民不倦，神而化之，使民宜之。易穷则变，变则通，通则久。是以自天佑之，吉无不利，黄帝、尧、舜，垂衣裳而天下治，盖取诸乾坤。刳木为舟，剡木为楫，舟楫之利，以济不通，致远以利天下，盖取诸涣。服牛乘马，引重致远，以利天下，盖取诸随。重门击柝，以待暴客，盖取诸豫。断木为杵，掘地为臼，臼杵之利，万民以济，盖取诸小过。弦木为弧，剡木为矢，弧矢之利，以威天下，盖取诸睽。上古穴居而野处，后世圣人易之以宫室，上栋下宇，以待风雨，盖取诸大壮。古之葬者，厚衣之以薪，葬之中野，不封不树，丧期无数，后世圣人易之以棺椁，盖取诸大过。上古结绳而治，后世圣人易之以书契，百官以治，万民以察，盖取诸。

第三章：是故，易者象也。象也者，像也。彖者材也。爻也者，效天下之动也。是故，吉凶生，而悔吝著也。

第四章：阳卦多阴，阴卦多阳，其故何也？阳卦奇，阴卦耦。其德行何也？阳一君而二民，君子之道也。阴二君而一民，小人之道也。

第五章：《易》曰：憧憧往来，朋从尔思。子曰：天下何思何虑？天下同归而殊途，一致而百虑，天下何思何虑？日往则月来，月往则日来，日月相推而明生焉。寒往则暑来，暑往则寒来，寒暑相推而岁成焉。往者屈也，来者信也，屈信相感而利生焉。尺蠖之屈，以求信也。龙蛇之蛰，以存身也。精义入神，以致用也。利用安身，以崇德也。过此以往，未之或知也。穷神知化，德之盛也。易曰：困于石，据于蒺藜，入于其宫，不见其妻，凶。子曰：非所困而困焉，名必辱。非所据而据焉，身必危。既辱且危，死期将至，妻其可得见邪？易曰：公用射隼，于高墉之上，获之无不利。子曰：隼者禽也，弓矢者器也，射之者人也。君子藏器于身，待时而动，何不利之有？动而不括，是以出而不获。语成器而动者也。子曰：小人不耻不仁，不畏不义，不见利而不劝，不威不惩；小惩而大诫，此小人之福也。易曰：履校灭趾，无咎。此之谓也。善不积，不足以成名；恶不积，不足以灭身。小人以小善为无益，而弗为也，故恶积而不可掩，罪大而不可解。易曰：履校灭耳，凶。子曰：危者，安其位者也；亡者，保其存者也；乱者，有其治者也。是故，君子安而不忘危，存而不忘亡，治而不忘乱；是以，身安而国家可保也。易曰：其亡其亡，系于包桑。天地絪缊，万物化醇。男女构精，万物化生。易曰：三人行，则损一人；一人行，则得其友。言致一也。子曰：君子安其身而后动，易其心而后语，定其交而后求。君子修此三者，故全也。危以动，则民不与也；惧以语，则民不应也；无交而求，则民不与也。莫之与，则伤之者至矣。易曰：莫益之，或击之，立心勿恒，凶。

第六章：子曰：乾坤其易之门邪？乾阳物也，坤阴物也。阴阳合德，而刚柔有体，以体天地之撰，以通神明之德。其称名也，杂而不越。于稽其类，其衰世之意邪？子曰：夫易，彰往而察来，而微显阐幽，开而当名，辨物正言，断辞则备矣。其称名也小，其取类也大，其旨远，其辞文，其言曲而中，其事肆而隐，因贰以济民行，以明失得之报。

第七章：易之兴也，其于中古乎？作易者，其有忧患乎？是故，履，德之基也；谦，德之柄也；复，德之本也；恒，德之固也；损，德之修也；益，德之裕也；困，德之辨也；井，德之地也；巽，德之制也。履，和而至；谦，尊而光；复，小而辨于物；恒，杂而不厌；损，先难而后易；益，长裕而不设；困，穷而通；井，居其所而迁；巽，称而隐。履，以和行；谦，以制礼；复，以自知；恒，以一德；损，以远害；益，以兴利；困，以寡怨；井，以辨义；巽，以行权。

第八章：易之为书也，不可远；为道也，屡迁。变动不居，周流注虚，上下无常，刚柔相易，不可为曲要，唯变所适。其出入以度，外内使知惧，又明于忧患与故，无有帅保，如临父母。初率其辞，而揆其方，既有曲常。苟非其人，道不虚行。

第九章：易之为书也，原始要终，以为质也。六爻相杂，唯其时物也。其初难知，其上易知，本末也。初辞拟之，卒成之终。若夫杂物撰德，辨是与非，则非其中爻不备。噫！亦要存亡吉凶，则居可知矣。知者观其象辞，则思过半矣。二与四位，同功而异位，其善不同，二多誉，四多惧，近也。柔之为道，不利远者，其要无咎，其用柔中也。三与五，同功而异位，三多凶，五多功，贵贱之等也。其柔危，其刚胜邪？

第十章：易之为书也，广大悉备，有天道焉，有人道焉，有地道焉。兼三才而两之，故六；六者非它也，三才之道也。道有变动，故曰爻；爻有等，故曰物；物相杂，故曰文；文不当，故吉凶生焉。

第十一章：易之兴也，其当殷之末世，周之盛德邪？当文王与纣之事邪？是故其辞危。危者使平，易者使倾，其道甚大，百物不废。惧以终始，其要无咎，此之谓易之道也。

第十二章：夫乾，天下之至健也，德行恒，易以知险。夫坤，天下之至顺也，德行恒简以知阻。能说诸心，能研诸侯之虑，定天下之吉凶，成天下之亹亹者。是故，变化云为，吉事有祥，象事知器，占事未来。天地设位，圣人成能，人谋鬼谋，百姓与能。八卦以象告，爻象以情言，刚柔杂居，而吉凶可见矣！变动以利言，吉凶以情迁。是故，爱恶相攻而吉凶生；远近相取而悔吝生，情伪相感而利害生。凡易之情，近而不相得则凶；或害之，悔且吝。将叛者，其辞渐，中心疑者其辞枝，吉人之辞寡，躁人之辞多，诬善之人其辞游，失其守者其辞屈。

2. 张景岳《类经图翼·阴阳体象》 《阴阳应象大论》曰：阴阳者，天地之道也，五物之纪纲，变化之父母，生杀之本始，神明之府也。体象之道，自无而有者也。无者先天之气，有者后天之形。邵子曰：天根据形，地附气；气以造形，形以寓气。是以开物者为先天，成物者为后天；无极而太极者先天，太极而阴阳者后天；数之生者先天，数之成者后天；无声无臭者先天，有体有象者后天。先天者太极之一气，后天者两仪之阴阳，阴阳分而天地立，是为体象之祖，而物之最大者也。由两仪而四象，由四象而五行。程子曰：四象者，阴阳刚柔也。阴阳生天，刚柔生地。朱子曰：天之四象，日月星辰是也；地之四象，水火土石是也。邵子曰：天生于动，地生于静。动之始则阳生，动之极则阴生；静之始则柔生，静之极则刚生。阴阳之中，又有阴阳，故有太阴太阳，少阴少阳；刚柔之中，又有刚柔，故有太刚太柔，少刚少柔。太阳为日，太阴为月，少阳为星，少阴为辰，日月星辰交而天体尽；太柔为水，太刚为火，少柔为土，少刚为石，水火土石交而地体尽。又曰：物之大者，莫若天地。天之大，阴阳尽之；地之大，刚柔尽之。阴阳尽而四时成，刚柔尽而四维成。四象既分，五行以出，而为水火木金土。五行之中，复有五行，阴根于阳，阳根于阴，阴阳相合，万象乃生。本乎阳者亲上，本乎阴者亲下。在天为风云雷雨，在地为河海山川，在方隅为东南西北，在气候为春夏秋冬。东有应木之苍龙，西有属金之白虎。南方赤鸟，得火气而飞升；北陆玄龟，得水性而潜地。人禀三才之中气，为万物之最灵，目能收万物之色，耳能收万物之声，鼻能收万物之气，口能收万物之味。故二五之气，无乎不具；万有之技，无乎不能。天之四象，人有耳目口鼻以应之；地之四象，人有气血骨肉以应之。三百六十骨节，以应周天之度数；一万三千五百息，以通昼夜之潮汐。故邵子曰：头圆象天，足方履地，面南背北，左东右西，直立两间之中，正居子午之位。又曰：天有四时，地有四方，人有四肢。指节可以观天，掌文可以察地。得气之清而正者，为圣为贤；得气之偏而浊者，为愚为不肖。近东南者多柔而仁，近西北者多刚而义，夷狄亦人而暴悍无礼，以地有偏正，气有纯驳，禀赋所使，不期而然。故左氏以民之善恶，本乎六气，谓阳禀多者刚而烈，阴禀多者懦而柔，躁戾者阳中之恶，狡险者阴中之乖。是以水性主动而偏则流，火性主急而偏则烈，木性多和而偏则柔，金性多刚而偏则狠，土性多静而偏则愚。至若禽兽草木，动植飞潜，无情有性，莫不皆然。禽兽横生，草木倒生，横生者首东尾西，倒生者枝天根地，亦皆有五气之殊，四方之异。以动者而言，得木气则角而仁柔，得金气则齿而刚利，火性者飞而亲上，水性者潜而就下，土性者静而喜藏。西北之虫，鳞甲而多蛰；东南之虫，羽毛而常腾。以植者而言，得东气者多长而秀，得南气者多茂而郁，斯二者春夏荣而秋冬落；得西气者多强而劲，得北气者多坚而曲，斯二者春夏落而秋冬荣。凡万物化生，总由二气。得乾道者，于人为男，于物为牡；得坤道者，于人为女，于物为牝。乾类属阳者多动，坤类属阴者多静。方隅岁月，气有不同，万物适值其气，随所受而成其性。气得中和，则天为至粹，地为至精，人为至德，飞为鸾凤，走为麒麟，介为龟龙，草为芝兰，木为松柏,石为金玉;气得偏驳,则天有至眚,地有至幽,人有至戾,飞有鸱枭,走有野狼虎,介有虺蝎,草有毒吻,木有枳棘,石有礓砾,孰匪阴阳之体象。再自其形迹之有无而言,则昼夜旦暮,朔晦望弦,阴晴寒热,大小方圆,高下升降,左右后先,夫妇男女,言动语默,呼吸表里,浮沉出入,俯仰向背,血气脏腑,轻重粗细,前后头尾,皆体象之有形者也;又如动静幽显,盈虚消息,声音律吕,志意善恶,曰鬼曰神,曰魂曰魄,曰变曰化,曰微曰极,皆体象之无形者也。然有此必有彼,有对必有待。物各有父母,分牝牡于蜉蝣;物各一太极,包两仪于子粒。如蚊喙至微,能通血气;虮睛最眇,亦辨西东。用是而推,则至广至极,至微至精,随气而聚,触几而生,大不可量,小不可测,何莫非阴阳之至德,化工之精妙,亦岂可以造作而形容者欤! 至若奇偶相衔,互藏其宅;一二同根,神化莫测。天为阳矣,而半体居于地下;地为阴矣,而五岳插于天中。高者为阳,而至高之地,冬气常在;下者为阴,而污下之地,春气常存。水本阴也,而温谷之泉能热;火本阳也,而萧丘之焰则寒。阴者宜暗,水则外暗而内明;阳体宜明,火则外明而内暗。声于东而应于西,形乎此而影乎彼。浴天光于水府,涵地影于月宫。阳居盛暑,而五月靡草死;阴极严寒,而仲冬荠麦生。此其变化之道,宁有纪极哉? 第阴无阳不生,阳无阴不成,而阴阳之气,本同一体。易曰:大哉乾元,万物资始;至哉坤元,万物资生。夫始者天地之立心,生者天地之作用。惟其以无心之心,而成不用之用,此所以根出于一而化则无穷。故有是象则有是理,有是理则有是用。孰非吾道格致之学,所当默识心通者哉? 余尝闻之滑伯仁云:至微者理也,至着者象也,体用一原,显微无间,得其理则象可得而推矣。使能启原而达流,因此而识彼,则万化之几,既在吾心,而左右逢源,头头是道矣。孰谓阴阳体象之理为迂远,而可置之无论哉?

3. 黄元御《素灵微蕴·胎化解》 两精相抟,合而成形,未形之先,爰有祖气,人以气化而不以精化也。精如果中之仁,气如仁中之生意,仁得土气,生意为芽,芽生而仁腐,故精不能生,所以生人者,精中之气也。天地之理,动极则静,静极则动,静则阴生,动则阳化,阴生则降,阳化则升。《关尹子》:无有升而不降,无有降而不升。降者为水,升者为火。《河图》之数:天一生水,地六成之。此阳之动极而静,一阴生于午也,阴盛则下沉九地而为水,而其生水之根,则在于天。地二生火,天七成之。此阴之静极而动,一阳生于子也,阳盛则上浮九天而为火,而其生火之根,则在于地。天三生木,地八成之。阳自地生,未浮于天而为火,先升于左而为木,得乎天者亲上,阳动而左升,故曰天生。地四生金,天九成之。阴自天生,未沉于地而为水,先降于右而为金,得乎地者亲下,阴静而右降,故曰地生。凡物先生而后成,故以初气生而终气成。天与地旋,相生成者,独阳不能生,独阴不能成也。知天道则知人道矣,男子应坎,外阴而内阳,女子象离,外阳而内阴。男以坎交,女以离应。离中之阴,是为丁火,坎中之阳,是为壬水。阳奇而施,阴偶而承,丁壬妙合,凝蹇而成。阴阳未判,是谓祖气。气含阴阳,则有清浊。清者浮轻而善动,浊者沉重而善静。动静之交,是曰中皇。中皇运转,阳中之阴,沉静而降,阴中之阳,浮动而升。升则成火,降则成水。水旺则精凝,火旺则神发。火位于南,水位于北。阳之升也,自东而南,在东为木。阳之在东,神未发也,而神之阳魂已具。魂藏于血,升则化神。阴之降也,自西而北,在西为金。阴之在西,精未凝也,而精之阴魄已成。魄藏于气,降而生精。升降之间,黄庭四运,土中之意在焉,是曰五神。五神既化,爰生五气,以为外卫,产五精,以为内守,结五脏,以为宫城,开五官,以为门户。肾以藏精,开窍于耳,生骨而荣发。心以藏神,开窍于舌,生脉而荣色。肝以藏魂,开窍于目,生筋而荣爪。肺以藏魄,开窍于鼻,生皮而荣毛。脾以藏意,开窍于口,生肉而荣唇,气以煦之,血以濡之,日迁月化,潜滋默长,形完气足,十月而生,乃成为人。其或男或女者,水火感应先后之不齐也。壬水先来,丁火后至,则阳包阴而为女,丁火先来,壬水后至,则阴包阳而为男。《易》谓乾道成男,坤道成女者,以坤体而得乾交则成男,以乾体而得坤交则成女,非秉父气则为男,秉母气则为女也。生理皆同,而情状殊绝者,气秉之不均也。《灵枢·通天》分言五态之人:太阴之人,秉水气也,太阳之人,秉火气也,少阴之人,秉金气也,少阳之人,秉木气也,阴阳和平之人,秉土气也。阴阳二十五人,备言五形之人,是秉五气之全者。一气又分左右,左右又分上下,五行各五,是为二十五人。生人之大凡也。五行异气,情貌爰别,而人之受气,又有偏完偏实之不一,清浊厚薄之迥异,因而性质运命,高下霄壤。推其原始,总由祖气而分。祖气不同,故精神异其昏明,气血殊其滑涩,五脏五官,以及筋脉骨肉,皮毛爪发,胥有美恶之辨,灵蠢寿夭,富贵贫贱,于此悬别,所谓命禀于生初也。人与天地同气,秉赋既异,乃与天运之否泰,无心而合,此气化自然之妙也。祖气秉于先天,冲漠无形,其通塞从违,显而可见者,后天之气也。凡气数之乖塞,虽机兆未形,而其精神溢越,见之梦寐,气血郁浊,蒸为蚘虱虫虮,甚至色已明征,神且先告,第昧者不知耳。及其否极病生,疾痛切身,然后能觉,此愚夫之恒情也。《太素》以脉而谈禄命,深有至理,而拘士非之,以为穷通身外之事,与血气无关,智浅鲜矣。叔皮之论王命,萧远之论运命,及孝标辨命之作,皆言天运而不言人理,则亦知其略而未睹其原也。

4. 董仲舒《春秋繁露》　五行五事:王者与臣无礼,貌不肃敬,则木不曲直,而夏多暴风,风者,木之气也,其音角也,故应之以暴风。王者言不从,则金不从革,而秋多霹雳,霹雳者,金气也,其音商也,故应之以霹雳。王者视不明,则火不炎上,而秋多电,电者,火气也,其音徵也,故应之以电。王者听不聪,则水不润下,而春夏多暴雨,雨者,水气也,其音羽也,故应之以暴雨。王者心不能容,则稼穑不成,而秋多雷,雷者,土气也,其音宫也,故应之以雷。五事:一曰貌,二曰言,三曰视,四曰听,五曰思,何谓也?夫五事者,人之所受命于天也,而王者所修而治民也,故王者为民,治则不可以不明,准绳不可以不正。王者貌曰恭,恭者,敬也;言曰从,从者,可从;视曰明,明者,知贤不肖,分明黑白也;听曰聪,聪者,能闻事而审其意也;思曰容,容者,言无不容。恭作肃,从作乂,明作哲,聪作谋,容作圣。何谓也?恭作肃,言王者诚能内有恭敬之姿,而天下莫不肃矣。从作乂,言王者言可从,明正从行,而天下治矣。明作哲,哲者,知也,王者明,则贤者进,不肖者退,天下知善而劝之,知恶而耻之矣。聪作谋,谋者,谋事也,王者聪,则闻事与臣下谋之,故事无失谋矣。容作圣,圣者,设也,王者心宽大无不容,则圣能施设,事各得其宜也。王者能敬则肃,肃则春气得,故肃者主春。春,阳气微,万物柔易移,弱可化。于时阴气为贼,故王者钦钦不以议阴事,然后万物遂生,而木可曲直也。春行秋政,则草木凋;行冬政,则雪;行夏政,则杀。春失政则。王者能治则义立,义立则秋气得,故义者主秋。秋气始杀,王者行小刑罚,民不犯则礼义成。于时阳气为贼,故王者辅以官牧之事,然后万物成熟,秋,草木不荣华,金从革也。秋行春政,则华;行夏政,则乔;行冬政,则落。秋失政,则春大风不解,雷不发声。王者能知,则知善恶,知善恶,则夏气得,故哲者主夏。夏,阳气始盛,万物兆长,王者不撝明,则道不退塞。而夏至之后,大暑隆,万物茂育怀任,王者恐明不知贤不肖,分明白黑,于时,寒为贼,故王者辅以赏赐之事,然后夏草木不霜,火炎上也。夏行春政,则风行;秋政,则水行;冬政,则落。夏失政,则冬不冻在,五谷不藏,大寒不解。王者无失谋,然后冬气得,故谋者主冬。冬,阴气始盛,草未必死,王者能闻事审谋虑之,则不侵伐,不侵伐且杀,则死者不恨,生者不怨。冬日至之后,大寒降,万物藏于下,于时,暑为贼,故王者辅之以急断之事,以水润下也。冬行春政,则蒸;行夏政,则雷;行秋政,则旱,冬失政,则夏草木不实,霜,五谷疾枯。

五行顺逆:木者春,生之性,农之本也。劝农事,无夺民时,使民岁不过三日,行什一之税,进经术之士,挺群禁,出轻系,去稽留,除桎梏,开门阖,通障塞,恩及草木,则树木华美,而朱草生,恩及鳞虫,则鱼大为,鳣鲸不见,群龙下。如人君出入不时,走狗试马,驰骋不反宫室,好淫乐,饮酒沈琨,纵恣不顾政治,事多发役,以夺民时,作谋增税,以夺民财,民病疥搔温体,足胻痛,咎及于木,则茂木枯槁,工匠之轮多伤败,毒水溔群,漉陂如渔,咎及鳞虫,则鱼不为,群龙深藏,鲸出现。火者夏,成长,本朝也。举贤良,进茂才,官得其能,任得其力,赏有功,封有德,出货财,振困乏,正封疆,使四方。恩及于火,则火顺人,而甘露降;恩及羽虫,则飞鸟大为,黄鹄出见,凤凰翔。如人君惑于谗邪,内离骨肉,外疏忠臣,至杀世子,诛杀不辜,逐忠臣,以妾为妻,弃法令,妇妾为政,赐予不当,则民病血,壅肿,目不明。咎及于火,则大旱,必有火灾,摘巢探觳,咎及羽虫,则飞鸟不为,冬应不来,枭鸱群鸣,凤凰高翔。土者夏中,成熟百种,君之官,循宫室之制,谨夫妇之别,加亲戚之恩,恩及于土,则五谷成而嘉禾兴,恩及倮虫,则百姓亲附,城郭充实,贤圣皆颉,仙人降。如人君好淫佚,妻妾过度,犯亲戚,侮父兄,欺罔百姓,大为台榭,五色成光,雕文刻镂,则民病心腹宛黄,舌烂痛,咎及于土,则五谷不成,暴虐妄诛,咎及倮虫,倮虫不为,百姓叛去,贤圣放亡。金者秋,杀气之始也。建立旗鼓,杖把旄钺,以诛贼残,禁暴虐,安集,故动众兴师,必应义理,出则祠兵,入则振旅,以闲习之,因于搜狩,存不忘亡,安不忘危,修城郭,缮墙垣,审群禁,饬兵甲,警百官,诛不法,恩及于金石,则凉风出,恩及于毛虫,则走兽大为,麒麟至。如人君好战,侵陵诸侯,贪城邑之赂,轻百姓之命,则民病喉咳嗽,痉挛,鼻鼽塞,咎及于金,则铸化凝滞,冻坚不成,四面张罔,焚林而猎,咎及毛虫,则走兽不为,白虎妄搏,麒麟远去。水者冬,藏至阴也,宗庙祭祀之始,敬四时之祭,禘祫昭穆之序,天子祭天,诸侯祭土,闭门闾,大搜索,断刑罚,执当罪,饬关梁,禁外徙,恩及于水,则醴泉出,恩及介虫,则黾鼋大为,灵龟出。如人君简宗庙,不祷祀,废祭祀,执法不顺,逆天时,则民病流肿、水张、痿痹、孔窍不通,咎及于水,雾气冥冥,必有大水,水为民害,咎及介虫,则龟深藏,黾鼋响。

5. 班固《汉书·五行志》 田猎不宿,饮食不享,出入不节,夺民农时,及有奸谋,则木不曲直。木,东方也。于《易》,地上之木为《观》。其于王事,威仪容貌亦可观者也。故行步有佩玉之度,登车有和鸾之节,田狩有三驱之制,饮食有享献之礼,出入有名,使民以时,务在劝农桑,谋在安百姓。如此,则木得其性矣。若乃田猎驰骋不反宫室,饮食沉湎不顾法度,妄兴繇役以夺民时,作为奸诈以伤民财,则木失其性矣。盖工匠之为轮矢者多伤败,乃木为变怪,是为木不曲直。弃法律,逐功臣,杀太子,以妾为妻,则火不炎上。火,南方,扬光辉为明者也。其于王者,南面乡明而治。《书》云:知人则哲,能官人。故尧、舜举群贤而命之朝,远四佞而放诸野。孔子曰:浸润之谮、肤受之诉不行焉,可谓明矣。贤佞分别,官人有序,帅由旧章,敬重功勋,殊别适庶,如此则火得其性矣。若乃信道不笃,或耀虚伪,谗夫昌,邪胜正,则火失其性矣。自上而降,及滥炎妄起。灾宗庙,烧宫馆,虽兴师众,弗能救也,是为火不炎上。治宫室,饰台榭,内淫乱,犯亲戚,侮父兄,则稼穑不成。说曰:土,中央,生万物者也。其于王者,为内事。宫室、夫妇、亲属,亦相生者也。古者天子诸侯,宫庙大小高卑有制,后夫人媵妾多少进退有度,九族亲疏长幼有序。孔子曰：礼，与其奢也，宁俭。故禹卑宫室，文王刑于寡妻，此圣人之所以昭教化也。如此则土得其性矣。若乃奢淫骄慢，则土失其性。亡水旱之灾而草木百谷不孰，是为稼穑不成。好战攻，轻百姓，饰城郭，侵边境，则金不从革。金，西方，万物既成，杀气之始也。故立秋而鹰隼击，秋分而微霜降。其于王事，出军行师，把旄杖钺，誓士众，抗威武，所以征畔逆、止暴乱也。《诗》云：有虔秉钺，如火烈烈。又曰：载戢干戈，载櫜弓矢。动静应谊，说以犯难，民忘其死。如此则金得其性矣。若乃贪欲恣睢，务立威胜，不重民命，则金失其性。盖工冶铸金铁，金铁冰滞涸坚，不成者众，及为变怪，是为金不从革。简宗庙，不祷祠，废祭祀，逆天时，则水不润下。北方，终臧万物者也。其于人道，命终而琪臧，精神放越，圣人为之宗庙以收魂气，春秋祭祀，以终孝道。王者即位，必郊祀开地，祷祈神祇，望秩山川，怀柔百神，记不宗事。慎其齐戒。致其严敬，鬼神歆飨，多获福助。此圣王所以顺事阴气，和神人也。至发号施令，亦奉天时。十二月咸得其气，则阴阳调而终始成。如此则水得其性矣。若乃不敬鬼神，政令逆时，则水失其性。雾水暴出，百川逆溢，坏乡邑，溺人民，及淫雨伤稼穑，是为水不润下。京房《易传》曰：颛事有知，诛罚绝理，厥灾水，其水也，雨杀人以陨霜，大风天黄。饥而不损兹谓泰，厥灾水，水杀人。辟遏有德兹谓狂，厥灾水，水流杀人，已水则地生虫。归狱不解，兹谓追非，厥水寒，杀人。追诛不解，兹谓不理，厥水五谷不收。大败不解，兹谓皆阴。解，舍也，王者于大败，诛首恶，赦其众，不则皆函阴气，厥水流入国邑，陨霜杀叔草。貌之不恭，是谓不肃，厥咎狂，厥罚恒雨，厥极恶。时则有服妖，时则有龟孽，时则有鸡祸，时则有下体生上之痾，时则有青眚青祥。唯金沴木。言之不从，是谓不艾，厥咎僭，厥罚恒阳，厥极忧。时则有诗妖，时则有介虫之孽，时则有犬祸。时则有口舌之痾，时则有白眚白祥。惟木沴金。传曰：视之不明，是谓不哲，厥咎舒，厥罚恒奥，厥极疾。时则有草妖，时则有蠃虫之孽，时则有羊祸，时则有目痾，时则有赤眚赤祥。惟水沴火。听之不聪，是谓不谋，厥咎急，厥罚恒寒，厥极贫。时则有鼓妖，时则有鱼孽，时则有豕祸，时则有耳痾，时则有黑眚黑祥。惟火沴水。思心之不，是谓不圣，厥咎，厥罚恒风，厥极凶短折。时则有脂夜之妖，时则有华孽，时则有牛祸，时则有心腹之痾，时则有黄眚黄祥，时则有金木水火沴土。

6. 张景岳《类经图翼》 五行统论：五行者水火木金土也。五行即阴阳之质，阴阳即五行之气，气非质不立，质非气不行。行也者，所以行阴阳之气也。朱子曰：五行质具于地而气行于天。其实元初，只一太极，一分为二，二分为四。天得一个四，地得一个四，又各有一个太极行乎其中，便是两其五行而已。故河洛图书具阴阳之象，分左右中前后以列五行生成之数焉。先儒曰：天地者，阴阳对待之定体；一二三四五六七八九十者，阴阳流行之次序。对待非流行不能变化，流行非对待不能自行，此五行所以流行于天地中而为用也。故大挠察天地之阴阳，立十干十二支以著日月之象。十干以应日，天之五行也，甲阳乙阴为木，丙阳丁阴为火，戊阳己阴为土，庚阳辛阴为金，壬阳癸阴为水；十二支以应月，地之五行也，子阳亥阴曰水，午阳巳阴曰火，寅阳卯阴曰木，申阳酉阴曰金，辰戌阳丑未阴曰土。干支出而六甲成，运气分而时序定。所谓天地相临，阴阳相合，而生成之道存乎其中。故五行之化无乎不在，精浮于天则为五星：水曰辰星，火曰荧惑，木曰岁星，金曰太白，土曰镇星。形成于地则为五方：水位于北，火位于南，木位于东，金位于西，土位于中。其为四时：则木王于春，火王于夏，金王于秋，水王于冬，土王于四季。其为六气：则木之化风，火之化暑与热，土之化湿，金之化燥，水之化寒。其为名目：则水曰润下，火曰炎上，木曰曲直，金曰从革，土爰稼穑。其为功用：则水主润，火主焕，木主敷，金主敛，土主溽。其为形体：

则水质平，火质锐，木质长，金质方，土质圜。其为赋性：则水性寒，火性热，木性温，金性清，土性蒸。其为五帝：则木曰太，火曰炎帝，土曰黄帝，金曰少，水曰颛顼。其为五神：则木曰勾芒，火曰祝融，土曰后土，金曰蓐收，水曰玄冥。其为五则：则火以应衡，水以应权，木以应规，金以应矩，土以应绳。至若五谷、五果、五畜、五音、五色、五臭、五味、五脏之类，无非属于五行也。又如五行气数之异，阴阳之辨，亦有所不同者。若以气言时之序，则曰木火土金水，如木当春令为阳稚，火当夏令为阳盛，金当秋令为阴稚，水当冬令为阴盛，是木火为阳，金水为阴也。若以数言生之序，则曰水火木金土，如天一生水为阳稚，天三生木为阳盛，地二生火为阴稚，地四生金为阴盛，是水木为阳，而火金为阴也。此外如洛书、乐律、刘向、班固等义，序各不同，无非变化之道，而运用之机，亦无过生克之理耳。故自其相生者言，则水以生木，木以生火，火以生土，土以生金，金以生水。自其相克者言，则水能克火，火能克金，金能克木，木能克土，土能克水。自其胜复者言，则凡有所胜，必有所败，有所败，必有所复，母之败也，子必救之。如水之太过，火受伤矣，火之子土，出而制焉；火之太过，金受伤矣，金之子水，出而制焉；金之太过，木受伤矣，木之子火，出而制焉；木之太过，土受伤矣，土之子金，出而制焉；土之太过，水受伤矣，水之子木，出而制焉。盖造化之几，不可无生，亦不可无制。无生则发育无由，无制则亢而为害。生克循环，营运不息，而天地之道，斯无穷已。第人知夫生之为生，而不知生中有克；知克之为克，而不知克中有用；知五之为五，而不知五者之中，五五二十五，而复有互藏之妙焉。所谓生中有克者，如木以生火，火胜则木乃灰烬；火以生土，土胜则火为扑灭；土以生金，金胜则土无发生；金以生水，水胜则金为沉溺；水以生木，木胜则水为壅滞。此其所以相生者，实亦有所相残也。所谓克中之用者，如火之炎炽，得水克而成既济之功；金之顽钝，得火克而成炼之器；木之曲直，得金克而成芟削之材；土之旷塓，得木克而见发生之化；水之泛滥，得土克而成堤障之用。此其所以相克者，实又所以相成也。而五常之德亦然，如木德为仁，金德为义，火德为礼，水德为智，土德为信。仁或失于柔，故以义断之；义或失于刚，故以礼节之；礼或失于拘，故以智通之；智或失于诈，故以信正之。是皆生克反用之道也。所谓五者之中有互藏者，如木之有津，木中水也；土之有泉，土中水也；金之有液，金中水也；火之熔物，火中水也。夫水为造化之原，万物之生，其初皆水，而五行之中，一无水之不可也。火之互藏，木钻之而见，金击之而见，石凿之而见；惟是水中之火，人多不知，而油能生火，酒能生火，雨大生雷，湿多成热，皆是也。且火为阳生之本，虽若无形，而实无往不在，凡属气化之物，非火不足以生，故五行之中，一无火之不可也。土之互藏，木非土不长，火非土不荣，金非土不生，水非土不蓄，万物生成，无不赖土，而五行之中，一无土之不可也。木之互藏，生于水，植于土，荣于火，成于金。凡发生之气，其化在木。即以人生而言，所衣所食皆木也，得木则生，失木则死，故曰人生于寅，寅者阳木之位也。由人而推，则凡动植之类，何非阳气？而又何非木化？此五行万物之中，一无木之不可也。金之互藏，产于山石，生诸土也；淘于河沙，隐诸水也；草有汞，木有，藏于木也；散可结，柔可刚，化于火也。然金之为用，坚而不毁，故易曰干为金。夫干象正圆，形如瓜卵，柔居于中，刚包乎外。是以天愈高而愈刚，地愈下而愈刚。故始皇起坟骊山，深入黄泉三百丈，凿之不入，烧之不毁。使非至刚之气，真金之体，乃能若是其健而营运不息乎？故凡气化之物，不得金气，无以坚强。所以皮壳在外而为捍卫者，皆得干金之气以固其形。此五行万物之中，一无金之不可也。由此而观，则五行之理，交互无穷。故甲丙戊庚壬，天之阳干也，而交于地之子寅辰午申戌；乙丁己辛癸，天之阴干也，而交于地之丑亥酉未巳卯。天地五行挨相交配，以天之十而交于地之十二，是于五行之中，各具五行，乃成六十花甲；由六十花甲而推于天地万物，其变可胜言哉？然而变虽无穷，总不出乎阴阳；阴阳之用，总不离乎水火。所以天地之间，无往而非水火之用。欲以一言而蔽五行之理者，曰乾坤付正性于坎离，坎离为乾坤之用耳。

五行生成数解：木火土金水，相生谓之顺。木土水火金，相克谓之逆。东方甲乙寅卯木，南方丙丁巳午火，西方庚辛申酉金，北方壬癸亥子水，辰戌丑未王四季，戊己中央皆属土。五行之理，原出自然，天地生成，莫不有数，圣人察河图而推定之。其序曰：天一生水，地六成之；地二生火，天七成之；天三生木，地八成之；地四生金，天九成之；天五生土，地十成之。夫五行各具形质，而惟水火最为轻清，乃为造化之初。故天以一奇生水，地以二偶生火。若以物理论之，亦必水火为先，以小验大，以今验古，可知之矣。如草木未实，胎卵未生，莫不先由于水，而后成形，是水为万物之先，故水数一。化生已兆，必分阴阳，既有天一之阳水，必有地二之阴火，故火次之，其数则二。阴阳既合，必有发生，水气生木，故木次之，其数则三。既有发生，必有收杀，燥气生金，故金次之，其数则四。至若天五生土，地十成之，似乎土生最后；而戴廷槐曰：有地即有土矣。若土生在后，则天三之木，地四之金，将何所附？且水火木金，无不赖土，土岂后生者哉？然土之所以言五与十者，盖以五为全数之中，十为成数之极。中者言土之不偏而总统乎四方，极者言物之归宿而包藏乎万有，皆非所以言后也。再以方位阴阳之理合之亦然。如水王于子，子者阳生之初，一者阳起之数，故水曰一。火王于午，午者阴生之初，二者阴起之数，故火曰二。木王东方，东者阳也，三者奇数亦阳也，故木曰三。金王西方，西者阴也，四者偶数亦阴也，故金曰四。土王中宫而统乎四维，五为数中，故土曰五。此五行生数之祖，先有生数而后有成数，乃成一阴一阳生成之道，此天地自然之理也。虽河图列五行之次序，而实以分五行之阴阳，阴阳既有次序，气数必有盛衰，如六元正纪大论云寒化一、寒化六、灾一宫、灾三宫之类，皆由此数而定。岐伯曰：太过者其数成，不及者其数生，土常以生也。谓如甲丙戊庚壬五太之年为太过，其数应于成；乙丁己辛癸五少之年为不及，其数应于生。惟土之常以生数者，盖五为数之中，土居位之中，而兼乎四方之气，故土数常应于中也。虽易系有天十成之之谓，而三部九候论曰：天地之数，始于一，终于九焉。此所以土不待十而后成也。先圣察生成之数以求运气者，盖欲因数以占夫气化之盛衰，而示人以法阴阳、和术数、先岁气、合天和也。其所以关于生道者非浅，观者其毋忽之。

7.《素问·阴阳应象大论》 厥气上行，满脉去形。喜怒不节，寒暑过度，生乃不固。故重阴必阳，重阳必阴。故曰：冬伤于寒，春必温病；春伤于风，夏生飧泄；夏伤于暑，秋必痎疟；秋伤于湿，冬生咳嗽。帝曰：余闻上古圣人，论理人形，列别脏腑，端络经脉，会通六合，各从其经，气穴所发，各有处名，溪谷属骨，皆有所起。分部逆从，各有条理。四时阴阳，尽有经纪。外内之应，皆有表里，其信然乎。岐伯对曰：东方生风，风生木，木生酸，酸生肝，肝生筋，筋生心，肝主目。其在天为玄，在人为道，在地为化。化生五味，道生智，玄生神，神在天为风，在地为木，在体为筋，在脏为肝。在色为苍，在音为角，在声为呼，在变动为握，在窍为目，在味为酸，在志为怒。怒伤肝，悲胜怒，风伤筋，燥胜风，酸伤筋，辛胜酸。

南方生热，热生火，火生苦，苦生心，心生血，血生脾，心主舌。其在天为热，在地为火，在体为脉，在脏为心，在色为赤，在音为徵，在声为笑，在变动为忧，在窍为舌，在味为苦，在志为喜。喜伤心，恐胜喜，热伤气，寒胜热，苦伤气，咸胜苦。中央生湿，湿生土，土生甘，甘生脾，脾生肉，肉生肺脾主口。其在天为湿,在地为土,在体为肉,在脏为脾,在色为黄,在音为宫,在声为歌,在变动为哕,在窍为口,在味为甘,在志为思。思伤脾,怒胜思,湿伤肉,风胜湿,甘伤肉,酸胜甘。西方生燥,燥生金,金生辛,辛生肺,肺生皮毛,皮毛在肾,肺主鼻。其在天为燥,在地为金,在体为皮毛,在脏为肺,在色为白,在音为商,在声为哭,在变动为咳,在窍为鼻,在味为辛,在志为忧。忧伤肺,喜胜忧,热伤皮毛,寒胜热,辛伤皮毛,苦胜辛。北方生寒,寒生水,水生咸,咸生肾,肾生骨髓,髓生肝,肾主耳。其在天为寒,在地为水,在体为骨,在脏为肾,在色为黑,在音为羽,在声为呻,在变动为栗,在窍为耳,在味为咸,在志为恐。恐伤肾,思胜恐,寒伤血,燥胜寒,咸伤血,甘胜咸。故曰:天地者,万物之上下也;阴阳者,血气之男女也;左右者,阴阳之道路也;水火者,阴阳之征兆也;阴阳者,万物之能始也。故曰:阴在内,阳之守也,阳在外,阴之使也。帝曰:法阴阳奈何?岐伯曰:阳盛则身热,腠理闭,喘粗为之俛抑,汗不出而热,齿干,以烦冤腹满死,能冬不能夏。阴胜则身寒,汗出身长清,数栗而寒,寒则厥,厥则腹满死,能夏不能冬。此阴阳更胜之变,病之形能也。帝曰:调此二者,奈何?岐伯曰:能知七损八益,则二者可调,不知用此,则早衰之节也。年四十,而阴气自半也,起居衰矣。年五十,体重,耳目不聪明矣。年六十,阴痿,气大衰,九窍不利,下虚上实,涕泣俱出矣。故曰:知之则强,不知则老,故同出而名异耳。智者察同,愚者察异,愚者不足,智者有余,有余而耳目聪明,身体强健,老者复壮,壮者益治。是以圣人为无为之事,乐恬憺之能,从欲快志于虚无之守,故寿命无穷,与天地终,此圣人之治身也。天不足西北,故西北方阴也,而人右耳目不如左明也。地不满东南,故东南方阳也,而人左手足不如右强也。帝曰:何以然?岐伯曰:东方阳也,阳者其精并于上,并于上则上明而下虚,故使耳目聪明而手足不便。西方阴也,阴者其精并于下,并于下则下盛而上虚,故其耳目不聪明而手足便也。故俱感于邪,其在上则右甚,在下则左甚,此天地阴阳所不能全也,故邪居之。故天有精,地有形,天有八纪,地有五理,故能为万物之父母。清阳上天,浊阴归地,是故天地之动静,神明为之纲纪,故能以生长收藏,终而复始。惟贤人上配天以养头,下象地以养足,中傍人事以养五脏。天气通于肺,地气通于嗌,风气通于肝,雷气通于心,谷气通于脾,雨气通于肾。六经为川,肠胃为海,九窍为水注之气。以天地为之阴阳,阳之汗以天地之雨名之;阳之气以天地之疾风名之。暴气象雷,逆气象阳。故治不法天之纪,不用地之理,则灾害至矣。故邪风之至,疾如风雨,故善治者治皮毛,其次治肌肤,其次治筋脉,其次治六腑,其次治五脏。治五脏者,半死半生也。故天之邪气感,则害人五脏;水谷之寒热感,则害于六腑;地之湿气感,则害皮肉筋脉。故善用针者,从阴引阳,从阳引阴,以右治左,以左治右,以我知彼,以表知里,以观过与不及之理,见微得过,用之不殆。善诊者,察色按脉,先别阴阳,审清浊而知部分;视喘息,听音声,而知所苦;观权衡规矩,而知病所主;按尺寸,观浮沉滑涩,而知病所生。以治无过,以诊则不失矣。故曰:病之始起也,可刺而已;其盛,可待衰而已。故因其轻而扬之,因其重而减之,因其衰而彰之。形不足,温之以气;精不足者,补之以味。其高者,因而越之;其下者,引而竭之;中满者,泻之于内。其有邪者,渍形以为汗;其在皮者,汗而发之;其剽悍者,按而收之,其实者,散而泻之。审其阴阳,以别柔刚。阳病治阴,阴病治阳。定其血气,各守其乡。血实宜决之,气虚宜掣引之。

8. 吴谦《医宗金鉴·五行质气生克制化歌》 天地阴阳生五行,各一其质各一气,质具于地气行天,五行顺布四时序。木火土金水相生,木土水火金克制,亢害承制制生化,生生化化万物立。天地既立,而阴阳即在天地之中,阳动而变,阴静而合,生五行也。天一生水,地六成之;地二生火,天七成之;天三生木，地八成之；地四生金，天九成之；天五生土，地十成之，是五行各一其质也。东方生木，木之气风；南方生火，火之气热；中央生土，土之气湿；西方生金，金之气燥；北方生水，水之气寒，是五行各一其气也。在地曰木，在天曰风；在地曰火，在天曰热；在地曰土，在天曰湿；在地曰金，在天曰燥；在地曰水，在天曰寒，是五行质具于地，气行于天也。木位东方，风气布春；火位南方，热气布夏；土位中央四维，湿气布长夏；金位西方，燥气布秋；水位北方，寒气布冬，是五气顺布四时之序也。即周子曰：阳变阴合，而生水，火、金、土。五气顺布，四时行焉。木生火，火生土，土生金，金生水，水复生木，是五行相生，主生养万物者也。木克土，土克水，水克火，火克金，金克木，木复克土，是五行相克，主杀害万物者也。相克则死，相制则生。木亢害土，土亢害水，水亢害火，火亢害金，金亢害木，此克其所胜者也。然我之所胜之子，即我之所不胜者也。我畏彼子出救母害，不敢妄行，承受乃制，制则生化，则各恒其德，而生化万物、无不俱也。假如木亢太过，土受害矣，是我胜其我之所胜者也。土之子金，承而制焉，则我畏我之所不胜，自然承受乃制，制则生化矣。火亢太过，金受制矣，金之子水，承而制焉。土亢太过，水受制矣，水之子木，承而制焉。金亢太过，木受制矣，木之子火，承而制焉。水亢太过，火受制矣，火之子土，承而制焉。五行皆若此也。此所以相生而不害，相制而不克也。而生生化化，万物立命之道，即在于是矣，此五行生克制化之理，不可不知者也。

第四章 五运六气

一、五运六气概述

五运六气由五运和六气两部分组成的。五运六气学说是中国医药学气象医学理论的基础。天干地支甲子是五运六气学说的基本术语。天干地支简称干支。《辞源》：干支取义于树木的干枝。中国远古时期以天干地支纪年岁更替。干象天支象地，天干秉承天之道，地支承载地之道。在天成象，在地成形，在人成事。天地之道犹如人生之道，干支定时空，时空定乾坤，天地定位，人道其中，天人合一。《盘古王表》与《三命通会》均有载：天皇氏始制干支之名，以定岁之所在。太古时代就已有天干地支，其中十二地支分别代表每年十二个不同的月令、节令。殷商时期出现了甲乙丙丁等十个计算和记载数目的文字，称为天干，并与地支结合用于纪年、纪月、纪日、纪时。

1. **天干** 天干即甲、乙、丙、丁、戊、己、庚、辛、壬、癸十天干，又称十干。古人用十干来纪天日的次第，故称天干。天干的次第先后，不仅仅是指一个数字符号，而是包含着万物由发生而少壮，而繁盛，而衰老，而死亡，而更始的含义在内。兹将《史记·律书》和《汉书·律历志》的解释录之如下：干支为十天干和十二地支的简称。甲居十干首位，子居十二支首位，干支依次相配，如甲子、乙丑、丙寅之类，统称甲子。干支甲子，是中国古代计算年、月、日、时的次序以及推算五运六气变化的代表符号。运气学说的主要推算法则均离不开天干地支。《运气论奥谚解》说：天气始于甲干，地气始于子支者，乃圣人究乎阴阳重轻之用也。著名以彰其德，立号以表其事。由是甲子相合，然后成其纪。远可步于岁，而统六十年；近可推于日，而明十二时。岁运之盈虚，气令之早晏，万物生死，将今验古，咸得而知之。《史记·律书》和《汉书·律历志》解释各个天干的含义如下。

(1) 甲：万物剖符甲而出也出甲于甲。

(2) 乙：万物生轧轧奋轧于乙。

(3) 丙：阳道著明明炳于丙。

(4) 丁：万物丁壮大盛于丁。

(5) 戊：丰懋于戊。

(6) 己：理纪于己。

(7) 庚：阴气庚万物敛更于庚。

(8) 辛：万物之辛生悉新于辛。

（9）壬：阳气任养于下也怀妊于壬。

（10）癸：万物可揆度陈揆于癸。

2. 地支　地支即子、丑、寅、卯、辰、巳、午、未、申、酉、戌、亥十二地支，又称十二支。古人将十二支分别以纪月，一岁十二个月，每月各建一支，即正月建寅，二月建卯，三月建辰，四月建巳，五月建午，六月建未，七月建申，八月建酉，九月建戌，十月建亥，十一月建子，十二月建丑。从阴阳属性上看，日为阳，月为阴，阳为天，阴为地，十二支以纪月成岁，故称十二地支。十二支的次第先后与十干具有同一意义，主要说明事物由微而盛，由盛而衰，反复变化的进展过程。《史记·律书》和《汉书·律历志》解释各个地支的含义如下。

（1）子：万物滋一于下孳萌于子。

（2）丑：纽也，阳气在上未降，纽牙于丑，万物厄纽未敢出。

（3）寅：万物始生嫔然也引达于寅。

（4）卯：言万物茂也冒茆于卯。

（5）辰：万物之娠也振美于辰。

（6）巳：阳气之已尽已盛于巳。

（7）午：有阳交日午萼布于午。

（8）未：万物皆成有滋味也味薆于未。

（9）申：阴用事申贼万物申坚于申。

（10）酉：万物之老也留执于酉。

（11）戌：万物尽灭毕入于戌。

（12）亥：该也阳气藏于下也该阂于亥。

3. 甲子　十天干和十二地支按顺序两两相互配合，天干在上，地支在下，天上地下。按甲乙丙丁戊己庚辛壬癸十天干顺序与子丑寅卯辰巳午未申酉戌亥十二地支顺序依次排列。天干第一位是甲，地支第一位是子，当天干的甲按顺序依次与地支配合七次，或地支的子与天干按顺序依次配合六次，正好天干甲与地支子相逢，为六十一年，是第二个甲子。第二个甲子相配在第二个六十组合的开始，故称六十年为一个甲子，又称六十甲子。《吕氏春秋通诠·审分览·勿躬》载：甲子，干支纪年或记岁时六十组干支轮一周，称一个甲子，共六十年。如此交替轮转，无限循环，构成六十年一个气候变化大周期。在一个甲子六十年中，前三十年，共七百二十节气为一纪，后三十年，亦七百二十节气，亦为一纪。

01 甲子 11 甲戌 21 甲申 31 甲午 41 甲辰 51 甲寅

02 乙丑 12 乙亥 22 乙酉 32 乙未 42 乙巳 52 乙卯

03 丙寅 13 丙子 23 丙戌 33 丙申 43 丙午 53 丙辰

04 丁卯 14 丁丑 24 丁亥 34 丁酉 44 丁未 54 丁巳

05 戊辰 15 戊寅 25 戊子 35 戊戌 45 戊申 55 戊午

06 己巳 16 己卯 26 己丑 36 己亥 46 己酉 56 己未

07 庚午 17 庚辰 27 庚寅 37 庚子 47 庚戌 57 庚申

08 辛未 18 辛巳 28 辛卯 38 辛丑 48 辛亥 58 辛酉

09 壬申 19 壬午 29 壬辰 39 壬寅 49 壬子 59 壬戌

10 癸酉 20 癸未 30 癸巳 40 癸卯 50 癸丑 60 癸亥

天干主五运盛衰,地支司六气变化。《素问·六微旨大论》曰:天气始于甲,地气始于子。子甲相合,命曰岁立。谨候其时,气可与期。《素问·天元纪大论》曰:天以六为节,地以五为制,周天气者,六期为一备;终地纪者,五岁为一周。五六相合而七百二十气,为一纪,凡三十岁。一千四百四十气,凡六十岁,而为一周。不及太过,斯皆见矣。《素问·六节脏象论》曰:天有十日,日六竟而周甲,甲六复而终岁,三百六十五日法也。

二、五运基本概念

1. **五运配五星** 五运即土、金、水、木、火,地球五大气象常态,五星即土星、金星、水星、木星、火星五星。五运配五星,即土星土运,金星金运,水星水运,木星木运,火星火运。五运学说是研究天体五星循行变化作用于地球五运产生的气象特征对人体生理病理影响的中国医学基础理论。

太阳系是以太阳为中心的天体集合系。主要有由太阳、水星、金星、地球、火星、木星、土星、天王星、海王星以及至少173颗已知的卫星和5颗已经辨认出来的矮行星和数以亿计的小天体构成。五运即木、火、土、金、水五大行星的运行变化以及与地球自转公转联合产生的自然气象特征。《史记·天官书》曰:天有五星,地有五行。金星,古名明星、大嚣、太白。光色银白,黎明见于东方称启明,黄昏见于西方称长庚。《诗·小雅·大东》东有启明,西有长庚。木星,古名岁星,木星十二年绕天一周,故名岁星。水星,古名辰星,中国古代把一周天分为十二辰,每辰约三十度,故称辰星。火星,古名荧惑,以其红光荧荧似火得名。火星运行,时而由西往东,时而由东往西,很迷惑人,故名荧惑。土星,古名镇星。土星约二十八年绕天一周,每年进入二十八宿中的一宿,称岁镇一宿。《淮南子·天文训》曰:东方木也,其帝太皞,其佐句芒,执规而治春,其神为岁星,其兽苍龙,其音角,其日甲乙;南方火也,其帝炎帝,其佐朱明,执衡而治夏,其神为荧惑,其兽朱鸟,其音徵,其日丙丁;中央土地,其帝黄帝,其佐后土,执绳而治四方,其神为镇星,其兽黄龙,其音宫,其日戊己;西方金也,其帝少皞,其佐蓐收,执矩而治秋,其神为太白,其兽为白虎,其音商,其日庚辛;北方水也,其帝颛顼,其佐玄冥,执权而治冬,其神为辰星,其兽玄武,其音羽,其日壬癸。《宿曜经》云岁星是木曜,即五行中木之精,为东方苍帝之子。荧惑星是火曜,即火之精,为南方赤帝之子。镇星是土曜,即土之精,为中方黄帝之子。太白星是金曜,即金之精,为西方白帝之子。辰星是水曜,即水之精,为北方黑帝之子。

2. **天干化五运** 按甲乙丙丁戊己庚辛壬癸顺序,十天干中1、2、3、4、5为阳干,即甲乙丙丁戊阳干;6、7、8、9、10为阴干,即己庚辛壬癸为阴干。天干配五运规律是:1、6甲己配土运,2、7乙庚配金运,3、8丙辛配水运,4、9丁壬配木运,5、10戊癸配火运。中国医学运气学说指出:阳天主运太过,阴天干主运不及。在一个甲子六十年中,每一天干与地支相逢6次。天干甲己属土运:甲子、甲戌、甲申、甲午、甲辰、甲寅六个甲年主土运太过,己巳、己卯、己丑、己亥、己酉、己未六个己年主土运不及。天干乙庚属金运：乙丑、乙亥、乙酉、乙未、乙巳、乙卯六个乙年主金运太过，庚午、庚辰、庚寅、庚子、庚戌、庚申六个庚年主金运不及。天干丙辛属水运：丙寅、丙子、丙戌、丙申、丙午、丙辰六个丙年主水运太过，辛未、辛巳、辛卯、辛丑、辛亥、辛酉六个辛年主水运不及。天干丁壬属木运：丁卯、丁丑、丁亥、丁酉、丁未、丁巳六个丁年主木运太过，壬申、壬午、壬辰、壬寅、壬子、壬戌六个壬年主木运不及。天干戊癸属火运：戊辰、戊寅、戊子、戊戌、戊申、戊午六个戊年主火运太过，癸酉、癸未、癸巳、癸卯、癸丑、癸亥六个癸年火土运不及。《素问·五运行大论》曰：土主甲己，金主乙庚，水主丙辛，木主丁壬，火主戊癸。《素问·天元纪大论》曰：甲己之岁，土运统之；乙庚之岁，金运统之；丙辛之岁，水运统之；丁壬之岁，木运统之；戊癸之岁，火运统之。天干配五运，五年一个循环。按五行相生次序排列，每运值一年，三十年一纪中，每运共值六年。六十年一周中，每运值十二年。六十甲子中，如此交替，无限循环。

甲木为雷。雷者，阳气之嘘也，甲木属阳，故取象于雷焉。稽诸月令，仲春之月，雷乃发声，甲木旺，即其验也，况雷奋于地，木生于地，其理又无不同者。甲木至申而遂绝，以雷声至申而渐收也。凡命属甲日，主喜值春天，或类象，或趋干，或遥巳，或拱贵，俱大吉；运不喜西方。《经》云：木在春生，处世安然，必寿。

乙木为风。乙木长生在午，败在巳。在午而生者，盖乙为山林活木，至夏来而畅茂，诗所谓千章夏木青是也；其败巳云何？巳乃巽地，巽为风，木盛风生也，风生于木而反摧木，犹之火生于木而反焚木，其取败也固宜，所谓乙木为风者，木其所自生云尔。如人乙日建生者，在秋令大吉，秋令金旺，乙木能化能从而盘根错节，非利器无所裁成；逢亥必死，其落叶归根之时耶？

丙火为日。《说卦传》曰：离为火为日，日与火皆文明之象，是以丙火为日之名不易焉。太阳朝出而夕入，阳火寅生而酉死，而又何异乎？凡六丙生冬夏，不如春秋，春日有暄万物之功，秋阳有燥万物之用，冬则阴晦，夏则炎蒸，宜细堆之。

丁火为星。丙火死而丁火遂从生焉，在天之日薄而星回也。类如此星象唯入夜故灿烂，阴火唯近晦故辉煌，丁不谓之星而何？凡丁日生人喜遇夜，喜遇秋，如星光之得时也；又喜行身弱地，如石里所藏属丁火，石虽在水，即时取击，亦自有火；其丁巳一日，多克父兄妻子，盖财忌比劫，兄屈弟下，巳中有戊土，伤官也。

戊土为霞。土无专气，依火而生，霞无定体，借日以现，知丙火之为日，则知戊土之为霞矣。是霞者，日之余也，日尽而霞将灭没，火熄则土无生意，故谓之霞也。如戊土日主爱四柱带水则为上格，霞水相辉而成文彩也；更喜年月干见癸，癸则为雨，雨后霞现而睹文明也。

己土为云。己土生居酉，酉，兑方也，其象为泽。先正曰：天降时雨，山川出云。然则云者，山泽之气也，己虽属土，以此论之，则其谓之云也亦宜。故甲己合而化土，其气上升而云施；云雷交而作雨，其泽下究而土润。此造化之至妙者与！凡身主属己土，贵坐酉，贵春生，贵见印，坐亥者不可见乙木，云升天，遇风则狼藉而不禁也。

庚金为月。庚乃西方阳金，何以知其配月乎？曰：五行之有庚，犹四时之有月也；庚不待秋而长生，然必秋而始盛；月不待秋而后月，然必秋而益明。以色言，月固白也，其色同矣；以气言，金生水也，潮应月也，其气同矣。《经》云：金沈在子。见其与月沈波也，三日月见庚方见，月初生与庚为位也，故曰庚金为月。如人庚日生者,四柱有乙巳字出,谓之月白风清,秋为上,冬次之,春夏无取。

辛金为霜。八月,辛金建禄之地,是月也天气肃杀,白露为霜,草木黄落而衰,故五行阴木绝在此地,若木经斧斤之斩伐,未有所生焉者也。斧斤以时入山林,严霜以时杀草木,揆之天道,参之人事,信乎辛金之为霜矣。如辛人坐卯,未透乙,大富,坐亥透丙则贵。爱冬生。

壬水为秋露。春亦有露,何独拟之以秋?盖春露、雨露既濡之露,秋露、霜露既降之露也,露一也,春主生,秋主杀,功用不同有如此,然吾以壬为秋露也,盖露属水,而壬水生于申,水本能生木者,水既然在此而生,木何由于此而绝?故知壬之为露,秋露也。如壬日生秋,见丁火最显,丁为星河,壬为秋露,一洗炎蒸,象纬昭然矣。

癸水为春霖。癸水生卯月,号曰春霖。盖阴木得雨而发生也,然至申则死,七、八月多干旱也。且卯前一位是辰,辰,龙宫也,卯近龙宫而水生,龙一奋遂化为雨焉;卯为雷门,雷一震而龙必兴焉,观此则癸水其春霖矣。如癸卯日透出己字者,有云行雨施之象,其人必有经济才也。春夏吉,秋冬不吉。

三、五运基本内容

1. 年运概念　年运又称大运或岁运或中运。年运是五星运行产生的全年气象特征。按土生金,金生水,水生木,木生火,火生土,土又生金五行相生次序,土运、金运、水运、木运、火运每年当值一次,五年五运各值一次年运,故又称五运。三十年为一纪,每纪每运共值六年。六十年为一周,每周五运各值十二年。如此更替,无限循环。《素问·天元纪大论》曰:五运阴阳者,天地之道也。《黄帝内经》以甲乙丙丁戊己庚辛壬癸十个天干配属五运,甲丙戊庚壬为阳天干,乙丁己辛癸为阴天干。《素问·五运行大论》曰:土主甲己,金主乙庚,水主丙辛,木主丁壬,火主戊癸。《素问·天元纪大论》说:甲己之岁,土运统之;乙庚之岁,金运统之;丙辛之岁,水运统之;丁壬之岁,木运统之;戊癸之岁,火运统之。故本书称为年运。

2. 年运原理　《素问·五运行大论》提出五气经天化五运论,阐述五星运行经历东南西北二十八星宿形成五运的原理:丹天之气经于牛女戊分,龄天之气经于心尾己分,苍天之气经于危室柳鬼,素天之气经于亢氐昴毕,玄天之气经于张翼娄胃。所谓戊己分者,奎壁角轸,则天地之门户也。丹天之气即赤色火星运行的大自然火运气象,龄天之气即黄色土星运行的大自然土运气象,苍天之气即青色木星运行的大自然木运气象,素天之气即白色金星运行的大自然金运气象,玄天之气即黑色水星运行的大自然水运气象。中国古代天文学家将天空可见星宿分成二十八组,东南西北四方各七宿。东方苍龙七宿:角、亢、氐、房、心、尾、箕;北方玄武七宿:斗、牛、女、虚、危、室、壁;西方白虎七宿:奎、娄、胃、昴、毕、觜、参;南方朱雀七宿:井、鬼、柳、星、张、翼、轸。二十八宿在天体的位置是:东方苍龙七宿,角:十二度,亢:九度,氐:十五度,房:五度,心:五度,尾:十八度,箕:十一度,计七十五度;北方玄武七宿,斗:二十六度,牛:八度,女:十二度,虚:十度,危:十七度,室:十六度,壁:九度,计九十八度;西方白虎七宿,奎:十六度,娄:十二度,胃:十四度,昴:十一度,毕:十六度,觜:二度,参:九度,计八十度;南方朱雀七宿,井:三十三度,鬼:四度,柳:十五度,星:七度,张:十八度,翼:十八度,轸:十七度,计一百一十二度。共周天三百六十五度。丹天之气经于牛女戊分,即五星火运在牛、女、奎、壁四星宿时,天干适值戊癸方位,因而逢戊癸之年火运主事,故称戊癸化火。《运气论奥谚解》丹天之气经于牛、女、奎、壁四宿之上,下临戊、癸之位,立为火运。黅天之气经于心尾己分,即五星土运心、尾、角、轸四星宿时,天干适值甲己方位,因而逢甲己之年土运主事,故称甲己化土。《运气论奥谚解》曰:黅天之气经于心、尾、角、轸四宿之上,下临甲己之位,立为土运。苍天之气经于危、室、柳、鬼,即五星木运在危、室、柳、鬼四星宿时,天干适值丁壬方位,因而逢丁壬之年木运化主事,故称丁壬化木。《运气论奥谚解》曰:苍天之气经于危、室、柳、鬼四宿之上,下临丁壬之位,立为木运。素天之气经于亢、氐、昴、毕,即五星金运在亢、氐、昴、毕四星宿时,天干适值乙庚方位,因而逢乙庚之年金运主事,故称乙庚化金。《运气论奥谚解》曰:素天之气经于亢、氐、昴、毕四宿之上,下临乙庚之位,立为金运。玄天之气经于张、翼、娄、胃,即五星水运在张、翼、娄、胃四星宿时,天干适值丙辛方位,因而逢丙辛之年水运主事,故称丙辛化水。《运气论奥谚解》曰:玄天之气经于张、翼、娄、胃四宿之上,下临丙辛之位,立为水运。《类经图翼·运气》解释"戊己分者奎壁角轸,则天地之门户也"说:奎壁临乾,当戊土之位;角轸临巽,当己土之位。周天七政躔度,则春分二月中,日躔壁初,以次而南,三月入奎娄,四月入胃昴毕,五月入觜参,六月入井鬼,七月入柳星张;秋分八月中,日躔翼末,以交于轸,循次而北,九月入角亢,十月入氐房心,十一月入尾箕,十二月入斗牛,正月入女虚危,至二月复交于春分而入奎壁矣。是日之长也,时之暖也,万物之发生也,皆从奎壁始;日之短也,时之寒也,万物之收藏也,皆从角轸始。故曰:春分司启,秋分司闭。夫既司启闭,要非门户而何? 然自奎壁而南,日就阳道,故曰天门;角轸而北,日就阴道,故曰地户。

3. **年运三纪**　年运正常与否,决定于年运的平气、太过、不及三纪。中国医学气象学根据五行学说,阐明五运三纪的亢害承制原理。甲丙戊庚壬五个阳干表示主岁大运旺盛有余,即可亢害又可乘己所胜或侮己所不胜;乙丁己辛癸五阴干表示主岁大运衰微不足,即可害己又可己所不胜乘己或己所胜侮己。平气即大运既非太过又非不及,张介宾《类经图翼》谓运太过而被抑,运不及而得助即平气。五运的太过、不及、平气并称五运三纪。甲己化土,土运主岁,逢甲子、甲戌、甲申、甲午、甲辰、甲寅六甲年为土运太过年,雨湿流行。逢己巳、己卯、己丑、己亥、己酉、己未六己年为土运不及年,风乃大行。丙辛化水,水运主岁,逢丙寅、丙子、丙戌、丙申、丙午、丙辰六丙年为水运太过年,寒气流行。逢辛未、辛巳、辛卯、辛丑、辛亥、辛酉六辛年为水运不及年,湿乃大行。戊癸化火,火运主岁,逢戊辰、戊寅、戊子、戊戌、戊申、戊午六戊年为火运太过年,炎暑流行。逢癸酉、癸未、癸巳、癸卯、癸丑、癸亥六癸年为火运不及年,寒乃大行。乙庚化金,金运主岁,逢庚午、庚辰、庚寅、庚子、庚戌、庚申六庚年为金运太过年,燥气流行。逢乙丑、乙亥、乙酉、乙未、乙巳、乙卯六乙年为金运不及年,炎火乃行。丁壬化木,木运主岁,逢壬申、壬午、壬辰、壬寅、壬子、壬戌六壬年为木运太过年,风气流行。逢丁卯、丁丑、丁亥、丁酉、丁未、丁巳六丁年为木运不及年,燥乃大行。

年运平气:五运的各运平气名称:木运平气曰敷和,火运平气曰升明,土运平气曰备化,金运平气曰审平,水运平气曰静顺。《素问·五常政大论》曰:敷和之纪,木德周行,阳舒阴布,五化宣平,其气端,其性随,其用曲直,其化生荣,其类草木,其政发散,其候温和,其令风,其藏肝,肝其畏清,其主目,其谷麻,其果李,其实核,其应春,其虫毛,其畜犬,其色苍,其养筋,其病里急支满,其味酸,其音角,其物中坚,其数八。升明之纪，正阳而治，德施周普，五化均衡，其气高，其性速，其用燔灼，其化蕃茂，其类火，其政明曜，其候炎暑，其令热，其藏心，心其畏寒，其主舌，其谷麦，其果杏，其实络，其应夏，其虫羽，其畜马，其色赤，其养血，其病瞤瘛，其味苦，其音徵，其物脉，其数七。备化之纪，气协天休，德流四政，五化齐修，其气平，其性顺，其用高下，其化丰满，其类土，其政安静，其候溽蒸，其令湿，其藏脾，脾其畏风，其主口，其谷稷，其果枣，其实肉，其应长夏，其虫倮，其畜牛，其色黄，其养肉，其病否，其味甘，其音宫，其物肤，其数五。审平之纪，收而不争，杀而无犯，五化宣明，其气洁，其性刚，其用散落，其化坚敛，其类金，其政劲肃，其候清切，其令燥，其藏肺，肺其畏热，其主鼻，其谷稻，其果桃，其实壳，其应秋，其虫介，其畜鸡，其色白，其养皮毛，其病咳，其味辛，其音商，其物外坚，其数九。静顺之纪，藏而勿害，治而善下，五化咸整，其气明，其性下，其用沃衍，其化凝坚，其类水，其政流演，其候凝肃，其令寒，其藏肾，肾其畏湿，其主二阴，其谷豆，其果栗，其实濡，其应冬，其虫鳞，其畜彘，其色黑，其养骨髓，其病厥，其味咸，其音羽，其物濡，其数六。故生而勿杀，长而勿罚，化而勿制，收而勿害，藏而勿抑，是谓平气。

年运不及：五运的各运不及名称：木运不及曰委和，火运不及曰伏明，土运不及曰卑监，金曰运不及从革，水运不及曰涸流。《素问·五常政大论》曰：委和之纪，是谓胜生。生气不政，化气乃扬，长气自平，收令乃早。凉雨时降，风云并兴，草木晚荣，苍干凋落，物秀而实，肤肉内充。其气敛，其用聚，其动缓戾拘缓，其发惊骇，其藏肝，其果枣李，其实核壳，其谷稷稻，其味酸辛，其色白苍，其畜犬鸡，其虫毛介，其主雾露凄怆，其声角商。其病摇动注恐，从金化也，少角与判商同，上角与正角同，上商与正商同；其病支废肿疮疡，其甘虫，邪伤肝也，上宫与正宫同。萧飋肃杀，则炎赫沸腾，眚于三，所谓复也。其主飞蠹蛆雉，乃为雷霆。伏明之纪，是谓胜长。长气不宣，藏气反布，收气自政，化令乃衡，寒清数举，暑令乃薄。承化物生，生而不长，成实而稚，遇化已老，阳气屈伏，蛰虫早藏。其气郁，其用暴，其动彰伏变易，其发痛，其藏心，其果栗桃，其实络濡，其谷豆稻，其味苦咸，其色玄丹，其畜马彘，其虫羽鳞，其主冰雪霜寒，其声徵羽。其病昏惑悲忘，从水化也，少徵与少羽同，上商与正商同，邪伤心也。凝惨凓冽，则暴雨霖霪，眚于九，其主骤注雷霆震惊，沉黟淫雨。卑监之纪，是谓减化。化气不令，生政独彰，长气整，雨乃愆，收气平，风寒并兴，草木荣美，秀而不实，成而秕也。其气散，其用静定，其动疡涌分溃痈肿。其发濡滞，其藏脾，其果李栗，其实濡核，其谷豆麻，其味酸甘，其色苍黄，其畜牛犬，其虫倮毛，其主飘怒振发，其声宫角，其病留满否塞，从木化也，少宫与少角同，上宫与正宫同，上角与正角同，其病飧泄，邪伤脾也。振拉飘扬，则苍干散落，其眚四维，其主败折虎狼，清气乃用，生政乃辱。从革之纪，是谓折收。收气乃后，生气乃扬，长化合德，火政乃宣，庶类以蕃。其气扬，其用躁切，其动铿禁瞀厥，其发咳喘，其藏肺，其果李杏，其实壳络，其谷麻麦，其味苦辛，其色白丹，其畜鸡羊，其虫介羽，其主明曜炎烁，其声商徵，其病嚏咳鼽衄，从火化也，少商与少徵同，上商与正商同，上角与正角同，邪伤肺也。炎光赫烈，则冰雪霜雹，眚于七，其主鳞伏彘鼠，岁气早至，乃生大寒。涸流之纪，是谓反阳，藏令不举，化气乃昌，长气宣布，蛰虫不藏，土润水泉减，草木条茂，荣秀满盛。其气滞，其用渗泄，其动坚止，其发燥槁，其藏肾，其果枣杏，其实濡肉，其谷黍稷，其味甘咸，其色黔玄，甚畜彘牛，其虫鳞倮，其主埃郁昏翳，其声羽宫，其病痿厥坚下，从土化也，少羽与少宫同，上宫与正宫同，其病癃閟，邪伤肾也，埃昏骤雨，则振拉摧拔，眚于一，其主毛显狐貉，变化不藏。故乘危而行，不速而至，暴虐无德，灾反及之，微者复微，甚者复甚，气之常也。

《素问·气交变大论》曰：岁木不及，燥乃大行，生气失应，草木晚荣，肃杀而甚，则刚木辟著，悉萎苍干，上应太白星，民病中清，胠胁痛，少腹痛，肠鸣溏泄，凉雨时至，上应太白星，其谷苍。上临阳明，生气失政，草木再荣，化气乃急，上应太白镇星，其主苍早。复则炎暑流火，湿性燥，柔脆草木焦槁，下体再生，华实齐化，病寒热疮疡痱胗痈痤，上应荧惑太白，其谷白坚。白露早降，收杀气行，寒雨害物，虫食甘黄，脾土受邪，赤气后化，心气晚治，上胜肺金，白气乃屈，其谷不成，咳而鼽，上应荧惑太白星。岁火不及，寒乃大行，长政不用，物荣而下，凝惨而甚，则阳气不化，乃折荣美，上应辰星，民病胸中痛，胁支满，两胁痛，膺背肩胛间及两臂内痛，郁冒蒙昧，心痛暴瘖，胸腹大，胁下与腰背相引而痛，甚则屈不能伸，髋髀如别，上应荧惑辰星，其谷丹。复则埃郁，大雨且至，黑气乃辱，病溏腹满，食饮不下，寒中肠鸣，泄注腹痛，暴挛痿痹，足不任身，上应镇星辰星，玄谷不成。岁土不及，风乃大行，化气不令，草木茂荣，飘扬而甚，秀而不实，上应岁星，民病飧泄霍乱，体重腹痛，筋骨繇复，肌肉瞤酸，善怒，藏气举事，蛰虫早附，咸病寒中，上应岁星镇星，其谷䵂。复则收政严峻，名木苍凋，胸胁暴痛，下引少腹，善太息，虫食甘黄，气客于脾，䵂谷乃减，民食少失味，苍谷乃损，上应太白岁星。上临厥阴，流水不冰，蛰虫来见，藏气不用，白乃不复，上应岁星，民乃康。岁金不及，炎火乃行，生气乃用，长气专胜，庶物以茂，燥烁以行，上应荧惑星，民病肩背瞀重，鼽嚏血便注下，收气乃后，上应太白星，其谷坚芒。复则寒雨暴至，乃零冰雹霜雪杀物，阴厥且格，阳反上行，头脑户痛，延及囟顶发热，上应辰星，丹谷不成，民病口疮，甚则心痛。岁水不及，湿乃大行，长气反用，其化乃速，暑雨数至，上应镇星，民病腹满身重，濡泄寒疡流水，腰股痛发，腘腨股膝不便，烦冤，足痿，清厥，脚下痛，甚则跗肿，藏气不政，肾气不衡，上应辰星，其谷秬。上临太阴，则大寒数举，蛰虫早藏，地积坚冰，阳光不治，民病寒疾于下，甚则腹满浮肿，上应镇星，其主䵂谷。复则大风暴发，草偃木零，生长不鲜，面色时变，筋骨并辟，肉瞤瘛，目视䀮䀮，物疏璺，肌肉胗发，气并鬲中，痛于心腹，黄气乃损，其谷不登，上应岁星。

年运太过：五运的各运太过名称：木曰发生，火曰赫曦，土曰敦阜，金曰坚成，水曰流衍。《素问·五常政大论》曰：发生之纪，是谓启陈，土疏泄，苍气达，阳和布化，阴气乃随，生气淳化，万物以荣。其化生，其气美，其政散，其令条舒，其动掉眩巅疾，其德鸣靡启坼，其变振拉摧拔，其谷麻稻，其畜鸡犬，其果李桃，其色青黄白，其味酸甘辛，其象春，其经足厥阴少阳，其藏肝脾，其虫毛介，其物中坚外坚，其病怒，太角与上商同，上徵则其气逆，其病吐利。不务其德，则收气复，秋气劲切，甚则肃杀，清气大至，草木凋零，邪乃伤肝。赫曦之纪，是谓蕃茂，阴气内化，阳气外荣，炎暑施化，物得以昌。其化长，其气高，其政动，其令鸣显，其动炎灼妄扰，其德暄暑郁蒸，其变炎烈沸腾，其谷麦豆，其畜羊彘，其果杏栗，其色赤白玄，其味苦辛咸，其象夏，其经手少阴太阳，手厥阴少阳，其藏心肺，其虫羽鳞，其物脉濡，其病笑疟疮疡血流狂妄目赤，上羽与正徵同，其收齐，其病痓，上徵而收气后也。暴烈其政，藏气乃复，时见凝惨，甚则雨水霜雹切寒，邪伤心也。敦阜之纪，是谓广化，厚德清静，顺长以盈，至阴内实，物化充成，烟埃朦郁，见于厚土，大雨时行，湿气乃用，燥政乃辟，其化员，其气丰，其政静，其令周备，其动濡积并稸，其德柔润重淖，其变震惊飘骤崩溃，其谷稷麻，其畜牛犬，其果枣李，其色黅玄苍，其味甘咸酸，其象长夏，其经足太阴阳明，其藏脾肾，其虫倮毛，其物肌核，其病腹满，四支不举，大风迅至，邪伤脾也。坚成之纪，谓收引，天气洁，地气明，阳气随，阴治化，燥行其政，物以司成，收气繁布，化洽不终。其化成，其气削，其政肃，其令锐切，其动暴折疡疰，其德雾露萧飋，其变肃杀凋零，其谷稻黍，其畜鸡马，其果桃杏，其色白青丹，其味辛酸苦，其象秋，其经手太阴阳明，其藏肺肝，其虫介羽，其物壳络，其病喘喝，胸凭仰息。上徵与正商同，其生齐，其病咳，政暴变，则名木不营，柔脆焦首，长气斯救，大火流，炎烁且至，蔓将槁，邪伤肺也。流衍之纪，是谓封藏，寒司物化，天地严凝，藏政以布，长令不扬。其化凛，其气坚，其政谧，其令流注，其动漂泄沃涌，其德凝惨寒雾，其变冰雪霜雹，其谷豆稷，其畜彘牛，其果栗枣，其色黑丹黅，其味咸苦甘，其象冬，其经足少阴太阳，其藏肾心，其虫鳞倮，其物濡满，其病胀，上羽而长气不化也。政过则化气大举，而埃昏气交，大雨时降，邪伤肾也。故曰，不恒其德，则所胜来复，政恒其理，则所胜同化，此之谓也。

《素问·气交变大论》曰：岁木太过，风气流行，脾土受邪。民病飧泄，食减，体重，烦冤，肠鸣腹支满，上应岁星。甚则忽忽善怒，眩冒巅疾。化气不政，生气独治，云物飞动，草木不宁，甚而摇落，反胁痛而吐甚，冲阳绝者死不治，上应太白星。岁火太过，炎暑流行，金肺受邪。民病疟，少气咳喘，血溢血泄注下，嗌燥耳聋，中热肩背热，上应荧惑星。甚则胸中痛，胁支满胁痛，膺背肩胛间痛，两臂内痛，身热骨痛而为浸淫。收气不行，长气独明，雨水霜寒，上应辰星。上临少阴少阳，火燔焫，冰泉涸，物焦槁，病反谵妄狂越，咳喘息鸣，下甚血溢泄不已，太渊绝者死不治，上应荧惑星。岁土太过，雨湿流行，肾水受邪。民病腹痛，清厥意不乐，体重烦冤，上应镇星。甚则肌肉萎，足痿不收，行善瘛，脚下痛，饮发中满食减，四支不举。变生得位，藏气伏，化气独治之，泉涌河衍，涸泽生鱼，风雨大至，土崩溃，鳞见于陆，病腹满溏泄肠鸣，反下甚而太谿绝者，死不治，上应岁星。岁金太过，燥气流行，肝木受邪。民病两胁下少腹痛，目赤痛眦疡，耳无所闻。肃杀而甚，则体重烦冤，胸痛引背，两胁满且痛引少腹，上应太白星。甚则喘咳逆气，肩背痛，尻阴股膝髀腨胻足皆病，上应荧惑星。收气峻，生气下，草木敛，苍干凋陨，病反暴痛，胠不可反侧，咳逆甚而血溢，太冲绝者，死不治，上应太白星。岁水太过，寒气流行，邪害心火。民病身热烦心，躁悸，阴厥上下中寒，谵妄心痛，寒气早至，上应辰星。甚则腹大胫肿，喘咳，寝汗出憎风，大雨至，埃雾朦郁，上应镇星。上临太阳，雨冰雪，霜不时降，湿气变物，病反腹满肠鸣溏泄，食不化，渴而妄冒，神门绝者，死不治，上应荧惑辰星。

岐伯曰：悉乎哉问也！木不及，春有鸣条律畅之化，则秋有雾露清凉之政。春有惨凄残贼之胜，则夏有炎暑燔烁之复。其眚东，其藏肝，其病内舍胠胁，外在关节。火不及，夏有炳明光显之化，则冬有严肃霜寒之政。夏有惨凄凝冽之胜，则不时有埃昏大雨之复。其眚南，其藏心，其病内舍膺胁，外在经络。土不及，四维有埃云润泽之化，则春有鸣条鼓拆之政。四维发振拉飘腾之变，则秋有肃杀霖霆之复。其眚四维，其藏脾，其病内舍心腹，外在肌肉四支。金不及，夏有光显郁蒸之令，则冬有严凝整肃之应。夏有炎烁燔燎之变，则秋有冰雹霜雪之复。其眚西，其藏肺，其病内舍膺胁肩背，外在皮毛。水不及，四维有湍润埃云之化，则不时有和风生发之应。四维发埃骤注之变，则不时有飘荡振拉之复。其眚北，其藏肾，其病内舍腰脊骨髓，外在谿谷腨膝。

三纪判断：中国气象医学根据气候特征来临时间判断三纪结果。如果当时的气候特征早于该气候特征来临，可以判断为太过，《素问·气交变大论》曰：太过者先天，不及者后天。先天，指先天气特征，后天，指后天气特征。《素问·六元正纪大论》曰：运有余其先至，运不及其后至。《医宗金鉴》应时而至气和平，正化承天不妄行，太过气淫先时至，侮刑我者乘我刑，不及气迫后时至，所胜妄行刑所生，所生被刑受其病，我所不胜亦来乘。注曰：应时而至，谓交五运六气之日，之时，正当其日，其时而气即至，则为正化平气，承天之令，不妄行也。如时未至而气先至，来气有余则为太过，名曰气淫，即邪化也。刑我，谓克我者也；我刑，谓我克者也。假如木气有余，克我之金不能制我，金反受木之侮，则木盛而土受克也必矣。其年若见肝病为正邪，见肺病为微邪，见脾病则为贼邪也，余时此法。若时已至而气未至，来气不足，则为不及，名曰气迫，亦邪化也。所胜谓我所胜，即我克者也。所生，我所生者也。所不胜，谓我所不胜，即克我者也。假如木气不及，我克之土，无畏妄行，则生我之水必受病也；木衰，金乘其衰亦来刑木为病也。其年若肾病为实邪，见心病为虚邪，见肺病则贼邪也。余时此法，推此可知二经三经兼病之理矣。《素问·六元正纪大论》曰：运至有迟速，常以正月朔日平旦视之，运有余其至先，运不及其至后，非有余非不足，是谓平岁，其至当其时也。《素问·六微旨大论》曰：至而至者和；至而不至，来气不及也；未至而至，来气有余也。又如太过被抑，不及得助，皆为平气。所谓候之所始，道之所生，不可不通也。

　　4. 季运概念　季运即一年五季的各个季节气象特征。木火土金水五运分主一年春、夏、长夏、秋、冬各个季节的气象特征，故称季运。按五行相生顺序，由木而火而土而金而水，始于木运而终于水运。木为初之运，火为二之运，土为三之运，金为四之运，水为终之运，故称五步推运。一年五季的各个季节气象特征依次为：春季木运，夏季火运，长夏土运，秋季金运，冬季水运。每运约主七十三日另五刻，从每年的大寒节起算，年年如此，固定不变。中国医学历代文献称季运为主运。

　　季运交时：每年季运的起运时间虽然都在每年的大寒日，但必须结合十二地支才能精确到大寒日哪个时刻起运。十二支中，子、辰、申、寅、午、戌为六阳年。在五行上，子为阳水，申为阳金，辰、戌为阳土，午为阳火，寅为阳木。丑、巳、酉、卯、未、亥为六阴年。在五行上，巳为阴火，酉为阴金，丑、未为阴土，亥为阴水，卯为阴木。凡阳年的初运，均起于阳时，所以申、子、辰三阳年都起于寅，寅、午、戌三阳年都起于申。阴年的初运，均起于阴时，所以，巳、酉、丑三阴年都起于巳，亥、卯、未三阴年都起于亥。

　　地支申年、子年、辰年

　　初木运：大寒日寅初初刻起。

　　二火运：春分后第十三日寅正一刻起运。

　　三土运：芒种后第十日卯初二刻起运。

　　四金运：处暑后第七日卯正三刻起运。

　　五水运：立冬后第四日辰初四刻起运。

　　地支丑年、巳年、酉年

　　初木运：大寒日巳初初刻起运。

　　二火运：春分后第十三日巳正一刻起运。

　　三土运：芒种后第十日午初二刻起运。

　　四金运：处暑后第七日午正三刻起运。

　　五水运：立冬后第四日未初四刻起运。

　　地支寅年、午年、戌年

　　初木运：大寒日申初初刻起。

二火运：春分后第十三日申正一刻起运。

三运土：芒种后第十日酉初二刻起运。

四运金：处暑后第七日酉正三刻起运。

五运水：立冬后第四日戌初四刻起运。

地支卯年、未年、亥年

初木运：大寒日亥初初刻起运。

二火运：春分后第十三日亥正一刻起运。

三土运：芒种后第十日子初二刻起运。

四金运：处暑后第七日子正三刻起运。

五水运：立冬后第四日丑初四刻起运。

5. 客运概念　客运是临时寄寓于季运五步的气象特征。《说文解字》曰：客，寄也。客运相对主运即季运而言，季运五步位置固定不变，客运五步位置变化不定。季运的五步顺序为初木运、二火运、三土运、四金运、五水运，年年不变。中国医学气象疾病学规定年运是客运五步的初运。年运根据天干确定，客运根据年运确定。虽然客运的五步推运也是按照五行相生的次序，但是由于每年的年运不同，客运的初运也不同，所以客运五步在一运、二运、三运、四运、五运的位置也不同。故季运又称常运，客运又称变运。运气之要在于知常达变。

6. 五音建运　客运根据五音创建。五音，即宫、商、角、徵、羽。宫为土音，商为金音，角为木音，徵为火音，羽为水音。古代文献称五声音阶为五声或五音。中国传统乐学理论对音阶这个现代概念，常分别从音、律、声等不同角度揭示其内涵。五声音阶的意思就是按五度的相生顺序，从宫音开始到羽音，依次为：宫—商—角—徵—羽；如按音高顺序排列，即为：1、2、3、5、6，宫、商、角、徵、羽。五音建运即根据五音节律确立一年五季气候特征：角者触也，阳气触动而发生也，角为木之音；徵者止也，阳盛而极则止也，徵为火之音；宫者中也，中和居中化生万物也，宫为土之音；商者强也，刚强坚固而克罚，商为金之音；羽者舒也，阴尽阳生万物舒发，羽为水之音。宫音最长、最下、最浊；羽音最短、最高、最清；商音次长、次下、次浊；徵音次短、次高、次清；角音介于长短、高下、清浊之间。五音建运规律：宫为土音，建于土运，为天干为甲己；商为金音，建于金运，为天干为乙庚；羽为水音，建于水运，为天干丙辛；角为木音，建于木运，为天干丁壬；徵为火音，建于火运，为天干为戊癸。《素问·阴阳应象大论》曰：东方生风，风生木，在音为角；南方生热，热生火，在音为徵；中央生湿，湿生土，在音为宫；西方生燥，燥生金，在音为商；北方生寒，寒生水，在音为羽。张景岳《类经图翼》曰：五音者，五行之声音也。土曰宫，金曰商，水曰羽，木曰角，火曰徵。晋书曰：角者触也，象诸阳气触动而生也，其化丁壬。徵者止也，言物盛则止也，其化戊癸。商者强也，言金性坚强也，其化乙庚。羽者舒也，言阳气将复，万物将舒也，其化丙辛。宫者中也，得中和之道，无往不蓄。又总堂室奠阼谓之宫，所围不一。盖以土气贯于四行，王于四季，荣于四脏而总之之谓也，其化甲己。故天干起于甲土，土生金，故乙次之；金生水，故丙次之；水生木，故丁次之；木生火，故戊次之；火又生土，故己又次之；循序以终于癸而复于甲也。十干以甲丙戊庚壬为阳，乙丁己辛癸为阴；在阳则属太，在阴则属少；太者为有余，少者为不及。阴阳相配，太少相生，如环无端。

7. **太少相生** 中国医学气象疾病学以五音建五运,天干别阴阳。天干分阴阳则甲丙戊庚壬为阳干,乙丁己辛癸为阴干。阳干属太,阴干属少,阳生阴,阴生阳,阴阳互根,太少相生。五音分太少则宫有太宫少宫,商有太商少商,角有太角少角,徵有太徵少徵,羽有太羽少羽。五音建五运定太少阴阳则为:甲己土为宫运,阳土甲属太宫运,阴土己则属少宫运。乙庚金为商运,阳金庚则属太商运,阴金乙则属少商运。丙辛水为羽运,阳水丙属太羽运,阴水辛属少羽运。丁壬木为角运,阳木壬属太角运,阴木丁属少角运。戊癸火为徵运,阳火戊属太徵运,阴火癸属少徵运。五运的相生,木生火,火生土,土生金,金生水,水生木。太少相生即阴阳相生。试以甲己土年为例,甲为阳土,土生金,便是阳土生阴金,于五音便是太宫生少商。金生水,便是阴金生阳水,也就是少商生太羽。水生木,便是阳水生阴木,也就是太羽生少角。木生火,便是阴木生阳火,也就是少角生太徵。火生土,便是阳火生阴土,也就是太徵生少宫。己为阴土,土生金,便是阴土生阳金,少宫生太商;金生水,便是阳金生阴水,太商生少羽;水生木,便是阴水生阳木,少羽生太角;木生火,便是阳木生阴火,太角生少徵;火生土,便是阴火生阳土,少徵生太宫。《类经图翼·五音五运太少相生解》曰:盖太者属阳,少者属阴,阴以生阳,阳以生阴,一动一静,乃成易道。故甲以阳土,生乙之少商;乙以阴金,生丙之太羽;丙以阳水,生丁之少角;丁以阴木,生戊之太徵;戊以阳火,生己之少宫;已以阴土,生庚之太商;庚以阳金,生辛之少羽;辛以阴水,生壬之太角;壬以阳木,生癸之少徵;癸以阴火,复生甲之太宫。太为有余,少为不足,不仅纪主运如此,中运、客运,亦各有太少相生之义。

8. **客运推算** 客运推算遵照三个原则:① 依照季运五步推算既定次序;② 将当年年运放在客运五步的第一运位置;③ 甲乙丙丁戊五个阳干年太字起运;④ 己庚辛壬癸五个阴干年少字起运;⑤ 按太少相生规律排列客运五步的太少排列次序;⑥ 按太少相生规律向上推至初运,向下推至终运,即得客运五步排列次序。如甲子年:① 季运五步既定次序为一运丁壬木,二运戊癸火,三运甲己土,四运乙庚金,五运丙辛水;② 甲为土运,为甲子年年运。将土年运放在季运五步的第一运位置,即放在丁壬木运位置;③ 甲为阳土,阳为太,太宫在大寒日起运;④ 按照五行相生与阴阳太少相生原则,太宫阳土生少商阴金,故太宫与少商为甲子年第一客运;⑤ 少商阴金生太羽阳水,太羽阳水生少角阴木,太羽与少角为甲子年第二客运;少角阴木生太徵阳火,太徵阳火生少宫阴土,太徵与少宫为甲子年第三客运;少宫阴土生太商阳金,太商阳金生少徵阴火,太商与少徵为甲子年第四客运;少徵阴火生太角阳木,太角与少徵为甲子年第五客运。至此甲子年客运轮值五步五运结束,故称第五运为终运。余年依次类推。

季运是一年运季的正常气象特征,客运是一年五季的异常气象变化。

四、六气基本概念

1. **六气配六形** 六气即风、寒、暑、湿、燥、热天然六大气象特征,六形即厥阴风木,太阳寒水,少阳相火,太阴湿土,阳明燥金,少阴君火地球六大气象形态。六气配六形,即风厥阴木,寒配太阳水,暑配少阳相火,湿配太阴土,燥配阳明金,热配少阴火。六气学说是研究天然六气变化作用于地球六形产生的气象特征对人体生理病理影响的中国医学基础理论。《素问·天元纪大论》曰:寒暑燥湿风火天之阴阳,三阴三阳上奉之。木火土金水火地之阴阳,生长化收藏下应之。在天为风,在地为木;在天为热,在地为火;在天为湿,在地为土;在天为燥,在地为金;在天为寒,在地为水。故在天为气,在地成形,形气相感而化生万物矣。

2. 地支化六气 按子丑寅卯辰巳午未申酉戌亥顺序,十二地支 1、2、3、4、5、6 为阳支,即子丑寅卯辰巳为阳支;7、8、9、10、11、12 为阴支,即午未申酉戌亥为阴支。地支化六气的规律是:1—7 子午配少阴君火,2—8 丑未配太阴湿土,3—9 寅申配少阳相火,4—10 卯酉配阳明燥金,5—11 辰戌配太阳寒水,6—12 巳亥配厥阴风木。暑火同性,故称暑为相火。《素问·五运行大论》曰:子午之上,少阴主之;丑未之上,太阴主之;寅申之上,少阳主之;卯酉之上,阳明主之;辰戌之上,太阳主之;巳亥之上,厥阴主之。《素问·天元纪大论》曰:厥阴之上风气主之,少阴之上热气主之,少阳之上相火主之,阳明之上燥气主之,太阴之上湿气主之,太阳之上寒气主之。《运气易览》曰:运气者,以十干合而为木火土金水之五运,以十二支对而为风寒暑湿燥火之六气。五运临御五方合应五时,风寒湿燥热五时主气更替。五运和五行,分之则二,合之则一。五行与十天干相合而能运,六气与十二地支相合而能化。化气为风、寒、湿、燥、火,成形为木、火、土、金、水。形气相感,形化气,气成形,形为阴,气为阳,天人合一,演变万千气象。

3. 地支化四时 十二地支化春夏秋冬四时:寅卯辰三地支化春,巳午未三地支化夏,申酉戌为秋,亥子丑为冬。

4. 地支化十二月 十二地支化一年十二月:寅为一月,卯为二月,辰为三月,巳为四月,午为五月,未为六月,申为七月,酉为八月,戌为九月,亥为十月,子为十一月,丑为十二月。

5. 地支配五行 子属阳水,亥属阴水,居北方。寅属阳木,卯属阴木,居东方。巳属阴火,午属阳火,居南方。申属阳金,酉属阴金,居西方。辰戌属阳土,丑未属阴土。土无定位,寄旺于四时之末,各一十八日有奇。

6. 四时分二十四节气 四时即一年春夏秋冬四季,每季三个月 90 天。天文学以地球围绕太阳公转轨道上位置确定季节划分是。地球赤道公转轨道交角是四季更替的根本原因。春季太阳直射点从南回归线逐渐北移,春分之后越过赤道,太阳直射北半球。因此春季地球与太阳的距离由近渐远。每年的 1 月 3 日左右地球距离太阳最近。地球公转轨道的不同位置时,各个地方受到太阳光照是不一样的,由于接收太阳的热量不同,产生冷热有差异。地球四季不仅是温度的周期性变化,而且还是昼夜长短和太阳高度的周期变化。深刻影响或决定地球环境事物的运动节律。《淮南子》曰:日出于一阳一谷,浴于咸池,拂于扶桑,是谓晨明。登于扶桑之上,爰始将行,是谓胐明。至于曲阿,是谓朝明。临于曾泉,是谓早食。次于桑野,是谓晏食。臻于衡一阳一,是谓禺中。对于昆吾,是谓正中。靡于鸟次,是谓小迁。至于悲谷,是谓晡时。回于女纪,是谓大迁。经于隅泉,是谓高春。顿于连石,是谓下春。爰上羲和,爰息六螭,是谓悬车。薄于虞泉,是谓黄昏。沦于蒙谷,是谓定昏。日入崦嵫,经细柳,入虞泉之池,曙于蒙谷之浦。日西垂,景在树端,谓之桑榆。又曰:日中有踆乌。又曰:若木在建木西,末有十日,其华照地。又曰:日者,一阳一之主,是以春夏则群兽除角。又曰:尧时十日并出,草木焦枯,尧命羿仰射十日,其九乌皆死,堕羽翼。又曰:日积一阳一之热气生火,火气之一精一者为日。地球在自转的同时还绕太阳公转。地球绕地轴自西向东运转叫做自转,地球自转一周即一昼夜,有 24 小时。地球绕太阳的运动叫做公转,地球公转一周即一年。地球公转有个重要特征,就是地球公转的轨道平面与地轴总是保持 66.5° 的夹角,而且北极总是指向北极星附近。由于这个重要的特征,使得地球在绕日公转的过程中,太阳有时直射在北半球,有时直射在南半球,有时直射在赤道上。一年之中,太阳的直射点总是在北纬 23.5° 和南纬 23.5° 之间来回移动。每年 3 月 21 日前后,太阳直射点在赤道,北极太阳全天不落。一天 24 小时都在白昼中度过。这就是极昼。以后,随着太阳的直射点北移,北极极昼范围逐渐扩大,到北半球夏至日,极昼扩大到北极圈。此后,太阳直射点不再北移,开始南移,北极极昼范围开始逐渐缩小,到 9 月 23 日前后,太阳再次直射经过赤道后,北极的白昼时间才算结束。在这段时间里,愈靠近北极,极昼持续的天数愈多,北极的极昼持续天数达 191 天。在这期间,北极没有黑夜,全是白天,也就是半年白天。北半球秋分日以后,太阳直射在南半球,北极开始太阳终日不出。一天 24 小时都在黑夜中度过,这就是极夜。直到第二年北半球春分日以前,北极全在漫漫长夜中度过。愈靠近北极,极夜持续的天数愈多。北极持续的极夜天数为 174 天。在这期间,北极半年黑夜。南极的情况与北极相反,只是白昼和黑夜天数与北极不同。所以,我们说南北两极,一年就是一个大昼夜,半年白天,半年黑夜。

春季:春,会意。甲骨文字形从艸,草木春时生长;中间是"屯"字,似草木破土而出,土上臃肿部分,即刚破土的胚芽形,表示春季万木生长。"屯"亦兼作声符。小篆字形隶变以后,除"日"之外,其他部分都看不出来了。春季万物生长,动物繁殖。春季开始于立春(2 月 2 日至 2 月 5 日之间),春季结束语于立夏(5 月 5 日至 5 月 7 日之间)。春是四季的第一季,农历一月至三月。

2 月 3 日至 2 月 5 日交立春,黄经 315 度;

2 月 18 日至 2 月 20 日交雨水,黄经 330 度;

3 月 5 日至 3 月 7 日交节惊蛰,黄经 345 度;

3 月 20 日至 3 月 22 日交春分,黄经 0 度;

4 月 4 日至 4 月 6 日交清明,黄经 15 度;

4 月 19 日至 4 月 21 日交谷雨,黄经 30 度;

夏季:夏,从夊从页从臼。中国之人也。页,头也;臼,两手;夊,两足也。小篆字形从页,从臼,从夊。页,人头;臼,两手;夊,两足;合而观之象人形。《说文》:夏,中国之人也。大禹之子启建立夏王朝时,取万物生长最为旺盛的季节夏作为国家部落标志,寓意强大繁荣之意。夏季四季之中,气候最为温暖,动植物生长繁衍最为繁盛的时候。夏季是一年的第二季,农历四月至六月。

5 月 5 日至 5 月 7 日交立夏,黄经 45 度;

5 月 20 日至 5 月 22 日交小满,黄经 60 度;

6 月 5 日至 6 月 7 日交芒种,黄经 75 度;

6 月 21 日至 6 月 22 日交夏至,黄经 90 度;

7 月 6 日至 7 月 8 日交小暑,黄经 105 度;

7 月 22 日至 7 月 24 日交大暑,黄经 120 度;

秋季:繁体正字从禾从龟,禾指谷物收成。《说文》秋,禾谷熟也。秋季枫叶红彤,稻田金灿。秋季是一年的第三季,农历七月至九月。

8月7日至8月9日交立秋,黄经135度;

8月22日至8月24日交处暑,黄经150度;

9月7日至9月9日交白露,黄经165度;

9月22日至9月24日交秋分,黄经180度;

10月8日至10月9日交寒露,黄经195度;

10月23日至10月24日交霜降,黄经210度;

冬季:《说文》:四时尽也。冬字从夂从仌,夂意为终止。"丶"和"丶"及"夂"各代表冬季的一个月。其中最下边的"丶"意为太阳进驻冬季第一月,阳光照进室内,中间的"丶"意为太阳进驻冬季第二月,阳光照进更靠里边的位置,"夂"意为冬季的终止月,阳光照进最里位置。篆体冬字最能体现阳光照射地面状态。冬季是一年的第四季,农历十月至十二月。

11月7日至11月8日交立冬,黄经225度;

11月22日至11月23日交小雪,黄经240度;

12月6日至12月8日交大雪,黄经255度;

12月21日至12月23日交冬至,黄经270度;

1月5日至1月7日交小寒,黄经285度;

1月20日至1月21日交大寒,黄经300度。

节气指一年四季二十四个气象特征,每季6个节气。

中国古代根据一年中太阳位置变化规律,把一年365又四分之一天分成二十四个气象阶段,分列一年12个月中,反映一年四季气象特征。每月分两段,月前段称节,月后段叫气。地球每365天6时9分10秒逆时针围绕太阳公转一周,每天24小时自转一周。地球公转轨道面同赤道面不一致,因此一年四季太阳直射地球的位置不同。太阳直射北半球北回归线(北纬23°26′)为夏至,太阳直射南回归线(南纬23°26′)冬至。夏至和冬至即指已经到了夏、冬两季的中间了。一年中太阳两次直射赤道时,分别为春分和秋分。反映四季变化的节气有:立春、春分、立夏、夏至、立秋、秋分、立冬、冬至8个节气。其中立春、立夏、立秋、立冬齐称"四立",表示四季开始的意思。反映温度变化的有:小暑、大暑、处暑、小寒、大寒5个节气。反映天气现象的有:雨水、谷雨、白露、寒露、霜降、小雪、大雪7个节气。反映物候现象的有惊蛰、清明、小满、芒种4个节气。

立春:斗指东北。地球经太阳黄经315度,是二十四个节气第一个节气。一年开始进入春天,阳和起蛰,品物皆春,过了立春,万物复苏生机勃勃。

雨水:斗指壬。地球经太阳黄经为330度。春风遍吹,冰雪融化,空气湿润,雨水增多,故称雨水。立春天渐暖,雨水送肥忙。

惊蛰:斗指丁。地球经太阳黄经为345度。气候转暖,春雷始响,蛰伏泥土动物苏醒,故称惊蛰。虫卵开始孵化。惊蛰过,暖和和,惊蛰一犁土,春分地气通。惊蛰没到雷先鸣,大雨似蛟龙。

春分:斗指壬。地球经太阳黄经为0度。太阳在赤道上方,春季90天过半,南北两半球昼夜相等,故称春分。太阳直射位置继续由赤道向北半球推移,北半球昼长夜短。故春分是北半球春季开始。我国大部分地区越冬作物进入春季生长阶段。春分在前,斗米斗钱、春分甲子雨绵绵、夏分甲子火烧天、春分有雨家家忙,先种瓜豆后插秧、春分种菜,大暑摘瓜、春分种麻种豆,秋分种麦种蒜。

清明:斗指丁。地球经太阳黄经为 15 度。气候清爽温暖,草木始发新枝芽,万物开始生长,农民忙于春耕春种。清明郊外踏青,祭扫坟墓。《淮南子·天文训》中说:春分后十五日,斗指乙,则清明风至。清明风即清爽明净之风。《岁时百问》则说万物生长此时,皆清洁而明净。故谓之清明。

谷雨:斗指癸。地球经太阳黄经为 30 度。雨水滋润大地五谷生长,雨生百谷,故称谷雨。

立夏:斗指东南。地球经太阳黄经 45 度。夏季开始,从此进入夏天,万物生长旺盛。立夏气温显著升高,炎暑将临,雷雨增多,农作物旺季生长。

小满:斗指甲。地球经太阳黄经 60 度。小满开始,夏收作物结果,籽粒饱满,尚未成熟,故称小满。

芒种:斗指己。地球经太阳黄经为 75 度。适合播种有芒的谷类作物,如晚谷、黍、稷等。芒指有芒作物如小麦、大麦等,种指种子。芒种即表明小麦等有芒作物成熟。长江中下游地区雨量增多,气温升高,进入连绵阴雨的梅雨季节,空气非常潮湿,天气异常闷热,各种器具容易发霉。

夏至:斗指乙。地球经太阳黄经 90 度。阳光几乎直射北回归线上空,北半球正午太阳最高,是北半球白昼最长黑夜最短的一天,此后炎热季节,天地万物生长最旺盛。故又称日北至。夏至以后太阳直射点逐渐向南移动,北半球白昼开始逐渐变短,黑夜开始逐渐变长。《夏至避暑北池》曰:昼晷已云极,宵漏自此长。

小暑:斗指辛。地球经太阳黄经 105 度。天气赤热,故称小暑。

大暑:斗指丙。地球经太阳黄经 120 度。天气最热,古称大暑。

立秋:斗指西南。地球经太阳黄经 135 度。秋天开始,秋高气爽,月明风清,气温逐渐下降。

处暑:斗指戊。地球经太阳黄经 150 度。暑气渐消,温度转折,气候变凉,暑气终止。

白露:斗指癸。地球经太阳黄经 165 度。天气转凉,地面水汽结露,故称白露。

秋分:斗指已。地球经太阳黄经 180 度。阳光直射赤道,昼夜几乎相等。阳光直射位置继续由赤道向南半球推移,北半球开始昼短夜长。秋分是秋季过半,故称秋分。

寒露:斗指甲。地球经太阳黄经 195 度。天气转凉,露水日多,气温更低。寒是露之气,先白后寒,气候逐渐转冷,水气则凝成白色露珠。

霜降:斗指戊。地球经太阳黄经 210 度。天气已冷,始有霜冻,故称霜降。

立冬:斗指乾。地球经太阳黄经 225 度。冬季开始。冬乃终之意,田间操作结束,作物收割收藏。

小雪:斗指己。地球经太阳黄经 240 度。气温下降,开始降雪,但不到大雪纷飞,故称小雪。

大雪:斗指癸。地球经太阳黄经 255 度。大雪前后,渐有积雪。北方已是千里冰封,万里雪飘。

冬至:斗指子。地球经太阳黄经 270 度。阳光直射南回归线,北半球白昼最短,黑夜最长。此后阳光直射位置逐渐向北移动,北半球白天逐渐变长。

小寒:斗指子,地球经太阳黄经 285 度。天气积久而寒,但未到极点,故称小寒。

大寒:斗指丑,地球经太阳黄经 300 度。天气寒到极点。大寒以后,立春接着到来,天气渐暖。至此地球绕太阳公转了一周,完成一个循环。

五、六气基本内容

1. **年气概念**　年气即一年的固定气象特征，又称主气。五运六气学说以地支推算年气。根据六气化六形及地支化六气原则，《素问·五运行大论》阐述十二地支推算年气的规律为：子午之上少阴主之，子支年与午支年是少阴君火年气，丑未之上太阴主之，丑支年与未支年是太阴湿土年气；寅申之上少阳主之，寅支年与申支年是少阳相火年气；卯酉之上阳明主之，卯支年与酉支年是阳明燥金年气；辰戌之上太阳主之，辰支年与戌支年是太阳寒水年气；巳亥之上厥阴主之，巳支年与亥支年是厥阴风木主年气。少阴君火年气，太阴湿土年气，少阳相火年气，阳明燥金年气，太阳寒水年气，厥阴风木年气六大年气各主一年主要气象。六年一个重复，无限循环。一个甲子60年，30年为一纪，60年为一周。三十年一纪中，六大年气共值5年次，六十年一周中，六大年气共值10年次。如此交替，无限循环。规律如下：子午之上少阴君火年气：甲子、丙子、戊子、庚子、壬子五个子支年为少阴君火年气；甲午、丙午、戊午、庚午、壬午五个午年亦为少阴君火年。丑未之上太阴湿土年气：乙丑、丁丑、己丑、辛丑、癸丑五个丑支年为太阴湿土年；乙未、丁未、己未、辛未、癸未五个未支年亦为太阴湿土年气。寅申之上少阳相火年气：甲寅、丙寅、戊寅、庚寅、壬寅五个寅支年为少阳相火年气；甲申、丙申、戊申、庚申、壬申五个申支年亦为少阳相火年气。卯酉之上阳明燥金年气：乙卯、丁卯、己卯、辛卯、癸卯五个卯支年为阳明燥金年气；乙酉、丁酉、己酉、辛酉、癸酉五个酉支年亦为阳明燥金年气。辰戌之上太阳寒水年气：甲辰、丙辰、戊辰、庚辰、壬辰五个辰支年为太阳寒水年气；甲戌、丙戌、戊戌、庚戌、壬戌五个戌支年亦为太阳寒水年气。巳亥之上厥阴风木主气：己巳、辛巳、癸巳、乙巳、丁巳五个巳支年为厥阴风木年；乙亥、丁亥、己亥、辛亥、癸亥五个亥支年亦为厥阴风木年气。

2. **年气临御**　临即临位，又称正位；御即御位，又称对位。临正御对即六气在地球的定位及其相互之间生克承制。临位正化为年气有余，御位对化为年气不足。子丑寅卯辰巳午未申酉戌亥十二地支在地球的定位规律是：寅卯辰三地支位于地球东方，巳未午三地支位于地球南方，申酉戌三地支位于地球西方，亥子丑三地支位于地球北方。在天为气，在地成形，形气相感而万物化生。临位正化是巳亥厥阴风木、子午少阴君火、丑未少阳相火、太阴湿土、阳明燥金、太阳寒水六气在地球所居本位的气象特征，御位对化是厥阴风木、少阴君火、少阳相火、太阴湿土、阳明燥金、太阳寒水六气在地球非本位的气象特征，直接受临位正化影响。《素问·六元正纪大论》：先立其年以明其气。金木水火土运行之数，寒暑燥湿风火临御之化，则天道可见，民气可调，阴阳卷舒，近而无惑。临正御对定位规律如下：子午之上少阴君火年气，午居南方火位，故为君火正化，子居北方水位，故为君火对化。未丑之上太阴湿土年气，未位西南，月建六月长夏，土旺长夏，故未为太阴湿土正化；丑位东北，西南未主太阴湿土之时，东北丑与未相对，故丑为太阴湿土对化。寅申之上相火主之，寅位东方，东方属木，木能生火，火生于寅，故寅为少阳相火正化，申与寅相对，故申为少阳相火的对化。酉卯之上阳明燥金主之，酉位正西方，西方属金，故酉为阳明燥金正化；卯与酉相对，故卯为阳明燥金对化。戌辰之上太阳寒水主之，戌位西北方，西方属金，北方属水，金能生水，故戌为太阳寒水正化；辰与戌相对，故辰为太阳寒水对化。亥巳之上厥阴风木主之，亥位北方,北方属水,水能生木,故亥为厥阴风木正化。巳与亥相对,故巳为厥阴风木对化。年气六年一个循环,三十年一纪中,每一年气有临位正化御位对化 5 年次。六十年一周中,每一年气有临位正化御位对化 10 年次。如此交替,无限循环。在一个甲子六十年中,甲午、丙午、戊午、庚午、壬午五个午年为少阴君火年气有余,甲子、丙子、戊子、庚子、壬子五个子年为少阴君火年气不足。乙未、丁未、己未、辛未、癸未五个未年为太阴湿土年气有余,乙丑、丁丑、己丑、辛丑、癸丑五个丑年为太阴湿土年气。甲寅、丙寅、戊寅、庚寅、壬寅五个寅年为少阳相火年气有余,甲申、丙申、戊申、庚申、壬申五个申年为少阳相火年气。乙酉、丁酉、己酉、辛酉、癸酉五个酉年为阳明燥金年气有余,乙卯、丁卯、己卯、辛卯、癸卯五个卯年为阳明燥金年气不足。甲戌、丙戌、戊戌、庚戌、壬戌五个戌年为太阳寒水年气有余,甲辰、丙辰、戊辰、庚辰、壬辰五个辰年为太阳寒水年气不足。乙亥、丁亥、己亥、辛亥、癸亥五个亥年为厥阴风木年气有余,己巳、辛巳、癸巳、乙巳、丁巳五个巳年为厥阴风木年气不足。《运气论奥谚解》曰:六气分上下左右而行天令,十二支分节令时日而司地化。上下相召,而寒、暑、燥、湿、风、火与四时之气不同者,盖相临不一而使然也。六气司于十二支者,有正对之化也。然厥阴所以司于巳亥者,何也? 谓厥阴木也,木生于亥,故正化于亥,对化于巳也。虽有卯为正木之分,乃阳明金对化也,所以从生而顺于巳也。少阴所以司于子午者,何也? 谓少阴为君火尊位,所以正得南方离位,故正化于午,对化于子也。太阴所以司于丑未者,何也? 谓太阴为土,土属中宫,寄于坤位西南,居未分也,故正化于未,对化于丑也。少阳所以司于寅申者,何也? 谓少阳相火,位卑于君火也,虽有午位,君火居之,火生于寅,故正化于寅,对化于申也。阳明所以司于卯酉者,何也? 谓阳明为金,酉为西方,西方属金,故正化于酉,对化于卯也。太阳所以司辰戌者,何也? 谓太阳为水,虽有子位,以居君火对化,水乃伏土中,即六戊天门戊是也,六己地户辰是也。故水虽土用,正化于戌,对化于辰也。此天之阴阳合地气十二支,动而不息者也。

3. **四季主气** 一年分春夏秋冬四季,四季有二十四个节气。一年 12 个月,六气各主 2 个月。其规律是:厥阴风木一之气、少阴君火二之气、少阳相火三之气、太阴湿土四之气、阳明燥金五之气、太阳寒水六之气,六大气象特征分别主司四季二十四个节气。四季六气始于厥阴风木,终于太阳寒水,六步为一年。按五行相生顺序排列:厥阴风木为初之气,时间为大寒后至春分前的十二月中到二月中,主司大寒、立春、雨水、惊蛰四个节气,少阴君火为二之气,时间为春分后至小满前的二月中到四月中,主司春分、清明、谷雨、立夏四个节气,少阳相火为三之气,时间为小满后至大暑前的四月中到六月中,主司小满、芒种、夏至、小暑四个节气,太阴湿土为四之气,时间为大暑后至秋分前的六月中到八月中,主司大暑、立秋、处暑、白露四个节气,阳明燥金为五之气,时间为秋分后至小雪前的八月中到十月中,主司秋分、寒露、霜降、立冬四个节气,太阳寒水为终之气,时间为小雪后至大寒前十月中到十二月中,主司小雪、大雪、小寒、冬至四个节气。一年四时六候至此而一周。四季六候二十四节气计三百六十五日又二十五刻,一岁周遍,年年固定。《素问·六微旨大论》:显明(厥阴)之右,君火之位也,君火之右,退行一步,相火治之,复行一步,土气治之,复行一步,金气治之,复行一步,水气治之,复行一步,木气治之者,正以言六位之主气也。显明者,谓日出之地,即卯位也。右者,谓卯在东方,面东视之,君火当二之气,位在卯之右也。退行者,谓君火又右一步,当三气相火之位也。余仿此。歌曰:大寒初气春分二,小满三兮大暑四,秋分交着五之初,小雪为终六之次。四时六气,节有常期;温暑凉寒,岁有当令。《运气全书》云:

阴阳相遘，分六位而日月推移；寒暑弛张，运四时而气令更变。故凡一岁之气，始于大寒日交风木之初气，次至春分日交君火之二气，次至小满日交相火之三气，次至大暑日交湿土之四气，次至秋分日交燥金之五气，次至小雪日交寒水之终气，每气各主六十日八十七刻半，是谓六步，每步中各有节序四气，是谓二十四气而所以节分六步者也，总六步而得三百六十五日二十五刻以成一岁。

《医宗金鉴》主气歌曰：主气六位同主运，显明之右君位知。退行一步相火治，复行一步土治之，复行一步金气治，复行一步水治之，复行一步木气治，复行一步君治之。主气者，厥阴风木，主春初之气也；少阴君火，主夏二之气也；少阳相火，主盛夏三之气也；太阴湿土，主长夏四之气也；阳明燥全主秋五之气也；太阳寒水，主冬六之气也。此是地以六为节，分六位主之。六气相生，同主运五气相生，四时之常令也。显明者，正南之位，当君位也。而君火不在位治之，反退位于次，以相火代君火，司化则当知，即经云：少阴不司气化之义也。正南客气，司天之位也，司天之右，天之右间位也；在主气为二之气位，是少阴君火之位，主行夏令之气也。故曰：显明之右，君火之位也。君火之右，退行一步，乃客气司天之位也；而主气为三之气位，是少阳相火之位，主行盛夏之令之气也。不曰复行，而曰退行者，以臣对君之面，承命司化，不敢背行，故曰退行一步，即复行一步也。复行一步，土气治之，乃客气天之左间位也；而主气为四之气位，是太阴湿土之位，主行长夏令之气也。复行一步，金气治之，乃客气地之右间位也；在主气为五之气位，是阳明燥金之位，主行秋令之气也。复行一步，水气治之，乃客气在泉之位也；在主气为六之气位，是太阳寒水之位，主行冬令之气也。复行一步，木气治之，乃客气地之左间位也；在主气为初之气位，是厥阴风木之位，主行春令之气也。复行一步，君火治之，即前君火之位治之也。厥阴风木为初气，主春分前六十日又八十七刻半，以风木是东方生气之始，所以为初气，从十二月中的大寒起算，经过立春、雨水、惊蛰，至二月中的春分前夕。木能生火，则少阴君火为二气，主春分后六十日又八十七刻半，从二月中的春分起算，经过清明、谷雨、立夏，至四月中的小满前夕。火既有君相之分，君相相随，君火在前，相火在后，所以少阳相火，势必要紧接着君火而为三气，主夏至前后各三十日又四十三刻有奇。从四月中小满起算，经过芒种、夏至、小暑至六月中的大暑前夕。火能生土，则太阴湿土为四气，主秋分前六十日又八十七刻半，从六月中的大暑起算，经过立秋、处暑、白露至八月中的秋分前夕。土能生金，则阳明燥金为五气，主秋分后六十日又八十七刻半，从八月的中秋分起算，经过寒露、霜降、立冬，至十月中的小雪前夕。金能生水，则太阳寒水为终气，主冬至前后各三十日又四十三刻有奇，从十月中的小雪起算，经过大雪、冬至、小寒，至十二月中的大寒前夕。王冰谓日出谓之显明。日出地平方位，冬至日最北，夏至日最南。用圆图表示，又以二十四节气分配四方，则冬至正北，春分正东，夏至正南，秋分正西。四时二分二至居于四正方，因而显明即是春分卯位，显明正东。人面东立，则显明之右为少阴君火之位。君火之右，退行一步，从巳至未，小满而大暑，少阳相火之位也。所谓退行者，日月五星缓缓东行，东行进，西行退。从未至酉，大暑而秋分，太阴湿土之位也。从酉至亥，秋分而小雪，阳明燥金之位也。从亥至丑，小雪而大寒，太阳寒水之位也。从丑至卯，大寒而春分，厥阴风木之位也。总六步，共得三百六十五日又二十五刻，一岁一周遍，年年无异动。此主时之六气。

十二地支的顺序子居首位，而分建于各月却从寅始，《类经图翼·运气》解释曰：建子之月，阳气虽始于黄钟，然犹潜伏地下，未见发生之功，及其历丑转寅，三阳始备，于是和风至而万物生，萌芽动而蛰藏振,遍满寰区,无非生意,故阳虽始于子,而春必起于寅。是以寅卯辰为春,巳午未为夏,申酉戌为秋,亥子丑为冬,而各分其孟仲季焉。张景岳《类经图翼》曰:夫六气之合于三阴三阳者,分而言之,则天地之化,有气有形;合而言之,则阴阳之理,标由乎本。所谓标本者,六气为本,三阴三阳为标。如主气之交司于四时者,春属木为风化,夏初君火为热化,盛夏相火为暑化,长夏属土为湿化,秋属金为燥化,冬属水为寒化,此六化之常,不失其常,即所谓当其位则正也。如客气之有盛衰逆顺者,则司天主上,在泉主下,左右四间,各有专主,不时相加以为交合,此六化之变,变有不测,即所谓非其位则邪也。故正则为德化政令,邪则为灾变眚伤。太者之至徐而常,少者之至暴而亡,而凡为淫胜、邪胜、相胜、相复等变,亦何莫非天地六化之气所致欤!

4. 客气概念　客气即一年变化不定的气象特征。因年年变化,往来无常,故称客气。

一年12个月,六气各主2个月的客气。其规律是:寅为一月,卯为二月,辰为三月,巳为四月,午为五月,未为六月,申为七月,酉为八月,戌为九月,亥为十月,子为十一月,丑为十二月。一年六个月的客气排列顺序为一阴、二阴、三阴、一阳、二阳、三阳。厥阴为一阴,少阴为二阴,太阴为三阴,少阳为一阳,阳明为二阳,太阳为三阳。一阴厥阴配一阳少阳,二阴少阴配二阳阳明,三阴太阴配三阳太阳客气六步的次第,是以阴阳为序,三阴在前,三阳在后。四时六气分六步,始厥阴终太阳。一年客气也分六步,即司天之气,在泉之气,司天左间气,司天右间气,在泉左间气,在泉右间气六步。主气述一年气象之常,客气述一年气象之变。《素问·天元纪大论》:子午之岁,上见少阴;丑未之岁,上见太阴;寅申之岁,上见少阳;卯酉之岁,上见阳明;辰戌之岁,上见太阳;巳亥之岁,上见厥阴。由此可见,每逢子年午年,均为少阴司天,丑和未年属太阴司天,其余类推。相配以后是子午少阴君火,丑未太阴湿土,寅申少阳相火,卯酉阳明燥金,辰戌太阳寒水,巳亥厥阴风木。依此次序逐年推移,六气六年一循环,地支十二年一循环,周而复始,六十年中地支轮用五周,六气循环十周。一阴厥阴风木,二阴少阴君火,三阴太阴湿土;一阳少阳相火,二阳阳明燥金,三阳太阳寒水。

客气者天气也。客气六步次序,先三阴,后三阳。三阴以厥阴为始,次少阴,又次太阴。厥阴为一阴,少阴为二阴,太阴为三阴。三阳则以少阳为始,次阳明,又次太阳。少阳为一阳,阳明为二阳,太阳为三阳。合三阴三阳六气而计之,则一厥阴,二少阴,三太阴,四少阳,五阳明,六太阳。分布于上下左右,互为司天,互为在泉,互为间气,便构成了司天、在泉、四间气的六步运行。张景岳《类经图翼》曰:如子午年则太阳为初气,厥阴为二气,少阴为司天为三气,太阴为四气,少阳为五气,阳明为在泉为六气。丑未则厥阴为初气,以次而转。余可仿此类推也。客气者,天气也,在天为气,动而不息,乃为天之阴阳,分司天在泉左右四间之六气者是也。故三阴三阳之气,更迭主时而行天令,以加临于主气之上,而为一岁之变化。然客气以阴阳先后之数为序,故太阴土所以居少阳火之前。如三阴之序,以厥阴为始者一阴也,次少阴者二阴也,又次太阴者三阴也;三阳之序,以少阳为始者一阳也,次阳明者二阳也,又次太阳者三阳也。湿土一也,而客气之湿居火前,主气之土居火后,虽若前后有不同,而实皆处乎六者之中,正以见土德之位也。凡客令所至,则有寒暑燥湿风火非常之化,故冬有烁石之热,夏有凄风之凉,和则为生化,不和则为灾伤,此盖以客气所加,乃为胜制郁发之变耳。故《五营运大论》曰:五气更立,各有所先,非其位则邪,当其位则正。气相得则微,不相得则甚。又曰:气有余,则制己所胜而侮所不胜;气不及,则己所不胜侮而乘之,己所胜轻而侮之。侮反受邪,侮而受邪,寡于畏也。此客气有不时之加临,而主气则只当奉行天令耳。故凡客主之气,则但有胜而无复也。总而言之,司天通主上半年,在泉通主下半年,此客气之概也;析而言之,则六气各有所主,此分六气之详也。司天在上,在泉在下,中运居中,通主一岁。如司天生克中运,谓之以上临下为顺;运气生克司天,谓之以下临上为逆。在泉亦然。顺分生克之殊,逆有大小之别。此古人举运气之端倪耳。若其二气相合,象变迥异,千变万化,何有穷尽?如四时有非常之化,常外更有非常;四方有高下之殊,殊中又分高下。百步之内,晴雨不同;千里之外,寒暄非类。故察气候者必因诸天,察方宜者必因诸地。圆机之士,又当因常以察变,因此以察彼,庶得古人未发之玄,而尽其不言之妙欤。

5. 司天在泉 中国医药学五运六气学说规定每年的年气为司天之气。司天在上,司气之气在客气六步的第三步即三之气;在泉在下,在泉之气在客气六步的第六步即六之气或称终之气。司天之气主管一年上半年气象,即客气六步的二之气、三之气、四之气。在泉之气主管一年下半年气象,即客气六步的五之气、六之气、一之气。司天之气的右间气位于客气六步的二之气,司天之气的左间气位于客气六步的四之气。在泉之气的右间气位于客气六步的五之气,在泉之气的左间气位于客气六步的一之气。司天在泉相配规律是:一阴厥阴司天,一阳少阳在泉;二阴少阴司天,二阳阳明在泉;三阴太阴司天,三阳太阳在泉;一阳少阳司天,一阴厥阴在泉;二阳阳明司天,二阴少阴在泉;三阳太阳司天,三阴太阴在泉。《医宗金鉴·运气心诀》曰:子午少阴君火天,阳明燥金应在泉。丑未太阴太阳治,寅申少阳厥阴联。卯酉却与子午倒,辰戌巳亥亦皆然。每岁天泉四间气,上下分统各半年。天干起运,地支起气。此言地之阴阳,正化、对化,加临主气,六位之客气也。如子午之岁,少阴君火治之,起司天也。阳明燥金在下,起在泉也。气由下而升上,故以在下之阳明起之,阳明二阳,二阳生三阳,三阳太阳,故太阳寒水为客初气,即地之左间也。三阳,阳极生一阴,一阴厥阴,故厥阴为客二气,即天之右间也。一阴生二阴,二阴少阴,故少阴为客三气,即司天之气也。二阴生三阴,三阴太阴,故太阴为客四气,即天之左间也。三阴阴极生一阳,一阳少阳,故少阳为客五气,即地之右间也。一阳生二阳,二阳阳明,故阳明为客六气,即在泉之气也。丑未寅申之岁,皆仿此法起之。卯酉却与子午倒换,辰戌却与丑未倒换,巳亥却与寅申倒换。谓卯酉之岁,阳明燥金司天,少阴君火在泉;辰戌之岁,太阳寒水司天,太阴湿土在泉;巳亥之岁,厥阴风木司天,少阳相火在泉;彼此倒换也。每岁司天在泉左右四间气者,即六气分统上下,本年司天统主上半年,在泉统主下半年之统气也。

年岁之气司天。司天象征在上,主上半年气象;在泉象征在下,主下半年气象。子午少阴君火司天,阳明燥金在泉;丑未太阴湿土司天,太阳寒水在泉;寅申少阳相火司天,厥阴风木在泉;卯酉阳明燥金司天,少阴君火在泉;辰戌太阳寒水司天,太阴湿土在泉;巳亥厥阴风木司天,少阳相火在泉。《素问·至真要大论》曰:厥阴司天,其化以风;少阴司天,其化以热;太阴司天,其化以湿;少阳司天,其化以火;阳明司天,其化以燥;少阳司天,其化以寒。厥阴司天为风化,在泉为酸化,司气为苍化,间气为动化。少阴司天为热化,在泉为苦化,不司气化,居气为灼化。太阴司天为湿化,在泉为甘化,司气为黅化,间气为柔化。少阳司天为火化,在泉苦化,司气为丹化,间气为明化。阳明司天为燥化,在泉为辛化,司气为素化,间气为清化。太阳司天为寒化,在泉为咸化,司气为玄化,间气为藏化。张景岳《类经图翼》司天歌:子午少阴为君火,丑未太阴临湿土,寅申少阳相火王,卯酉阳明燥金所,辰戌太阳寒水边,巳亥厥阴风木主,初气起地之左间,司天在泉对面数。司天、在泉、四间气者,客气之六步也。凡主岁者为司天,位当三之气。司天之下相对者为在泉,位当终之气。司天之左为天之左间,右为天之右间。在泉之左为地之左间,右为地之右间。每岁客气始于司天前二位,乃地之左间,是为初气,以至二气、三气而终于在泉之六气,每气各主一步。然司天通主上半年,在泉通主下半年,故又曰岁半以前,天气主之,岁半以后,地气主之也。《素问·五常运大论》曰:天地者,万物之上下也。左右者,阴阳之道路也。诸上见厥阴,左少阴,右太阳;见少阴,左太阴,右厥阴;见太阴,左少阳,右少阴;见少阳,左阳明,右太阴;见阳明,左太阳,右少阳;见太阳,左厥阴,右阳明,所谓面北而命其位也。面北命位者,谓司天在上,位在南方,面北而命其左右,则东南为司天之右间,西南为司天之左间也。又曰:何谓下?曰:厥阴在上则少阳在下,左阳明,右太阴;少阴在上则阳明在下,左太阳,右少阳;太阴在上则太阳在下,左厥阴,右阳明;少阳在上则厥阴在下,左少阴,右太阳;阳明在上则少阴在下,左太阴,右厥阴;太阳在上则太阴在下,左少阳,右少阴,所谓面南而命其位也。面南命位者,谓在泉在下,位在北方,面南而命其左右,则东北为在泉之左间,西北为在泉之右间也。上者右行,自西南而降,下者左行,自东北而升,左右周天,余而复会。故上下相遘,天地相临,而变化逆顺,由兹生矣。虽同类相和、气化相生者谓之顺,异类相临、气化相制者谓之逆;然有气虽同类而亦为病者,以相火临于君火,为不当位故也。故《六微旨大论》曰:君位臣则顺,臣位君则逆,逆则病近害速,顺则病远害微,所谓二火者是也。此当与前五运太少齐兼化图解参看。《素问·六微旨大论》曰:上下有位,左右有纪。故少阳之右,阳明治之;阳明之右,太阳治之;太阳之右,厥阴治之;厥阴之右,少阴治之;少阴之右,太阴治之;太阴之右,少阳治之。此言客气阴阳之次序也。司天之气始终固定在六步中的第三步即三之气。司天之气确定,在泉之气以及左右间气随之而定。《五运行大论》说:动静何如?曰:上者右行,下者左行,左右周天,余而复会也。司天之气在上,不断地右转,自上而右,以降于地;在泉之气在下,不断地左转,自下而左,以升于天。例如:戌年太阳司天,太阴在泉,转太阳于上方,则太阴自然在下方。明年亥年厥阴司天,少阳在泉,则将圆图依箭头所示而旋转,转厥阴于上方,则少阳自然在下方。在上者自左向右,在下者自右向左,这就是上者右行,下者左行。如此左右周天,周之后而复会也。司天在泉之气,总是一阴一阳,二阴二阳,三阴三阳上下相交的。如一阴厥阴司天,便是一阳少阳在泉;二阴少阴司天,便是二阳阳明在泉;主阴太阴司天,便是三阳太阳在泉;一阳少阳司天,便是一阴厥阴在泉;二阳阳明司天,便是二阴少阴在泉;三阳太阳司天,便是三阴太阴在泉。天地阴阳之数相参,就是这样秩然不紊的。《素问·至真要大论》:六气分治,司天气者,其至何如?曰:厥阴司天,其化以风;少阴司天,其化以热;太阴司天,其化以湿;少阳司天,其化以火;阳明司天,其化以燥;太阳司天,其化以寒。地化奈何?曰:司天同候,间气皆然。《至真要大论》说:间气何谓?曰:司左右者是谓间气也。曰:何以异之?曰:主岁者纪岁,间气者纪步也。主岁,即指司天在泉之气而言,谓司天和在泉可以共主一岁之气,而不仅是各主一步。惟四间气只能纪步,即一个间气只管一步(六十日又八十七刻半),这是它和司天,在泉不同的地方。《素问·六元正纪大论》岁半之前,天气主之;岁半之后,地气主之。即是说:司天通主上半年,在泉通主下半年。岁半之前,始于十二月中大寒,终于六月初小暑。岁半之后,始于六月中大暑,终于十二月初小寒。如《素问·至真要大论》所说,初气终三气,天气主之;四气尽终气,地气主之。初气终三气,即由初气、二气到三气;四气尽终气,即由四气、五气到终气。前三气属于司天之气,故曰天气主之;后三气属于在泉之气,故曰地气主之。

6. 天符 年运与年气的五行属性相符合称为天符。《素问·天元纪大论》曰:应天为天符。如前所述,每年的年气司天,司天之气有一阴厥阴风木之气,二阴少阴君火之气,三阴太阴湿土之气,一阳少阳相火之气,二阳阳明燥金之气,三阳太阳寒水之气。年运的木运遇年气一阴厥阴风木之气司天即位天符之年,年运火运遇年气二阴少阴君火之气司天或遇一阳少阳相火之气司天即为天符之年,年运土运遇三阴太阴湿土之气司天即为天符之年,年运金运遇二阳阳明燥金之气司天即为天符之年,年运水运遇三阳太阳寒水之气司天即为天符之年。《素问·六微旨大论》曰:土运之岁上见太阴,火运之岁上见少阳少阴,金运之岁上见阳明,木运之岁上见厥阴,水运之岁上见太阳。天之与会也,如《天元册》曰天符。"上见"指司天年气。张景岳《类经图翼》曰:天符者,中运(笔者注:中运即年运)与司天相符也。《素问·六元正纪大论》曰:戊子戊午太徵上临少阴,戊寅戊申太徵上临少阳,丙辰丙戌太羽上临太阳,如是者三。丁巳丁亥少角上临厥阴,乙卯乙酉少商上临阳明,己丑己未少宫上临太阴,如是者三。六十年中天符年有乙卯、乙酉、丙辰、丙戌、丁巳、丁亥、戊子、戊午、己丑、己未、戊寅、戊申共十二年。天干为乙地支为卯的乙卯年:乙为年运金运,卯为二阳阳明燥金年气司天。天干为乙地支为酉的乙酉年:乙为年运金运,酉为二阳阳明燥金年气司天。天干为丙地支为辰的丙辰年:丙为年运水运,辰为三阳寒水年气司天。天干为丙地支为戌的丙戌年:丙为年运水运,戌为三阳太阳寒水年气司天。天干为丁地支为巳的丁巳年:丁为年运木运,巳为一阴厥阴风木年气司天。天干为丁地支为亥的丁亥年:丁为年运木运,亥为一阴厥阴风木年气司天。天干为戊地支为子的戊子年:戊为年运火运,子为一阴少阴君火年气司天。天干为戊地支为午的戊午年:戊为年运火运,午为一阴少阴君火年气司天。天干为己地支为丑的己丑年:己为年运土运,丑为三阴太阴湿土年气司天。天干为己地支为未的己未年:己为年运土运,未为三阴太阴湿土年气司天。天干为戊地支为寅的戊寅年:戊为年运火运,寅为一阳少阳相火年气司天。天干为戊地支为申的戊申年:戊为年运火运,申为一阳少阳相火年气司天。《素问·六微旨大论》曰:木运之岁上见厥阴,火运之岁上见少阳少阴,土运之岁上见太阴,金运之岁上见阳明,水运之岁上见太阳者是也。《素问·六元正纪大论》曰:戊子戊午太徵上临少阴,戊寅戊申太徵上临少阳,丙辰丙戌太羽上临太阳,如是者三。丁巳丁亥少角上临厥阴,乙卯乙酉少商上临阳明,己丑己未少宫上临太阴,如是者三。前三者,言三太也。后三者,言三少也。上者,言司天也。临者,天运相临也。二论之词不同,而义则一也。六十甲子天符共十二年。

7. 岁会 年运与年支的五行属性相同称岁会。十二地支配五行的规律是:子亥属水居北方,寅卯属木居东方,巳午属火居南方,申酉属金居西方,辰戌丑未属土寄旺于四时之末各一十八日有奇。甲子一周六十年中,岁会年有甲辰、甲戌、己丑、己未、丁卯、戊午、乙酉、丙子、壬寅、癸巳、庚申、辛亥十二年。天干为甲地支为辰的甲辰年:甲为年运土运,辰为年支阳土,为岁会年。天干为甲地支为戌的甲戌年:甲为年运土运,戌为年支阳土,为岁会年。天干为己地支为丑的己丑年:己为年运土运,丑为年支阳土,为岁会年。天干为己地支为未的己未年:己为年运土运,未为年支阴土,为岁会年。天干为丁地支为卯的丁卯年:丁为年运木运,卯为年支阴木,为岁会年。天干为戊地支为午的戊午年:戊为年运火运,午为地支阳火,为岁会年。天干为乙地支为酉的乙酉年:乙为年运金运,酉为地支阴金,为岁会年。天干为丙地支为子的丙子年:丙为年运水运,子为地支阳水,为岁会年。天干为壬地支为寅的壬寅年:壬为年运木运,寅为地支阳木,为岁会年。天干为癸地支为巳的癸巳年:癸为年运火运,巳为地支阴火,为岁会年。天干为庚地支为申的庚申年:庚为年运金运,申为地支阳金,为岁会年。天干为辛地支为亥的辛亥年:辛为年运水运,亥为地支阴水,为岁会年。十二个岁会年中,己丑、己未、乙酉、戊午四年既属岁会,又属天符。因此,甲子六十年中单纯岁会年实际只有八年。《素问·六微旨大论》曰:木运临卯,火运临午,土运临四季,金运临酉,水运临子,所谓岁会,气之平也。《素问·天元纪大论》曰:承岁为岁值。乃中运(笔者注:中运即年运)之气,与岁支相同者是也。不分阴年阳年,但取四正之支与运相合,乃为四直承岁。四正支者,子午卯酉是也。如辰戌丑未四年,土无定位,寄旺于四时之末,各一十八日有奇,则亦通论承岁也。《素问·六元正纪大论》:天符岁会者,气运相符之谓也。除此二十四岁,则不加不临也。

8. 同天符　客运的阳干起运之音属性与客气的在泉之气相符称同天符。如前所述,根据五音建运太少相生规律,甲为阳土,丙为阳水,戊为阳火,庚为阳金,壬为阳木。乙为阴金,丁为阴木,己为阴土,辛为阴水,癸为阴木。甲为阳土太宫生乙阴金少商,乙阴金少商生丙阳水太羽,丙阳水太羽生丁阴木少角,丁阴木少角生戊阳火太徵,戊阳火太徵生己阴土少宫,己阴土少宫生庚阳金太商,庚阳金太商生辛阴水少羽,辛阴水少羽生壬阳木太角,壬阳木太角生癸阴火少徵,癸阴火少徵生甲阳土太宫。如此无限循环。甲丙戊庚壬五阳干均为太音起运,一个甲子六十年中,同天符有甲辰、甲戌、壬寅、壬申、庚子、庚午六年。《素问·六元正纪大论》:甲辰甲戌太宫下加太阴,壬寅壬申太角下加厥阴,庚子庚午太商下加阳明,如是者三。天干为甲地支为辰的甲辰年:甲为阳干土运太宫起运,辰为地支三阳太阳寒水年气司天,三阴太阴湿土在泉,阳干太宫土运与在泉太阴湿土相合,为同天符年。天干为甲地支为戌的甲戌年:甲为阳干土运太宫起运,戌为地支三阳太阳寒水年气司天,三阴太阴湿土在泉,阳干太宫土运与在泉太阴湿土相合,为同天符年。天干为壬地支为寅的壬寅年:壬为阳干木运太角起运,申为地支一阳少阳相火年气司天,一阴厥阴风木在泉,阳干太角木运与在泉厥阴风木相合,为同天符年。天干为庚地支为子的庚子年:庚为阳干金运太商起运,子为地支二阴少阴君火年气司天,二阳阳明燥金在泉,阳干太商金运与在泉阳明燥金相合,为同天符年。天干为庚地支为午的庚午年:庚为阳干金运太商起运,午为地支二阴少阴君火年气司天,二阳阳明燥金在泉,阳干太商金运与在泉阳明燥金相合,为同天符年。

9. 同岁会　客运的阴干起运之音五行属性与客气的在泉之气相符称同岁会。乙丁己辛癸五阴干均为少音起运,一个甲子六十年中,同岁会有癸巳、癸亥、癸卯、癸酉、辛丑、辛未六年。《素问·六元正纪大论》:癸巳癸亥少徵下加少阳,辛丑辛未少羽下加太阳,癸卯癸酉少徵下加少阴,如是者三。天干为癸地支为巳的癸巳年:癸为阴干火运少徵起运,巳为地支一阴厥阴风木年气司天,一阳少阳相火在泉,阴干少徵火运与在泉少阳相火相合,为同岁会年。天干为癸地支为亥的癸亥年:癸为阴干火运少徵起运,亥为地支一阴厥阴风木年气司天,一阳少阳相火在泉,阴干少徵火运与在泉少阳相火相合,为同岁会年。天干为癸地支为亥的癸卯年:癸为阴干火运少徵起运,卯为地支二阳阳明燥金年气司天,二阴少阴君火在泉,阴干少徵火运与在泉少阴君火相合,为同岁会年。天干为癸地支为酉的癸酉年:癸为阴干火运少微起运,酉为地支二阳阳明燥金年气司天,二阴少阴君火在泉,阴干少徵火运与在泉少阴君火相合,为同岁会年。天干为辛地支为丑的辛丑年:辛为阴干水运少羽起运,丑为地支三阴太阴湿土年气司天,三阳太阳寒水在泉,阴干少羽水运与在泉太阳寒水相合,为同岁会年。天干为辛地支为未的辛未年:辛为阴干水运少羽起运,未为地支三阴太阴湿土年气司天,三阳太阳寒水在泉,阴干少羽水运与在泉太阳寒水相合,为同岁会年。

《素问·六微旨大论》曰:天气始于甲,地气始于子,子甲相合,命曰岁立。气运相临,而天符岁会、盛衰虚实所由生矣。故每岁天地之令,各有上中下三气之分:司天者主行天令,行乎上也;岁运者主生化运动之机,行乎中也;在泉者主地之化,行乎下也。遇而同其气者化之平,遇而异其气者化之逆。故曰非其位则邪,当其位则正,邪则变甚,正则微也。又曰:天符为执法,岁会为行令,太乙天符为贵人。中执法者,其病速而危;中行令者,其病徐而持;中贵人者,其病暴而死。虽天符岁会,皆得纯正之气;然其过亢,则未免中邪亦有轻重。故中岁会者为轻,以行令者之权轻也;中天符者为重,以执法者之权重也;中太乙者为尤重,以三气皆伤而贵人之不可犯也。故《天元纪大论》曰知迎知随,气可与期也。

10. **太乙天符** 既为天符又为岁会的年份称太乙天符年。太乙者尊贵之意。太乙天符年的年运与年气的五行属性及年支的五行属性相同。《素问·六微旨大论》曰:天符岁会何如?岐伯曰:太乙天符之会。六十年甲子中只有戊午、乙酉、己丑、己未四年是太乙天符年。天干为戊地支为午的戊午年:戊为火运,午为少阴君火年气司天,年运与年气相符故为天符年;戊为火运,年支午属五行阳火居南方火位,故为岁会年;戊午年即为天符又为岁会,故为太乙天符。天干为乙地支为酉的乙酉年:乙为金运,酉为阳明燥金年气司天,故为天符年;乙为金运,年支酉属五行阴金居西方金位,故为岁会年;乙酉年即为天符又为岁会,故为太乙天符年。天干为己地支为丑的己丑年:己为土运,丑为太阴湿土年气司天,故为天符年;己为土运,年支丑属五行阴土寄旺于四时之末,故为岁会年;己丑即为天符又为岁会,故为太乙天符年。天干为己地支为未的己未年:己为土运,未为太阴湿土年气司天,故为天符年;己为土运,年支未属五行阳土寄旺于四时之末,故为岁会年;己未即为天符又为岁会,故为太乙天符年。《素问·六微旨大论》曰:天符为执法,岁会为行令,太乙天符为贵人。帝曰:邪之中也奈何?岐伯曰:中执法者,其病速而危;中行令者,其病徐而持;中贵人者,其病暴而死。

11. **客主加临** 客气加临主气称客主加临。主气六步为厥阴风木一之气、少阴君火二之气、少阳相火三之气、太阴湿土四之气、阳明燥金五之气、太阳寒水六之气,六大气象特征分别主司四季24个节气。客气六步为司天之气,在泉之气,司天左间气,司天右间气,在泉左间气,在泉右间气。主气述一年气象之常,客气述一年气象之变。客主加临即该年司天客气即三之气加临该年四时主气的三之气,其余五气依次相加,用以推演改年四时气候变化特点。客气主气六步分别加临以后,观察客主之气是否相得。《素问·五运行大论》曰:气相得则和,不相得则病。《素问·至真要大论》曰:主胜逆,客胜从。《素问·六微旨大论》曰:君位臣则顺,臣位君则逆。根据五行生克原理,客主之气相生或客主同气或客气克主气为相得,为从,为顺。若主气克客气则为不相得,为逆。《素问·天元纪大论》曰:子午之岁,上见少阴;丑未之岁,上见太阴;寅申之岁,上见少阳;卯酉之岁,上见阳明;辰戌之岁,上见太阳;巳亥之岁,上见厥阴。厥阴之上,风气主之;少阴之上,热气主之;太阴之上,湿土主之;少阳之上,相火主之;阳明之上,

燥气主之;太阳之上,寒气主之。所谓本也,是谓六元。公式如下:

凡地支为子为午的子午年,均为少阴君火司天,阳明燥金在泉。四时主气的一之气为厥阴风木,客气一之气为太阳寒水,客气水生主气木,为顺。四时主气的二之气为少阴君火,客气二之气为厥阴风木,客主之气相生,为顺。四时主气的三之气为少阳相火,司天客气三之气为少阴君火,客主同气,为顺。四时主气的四之气为太阴湿土,客气四之气为太阴湿土,客主同气,为顺。四时主气的五之气为阳明燥金,客气四之气为少阳相火,客气克主气,为顺。四时主气的六之气为太阳寒水,在泉客气六之气为阳明燥金,客气生主气,为顺。

凡地支为丑为未年的丑未年,均为太阴湿土司天,太阳寒水在泉。四时主气的一之气为厥阴风木,客气一之气为厥阴风木,客主同气,为顺。四时主气的二之气为少阴君火,客气二之气为少阴君火,客主同气,为顺。四时主气的三之气为少阳相火,司天客气三之气为太阴湿土,主气生客气,为顺。四时主气的四之气为太阴湿土,客气四之气为少阳相火,客气生主气,为顺。四时主气的五之气为阳明燥金,客气五之气为阳明燥金,客主同气,为顺。四时主气的六之气为太阳寒水,在泉客气六之气为太阳寒水,客主同气,为顺。

凡地支为寅为申的寅申年,均为少阳相火司天,厥阴风木在泉。四时主气的一之气为厥阴风木,客气一之气为少阴君火,主气生客气,为顺。四时主气的二之气为少阴君火,客气二之气为太阴湿土,主气生客气,为顺。四时主气的三之气为少阳相火,司天客气三之气为少阳相火,主客同气,为顺。四时主气的四之气为太阴湿土,客气四之气为阳明燥金,主气生客气,为顺。四时主气的五之气为阳明燥金,客气五之气为太阳寒水,主气生客气,为顺。四时主气的六之气为太阳寒水,在泉客气六之气为厥阴风木,主气生客气,为顺。

凡地支为卯为酉的卯酉年,均为阳明燥金司天,少阴君火在泉。四时主气的一之气为厥阴风木,客气一之气为太阴湿土,主气克客气,为逆。四时主气的二之气为少阴君火,客气二之气为少阳相火,主客同气,为顺。四时主气的司天三之气为少阳相火,客气三之气为阳明燥金,主气克客气,为逆。四时主气的四之气为太阴湿土,客气四之气为太阳寒水,主气克客气,为逆。四时主气的五之气为为阳明燥金,客气五之气为厥阴风木,主气克客气,为逆。四时主气六之气为太阳寒水,客气六之气为少阴君火,主气克客气,为逆。

凡地支为辰为戌的辰戌年,均为太阳寒水司天,太阴湿土在泉。四时主气的一之气为厥阴风木,客气一之气为少阳相火,主气生客气,为顺。四时主气的二之气为少阴君火,客气二之气为阳明燥金,主气克客气,为逆。四时主气的三之气为少阳相火,司天客气三之气为太阳寒水,主气克客气,为逆。四时主气的四之气为太阴湿土,客气四之气为厥阴风木,客气克主气,为顺。四时主气的五之气为阳明燥金,客气五之气为少阴君火,客气克主气,为顺。四时主气的六之气为太阳寒水,在泉客气六之气为太阴湿土,客气克主气,为顺。

凡地支为巳为亥的巳亥年,均为厥阴风木司天,少阳相火在泉。四时主气一之气为厥阴风木,客气一之气为阳明燥金,客气克主气,为顺。四时主气的二之气为少阴君火,客气二之气为太阳寒水,客气克主气,为顺。四时主气的三之气为少阳相火,司天客气三之气为厥阴风木,主气生客气,为顺。四时主气的四之气为太阴湿土,客气四之气为少阴君火,主气生客气,为顺。四时主气的五之气为阳明燥金,客气五之气为太阴湿土,客气生主气,为顺。四时主气的六之气为太阳寒水,客气六之气为少阳相火,主气克客气,为逆。

主胜为逆,客胜为从,这有什么道理呢? 主气居而不动,为岁气之常,客气动而不居,为岁气之暂。经常的主气胜制短暂的客气,则客气将无从司令了。因而便宁使客气胜制主气,不使主气胜制客气。也正由于客气的时间短暂,它虽有胜制之气,一转瞬就会过去的,所以客胜为从。

例如2004年是甲申,少阳相火司天,厥阴风木在泉,客主气六部加临的情况是:初气主气厥阴风木,生客气之少阴君火;二气主气少阳相火,生客气之太阴湿土;三气主气少阳相火,与客气少阴君火同气相求;四气主气太阴湿土,生客气之阳明燥金;五气主气阳明燥金,生客气之太阳寒水;六气主气太阳寒水,生客气之厥阴风木。客主气加临是极其顺利的,惟上半年既是少阳相火司天,三之气又是君相火相同,惟当防其火热之亢盛而已。

12. 客气胜复 胜是主动的,作强胜解;复是被动的,作报复解。胜复之气即上半年有超常胜气,下半年随之而发生相反的复气。如上半年热气偏胜,则下半年寒气来复等。胜复之气在时序上具有一定的规律:初气到三气是上半年司天之气主政,发生了超常的气候叫胜气;四气到终气为下半年在泉之气主政,发生与上半年相反的气候叫复气。胜复之气每年的有无,没有一定的规律,有胜气,才有复气,如无胜气,则无复气。若有胜气而无复气,便要产生灾害。复后又胜,并不等于循环不变,因胜气非只一种,它是随气候变化的具体情况而定的。《素问·至真要大论》曰:胜复之动,时有常乎? 气有必乎……时有常位,而气无必也……初气终三气,天气主之,胜之常也;四气尽终气,地气主之,复之常也。有胜则复,无胜则否……胜至则复,无常数也,衰乃止耳;复已而胜,不复则害,此伤也。

13. 客气不迁正不退位 客气六步的任何一步不应时而至称客气不迁正。至而未至,多因前一司气太过,导致下一司气衍迟。《素问·刺法论》曰:司天不得其迁正者,即前司天以过交司之日。即遇司天太过有余日也,即仍旧治天数,新司天未得迁正也。厥阴风木之气不得迁至正位,则本年的风木温暖之所不能应时施化,花卉枯萎。人们常出现小便淋漓,目睛转动不灵,转筋,容易发怒,小便色红等症状。厥阴风木欲司令,太阳寒水之气不退,因而气候得不到正常的温暖,故春令失时。

少阴君火之气不得迁至正位,则冷气不退,春天先冷而后寒,温暖的气候不能应时而临。人们常出现寒热,四肢烦疼,腰脊强直等症状。厥阴风木之气虽然有余,但不退位的时间终究是不会超过应迁正的君火的。

太阴湿土之气不得迁至正位,云雨之气不能及时布化,万物当生长发育而不能生发,致使枯焦不荣。人们常出现手足肢节肿满,腹大水肿,胸腹胀满,嗳气不食,完谷不化,两胁支满,四肢沉重不举等症状。太阴湿土之气欲行令,但少阴君火不退位,则气候依然炎热,干旱而无雨。

少阳相火之气不得迁至正位,炎热的气候不能主令,则苗莠不能繁茂,酷暑延至秋天,肃杀之气晚到、霜雾不能及时下降。人们常患疟疾,或有骨蒸、心悸、惊骇等症状,严重的可发生出血现象。

阳明燥金之气不得迁至正位,少阳相火的暑热之气留恋不退,秋金的肃杀之气不能以时降临,草木反而繁荣。人们常出现寒热,鼻流清涕,喷嚏时作,皮毛不泽,爪甲枯焦,甚至气喘咳嗽,呼吸息粗,情绪悲哀等症状。由于相火不退,炎热的气候依旧存在,故清凉肃杀之气不能及时施化,而肺病容易复发。

太阳寒水之气不得迁至正位,则冬令的清寒之气因不能入位而迟迟不前,不前则留于春季而春寒。阳明燥金肃杀的霜露下降于前,太阳寒水的冰雪凝结于后,如果阳光复而得治,则凛冽的寒气就会有发生,白色如雾的云到一定的时候会出现。人们常患疫疠病,喉闭嗌干,烦躁而渴,呼吸喘促有声。太阳寒水之气的到达,必须等候阳明燥金之气退却,才能司天,如果燥气过时而不退,那么人就要生病了。

14. 客气不退位　所谓不退位,就是应该转位的司天之气仍然停留,即旧的司天之气太过,应让位而仍然在原位的意思,也可以说是岁气司天或在泉的至而不去。如去年是己亥年,己亥厥阴风木司天。今年应是庚子年,庚子少阴君火司天。若己亥年风木之气有余,复作布政,留而不去。到了庚子年,在气候变化及其他方面,仍然表现出去年己亥年所有的风木之气的特点,对己亥年的厥阴风木司天而言,这就是不退位。由于己亥年厥阴风木司天之气不退位,必然使庚子年少阴君火司天之气不能应时而至,对庚子年的少阴君火司天而言,这就是不迁正。司天在泉之气不退位,不迁正,也必然影响左右间气的升降,使其应升不升,应降不降,即升之不前,降之不下,导致整个客气的规律失常。

六、思路拓展

《医宗金鉴·运气要诀》《经》曰:夫五运阴阳者,天地之道也,万物之纲纪,变化之父母,生杀之本始,神明之府也,可不通乎? 又曰:治不法天之纪、地之理,则灾害至矣。又曰:不知年之所加,气之盛衰,虚实之所起,不可以为工矣。由是观之,不知运气而为医,欲其无失者鲜矣。兹将《内经》运气要语,编成歌诀,并列图于前,使学者一览即明其大纲旨要之所在,然后遍求全经精义,庶乎有得云。

（1）太虚理气天地阴阳歌:无极太虚气中理,太极太虚理中气。乘气动静生阴阳,阴阳之分为天地。未有天地气生形,已有天地形寓气。从形究气曰阴阳,即气观理曰太极。【注】太者,极其至大之谓也;虚者,空虚无物之谓也。盖极大极虚,无声无臭之中,具有极大极至之理气焉。理气未分,而混沌者,太虚也。太虚曰无极者,是主太虚流行之气中主宰之理而言。太虚曰太极者,是主太虚主宰之理中流行之气而言也。故周子曰:无极而太极者,亦是以极无而推极有也。盖极无中无是而非理,极有中无是而非气。不以极无之理而推极有之气,何以知有是气也。不以极有之气,而推极无之理,何以知有是理也。是则可知理气以其分殊而言之二也,以其浑合而言之一也。有是理则有是气,有是气则有是理,名虽有二,其实则一,本无有无,一二,先后之可言也。乘气动静生阴阳者,谓太极乘气机之动而生阳,乘气机之静而生阴,即周子曰:太极动而生阳,静而生阴之谓也。然不曰无极动而生阳,静而生阴,而曰太极动而生阳,静而生阴者,盖以无极专主乎理,言理无动静故也,太极兼主乎气,言气有动静故。阴阳之分为天地者,谓阴阳流行,相生不已,积阳之清者为天,积阴之浊者为地。故周子曰:分阴分阳,两仪立焉也。未有天地气生形者,谓未有天地,惟太虚中之一气化生天地之形也。已有天地形寓气者,谓已有天地,而太虚之气即已寓于天地之形也。是以天得之以资万物之始,地得之以资万物之生也。从形究气曰阴阳者,阴阳即理中流行之气也。即气观理曰太极者,太极即气中主宰之理也。故周子曰:阴阳一太极者,是指气之极者而言也,太极本无极者,是指理之极者而言也。【按】吴澄曰:太极无动静,动静者气机也,是以大极专主乎理言也。朱子曰：太极之有动静，是天命之流行也，是以太极兼主乎气言也。又曰：太虚者，本然之妙也，动静者，所乘之机也。本然之妙即太极，指其本然主宰，是动是静之妙之理也。所乘之机即动静，指其天命流行，乘动乘静之机之气也。当根据朱子为是。

（2）五行质气生克制化歌：天地阴阳生五行，各一其质各一气，质具于地气行天，五行顺布四时序。木火土金水相生，木土水火金克制，亢害承制制生化，生生化化万物立。【注】天地既立，而阴阳即在天地之中，阳动而变，阴静而合，生五行也。天一生水，地六成之；地二生火，天七成之；天三生木，地八成之；地四生金，天九成之；天五生土，地十成之，是五行各一其质也。东方生木，木之气风；南方生火，火之气热；中央生土，土之气湿；西方生金，金之气燥；北方生水，水之气寒，是五行各一其气也。在地曰木，在天曰风；在地曰火，在天曰热；在地曰土，在天曰湿；在地曰金，在天曰燥；在地曰水，在天曰寒，是五行质具于地，气行于天也。木位东方，风气布春；火位南方，热气布夏；土位中央四维，湿气布长夏；金位西方，燥气布秋；水位北方，寒气布冬，是五气顺布四时之序也。即周子曰：阳变阴合，而生水，火，金、土。五气顺布，四时行焉。木生火，火生土，土生金，金生水，水复生木，是五行相生，主生养万物者也。木克土，土克水，水克火，火克金，金克木，木复克土，是五行相克，主杀害万物者也。相克则死，相制则生。木亢害土，土亢害水，水亢害火，火亢害金，金亢害木，此克其所胜者也。然我之所胜之子，即我之所不胜者也。我畏彼子出救母害，不敢妄行，承受乃制，制则生化，则各恒其德，而生化万物、无不俱也。假如木亢太过，土受害矣，是我胜其我之所胜者也。土之子金，承而制焉，则我畏我之所不胜，自然承受乃制，制则生化矣。火亢太过，金受制矣，金之子水，承而制焉。土亢太过，水受制矣，水之子木，承而制焉。金亢太过，木受制矣，木之子火，承而制焉。水亢太过，火受制矣，火之子土，承而制焉。五行皆若此也。此所以相生而不害，相制而不克也。而生生化化，万物立命之道，即在于是矣，此五行生克制化之理，不可不知者也。

（3）运气合脏腑十二经络歌：医明阴阳五行理，始晓天时民病情。五运五行五气化，六气天地阴阳生。火分君相气热暑，为合人之脏腑经。天干起运地支气，天五地六节制成。【注】学医业者，必要明天地阴阳，五行之理，始晓天时之和不和，民之生病之情由也。人皆知五运化自五行，五质，五气也，而不知六气化自天地阴阳、六质、六气也。六质者，即《经》曰：木、火、土、金、水、火，地之阴阳也。生、长、化、收、藏，下应之也。六气者，即《经》曰：风、暑、湿、燥、寒、火，天之阴阳也，三阴三阳上奉之也。是以在地之火分为君火，相火；在天之气分为热气，暑气，为合人之五脏六腑，包络十二经也。天干阴阳合而为五，故主五运。甲化阳土，合人之胃。己化阴土，合人之脾。乙化阴金，合人之肺。庚化阳金，合人大肠。丙化阳水，合人膀胱。辛化阴水，合人之肾。丁化阴木，合人之肝。壬化阳木，合人之胆。戊化阳火，合人小肠。癸化阴火，合人之心。相火属阳者，合人三焦。相火属阴者，合人包络。此天干合人之五脏六腑十二经也。地支阴阳合而为六，故主六气。子午主少阴君火，合人之心与小肠。丑未太阴湿土，合人之脾与胃也。寅申主少阳相火，合人之三焦包络也。卯酉主阳明燥金，合人之肺与大肠也。辰戌主太阳寒水，合人之膀胱与肾也。巳亥主厥阴风木，合人之肝与胆也。此地支之合人五脏六腑十二经也。天数五，而五阴，五阳，故为十干。地数六，而六阴、六阳，故为十二支。天干之五，必得地支之六以为节，地支之六，必得天干之五以为制，而后六甲成，岁气备。故一岁中运，以七十二日五位分主之，六气以六十日六步分主之也。

（4）主运歌：五运五行御五位，五气相生顺令行。此是常令年不易，然有相得或逆从。运有太过不及理，人有虚实寒热情。天时不和万物病，民病合人脏腑生。【按】十二经天干歌内云：甲胆乙肝丙小肠，丁心戊胃己脾乡，庚属大肠辛属肺，壬属膀胱癸肾脏三焦亦向壬中寄，包络同归入癸方。此以方位言天干所属，配合脏腑，岁岁之常也。今以五运言天干所化，配合脏腑，年年之变，所以不同也。十二经地支歌内云：肺寅大卯胃辰宫，脾巳心午小未中，申胱酉肾心包戌，亥焦子胆丑肝通。此以流行言地支所属，配合脏腑，日日之常也。今以六气言地支所化，配合脏腑，年年之变，所以不同也。读者审之。【注】主运者，主运行四时之常令也。五行者，木，火，土，金，水也。五位者，东，南，中，西，北也。五气者，风，暑，湿，燥，寒也。木御东方风气，顺布春令，是初之运也。火御南方暑气，顺布夏令，是二之运也。土御中央四维湿气，顺布长夏之令，是三之运也。金御西方燥气，顺布秋令，是四之运也。水御北方寒气，顺布冬令，是五之运也。此是天以五为制，分五方主之，五运五气相生，四时常令，年年相仍而不易也。然其中之气化，有相得或不相得，或从天气，或逆天气，或从天气而逆地气，或逆天气而从地气。故运有太过不及、四时不和之理，人有脏腑经络、虚实寒热不同之情，始招外邪令化而生病也。天时不和，万物皆病，而为民病者，亦必因其人脏腑不和而生也。

（5）主气歌：主气六位同主运，显明之右君位知。退行一步相火治，复行一步土治之，复行一步金气治，复行一步水治之，复行一步木气治，复行一步君治之。【注】主气者，厥阴风木，主春初之气也；少阴君火，主夏二之气也；少阳相火，主盛夏三之气也；太阴湿土，主长夏四之气也；阳明燥金主秋五之气也；太阳寒水，主冬六之气也。此是地以六为节，分六位主之。六气相生，同主运五气相生，四时之常令也。显明者，正南之位，当君位也。而君火不在位治之，反退位于次，以相火代君火，司化则当知，即《经》云：少阴不司气化之义也。正南客气，司天之位也，司天之右，天之右间位也；在主气为二之气位，是少阴君火之位，主行夏令之气也。故曰：显明之右，君火之位也。君火之右，退行一步，乃客气司天之位也；而主气为三之气位，是少阳相火之位，主行盛夏之令之气也。不曰复行，而曰退行者，以臣对君之面，承命司化，不敢背行，故曰退行一步，即复行一步也。复行一步，土气治之，乃客气天之左间位也；而主气为四之气位，是太阴湿土之位，主行长夏令之气也。复行一步，金气治之，乃客气地之右间位也；在主气为五之气位，是阳明燥金之位，主行秋令之气也。复行一步，水气治之，乃客气在泉之位也；在主气为六之气位，是太阳寒水之位，主行冬令之气也。复行一步，木气治之，乃客气地之左间位也；在主气为初之气位，是厥阴风木之位，主行春令之气也。复行一步，君火治之，即前君火之位治之也。

（6）客运歌：五天苍丹黅玄素，天气天干合化临，甲己化土丙辛水，丁壬化木乙庚金，戊癸化火五客运，起以中运相生轮。阴少乙丁己辛癸，阳太甲丙戊庚壬。【注】五天者，苍天，天之色青者也；丹天，天之色赤者也；黅天，天之色黄也；玄天，天之色黑者也；素天，天之色白者也。天气者，苍天之气，木也；丹天之气，火也；天之气，土也；玄天之气，水也；素天之气，金也。天干者，甲、乙、丙、丁、戊、己、庚、辛、壬、癸也。古圣仰观五天五气，苍天木气下临丁壬之方，故识丁壬合化而生木运也；丹天火气下临戊癸之方，故识戊癸合化而生火运也；黅天土气下临甲己之方，故识因己合化而生土运也；玄天水气下临丙辛之方，故识丙辛合化而生水运也；素天金气下临乙庚之方，故识乙庚合化而生金运也，此天气天干合化，加临主运五位之客运也。起以所化，统主本年中运为初运，五行相生，以次轮取。如甲己之年，土运统之，起初运。土生金为二运，金生水为三运，水生木为四运，木生火为五运。余四运皆仿土运起之。乙、丁、己、辛、癸，属阴干，为五阴年，主五少不及之运。甲、丙、戊、庚、壬，属阳干，为五阳年，主五太太过之运也。

(7) 客气司天在泉间气歌：子午少阴君火天，阳明燥金应在泉。丑未太阴太阳治，寅申少阳厥阴联。卯酉却与子午倒，辰戌已亥亦皆然。每岁天泉四间气，上下分统各半年。【注】天干起运，地支起气。此言地之阴阳，正化、对化，加临主气，六位之客气也。如子午之岁，少阴君火治之，起司天也。阳明燥金在下，起在泉也。气由下而升上，故以在下之阳明起之，阳明二阳，二阳生三阳，三阳太阳，故太阳寒水为客初气，即地之左间也。三阳，阳极生一阴，一阴厥阴，故厥阴为客二气，即天之右间也。一阴生二阴，二阴少阴，故少阴为客三气，即司天之气也。二阴生三阴，三阴太阴，故太阴为客四气，即天之左间也。三阴阴极生一阳，一阳少阳，故少阳为客五气，即地之右间也。一阳生二阳，二阳阳明，故阳明为客六气，即在泉之气也。丑未寅申之岁，皆仿此法起之。卯酉却与子午倒换，辰戌却与丑未倒换，已亥却与寅申倒换。谓卯酉之岁，阳明燥金司天，少阴君火在泉；辰戌之岁，太阳寒水司天，太阴湿土在泉；已亥之岁，厥阴风木司天，少阳相火在泉；彼此倒换也。每岁司天在泉在泉左右四间气者，即六气分统上下，本年司天统主上半年，在泉统主下半年之统气也。

(8) 运气分主节令歌：大立雨惊春清谷，立满芒夏小大暑，立处白秋寒霜立，小大冬小从头数，初大二春十三日，三运芒种十日甫，四运处暑后七日，五运立冬四日主。【注】天以六为节，谓以二十四气六分分之，为六气之六步也。地以五为制，谓以二十四气五分分之，为五运之五位也。二十四气，即大寒，立春，雨水，惊蛰，主初之气也；春分，清明，谷雨，立夏，主二之气也；小满，芒种，夏至，小暑，主三之气也；大暑，立秋，处暑，白露，主四之气也；秋分，寒露，霜降，立冬，主五之气也；小雪，大雪，冬至，小寒，主终之气也。此主气、客气分主六步之时也。大寒起，至春分后十二日，主初运也。春分十三日起，至芒种后九日，主二运也。芒种十日起，至处暑后六日主三运也。处暑七日起，至立冬后三日，主四运也。立冬四日起，至小寒末日，主五运也。此主运客运分主五位之时也。

(9) 五音主客太少相生歌：主运角徵宫商羽，五音太少中运取。如逢太徵太商年，必是少角少宫羽。若逢太角宫羽年，必是少商与少徵。以客取主太少生，以主定客重角羽。【注】主运之音，必始角而终羽者，乃五音分主四时，顺布之常序也。然阳年为太，阴年为少者，是五音四时太过不及之变化也。如逢戊年太徵庚年太商之年，则主运初运，必是少角，二运则是太徵，三运必是少宫，四运则是太商，终运必是少羽。若逢壬年太角，甲年太宫，丙年太羽之年，则主运初运则是太角，二运必是少徵，三运则是太宫，四运必是少商，终运则是太羽也。故曰太少皆以中运取，此是以客之中运取主之五运，太少相生之义也。又以主之太少，定客之五运，太少相重之法，以发明相加相临，太过不及之理也。

(10) 五运齐化兼化六气正化对化歌：运过胜己畏齐化，不及乘衰胜己兼。太过被克不及助，皆为正化是平年。气寅午未酉戌亥。正司化令有余看。子丑卯辰已申岁。对司化令不足言。【注】五运之中运，统主一年之运。中运太过则旺，胜己者则畏其盛，反齐其化矣。如太宫土运，反齐木化；太角木运，反齐金化；太商金运，反齐火化；太徵火运，反齐水化；太羽水运反齐土化也。即《经》所谓畏其旺，反同其化，薄其所不胜也。中运不及则弱，胜己者，则乘其衰，来兼其化矣。如少宫土运，木来兼化；少角木运，金来兼化;少商金运,火来兼化;少徵火运,水来兼化;少羽水运,土来兼化;即经所谓乘其弱,来同其化,所不胜薄之也。中运戊辰阳年。火运太过,遇寒水司天,则为太过被制;中运乙卯阴年,金运不及,遇燥金司天,则为同气;中运辛卯阴年,水运不及,则为相生;俱为不及得助。凡遇此类,皆为正化平和之年也。气者,六气之客气,统一岁之司化之气也。如厥阴司巳亥,以厥阴属木,木生于亥,故正化于亥,对化于巳也。少阴司子午,以少阴为君火,当正南离位,故正化于午,对化于子也。太阴司丑未,以太阴属土居中,王于西南未宫,故正化于未,对化于丑也。少阳司寅申,以少阳属相火,位卑于君火,火生于寅,故正化于寅,对化于申也。阳明司卯酉,以阳明属金,酉为西方金位,故正化于酉,对化于卯也。太阳司辰戌,以太阳为水,辰戌属土,然水行土中,而戌居西北,属水渐王之乡,是以洪范五行,以戌属水,故正化于戌,对化于辰也。是以寅、午、未、酉、戌、亥为正化,正化者,令之实,主有余也。子、丑、卯、辰、巳、申为对化,对化者,令之虚,主不足也。

(11)六十年运气上下相临歌:克运中运主一岁,客气天泉主半年。气生中运曰顺化,运被气克天刑言。运生天气乃小逆,运克司天不和愆。气运相同天符岁,另有天符岁会参。【注】客运之初运,即统主一岁之中运也。《经》曰:甲己之岁,土运统之云云者是也。客气司天之三气,六气即统主上半年;在泉,统主下半年之气也。《经》曰:岁半以前,天气主之;岁半以后,地气主之者是也。六十年中,运气上下临遇,则有相得,不相得者也。气生中运者,谓司天生中运。如癸巳,癸亥木生火也,甲子、甲午、甲寅、甲申火生土也,乙丑、乙未土生金也,辛卯、辛酉金生水也,壬辰、壬戌水生木也。六十年中,有此十二年天气生运,以上生下,故名顺化,为相得之岁也。运被气克者,谓司天克中运也。如己巳、己亥木克土也,辛丑、辛未土克水也,戊辰、戊戌水克火也,庚子、庚午、庚寅、庚申火克金也,丁卯、丁酉金克木也。六十年中,有此十二年天气克运,以上克下,故名天刑,为不相得之岁也。运生天气者,谓中运生司天也。如癸丑、癸未火生土也,壬子、壬午、壬寅、壬申木生火也,辛巳、辛亥水生木也,庚辰、庚戌金生水也,己卯、己酉土生金也。六十年中有此十二年,运生天气,以下生上,虽曰相生,然子居母上,故为小逆而主微病也。运克司天者,谓中运克司天也。如乙巳、乙亥金克木也,丙子、丙午、丙寅、丙申水克火也,丁丑、丁未木克土也,癸卯、癸酉火克金也,甲辰、甲戌土克水也。六十年中有此十二年运克天气,以下克上,故名不和,亦为不相得而主病甚也。气运相同者,如运气皆木,丁巳、丁亥;运气皆火,戊子、戊午、戊寅、戊申;运气皆土,己丑、己未;运气皆金,乙卯、乙酉;运气皆水,丙辰、丙戌。六十年中有此十二年运气相同,皆天符也。虽曰同气,不无偏胜亢害焉。其太乙天符,岁会等年,另详在后。

(12)起主客定位指掌歌:掌中指上定司天,中指根纹定在泉,顺进食(示)指初二位,四指四五位推传,司天即是三气位,在泉六气位当然。主以木火土金水,客以阴阳一二三。【注】左手仰掌,以中指上头定司天之位,中指根纹定在泉之位。顺进食指三节纹,定初之气位,头节纹定二之气位。中指上头定三之气位,即司天之位也。第四指头节纹定四之气位,二节纹定五之气位。中指根纹定六之气位,即在泉之位也。主气以木火土金水者,五气顺布之五位也。故初之气,厥阴风木;二之气,少阴君火;三之气,少阳相火;四之气,太阴湿土;五之气,阳明燥金;六之气,太阳寒水。是木生火,火生土,土生金,金生水,水复生木,顺布相生之序,一定不易者也。客气以一二三名之者,三阴三阳六气加临也。故厥阴为一阴,少阴为二阴,太阴为三阴,少阳为一阳,阳明为二阳,太阳为三阳。是一生二,二生三,三复生一,阴极生阳,阳极生阴,六步升降之次每岁排取也。以此定位,主气客气,了然在握矣。

(13) 天符中运同天气,岁会本运临本支,四正四维皆岁会,太乙天符符会俱。同天符与同岁会,泉同中运即同司,阴岁名曰同岁会,阳年同天符所知。【注】天符者,谓中运与司天之气同一气也。如木运木司天,丁巳,丁亥也;火运火司天,戊子,戊午,戊寅,戊申也;土运土司天,己丑,己未也;金运金司天,乙卯、乙酉也;水运水司天,丙辰,丙戌也,共十二年。岁会者,谓本运临本支之位也。如木运临卯,丁卯年也;火运临午,戊午年也;金运临酉,乙酉年也;水运临子,丙子年也,此是四正。土运临四季,甲辰,甲戌,己丑,己未也,此是四维,共八年。太乙天符者,谓天符之年,又是岁会,是天气,运气,岁支三者俱会也。如己丑,己未,中运之土,与司天土同气,又土运临丑未也。乙酉中运之金,与司天金同气,又金运临酉也。戊午中运之火,与司天火同气,又火运临午也。共四年。同天符、同岁会者,谓在泉之气,与中运之气,同一气也。以阳年名曰:同天符,如木运木在泉,壬寅,壬申也;土运土在泉,甲辰,甲戌也;金运金在泉,庚子,庚午也。以阴年名曰:同岁会,如水运水在泉,辛丑,辛未也;火运火在泉,癸卯,癸酉,癸巳,癸亥也,共十二年。此气运符会之不同,人不可不知也。上天符十二年,太乙天符四年,岁会八年,同天符六年,同岁会六年。然太乙天符四年,已同在天符十二年中矣。岁会八年,亦有四年同在天符中矣。合而言之,六十年中只得二十八年也。

(14) 执法行令贵人歌:天符执法犯司天,岁会行令犯在泉,太乙贵人犯天地,速危徐持暴死占。二火相临虽相得,然有君臣顺逆嫌,顺则病违其害小,逆则病近害速缠。【注】邪之中人,在天符之年,名曰中执法,是犯司天天气。天,阳也;阳性速,故其病速而危也。邪之中人在岁会之年,名曰中行令,是犯在泉地气。地,阴也;阴性徐,故其病徐而持也。邪之中人在太乙天符之年,名曰中贵人,是犯司天,在泉之气。天地之气俱犯,故其病暴而死也。二火,君火,相火也,虽同气相得,然有君臣顺逆之嫌,不可不知也。君火,君也;相火,臣也,二火相临,谓司天加临中运六步,客主加临,君火在上,相火在下,为君临臣则顺,顺则病远,其害小也。相火在上,君火在下,为臣犯君则逆,逆则病近,其害速也。

(15) 南北政年脉不应歌:天地之气行南北,甲己一运南政年,其余四运俱为北,少阴随在不应占。北政反诊候不应,姑存经义待贤参。从违非失分微甚,尺反阴阳交命难。【注】天地之气,谓三阴三阳,司天,在泉,左间,右间之客气也。客气行南政之岁,谓之南政;行北政之岁,谓之北政。南政之岁,惟甲己一运,其余乙庚、丙辛、丁壬、戊癸四运,俱为北政之年也。少阴随在不应占者,谓少阴君火客气,随在司天,在泉、左间、右间加临之位,主占其脉不应于诊也。应于诊者,即经曰:少阴之至,其脉钩。不应者,谓脉不钩也。南政之年,少阴司天,则主占两寸不应,在泉则主占两尺不应;厥阴司天,其天左间则少阴,主占右寸不应;太阴司天,其天右间则少阴,主占左寸不应;厥阴在泉,其泉左间则少阴,主占左尺不应;太阴在泉,其泉右间则少阴,主占右尺不应,此皆在客气少阴之位也。北政之年,则反诊候其不应,皆在客气阳明之位,如少阴司天,则主占两尺不应,在泉则主占两寸不应;厥阴司天,其天左间则少阴,主占左尺不应;太阴司天,其天右间则少阴,主占右尺不应。厥阴在泉,其泉左间则少阴,主占右寸不应;太阴在泉,其泉右间则少阴,主占左寸不应。然南政十二年,北政四十八年,其南政候以正诊,北政候以反诊,应与不应之理,熟玩经文,总令人难解,姑存经义,似待后之贤者参详可也。不应之部不应者,则为得其气而和也。不应之部反应者,则为违其气而病也。应左而右,应右而左者,则为非其位,应上而下,应下而上者,则为失其位,皆主病也,而有微甚之别。甚者即尺寸反阴阳交也,谓少阴之脉,当寸不应反见于尺,当尺不应反见于寸,是为尺寸反,子、午、卯、酉年有之;少阴之脉,当左不应,反见于右,当右不应,反见于左,是为阴阳交,辰、戌、丑、未、寅、申、巳、亥年有之,皆主死,故曰命难也。

（16）五运气令微甚歌:运识寒热温凉正,气审加临过及平。六气大来皆邪化,五运失和灾病生。微甚非时猝然至,看与何时气化并,更与年虚月空遇,重感于邪证不轻。【注】运,五运也,主四时,在天则有寒热温凉之正令,在地则有生长收藏之正化。气,六气也,主六步,在主则有风、热、火、湿、燥、寒一定之常候,在客则有六气加临太过、不及、平和之异应。凡五运六气之来,应时而至,无微甚而和者,皆为平气也。即应时而至,或六气大来,或五运微甚,或至非其时,或猝然而至,皆邪化失和不平之气,主害物病人也。但看与何时之气化与病同并,则当消息其宜而主治也。若犯之而病者,更与不及之年,廓空之月,重感于邪,则其证必重而不轻也。

（17）五运平气太过不及歌:木曰敷和火升明。土曰备化金审平,水曰静顺皆平运,太过木运曰发生,火曰赫曦土敦阜,水曰流衍金坚成;不及委和伏明共,卑监从革涸流名。【注】太过被抑,不及得助,皆曰平运。木名敷和,敷布和气生万物也。火名升明,阳性上升,其德明也。土名备化,土母万物,无不化也。金名审平,金审而平,无妄刑也。水名静顺,体静性顺,喜安澜也。甲、丙、戊、庚、壬阳年,皆曰太过之运,木名发生,木气有余,发生盛也;火名赫曦,炎阳光盛也;土名敦阜,敦厚高阜,土尤盛也;金名坚成,坚则成物,金有余也;水名流衍,水气太过,流漫衍也。乙、丁、己、辛、癸阴年,皆曰不及之运,木名委和,和气委弱,发生少也;火名伏明,火德不彰,光明伏地;土名卑监,土气不及,化卑监也;金名从革,金气不及,从火革也;水名涸流,水气不及,涸其流也。

（18）运气所至先后时歌:应时而至气和平,正化承天不妄行,太过气淫先时至,侮刑我者乘我刑,不及气迫后时至,所胜妄行刑所生,所生被刑受其病,我所不胜亦来乘。【注】应时而至,谓交五运六气之日,之时,正当其日,其时而气即至,则为正化平气,承天之令,不妄行也。如时未至而气先至,来气有余则为太过,名曰气淫,即邪化也。刑我,谓克我者也;我刑,谓我克者也。假如木气有余,克我之金不能制我,金反受木之侮,则木盛而土受克也必矣。其年若见肝病为正邪,见肺病为微邪,见脾病则为贼邪也。余时此法。若时已至而气未至,来气不足,则为不及,名曰气迫,亦邪化也。所胜谓我所胜,即我克者也。所生,我所生者也。所不胜,谓我所不胜,即克我者也。假如木气不及,我克之土,无畏妄行,则生我之水必受病也;木衰,金乘其衰亦来刑木为病也。其年若肾病为实邪,见心病为虚邪,见肺病则贼邪也。余时此法,推此可知二经三经兼病之理矣。

（19）运气亢害承制歌:运气亢则皆为害,畏子之制敢不承,因有承制则生化,亢而无制胜病生。胜后子报母仇复,被抑屈伏郁病成,郁极乃发因子弱,待时得位自灾刑。【注】五运六气太过而极,则谓之亢,亢则必害我所胜者也。假如木亢极,则必害我之所胜之土;土之子金,随起而制木,木畏承受其制,则不敢妄刑彼母也。五行有此承制之道,自相和顺,则生化不病矣。假如木亢盛而无制,则必生胜病;胜病者肝,受病者脾,二经同病也。有胜必有复,有盛必有衰,自然之道也。木盛而后必衰,土之子金,则乘衰必复胜母之仇,是则更生复病也;复病者肺,受病者肝,二经同病也。余脏法此。若木不及,则被金遏抑,屈伏不伸,而木郁之病生也。然被郁极而乃发者,盖以木气不及,不能令子火旺,故不能复也,所以必待其己之得位时而后乃发也；虽发而不为他害，但自为灾病，亦由本气弱耳。故方其未发之时，与胜病同，胜病者肺，郁病者肝，及其已发之时，不复病肺，惟病肝也。余脏法此。此上文以太过释胜，不及释郁病，非谓一岁之太过不及，则分司之气无胜，复，郁病也。凡太过妄行害彼而病者，皆胜病也。受害子终不能复，郁而发病者，皆郁病也。不及被抑而病者，亦郁病也。被郁待子来报母仇而病者，皆复病也。推此余皆可通也。

(20) 六气胜复歌：邪气有余必有复，胜病将除复病萌，复已又胜衰乃止，有无微甚若权衡。时有常位气无必，胜在天三复地终，主客有胜而无复，主胜客逆客胜从。【注】六气有胜，则必有复，阴阳循环之道也。胜病将除，复病即萌，邪正进退之机也。胜已而复，复已又胜，本无常数，必待彼此气衰乃止，自然之理也。有胜则复，无胜则否，胜微复微，胜甚复甚，犹权衡之不相过也。然胜复之动时，虽有常位，而气无必也。气无必者，谓应胜之年而无胜也。时有常位者，谓胜之时在前，司天天位主之；自初气以至三气，此为胜之常。复之时在后，在泉地位主之；自四气以至终气，此为复之常。所谓六气互相胜复也。若至六气主客，则有胜而无复也。有胜而无复者，以客行天令，时去则已，主守其位，顺承天命也。主胜客，则违天之命，而气化不行，故为逆。客胜主，则上临下奉，而政令乃布，故为从也。

(21) 五运郁极乃发歌：火土金郁待时发，水随火后木无恒。水发雹雪土飘骤，木发毁折金清明，火发曛昧有多少，微者病已甚无刑。木达火发金郁泄，土夺水折治之平。【注】五郁之发，各有其时。火郁待三气火时而发，土郁待四气土时而发，金郁待五气金时而发，此各待旺时而发也。水郁不待终气水时，而每发于二气三气二火时者，以水阴性险，见阳初退，即进乘之，故不待水旺而发也。木郁之发，无一定之时者，以木生风，善行数变，其气无常，故木发无恒时也。五发之时既已审矣，然五发征兆，五气微甚，天时民病，不可不知也。水发之微，微者为寒，甚为雹雪；雹雪，寒甚也。土发之征，微者为湿，甚为飘骤；飘骤，暴风雨也。木发之征，微者为风，甚为毁折；毁折，摧拔也。金发之征，微者为燥，甚为清明；清明，冷肃也。火发之微，微者为热，甚为曛昧；曛昧，昏翳也。多少者，谓有太过，不及也。不及者病微，太过者病甚。微者病已，谓本经自病也。甚者兼刑，谓兼我刑，刑我者同病也。如木气甚，我刑者土，刑我者金，土畏我乘来齐其化，金畏我胜来同其化，故三经兼见病也。余气法此。木达谓木郁达之；达者，条达舒畅之义也。凡木郁之病，风为清敛也，宜以辛散之、疏之，以甘调之、缓之，以苦涌之、平之，但使木气条达舒畅，皆治木郁之法也。火发谓火郁发之；发者，发扬解散之义也。凡火郁之病为寒束也，宜以辛温发之，以辛甘扬之，以辛凉解之，以辛苦散之，但使火气发扬解散，皆治火郁之法也。金泄谓金郁泄之；泄者，宜泄疏降之义也。凡金郁之病，燥为火困也，宜以辛宣之、疏之、润之，以苦泄之、降之、清之，但使燥气宣通疏畅，皆治金郁之法也。水折谓水郁折之；折者，逐导渗通之义也。凡水郁之病，水为湿瘀也，宜以辛苦逐之、导之，以辛淡渗之、通之，但使水气流通不蓄，皆治水郁之法也。土夺谓土郁夺之；夺者，汗、吐、下病之义也。凡土郁之病，湿为风阳也，在外者汗之，在内者攻之，在上者吐之，在下者痢之，但使土气不致壅阻，皆治土郁之法也。

(22) 天时地化五病二火歌：运气天时地化同，邪正通人五脏中，五脏受邪生五病，五病能赅万病形。热合君火暑合相，盖以支同十二经，虽分二火原同理，不无微甚重轻情。【注】木、火、土、金、水五运之化，不能外乎六气风、热、暑、湿、燥、寒，六气之化亦不能出乎五行，故运虽有五，气虽有六，而天之气令地之运化皆同也。邪化正化之气，皆通乎人之五脏之中，正化养人，邪化病人。五脏受邪，则生五脏之病。五病能赅万病情形，谓主客一定之病，主客错杂之病，及胜复郁病，皆莫能逃乎五病之变，犹夫天地化生万物，皆莫能逃乎五行之属也。五行惟火有二，在地为火，在天为热，为暑，以热合少阴为君火，暑合少阳为相火。盖以地有阴阳十二支，同乎人之阴阳十二经，火虽有二，理则一也。故其德、政、令、化、灾，病皆同，然不无热微病轻，暑甚病重之情状也。

（23）五星所见太过不及歌：五星岁木荧惑火，辰水镇土太白金，不及减常之一二，无所不胜色停匀，太过北越倍一二，畏星失色兼母云，盛衰徐疾征顺逆，留守多少吉凶分。【注】天之垂象，莫先乎五星。五星者，木、火、土、金、水之五星也。木曰岁星，居东方。火曰荧惑星，居南方。水曰辰星，居北方。土曰镇星，居西南。金曰太白星，居西方。其主岁之星，不大不小，不芒不暗，不疾不徐，行所行道，守所守度，此其常也。若五阴年是为不及，其星则减常之一，不及之甚，则减常之二，其光芒缩。主岁之星，其色兼我所不胜之色而见也。如木不及，岁星青兼白色也；火不及，荧惑星红兼黑色也；土不及，镇星黄兼青色也；金不及，太白星白兼红色也。水不及，辰星黑兼黄色也。五阳年是为太过，其主岁之星北越，谓越出本度而近于北也。北乃紫微之位，太乙所居之宫也。故倍常之一，太过之甚，倍常之二，其光芒盈。主岁之星，其色纯正，畏我之星，失其本色，而兼生我之母色。假如木太过，畏木之星，土星也，失其本色之黄，而兼生土之火赤色也。盖以木盛而土畏，必盗母气之助，故兼母色见也。土兼赤色，土又生子，余星仿此。凡星当其时则当盛，非其时则当衰，星迟于天为顺，为灾病轻，星速于天为逆，为灾病重。稽留不进，守度日多，则灾病重；稽留不进，守度日少，则灾病轻。故曰吉凶分也。

（24）五行德政令化灾变歌：木德温和政舒启，其令宣发化生荣，其变烈风云物飞，其灾摧拔殒落零。【注】木主春，故其德温暖柔和也。春气发，故其政舒展打开也。春气升，故其令宣发也。春主生，故其化生荣也。春主风，故其变烈风而云物飞扬，此风之胜也。木胜不已，则为摧折拔殒，散落飘零之灾也。

（25）火德彰显化蕃茂，其令为热政曜明，其变灾烈水泉涸，其灾焦灼萎枯形。【注】火主夏，故其德彰着昭显也。夏主长，故其化蕃秀茂盛也。夏阳盛，故其令热也。夏阳外，故其政光明显曜也。夏主热，故其变灾光赫烈而水泉干涸，此热之胜也。火胜不已，则为万物焦灼，草萎木枯之灾也。

（26）土德溽蒸政安静，其令云雨其化丰，其变阴埃震骤注，其灾霖雨岸堤崩。【注】土主长夏，故其德溽蒸热也。土主静，故其政安静也。长夏气溽，故其令云雨也。土气厚，故其化万物丰备也。长夏主湿，故其变阴晦烟埃震雷，骤注暴雨，此湿之胜也。土胜不已，则为久霖淫雨，溃岸崩堤之灾也。

（27）金德清洁政劲切，其化紧敛令露膏，其变肃杀霜早降，其灾苍干草木凋。【注】金主秋，故其德清凉皎洁也。秋气肃，故其政肃劲齐切也。秋主收，故其化紧收敛缩也。秋主露，故其令露膏万物也。秋主燥，故其变肃寒早霜杀物，此燥之胜也。金胜不已，则为苍枯，草木凋零之灾也。

（28）水德凄怆政坚肃，其化清谧其令寒，其变凛冽寒太甚，其灾冰雹霜雪连。【注】水主冬，故其德凄怆而寒也。冬气固，故其政坚凝肃劲也。冬主藏，故其化清冷静谧也。冬主寒，故其变凛冽，寒气太盛，此寒之胜也。水胜不已，则为冰雪霜雹之灾也。

（29）五行地化虫畜谷果有太过不及齐兼化歌：木主化毛犬麻李，火主羽马麦杏饶，土主化倮牛稷枣，金主化介鸡稻桃，水主化鳞彘豆栗，得气皆育失萧条，太过齐化我克我，不及兼人化克皆苞。【注】虫者,毛,羽,倮,介,鳞也。麟为毛虫之长,而诸毛皆横生,故属木也。凤为羽虫之长,而诸羽皆翔升,故属火也。人为倮虫之长,而诸倮物皆具四肢,故属土也。龟为介虫之长,而诸介皆甲坚固,故属金也。龙为鳞虫之长,而诸鳞皆生于水,故属水也。次则其畜犬,其谷麻,其果李,皆木化也。其畜马,其谷麦,其果杏,皆火化也。其畜牛,其谷稷,其果枣,皆土化也。其畜鸡,其谷稻,其果桃,皆金化也,其畜彘,其谷豆,其果栗,皆水化也。凡此五化之物,得其气之和,则皆蕃育,失其气之和,则皆萧条而不育也。太过齐化,谓我所化之物,与克我者所化之物皆育也。假如木太过,毛虫,犬畜,麻谷,李果,木化之类育,而介虫,鸡畜,稻谷,桃果,金化之类亦育。盖太过则气盛,所不胜者,来齐其化也,其余太过之化仿此。不及兼化,谓克我者,我克之者皆茂育也。假如木不及克我之金,其虫介,其畜鸡,其谷稻,其果桃,皆化育也。盖不及则气衰,克我者我畏之,我克者不畏我,来兼其化也。其余不及之化仿此。苞者,茂也。

(30)运气为病歌:五运六气之为病,名异情同气质分,今将二病归为一,免使医工枉费心。【注】五运六气之为病,虽其名有木、火、土、金、水、风、火、湿、燥、寒之异,而其实为病之情状则同也。今将木运之病,风气之病,火运之病,暑气之病,土运之病,湿气之病,金运之病,燥气之病,水运之病,寒气之病,总归为一病。不使初学医工,枉费心思而不得其头绪也。

(31)诸风掉眩属肝木,诸暴强直风所因,支痛软戾难转侧,里急筋缩两胁疼。【注】在天为风,在地为木,在人为肝,在体为筋。风气通于肝,故诸风为病,皆属于肝木也。掉,摇动也,眩,昏运也。风主动旋,故病则头身摇动目昏眩晕也。暴,猝也,强直,筋病,强急不柔也。风性劲急,风入于筋,故病则猝然筋急强直也。其四肢拘急疼痛,筋软短缩,乖戾失常,难于转侧,里急胁痛,亦皆风伤其筋,转入里病也。

(32)诸痛痒疮属心火,诸热昏瘛躁谵狂,暴注下迫呕酸苦,膺背彻痛血家殃。【注】在天为热,在地为火,在人为心,在体为脉。热气通于心,故诸火痛痒疮之病,皆属于心火也。热微则燥,皮作痒。热甚则灼,肤作痛。热入经脉与血凝结,浅则为痛,深则为疽,更深入之,则伤脏腑。心脏神,热乘于心,则神不明,故昏冒不省人事也。心主言,热乘于心,则神不辨,故瘛而不能言,或妄言而谵语也。火主动,热乘于身,则身动而不宁,故身躁扰,动甚则发狂也。暴注者,猝暴水泻,火与水为病也。下迫者,后重里急,火与气为病也。呕吐酸苦,火病胃也。膺背彻痛,火伤胸也。血家殃者,热入于脉,则血满腾,不上溢则下泻,而为一切失血之病也。

(33)诸湿肿满属脾土,霍乱积饮痞闭疼,食少体重肢不举,腹满肠鸣飧泄频。【注】在天为湿,在地为土,在人为脾,在体为肉。湿气通于脾,故诸湿为病,皆属于脾土也。湿蓄内外,故肉肿腹满也。饮乱于中,故病霍乱也。脾失健运,故病积饮也。脾气凝结,故病痞硬、便闭而痛也。脾主化谷,病则食少也。脾主肌肉,湿胜故身重也。脾主四肢,四肢不举,亦由湿使然也。脾主腹,湿淫腹疾,故腹满、肠鸣、飧泄也。

(34)诸气膹郁痿肺金,喘咳痰血气逆生,诸燥涩枯涸干劲,皴揭皮肤肩臂疼。【注】在天为燥,在地为金,在人为肺,在体为皮。燥气通于肺,故诸燥气为病,皆属于肺金也。膹郁,谓气逆胸满,膹郁不舒。痿,谓肺痿咳嗽,唾浊痰涎不已也。喘咳气逆、唾痰涎血,皆肺病也。凡涩枯涸干劲,皆燥之化也。干劲似乎强直,皆筋劲病也。故猝然者,多风入而筋劲也。久之者,多枯燥而筋劲也。皴,肤皴涩也。揭,皮揭起也,此燥之病乎外也。臂痛肩痛也,亦燥之病于经也。

（35）诸寒收引属肾水,吐下腥秽彻清寒,厥逆禁固骨节痛,癥瘕㿗疝腹急坚。【注】在天为寒,在地为水,在人为肾,在体为骨。寒气通于肾,故诸寒气为病,皆属于肾水也。收、敛也,引、急也。肾属水,其化寒,敛缩拘急,寒之化也。热之化,吐下酸苦,故寒之化,吐下腥秽也。热之化,水液浑浊,故寒之化,澄彻清冷也。厥逆,四肢冷也。禁固,收引坚劲。寒伤于外,则骨节痛也。寒伤于内,则癥瘕,㿗疝,腹急坚痛也。

（36）五运客运太过为病歌:风气大行太过木,脾土受邪苦肠鸣,飧泄食减腹支满,体重烦冤抑气升,云物飞扬草木动,摇落木胜被金乘,甚则善怒颠眩冒,胁痛吐甚胃绝倾。【注】上文统论主运主气为病,此详言五运客运专主之病也。岁木太过,六壬年也,或岁土不及,六己年也。木太过则恃强乘土,土不及则母弱而金衰,无以制木,而木亦来乘土,故木气盛则风气大行,为木太过之化。在人则脾土受邪为病,苦肠鸣,飧泄,食少,腹满,体重,烦冤。烦冤者,谓中气抑郁不伸故也。在天则有云物飞扬之变,在地则有草木动摇之化。木胜不已而必衰,衰则反被金乘,有凋陨摇落之复也。故更见善怒、颠疾、眩冒、胁痛、吐甚之肝脾病也。胃绝倾者,谓胃土冲阳之脉绝而不至,是为脾绝,故主命倾也。

（37）暑热大行太过火,肺金受邪喘咳痫,气少血失及病疟,注下咽干中热多,燔焫物焦水泉涸,冰雨寒霜水复过,甚则谵狂胸背痛,太渊脉绝命难瘥。【注】岁火太过,六戊年也,或岁金不及,六乙年也。火太过,则火恃强而乘金。金不及,则母弱而水衰无以制火,而火亦乘金。故火气盛则暑热大行,为火太过之化。在人则肺金受邪,其为病喘而咳嗽,气少不足息,血失而颜色瘁,及疟疾注下,火泻咽干中热也。在天则有燔病炎烈沸腾之变,在地则有物焦槁水泉涸之化。火胜不已而必衰,衰则反被水乘,有雨冰雹早霜寒之复;故更见谵语狂乱,胸背痛之心肺病也。太渊,肺脉也,肺金之脉绝而不至,是为肺绝,故主病难愈也。

（38）雨湿大行太过土,肾水受邪腹中疼,体重烦冤意不乐,雨湿河衍涸鱼生,风雨土崩鳞见陆,腹满溏泻苦肠鸣,足痿瘛痛并饮满,太溪肾绝命难存。【注】岁土太过,六甲年也,岁水不及,六辛年也。土太过,则土恃强而乘水,水不及,则母弱而木衰无以制土,而土亦乘水。故土气盛则雨湿大行,为土太过之化。在人则肾水受邪,其为病,四肢冷厥,腹中痛,体重,烦冤,意不乐。在天则有雨湿数至之变,在地则有河衍涸泽生鱼之化。湿胜不已而必衰,衰则反被木乘,有风雨大至,土崩鳞见于陆之复也,故更见腹满,溏泻,肠鸣,足痿瘛痛,饮满之脾胃病也。太溪,肾脉也,肾水之脉绝而不至,是为肾绝,故曰主命难存也。

（39）清燥大行太过金,肝木受邪耳无闻,胁下少腹目赤痛,草木凋陨焦槁屯,甚则胸膺引背痛,胠胁何能反侧身,喘咳气逆而血溢,太冲脉绝命难生。【注】岁金太过,六庚年也。岁木不及,六丁年也。金太过,则金恃强而乘木;木不及,则母弱而火衰无以制金,而金亦乘木。故金气盛则清燥大行,为金太过之化。在人则肝木受邪,其为病耳聋无闻,胁下痛,少腹痛,目眦赤痛也。在天则有清燥肃杀之变,在地则有草木凋陨之化。燥胜不已而必衰,衰则反被火乘,有苍干,焦槁之复。故更见胸膺引背,胠胁疼痛,不能转侧,喘咳,气逆,失血之肝肺病也。太冲,肝脉也,肝木之脉绝而不至,是为肝绝,故主命难生也。

（40）寒气大行太过水,邪害心火热心烦,躁悸谵妄心中痛,天冰霜雪地裂坚,埃雾蒙郁寒雨至,甚则肿咳痛中寒,腹满溏鸣食不化,神门脉绝死何言。【注】岁水太过,六丙年也。岁火不及,六癸年也。水太过,则水恃强而乘火;火不及,则母弱而土衰无以制水,而水亦乘火。故水气盛则寒气大行,为水太过之化。在人则心火受邪,其为病心烦躁悸,谵语妄言,心中热痛也。在天则有雨冰霜雪之变,在地则有冻裂坚刚之化。寒胜不已而必衰,衰则反被土乘,有埃雾蒙郁不散,寒雨大至之复也。故更见肿、喘、中寒,腹满、溏泻、肠鸣,饮食不化之肾脾病也。神门,心脉也,心火之脉绝而不至,是为心绝,故主死也。

(41)六气客气主病歌:少阴司天热下临,肺气上从病肺心,燥行于地肝应病,燥热交加民病生,喘咳血溢及血泻,寒热鼽嚏涕流频,疮疡目赤嗌干肿,厥心胁痛苦呻吟。【注】上文统论主运、主气为病,此则详言六气客气专主之病也。少阴君火司天,子午岁也。火气下临金之所畏,故肺气上从而病肺心也。凡少阴司天,则阳明燥金在泉,故燥行于地而病肝也。是则知燥热交加,民病喘咳,血上溢,血下泄,寒热,塞鼽,喷嚏,流涕,疮疡,目赤,嗌干,肿痛,心痛,胁痛,皆其证也。

(42)太阴司天湿下临,肾气上从病肾阴,寒行于地心脾病,寒湿交攻内外淫,民病身重足跗肿,霍乱痞满腹胀痛,肢厥拘急脚下痛,少腹腰疼转动钝。【注】太阴湿土司天,丑未岁也。湿气下临水之所畏,故肾气上从而病肾阴也。凡太阴司天,则太阳寒水在泉,故寒行于地而病心脾也。是知寒湿内外交攻,民病身重,足跗肿,霍乱,痞满,腹胀,四肢厥逆拘急,脚下痛,少腹痛,腰痛难于动转,皆其证也。

(43)少阳司天火下临,肺气上从火刑金,风行于地肝木胜,风火为灾是乃因,民病热中咳失血,目赤喉痹聋眩瞑,疮疡心痛瞤瘛冒,暴死皆因臣犯君。【注】少阳相火、司天,寅申岁也。火气下临金之所畏,故肺气上从而病肺也。凡少阳司天,则厥阴风木在泉,故风行于地,木胜则病在肝。是则知风火为灾,民病热中,咳而失血,目赤,喉痹,耳聋眩瞑,疮疡,心痛,瞤动,瘛疭,昏冒,皆其证也。暴死者,是三之客气,相火加临君火,以臣犯君故也。

(44)阳明司天燥下临,肝气上从病肝筋,热行于地心肺害,清燥风热互交侵,民病寒热咳膜郁,掉振筋痿力难伸,烦冤胁痛心热痛,目痛眦红小便绛。【注】阳明燥金司天,卯酉岁也。燥气下临木之所畏,故肝气上从而病肝筋也。凡阳明司天,则少阴君火在泉,故热行于地而病肺心也。是则知清燥风热交侵,民病寒热而咳,胸郁膜满,掉摇振动,筋痿无力,烦冤抑郁不伸,两胁心中热痛,目痛眦红,小便绛色,皆其证也。

(45)太阳司天寒下临,心气上从病脉心,湿行于地脾肉病,寒湿热内去推寻,民病寒中终反热,痈疽火郁病缠身,皮痹肉苛足痿软,濡泻满肿乃湿根。【注】太阳寒水司天,辰戌岁也。寒气下临火之所畏,故心气上从而病心脉也。凡太阳司天,则太阴湿土在泉,故湿行于地而病脾肉也。是则知寒湿热气相合,民病始为寒中终反变热,如痈疽一切火郁之病,皮痹痹而重着,肉苛不用不仁,足痿无力,湿泻腹满身肿,皆其证也。

(46)厥阴司天风下临,脾气上从脾病生,火行于地冬温化,风火寒湿为病民,耳鸣掉眩风化病,支满肠鸣飧泻,休重食减肌肉痿,温厉为灾火化淫。【注】厥阴风木司天、巳亥岁也。风气下临土之所畏,故脾气上从而病脾也。凡厥阴司天,则少阳相火在泉,故火行于地而病温也。是则知风火寒湿杂糅,民病耳聋,振掉,眩晕,腹满,肠鸣,完谷不化之泻,体重食减,肌肉痿瘦,皆其证也。

(47)运气当审常变歌:未达天道之常变,反谓气运不相应,既识一定之常理,再审不定变化情,任尔百千杂合病,要在天时地化中,知其要者一言毕,不得其旨散无穷。【注】近世医者,皆谓五运六气与岁不应,置而不习,是未达天道之常变也。时之常者,如春温,夏热,秋凉,冬寒也。日之常者,早凉,午热,暮温,夜寒也。时之变者,春不温,夏不热,暑不蒸,秋不凉,冬不寒也。日之变者,早温,午寒,暮凉,夜热也。但学医者,欲达常变之道,当先识一定主客之理,次审不定变化猝然之情,然后知百千杂合之气为病,俱莫能逃天时地化之理也。虽或有不应,亦当审察与天时何时,地化何化,人病何病相同,即同彼时,彼化,彼病而施治之,乃无差谬。此知其要者,一言而终也。为医者可不于运气中一加意耶?

第五章 生命物质

一、生命物质基本概念

1. **生命起源** 现代科学研究表明,生命是生物具有的活动能力,生物学认为生命是蛋白质存在的一种形式。《新科学家》杂志报道地球生命可能起源于淡水池塘,达尔文曾经猜想生命起源于富含氨和磷的有机盐、光、热、电等相关物质的小池塘中。中国医药学认为人体生命发生于含有阴阳二气的太极状态,太极状态起源于混沌细缊物质之气的无极状态。《医宗金鉴·运气要诀》曰:无极太虚气中理,太极太虚理中气。乘气动静生阴阳,阴阳之分为天地。未有天地气生形,已有天地形寓气。从形究气曰阴阳,即气观理曰太极。太者,极其至大之谓也;虚者,空虚无物之谓也。盖极大极虚,无声无臭之中,具有极大极至之理气焉。理气未分而混沌者太虚也,太虚曰无极者是太虚流行之气中主宰之理而言也,太虚曰太极者是太虚主宰之理中流行之气而言也。故周子曰:无极而太极者,亦是以极无而推极有也。盖极无中无是而非理,极有中无是而非气。不以极无之理而推极有之气,何以知有是气也。不以极有之气而推极无之理,何以知有是理也。是则可知理气以其分殊而言之二也,以其浑合而言之一也。有是理则有是气,有是气则有是理,名虽有二,其实则一,本无有无,一二,先后之可言也。乘气动静生阴阳者,谓太极乘气机之动而生阳,乘气机之静而生阴,即周子曰:太极动而生阳,静而生阴之谓也。然不曰无极动而生阳,静而生阴,而曰太极动而生阳,静而生阴者,盖以无极专主乎理,言理无动静故也,太极兼主乎气,言气有动静故也。阴阳之分为天地者,谓阴阳流行,相生不已,积阳之清者为天,积阴之浊者为地。故周子曰:分阴分阳,两仪立焉也。未有天地气生形者,谓未有天地,惟太虚中之一气化生天地之形也。已有天地形寓气者,谓已有天地,而太虚之气即已寓于天地之形。是以天得之以资万物之始,地得之以资万物之生也。从形究气曰阴阳者,阴阳即理中流行之气也。即气观理曰太极者,太极即气中主宰之理也。故周子曰:阴阳一太极者,是指气之极者而言也,太极本无极者,是指理之极者而言也。吴澄曰:太极无动静,动静者气机也,是以太极专主乎理言也。朱子曰:太极之有动静,是天命之流行也,是以太极兼主乎气言。又曰:太虚者,本然之妙也,动静者,所乘之机也。本然之妙即太极,指其本然主宰,是动是静之妙之理也。所乘之机即动静,指其天命流行,乘动乘静之机之气。现代科学研究表明,地球诞生时的面貌包围在地球外表的水汽虽已凝结成液态性海洋,温度很高,具有活动力的火山遍布地表,不时喷出火山灰和岩浆,大气很稀薄,氢、一氧化碳等,各种气体于空中形成一朵朵的卷云,氧气很少,因无充足的大气层掩蔽,整个地球暴露在强烈的紫外线之下。此时云端的电离子不断引起风暴,而交加的雷电不时侵袭陆地。这些物质越聚越多分子间互相影响，而形成更复杂的混合物，在这期间来自外太空的陨石也可能带来一些元素参与变化，RNA 在生命最初的进化中扮演了一个重要角色。RNA 比 DNA 的结构更加简单，而且是一种更加有效的化学催化剂。因此这就意味着 RNA 构成的生命比 DNA 生命更容易出现。DNA 有两项特质：第一，它能通过转录产生 mRNA，而 mRNA 则能够翻译出蛋白质，第二，它能自行复制，DNA 这两项特质也是细菌类的有机生物的基本特质，而细菌是生命界最简单的生命体，也是目前可以找到最古老的化石。DNA 的复制本领来自其特殊的构造，DNA 为双股螺旋，细胞的遗传信息都在上面，然而 DNA 在复制过程中也会出错，或是分子群的一小部分出错，如此复制工作就不尽完美，制造出来的蛋白质也可能完全不同，也就是如此进化便开始产生，一旦生命有了不同的形态，自然才能实施淘汰和选择的法则，生物才能一步步的进化下去，我们从化石中得知三十亿年前那些类似细菌的有机物之间，已有显著的不同。

2. **生命物质** 物质是构成宇宙一切物体的实物和场。所有客观存在都是物质，人体本身也是物质。细胞是生物体基本的结构和功能单位。细胞体形极微，形状多种多样。主要由细胞核与细胞质构成，表面有细胞膜。1665 年英国科学家罗伯特·胡克（Robert Hooke，1635—1703）用自制光学显微镜观察软木塞切片时发现细胞。1809 年法国博物学家拉马克（Jean-Baptiste de Lamarck，1744—1829）提出所有生物体都由细胞组成。1830 年后，改进的显微镜可以清晰观察细胞及其内含物。1839 年，德国植物学家施莱登（Matthias Schleiden，1804—1881）证实所有植物都是由细胞构成，德国动物学家施旺证实动物细胞与植物细胞相似。德国医学家魏尔肖提出一切细胞来自细胞的著名论断，即认为个体的所有细胞都是由原有细胞分裂产生。21 世纪初期的细胞学说大致上可以简述为以下三点：① 细胞为一切生物的构造单位；② 细胞为一切生物的生理单位；③ 细胞由原已生存的细胞分裂而来。人体由 40 万亿～60 万亿个人体细胞组成，人体细胞是人体结构和生理功能的基本单位。器官的大小主要决定于细胞的数量，与细胞的数量成正比，而与细胞的大小无关，这种现象被称为细胞体积的守恒定律。组成细胞的基本元素是：O、C、H、N、Si、K、Ca、P、Mg，其中 O、C、H、N 四种元素占 90% 以上。细胞化学物质可分为两大类：无机物和有机物。在无机物中水是最主要的成分，约占细胞物质总含量的 75%～80%。水是原生质最基本的物质。水在细胞中不仅含量最大，而且由于它具有一些特有的物理化学属性，使其在生命起源和形成细胞有序结构方面起着关键的作用。没有水就不会有生命。水在细胞中以两种形式存在：一种是游离水，约占 95%；另一种是结合水，通过氢键或其他键同蛋白质结合，约占 4%～5%。随着细胞的生长和衰老，细胞的含水量逐渐下降，但是活细胞的含水量不会低于 75%。水在细胞中的主要作用是，溶解无机物、调节温度、参加酶反应、参与物质代谢和形成细胞有序结构。细胞中无机盐的含量很少，约占细胞总重的 1%。盐在细胞中解离为离子，离子的浓度除了具有调节渗透压和维持酸碱平衡的作用外，还有许多重要的作用。细胞的有机分子达几千种之多，占细胞干重的 90% 以上，主要由碳、氢、氧、氮等元素组成。细胞的有机物主要由蛋白质、核酸、脂类和糖四大类分子所组成，这些分子占细胞干重的 90% 以上。蛋白质是一类极为重要的大分子，几乎各种生命活动无不与蛋白质的存在有关。蛋白质不仅是细胞的主要结构成分，而且还是生物专有催化剂，因此细胞的代谢活动离不开蛋白质。一个细胞约含 104 种蛋白质，分子的数量达 1 011 个。核酸是生物遗传信息的载体分子,所有生物均含有核酸。核酸是由核苷酸单体聚合而成的大分子。核酸可分为核糖核酸 RNA 和脱氧核糖核酸两大类 DNA。当温度上升到一定高度时,DNA 双链即解离为单链,称为变性或熔解。当温度下降到一定温度以下,变性 DNA 的互补单链又可通过在配对碱基间形成氢键,恢复 DNA 的双螺旋结构,这一过程称为复性或退火。细胞的糖类既有单糖,也有多糖。细胞中的单糖作为能源以及与糖有关的化合物的原料存在。重要的单糖为五碳糖和六碳糖,最主要的五碳糖为核糖,最重要的六碳糖为葡萄糖。葡萄糖不仅是能量代谢的关键单糖,而且还是构成多糖的主要单体。多糖在细胞结构成分中占有主要的地位。细胞的多糖分为营养储备多糖与结构多糖两类。作为食物储备的多糖主要有两种,在植物细胞中为淀粉,在动物细胞中为糖原。真核细胞结构多糖主要有纤维素和几丁质。脂类包括脂肪酸、中性脂肪、类固醇、蜡、磷酸甘油酯、鞘脂、糖脂、类胡萝卜素等。脂类化合物难溶于水,易溶于非极性有机溶剂。中国医药学认为精、气、血、津、液五大物质是人类生命的基本物质。精、气、血、津、液即是组成人体结构的基本物质,又是维持人体生命活动基本物质。《灵枢·决气》曰:两神相搏,合而成形,常先身生,是谓精。上焦开发,宣五谷味,熏肤、充身、泽毛,若雾露之溉,是谓气。腠理发泄,汗出溱溱,是谓津。谷入气满,淖泽注于骨,骨属屈伸,泄泽补益脑髓,皮肤润泽,是谓液。中焦受气,取汁变化而赤,是谓血。《灵枢·营卫生会》曰:谷入于胃以传与肺,五脏六腑皆以受气,其清者为营,浊者为卫,营在脉中,卫在脉外,营周不休,五十度而复大会,阴阳相贯,如环无端,卫气行于阴二十五度,行于阳二十五度,分为昼夜,如是无己,与天地同纪。

二、生命物质基本内容

1. 精　精是构成人体组织结构及维持人体生命活动的基本物质。一指生殖之精,一指水谷精微。

生殖之精:生殖之精即先天之精。禀受父母,与生俱来,是构成人体的原始物质。《灵枢·决气》曰:两神相搏,合而成形,常先身生,是谓精。男女媾精,胎孕乃成。《颅囟经》曰:一月为胞胎,精气凝也;二月为胎形,始成胚也。《景岳全书·小儿补肾论》曰:精合而形始成,此形即精,精即形也。《幼幼集成》曰:胎成之后,阳精之凝,尤仗阴气护养。故胎婴在腹,与母同呼吸,共安危。胎儿月足离怀,出生之后,赖母乳以长气血,生精神,益智慧。男子二八天癸至,精气溢泻;女子二七天癸至,月事以时下。年轻精盈而天癸至,则具有生殖能力。男女媾精,胎孕方成,故能有子;年老精衰天癸竭而地道不通,则丧失生殖繁衍能力。

水谷之精:水谷之精即后天之精。来源食物,由脏腑生理活动化生而来,故称五脏六腑之精。《素问·经脉别论》曰:饮入于胃,游益精气,上输于脾;脾气散精,上归于肺;通调水道,下输膀胱。水精四布,五经并行。合于四时五脏阴阳,以为常也。人以水谷为本,受水谷之气以生。饮食经脾胃消化吸收,转化为精。水谷精微不断地输布到五脏六腑等全身各组织器官之中,维持人体的正常生理活动。

2. 气　气是构成人体组织结构及维持人体生命活动的基本物质。无声,无形,无处不在。

元气:元者本也。《释文》:元,本也。《正字通》:元,犹原也。《春秋繁露》:元、原同义,本始之意。元气源于先天,藏于命门。《难经》:所谓生气之原者,谓十二经之根本也,谓肾间动气也,此五脏六腑之本,十二经脉之根,呼吸之门,三焦之原。《难经·八难》:脐下肾间动气者,人之生命也,十二经之根本也,故名曰原。《难经·六十六难》:脉有根本,人有元气,故不死。《难经·十四难》:元者为万物之本原,而人之元在焉。元气又称原气、真气。《医学读书记·通一子杂论》:元气是生来便有,此气渐长渐消,为一生盛衰之本。元气得后天水谷精微而化生,《脾胃论·脾胃虚实传变论》:元气之充足,皆由脾胃之气无所伤,而后能滋养元气。若胃气之本弱,饮食自倍,则脾胃之气即伤,而元气亦不能充。

宗气:呼吸之气与水谷之气结合而成,聚于胸中,谓之宗气。《邢昺》曰:宗者,本也。庙号不迁,最尊者祖,次曰宗。《靖盒说医》:膻中者大气之所在也,大气亦谓之宗气。宗气又名大气,积聚胸中,又名膻中之气。《灵枢·刺节真邪》曰:宗气留于海,其下者,注于气街;其上者,走于息道。《灵枢·邪客》:宗气积于胸中,出于喉咙,以贯心脉而行呼吸焉。《医门法律·明辨息之法》曰:膻中宗气主上焦息道,恒与肺胃关通。《读医随笔·气血精神论》:宗气者,动气也。凡呼吸、言语、声音,以及肢体运动,筋力强弱者,宗气之功用也。

营气:水谷精微入于血脉之中者名营气。《素问·痹论》:营者水谷之精气也,和调于五脏,洒陈于六腑,乃能入于脉也,故循脉上下,贯五脏络六腑也。《读医随笔·气血精神论》:营气者,出于脾胃,以濡筋骨、肌肉、皮肤,充满推移于血脉之中者也。《灵枢·营气》:营气之道,内谷为宝。谷入于胃,乃传于肺,流溢于中,布散于外。精专者行于经隧,常营无已,终而复始,是谓天地之纪。故气从太阴出,注手阳明。上行注足阳明,下行至跗上,注大指(趾)间与太阴合,复从跗注大指间,合足厥阴,上行至肝,从肝上注肺。其支别者,上额,循巅,下项中,循脊入骶是督脉也;络阴器,上过毛中,入脐中,上循腹里,入缺盆,下注肺中,复出太阴。此营气之所行也,逆顺之常也。营气通过十二经脉和任督二脉而循行于全身,贯五脏而络六腑。营气出于中焦,循行于手太阴肺经,由手太阴肺经传注到手阳明大肠经,再传至足阳明胃经,以后依次传注到足太阴脾经、手少阴心经、手太阳小肠经、足太阳膀胱经、足少阴肾经、手厥阴心包经、手少阳三焦经、足少阳胆经、足厥阴肝经,最后由足厥阴肝经复注入手太阴肺经,构成了营气在十二经脉中循行流注于全身的通路。营气从肝别出,上至额部,循巅顶,下行项的中间,沿脊骨下入尾骶部,这是督脉循行的路径;其脉又络阴器,上过毛际入脐中,向上入腹里,此为任脉循行。再进入缺盆部,然后下注入肺中,复出于手太阴肺经,构成了营气的任督循行路径。营气十四经流注次序,自上而下,自下而上,出阴入阳,出阳入阴,相互逆顺运行,如环无端。

营气循行速度根据《灵枢·五十营》记载有两种计算方法,简介如次,仅供参考:其一,"呼吸定息"计算法:人体经脉的总长度为十六丈二尺,一呼一吸(谓之一息)营气运行六寸。一昼夜呼吸次数为一万三千五百息,故以呼吸次数计,营气循行一周为二百七十息,那么一昼夜营气循行的周次为五十周。其二,"漏下百刻"计算法:漏下百刻,指漏水下百刻而言的。铜壶滴漏,是古代计时器,以一昼夜分为一百刻,每昼夜铜壶滴水下注一百刻。营气循行十四经一周的时间,则漏下二刻,故每昼夜营气循行于人体五十周。

卫气:水谷精微行于血脉之外者名卫气。《篇海》曰卫者防也,捍也。《玉篇》曰护也。《素问·痹论》曰:卫者水谷之悍气也。《灵枢·营卫生会》曰:人受气于谷,谷入于胃,以传与肺,五脏六腑,皆以受气。其清者为营,浊者为卫。营在脉中,卫在脉外。营周不休,五十而复大会。阴阳相贯,如环无端。

《卫生宝鉴》曰：阳气为卫，卫气者，所以温分肉，充皮毛，肥腠理，司开合，此皆卫外而为固也。《灵枢·卫气行》曰：卫气之行，一日一夜五十周于身，昼日行于阳二十五周，夜行于阴二十五周，周于五脏。是故平旦阴尽，阳气出于目，目张则气上行于头，循项下足太阳，循背下至小趾之端。其散者，别于目锐眦，下手太阳，下至手小指之端外侧。其散者，别于目锐眦，下足少阳，注小趾次趾之间。以上循手少阳之分侧，下至小指次指之间。别者以上至耳前，合于颔脉，注足阳明，以下行至跗上，入五趾之间。其散者，从耳下下手阳明，入大指之间，入掌中。其至于足也，入足心，出内踝下，行阴分，复合于目，故为一周。阳尽于阴，阴受气矣。其始入于阴，常从足少阴注于肾，肾注于心，心注于肺，肺注于肝，肝注于脾，脾复注于肾为周。可见卫气的运行，昼则行于阳分，始于足太阳经之睛明穴而出于目，以周于六腑而及于肾经，是为一周。夜则行于阴分，始于足少阴肾经以周五脏，其行以相克为序，故肾、心、肺、肝、脾相传为一周，而复注于肾，阴尽阳出，又复合于目。昼行于阳二十五周，夜行于阴二十五周次，昼夜凡行五十周。卫气昼行阳 25.2 周，夜行于阴 25.2 周。因为卫气日行 14 舍。舍即宿之谓，一舍即一宿。宿为星宿。古人认为地球之上均匀地环绕着分布着二十八个星宿，并以地球为中心观察二十八宿的运行，认为每昼夜转过二十八宿周天，而同时每昼夜卫气行身五十周，所以每转过一个星宿（即一舍），则卫气行身的周数为 50/28，计为 1.785 7 周有余，以四舍五入法概定分 1.8 为周。日行十四舍为周天之本，卫气当行身 14×1.8 = 25.2 周。

3. 血　血是构成人体组织结构及维持人体生命活动的基本物质。

循环之血：血是循行于脉中的红色液态物质，随血液循环周流全身，营养机体。《灵枢·决气》曰：中焦受气取汁，变化而赤，是谓血。《妇人良方》曰：血者水谷之精气也。《医门法律》曰：盖饮食多自能生血，饮食少则血不生。

五脏之血：五脏皆有血，此血与循环之血不同，五脏之血是构成人体组织结构及维持人体生命活动的基本物质。因此，血虚不等同贫血，瘀血不等同凝血。《诸病源候论》曰：肾藏精，精者血之所成也。《景岳全书》曰：血即精之属也。《侣山堂类辨》曰：肾为水脏，主藏精而化血。《灵枢·邪客》：营气者，泌其津液，注之于脉，化以为血。《灵枢·痈疽》曰：中焦出气如露，上注溪谷，而渗孙脉，津液和调，变化而赤为血。《素问·五脏生成篇》曰：人卧血归于肝。肝受血而能视，足受血而能步，掌受血而能握，指受血而能摄。心主血，肝藏血，脾统血，肺布血，肾生血。血行不息，灌溉不止。

4. 津液　津液是构成人体组织结构及维持人体生命活动的基本物质，是人体正常水液的总称。

有形津液：有形津液是人体正常水液的总称。清稀者为津，稠厚者为液。《灵枢·五癃津液别》曰：津液各走其道，故三焦出气，以温肌肉，充皮肤，为其津；其流而不行者，为液。《读医随笔》曰：汗与小便，皆可谓之津液，其实皆水也。《罗氏会约医镜》曰：人禀阴阳二气以生，有清有浊。阳之清者为元气，阳之浊者为火；阴之清者为津液，阴之浊者即为痰。

无形津液：无形津液是构成人体组织结构及维持人体生命活动的基本物质。津液不足不等同脱水或缺水，滋津润液不等同补充水分。《素问·经脉别论》阐明有形津液与无形津液的代谢过程：饮入于胃，游溢精气，上输于脾，脾气散精，上归于肺，通调水道，下输膀胱，水精四布，五经并行。《读医随笔》曰：津亦水谷所化，其浊者为血，清者为津，以润脏腑、肌肉、脉络，使气血得以周行通利而不滞者此也。

凡气血中不可无此，无此则槁涩不行矣。液者，淖而极厚，不与气同奔逸者也，亦水谷所化，藏于骨节筋会之间，以利屈伸者。《脾胃论》曰：津液与气入于心，贯于肺，充实皮毛，散于百脉。五脏皆藏津液，汗、涕、泪、涎、唾五液由五脏化生，是五脏津液外候。汗为心液，涕为肺液，泪为肝液，涎为脾液，唾为肾液，是为五脏化液。

三、神形天式

神，从示从申。示为启示智慧之意，申是天空中闪电形。古代中国认为闪电变化莫测，故称之为神。《广韵》神，灵也。《周易·系辞上》曰：阴阳不测谓之神。《说文》曰：神，天神引出万物者也。《易·说卦》曰：神也者，妙万物而为言者也。《礼记·祭法》曰：山陵川谷丘陵能出云为风雨，皆曰神。《左传·庄公十年》曰：小信未孚，神弗福也。《孟子》曰：圣而不可知之谓神。举头三尺有神灵，很久以来，古代中国某种观点认为神是天的意识，天神主宰天地万物。天神控制宇宙万物发生发展，是宇宙规律的主宰。《周礼·大司乐》：以祀天神。神在不同宗教有不同含义。佛教：西方有神，其名为佛。基督教：神是创造主宰一切完美圆满至圣者。道教：无所不能，无所不知，出有入无，不死不灭。公元前313—前230年，荀子著《天论》，揭示自然界的运动变化有其客观规律，驳斥天神意识。曰：天行有常，不为尧存，不为桀亡。应之以治则吉，应之以乱则凶。强本而节用，则天不能贫。养备而动时，则天不能病。修道而不贰，则天不能祸。故水旱不能使之饥，寒暑不能使之疾，妖怪不能使之凶。本荒而用侈，则天不能使之富。养略而动罕，则天不能使之全。倍道而妄行，则天不能使之吉。故水旱未至而饥，寒暑未薄而疾，妖怪未生而凶。受时与治世同，而殃祸与治世异，不可以怨天，其道然也。故明于天人之分，则可谓至人矣。不为而成，不求而得，夫是之谓天职。如是者，虽深，其人不加虑焉；虽大，不加能焉；虽精，不加察焉；夫是之谓不与天争职。天有其时，地有其财，人有其治，夫是之谓能参。舍其所以参，而愿其所参，则惑矣！公元450—515年，南北朝著名思想家范缜著《神灭论》，否定天神意识的存在。曰：神即形也，形即神也。是以形存则神存，形谢则神灭也。问曰：形者无知之称，神者有知之名，知与无知，即事有异，神之与形，理不容一，形神相即，非所闻也。答曰：形者神之质，神者形之用，是则形称其质，神言其用，形之与神，不得相异也。问曰：神故非质，形故非用，不得为异，其义安在？答曰：名殊而体一也。问曰：名既已殊，体何得一？答曰：神之于质，犹利之于刃，形之于用，犹刃之于利，利之名非刃也，刃之名非利也。然而舍利无刃，舍刃无利，未闻刃没而利存，岂容形亡而神在。问曰：刃之与利，或如来说，形之与神，其义不然。何以言之？木之质无知也，人之质有知也，人既有如木之质，而有异木之知，岂非木有其一，人有其二邪？答曰：异哉言乎！人若有如木之质以为形，又有异木之知以为神，则可如来论也。今人之质，质有知也，木之质，质无知也，人之质非木质也，木之质非人质也，安在有如木之质而复有异木之知哉！问曰：人之质所以异木质者，以其有知耳。人而无知，与木何异？答曰：人无无知之质犹木无有知之形。问曰：死者之形骸，岂非无知之质邪？答曰：是无知之质也。问曰：若然者，人果有如木之质，而有异木之知矣。答曰：死者有如木之质，而无异木之知；生者有异木之知，而无如木之质也。问曰：死者之骨骼，非生者之形骸邪？答曰：生形之非死形，死形之非生形，区已革矣。安有生人之形骸，非有死人之骨骼哉？问曰：若生者之形骸非死者之骨骼，死者之骨骼，则应不由生者之形骸，不由生者之形骸，则此骨骼从何而至此邪？答曰：是生者之形骸，变为死者之骨骼也。问曰：生者之形骸虽变为死者之骨骼，岂不因生而死，则知死体犹生体也。答曰：如因荣木变为枯木，枯木之质，宁是荣木之体！问曰：荣体变为枯体，枯体即是荣体；丝体变为缕体，缕体即是丝体，有何别焉？答曰：若枯即是荣，荣即是枯，应荣时凋零，枯时结实也。又荣木不应变为枯木，以荣即枯，无所复变也。荣枯是一，何不先枯后荣？要先荣后枯，何也？丝缕之义，亦同此破。问曰：生形之谢，便应豁然都尽，何故方受死形，绵历未已邪？答曰：生灭之体，要有其次故也。夫歘而生者必歘而灭，渐而生者必渐而灭。歘而生者，飘骤是也；渐而生者，动植是也。有歘有渐，物之理也。问曰：形即是神者，手等亦是神邪？答曰：皆是神之分也。问曰：若皆是神之分，神既能虑，手等亦应能虑也？答曰：手等亦应能有痛痒之知，而无是非之虑。问曰：知之与虑，为一为异？答曰：知即是虑，浅则为知，深则为虑。问曰：若尔，应有二虑。虑既有二，神有二乎？答曰：人体惟一，神何得二。问曰：若不得二，安有痛痒之知，复有是非之虑？答曰：如手足虽异，总为一人；是非痛痒虽复有异，亦总为一神矣。问曰：是非之虑，不关手足，当关何处？答曰：是非之虑，心器所主。问曰：心器是五藏之主，非邪？答曰：是也。问曰：五藏有何殊别，而心独有是非之虑乎？答曰：七窍亦复何殊，而司用不均。问曰：虑思无方，何以知是心器所主？答曰：五藏各有所司无有能虑者，是以知心为虑本。问曰：何不寄在眼等分中？答曰：若虑可寄于眼分，眼何故不寄于耳分邪？问曰：虑体无本，故可寄之于眼分；眼自有本，不假寄于佗分也。答曰：眼何故有本而虑无本；苟无本于我形，而可遍寄于异地，亦可张甲之情，寄王乙之躯，李丙之性，托赵丁之体。然乎哉？不然也。问曰：圣人形犹凡人之形，而有凡圣之殊，故知形神异矣。答曰：不然。金之精者能照，秽者不能照，有能照之精金，宁有不照之秽质。又岂有圣人之神而寄凡人之器，亦无凡人之神而托圣人之体。是以八采、重瞳，勋、华之容；龙颜、马口，轩、皞之状，此形表之异也。比干之心，七窍列角；伯约之胆，其大若拳，此心器之殊也。是知圣人定分，每绝常区，非惟道革群生，乃亦形超万有。凡圣均体，所未敢安。问曰：子云圣人之形必异于凡者，敢问阳货类仲尼，项籍似大舜，舜、项、孔、阳，智革形同，其故何邪？答曰：珉似玉而非玉，鸡类凤而非凤，物诚有之，人故宜尔。项、阳貌似而非实似，心器不均，虽貌无益。问曰：凡圣之殊，形器不一，可也；圣人员极，理无有二，而丘、旦殊姿，汤、文异状，神不侔色，于此益明矣。答曰：圣同于心器，形不必同也，犹马殊毛而齐逸，玉异色而均美。是以晋棘、荆和，等价连城，骅骝、騄骊，俱致千里。问曰：形神不二，既闻之矣，形谢神灭，理固宜然，敢问《经》云：为之宗庙，以鬼飨之。何谓也？答曰：圣人之教然也，所以弭孝子之心，而厉偷薄之意，神而明之，此之谓矣。问曰：伯有被甲，彭生豕见，《坟》《索》着其事，宁是设教而已邪？答曰：妖怪茫茫，或存或亡，强死者众，不皆为鬼，彭生、伯有，何独能然，乍为人豕，未必齐、郑之公子也。问曰：《易》称故知鬼神之情状，与天地相似而不违。又曰：载鬼一车。其义云何？答曰：有禽焉，有兽焉，飞走之别也；有人焉，有鬼焉，幽明之别也。人灭而为鬼，鬼灭而为人，则未之知也。问曰：知此神灭，有何利用邪？答曰：浮屠害政，桑门蠹俗，风惊雾起，驰荡不休，吾哀其弊，思拯其溺。夫竭财以赴僧，破产以趋佛，而不恤亲戚，不怜穷匮者何？良由厚我之情深，济物之意浅。是以圭撮涉于贫友，吝情动于颜色；千钟委于富僧，欢意畅于容发。岂不以僧有多稌之期，友无遗秉之报，务施阙于周急，归德必于有己。又惑以茫昧之言，惧以阿鼻之苦，诱以虚诞之辞，欣以兜率之乐。故舍逢被，袭横衣，废俎豆，列瓶钵，家家弃其亲爱，人人绝其嗣续。致使兵挫于行间，吏空于官府，粟罄于惰游，货殚于泥木。所以奸宄弗胜，颂声尚拥，惟此之故，其流莫已，其病无限。若陶甄禀于自然，森罗均于独化，忽焉自有，恍尔而无，来也不御，去也不追，乘夫天理，各安其性。小人甘其垄亩，君子保其恬素，耕而食，食不可穷也，蚕而衣，衣不可尽也，下有余以奉其上，上无为以待其下，可以全生，可以匡国，可以霸君，用此道也。《内经》认为神明或天神即自然界阴阳变化规律。《素问·阴阳应象大论篇》曰：阴阳者，天地之道也，万物之纲纪，变化之父母，生杀之本始，神明之府也。天地之动静，神明为之纲纪，故能生长收藏，终而复始。

1. 神形　神即神智意识，形即表现状态。神形，即神智意识的外在表现与状态。意识是人类大脑对客观存在的反映。脑干网状结构是脑干腹侧中心部分神经细胞和神经纤维相混杂的结构。其神经核和纤维束有两个特点：① 没有特异的感觉或运动功能；② 各个核中发出的纤维散漫地投射到前脑包括大脑皮层、脑干和脊髓的许多部分。投射至大脑皮层者又称上行网状激活系统。人类大脑、小脑、丘脑、下丘脑、基底核等，将视觉、听觉、触觉、嗅觉、味觉等各种感觉信息，经脑神经元逐级传递分析为样本，由丘脑合成为丘觉，并发放至大脑联络区，令大脑产生觉知，即人的意识。丘觉是我们通过遗传获得的意思结构，这些意思是丘脑核团的神经元本身蕴含的，并能够自由合成发放或被样本点亮发放出来。丘觉平时处于潜伏状态，自由合成或被点亮时意思才能发放出来，形成意识。丘觉是不能通过学习获得的，丘觉具有遗传性和联结性，丘觉的性质决定意识的性质。人在睡眠状态下，意识脑区的兴奋度降至最低，此时无法辨别脑中意像的真伪，大脑全部信以为真，这就是所谓的"梦境"。意识脑区没有自己的记忆，它的存储区域称作"暂存区"，如同计算机的内存一样，只能暂时保存所察觉的信息。昏迷患者觉醒状态丧失，临床表现为患者的觉醒—睡眠周期消失，处于持续的深睡之中，不能觉醒。患者的知觉、注意、思维、情感、定向、判断、记忆等许多心理活动全部丧失。对自身和外界环境毫不理解，对外界刺激毫无反应。对简单的命令不能执行。给予强烈的疼痛刺激，除有时可出现痛苦表情或呻吟外，完全无意识性反应。意识活动的外在现象分意识水平与意识内容。意识障碍有意识水平障碍与意识内容障碍。意识水平障碍出现嗜睡、昏睡、昏迷等，意识内容出现意识模糊、谵狂状态、精神错乱、朦胧状态、梦样状态等。意识水平与丘脑密切相关。丘脑是产生意识的核心器官，丘脑特殊结构丘觉是自身蕴含意思并能发放意思，当丘觉发放意思时也就产生了意识。丘觉不能随意发放意思，必须由样本点亮，样本点亮丘觉，丘觉发放意思产生意识。样本是事物在脑中的符号，丘觉发放的意思无限广泛，样本的数量也非常庞大，样本经由联结纤维点亮丘觉产生意识。丘觉、样本、联结是产生意识必需的三个条件，丘觉是意识的内核，样本是意识的外壳，联结是点亮的路径，点亮是产生意识的方式。

生命表现：神是生命活动的外在综合表现。神智意识是人类生命的表现形式。形与神俱，神为主宰，神离形亡。人体五脏功能的协调，精气血津液的贮藏与输布，情志活动的调畅等，都必须依赖神的统帅和调控。《大戴礼记·曾子天圆》曰：阳之精气曰神。《灵枢·本神》说：两精相搏谓之神。神智意识的概念源于古人对生命的认识。古人在生殖繁衍的过程中观察到男女生殖之精相结合，便产生了新的生命活动，生命活动即是神。《素问·移精变气论》说：得神者昌，失神者亡。生命之神产生后，还需要得到水谷精微和津液的不断滋养才能维持下去，并逐渐发育成长，处于变化之中。如《素问·六节藏象论》说:五味入口,藏于肠胃,味有所藏,以养五气。气和而生,津液相成,神乃自生。望神就是观察人体生命活动的外在表现。了解脏腑功能的盛衰。得神:神志清楚,语言清晰,面色荣润含蓄,表情丰富自然;目光明亮,精彩内含;反应灵敏,动作灵活,体态自如;呼吸平稳,肌肉不削。失神:精神萎靡,反应木呆,面色晦暗,表情淡漠;目暗睛迷,蝉神呆滞;反应迟钝,动作失灵,强迫体位;周身大肉已脱。假神:久病重病之人,本已失神,但突然精神转佳,目光转亮,言语不休,想见亲人;语声低微忽然清澈响亮;面色晦暗突然颧赤如妆;本无食欲忽然食欲增强。残灯复明,回光返照。

意识水平:意识水平是意识自身因发展层次的不同而显示出的不同质的差异。亦即从较模糊的意识状态到较明确的意识状态之间所经过的各种阶段。表现最明显的是觉醒和睡眠两种极端。前者是意识程度由弱变强的阶段,后者是意识程度由强变弱的阶段。意识的这种发展层次的差异,是以网状结构上行激活系统在大脑皮层上维持的一定兴奋水平为条件,脑电图可作为不同意识水平的客观指标和精确反映。《素问·灵兰秘典论》说:心者,君主之官也,神明出焉。主明则下安,主不明则十二官危。《灵枢·邪客》曰:心者五脏六腑之大主,精神之所舍也。意识水平障碍出现嗜睡、昏睡、昏迷等。

意识内容:意识内容是人脑对客观事物反映的全部映象以及表达这些映象形式的总和。意识具有不以主观意志为转移的客观内容,是对外在客观世界的反映。在日常生活中,人们常把意识所要表达的意思视作意识的内容,包含情感、观点、思想。把客观事物当作内容,对它的反映所产生的意识就是形式。意识是一个统一体,它自身也应有内容与形式的区分。它的内容就是意识材料和要素,它的形式就是这些材料和要素的组合格式和表现格式。意识要素属于意识自身,它只在意识之中而不在意识之外。意识要素应该是意识形式能够加工组合的主观材料,这些材料在未组合之前还不是以各种意识形式存在的东西。意识内容障碍可出现意识模糊、谵狂状态、精神错乱、朦胧状态、梦样状态等。

2. 天式 《楚辞·天问》:天式纵横,阳离爰死。王夫之通释:天式纵横者,言造化生物之定式。中国医学认为升降出入是人类生命的天式。《素问·六微旨大论》曰:升已而降,降者调天;降已而升,升者谓地。天气下降,气流于地;地气上升,气腾于天。故高下相召,升降相因,而变作矣。上下之位,气交之中,人之居也。天枢之上,天气主之;天枢之下,地气主之;气交之分,人气从之,万物由之,此之谓也。出入废则神机化灭,升降息则气立孤危。故非出入,则无以生长壮老已;非升降,则无以生长化收藏。是以升降出入,无器不有。故器者生化之宇,器散则分之,生化息矣。故无不出入,无不升降,化有小大,期有近远,四者之有而贵常守,反常则灾害至矣。故曰无形无患,此之谓也。生命天式由自下向上、自上向下、由内向外、由外向内四种基本运动形式。存在于自然界和人体的阴阳两气处在不断的运动之中,这就是生命现象升降出入天式。这种运动是一切变化的由来。人体阴阳两气的升降出入,既体现在气及由气推动的血、津液的运行不息,也体现在脏腑、经络等组织器官的功能活动中。升降出入促进了机体的新陈代谢,维持了正常的生命活动。升降出入是万物变化的根本,是生命活动的体现。一旦升降出入失去协调平衡,就会出现各种病理变化;而升降出入止息,则生命活动也就终止。

四、思路拓展

1.《灵枢·本神》 黄帝问于岐伯曰:凡刺之法,先必本于神。血、脉、营、气、精神,此五脏之所藏也。至其淫泆离脏则精失、魂魄飞扬、志意恍乱、智虑去身者,何因而然乎? 天之罪与? 人之过乎? 何谓德、气、生、精、神、魂、魄、心、意、志、思、智、虑? 请问其故。岐伯答曰:天之在我者德也,地之在我者气也。德流气薄而生者也。故生之来谓之精,两精相搏谓之神,随神往来者谓之魂,并精而出入者谓之魄,所以任物者谓之心,心有所忆谓之意,意之所存谓之志,因志而存变谓之思,因思而远慕谓之虑,因虑而处物谓之智。故智者之养生也,必顺四时而适寒暑,和喜怒而安居处,节阴阳而调刚柔。如是,则僻邪不至,长生久视。是故怵惕思虑者则伤神,神伤则恐惧流淫而不止。因悲哀动中者,竭绝而失生。喜乐者,神惮散而不藏。愁忧者,气闭塞而不行。盛怒者,迷惑而不治。恐惧者,神荡惮而不收。心,怵惕思虑则伤神,神伤则恐惧自失。破䐃脱肉,毛悴色夭死于冬。脾,愁忧而不解则伤意,意伤则悗乱,四肢不举,毛悴色夭死于春。肝,悲哀动中则伤魂,魂伤则狂忘不精,不精则不正,当人阴缩而挛筋,两胁骨不举,毛悴色夭死于秋。肺,喜乐无极则伤魄,魄伤则狂,狂者意不存人,皮革焦,毛悴色夭死于夏。肾,盛怒而不止则伤志,志伤则喜忘其前言,腰脊不可以俛仰屈伸,毛悴色夭死于季夏。恐惧而不解则伤精,精伤则骨酸痿厥,精时自下。是故五脏主藏精者也,不可伤,伤则失守而阴虚;阴虚则无气,无气则死矣。是故用针者,察观病人之态,以知精、神、魂、魄之存亡,得失之意,五者以伤,针不可以治之也。肝藏血,血舍魂,肝气虚则恐,实则怒。脾藏营,营舍意,脾气虚则四肢不用,五脏不安,实则腹胀经溲不利。心藏脉,脉舍神,心气虚则悲,实则笑不休。肺藏气,气舍魄,肺气虚,则鼻塞不利少气,实则喘喝胸盈仰息。肾藏精,精舍志,肾气虚则厥,实则胀。五脏不安。必审五脏之病形,以知其气之虚实,谨而调之也。

五十营。黄帝曰:余愿闻五十营奈何? 岐伯答曰:天周二十八宿,宿三十六分;人气行一周,千八分,日行二十八宿。人经脉上下左右前后二十八脉,周身十六丈二尺,以应二十八宿,漏水下百刻,以分昼夜。故人一呼脉再动,气行三寸,呼吸定息,气行六寸;十息,气行六尺,日行二分。二百七十息,气行十六丈二尺,气行交通于中,一周于身,下水二刻,日行二十五分。五百四十息,气行再周于身,下水四刻,日行四十分。二千七百息,气行十周于身,下水二十刻,日行五宿二十分。一万三千五百息,气行五十营于身,水下百刻,日行二十八宿,漏水皆尽脉终矣。所谓交通者,并行一数也。故五十营备,得尽天地之寿矣,凡行八百一十丈也。

营气。黄帝曰:营气之道,内谷为宝。谷入于胃,乃传之肺,流溢于中,布散于外,精专者,行于经隧,常营无已,终而复始,是谓天地之纪。故气从太阴出注手阳明,上行注足阳明,下行至跗上,注大指间,与太阴合;上行抵髀,从脾注心中;循手少阴,出腋中臂,注小指,合手太阳;上行乘腋,出䪼内,注目内眦,上巅,下项,合足太阳;循脊,下尻,下行注小指之端,循足心,注足少阴;上行注肾,从肾注心外,散于胸中;循心主脉,出腋,下臂,出两筋之间,入掌中,出中指之端,还注小指次指之端,合手少阳;上行注膻中,散于三焦,从三焦注胆,出胁,注足少阳;下行至跗上,复从跗注大指间,合足厥阴,上行至肝,从肝上注肺,上循喉咙,入颃颡之窍,究于畜门。其支别者,上额,循巅,下项中,循脊,入骶,是督脉也;络阴器,上过毛中,入脐中,上循腹里,入缺盆,下注肺中,复出太阴。此营气之所行也,逆顺之常也。

营卫生会。黄帝问于岐伯曰:人焉受气? 阴阳焉会? 何气为营? 何气为卫? 营安从生? 卫于焉会? 老壮不同气,阴阳异位,愿闻其会。岐伯答曰:人受气于谷,谷入于胃,以传与肺,五脏六腑,皆以受气,其清者为营,浊者为卫,营在脉中,卫在脉外,营周不休,五十度而复大会,阴阳相贯,如环无端,卫气行于阴二十五度,行于阳二十五度,分为昼夜,故气至阳而起,至阴而止。故曰日中而阳陇,为重阳,夜半而阴陇为重阴,故太阴主内,太阳主外,各行二十五度分为昼夜。夜半为阴陇,夜半后而为阳衰,平且阴尽而阳受气矣。日中而阳陇,日西而阳衰,日入阳尽而阴受气矣。夜半而大会,万民皆卧,命曰合阴,平且阴尽而阳受气,如是无己,与天地同纪。黄帝曰:老人之不夜瞑者,何气使然?少壮之人,不昼瞑者,何气使然?岐伯答曰:壮者之气血盛,其肌肉滑,气道通,营卫之行不失其常,故昼精而夜瞑。老者之气血衰,其肌肉枯,气道涩,五脏之气相搏,其营气衰少而卫气内伐,故昼不精,夜不瞑。黄帝曰:愿闻营卫之所行,皆何道从来?岐伯答曰:营出中焦,卫出下焦。黄帝曰:愿闻三焦之所出。岐伯答曰:上焦出于胃上口,并咽以上,贯膈,而布胸中,走腋,循太阴之分而行,还至阳明,上至舌,下足阳明,常与营俱行于阳二十五度,行于阴亦二十五度一周也。故五十度而复大会于手太阴矣。黄帝曰:人有热,饮食下胃,其气未定,汗则出,或出于面,或出于背,或出于身半,其不循卫气之道而出,何也?岐伯曰:此外伤于风,内开腠理,毛蒸理泄,卫气走之,固不得循其道,此气剽悍滑疾,见开而出,故不得从其道,故命曰漏泄。黄帝曰:愿闻中焦之所出。岐伯答曰:中焦亦并胃中,出上焦之后,此所受气者,泌糟粕,蒸津液,化其精微,上注于肺脉乃化而为血,以奉生身,莫贵于此,故独得行于经隧,命曰营气。黄帝曰:夫血之与气,异名同类。何谓也?岐伯答曰:营卫者,精气也,血者,神气也,故血之与气,异名同类焉。故夺血者无汗,夺汗者无血,故人生有两死而无两生。黄帝曰:愿闻下焦之所出。岐伯答曰:下焦者,别回肠,注于膀胱,而渗入焉;故水谷者,常并居于胃中,成糟粕,而俱下于大肠而成下焦,渗而俱下。济泌别汁,循下焦而渗入膀胱焉。黄帝曰:人饮酒,酒亦入胃,谷未熟,而小便独先下,何也?岐伯答曰:酒者,熟谷之液也。其气悍以清,故后谷而入,先谷而液出焉。黄帝曰:善。余闻上焦如雾,中焦如沤,下焦如渎,此之谓也。

决气。黄帝曰:余闻人有精、气、津、液、血、脉,余意以为一气耳,今乃辨为六名,余不知其所以然。岐伯曰:两神相搏,合而成形,常先身生,是谓精。何谓气?岐伯曰:上焦开发,宣五谷味,熏肤、充身、泽毛,若雾露之溉,是谓气。何谓津?岐伯曰:腠理发泄,汗出溱溱,是谓津。何谓液?岐伯曰:谷入气满,淖泽注于骨,骨属屈伸,泄泽补益脑髓,皮肤润泽,是谓液。何谓血?岐伯曰:中焦受气,取汁变化而赤,是谓血。何谓脉?岐伯曰:壅遏营气,令无所避,是谓脉。黄帝曰:六气有,有余不足,气之多少,脑髓之虚实,血脉之清浊,何以知之?岐伯曰:精脱者,耳聋;气脱者,目不明;津脱者,腠理开,汗大泄;液脱者,骨属屈伸不利,色夭,脑髓消,胫痠,耳数鸣;血脱者,色白,夭然不泽,其脉空虚,此其候也。黄帝曰:六气者,贵贱何如?岐伯曰:六气者,各有部主也,其贵贱善恶,可为常主,然五谷与胃为大海也。

本藏。黄帝问于岐伯曰:人之血气精神者,所以奉生而周于性命者也;经脉者,所以行血气而营阴阳、濡筋骨,利关节者也;卫气者,所以温分肉,充皮肤,肥腠理,司开阖者也;志意者,所以御精神,收魂魄,适寒温,和喜怒者也。是故血和则经脉流行,营复阴阳,筋骨劲强,关节清利矣;卫气和则分肉解利,皮肤调柔,腠理致密矣;志意和则精神专直,魂魄不散,悔怒不起,五脏不受邪矣;寒温和则六腑化谷,风痹不作,经脉通利,肢节得安矣,此人之常平也。五脏者,所以藏精神血气魂魄者也;六腑者,所以化水谷而行津液者也。此人之所以具受于天也,无愚智贤不肖,无以相倚也。然有其独尽天寿,而无邪僻之病,百年不衰,虽犯风雨卒寒大暑,犹有弗能害也;有其不离屏蔽室内,无怵惕之恐,然犹不免于病,何也?愿闻其故。岐伯对曰：窘乎哉问也。五脏者，所以参天地，副阴阳，而运四时，化五节者也；五脏者，固有小大、高下、坚脆、端正、偏倾者，六腑亦有小大、长短、厚薄、结直、缓急。凡此二十五者，各不同，或善或恶，或吉或凶，请言其方。心小则安，邪弗能伤，易伤以忧；心大则忧，不能伤，易伤于邪。心高则满于肺中，悗而善忘，难开以言；心下，则藏外，易伤于寒，易恐以言。心坚，则藏安守固；心脆则善病消瘅热中。心端正，则和利难伤；心偏倾则操持不一，无守司也。肺小，则少饮，不病喘喝；肺大则多饮，善病胸痹、喉痹、逆气。肺高，则上气，肩息咳；肺下则居贲迫肺，善胁下痛。肺坚则不病，咳上气，肺脆，则苦病消瘅易伤。肺端正，则和利难伤；肺偏倾，则胸偏痛也。肝小则脏安，无胁下之病；肝大则逼胃迫咽，迫咽则苦膈中，且胁下痛。肝高，则上支贲切，胁挽为息贲；肝下则逼胃胁下空，胁下空则易受邪。肝坚则藏安难伤；肝脆则善病消瘅，易伤。肝端正，则和利难伤；肝偏倾，则胁下痛也。脾小，则脏安，难伤于邪也；脾大，则苦凑眇而痛，不能疾行。脾高，则眇引季胁而痛；脾下则下归于大肠，下加于大肠，则脏苦受邪。脾坚，则脏安难伤；脾脆，则善病消瘅易伤。脾端正，则和利难伤；脾偏倾，则善满善胀也。肾小，则脏安难伤；肾大，则善病腰痛，不可以俛仰，易伤以邪。肾高，则苦背膂痛，不可以俛仰；肾下则腰尻痛，不可以俛仰，为狐疝。肾坚，则不病腰背痛；肾脆，则善病消瘅，易伤。肾端正，则和利难伤；肾偏倾，则苦腰尻痛也。凡此二十五变者，人之所苦常病。黄帝曰：何以知其然也？岐伯曰：赤色小理者，心小；粗理者，心大。无髑骬者，心高；髑骬小、短、举者，心下。髑骬长者，心下坚；髑骬弱小以薄者，心脆。髑骬直下不举者，心端正；髑骬倚一方者，心偏倾也。白色小理者，肺小；粗理者，肺大。巨肩反膺陷喉者，肺高；合腋张胁者，肺下。好肩背厚者，肺坚；肩背薄者，肺脆。背膺厚者，肺端正；胁偏疏者，肺偏倾也。青色小理者，肝小；粗理者，肝大。广胸反骹者，肝高；合胁兔骹者，肝下。胸胁好者，肝坚；胁骨弱者，肝脆。膺腹好相得者，肝端正；胁骨偏举者，肝偏倾也。黄色小理者，脾小；粗理者，脾大。揭唇者，脾高；唇下纵者，脾下。唇坚者，脾坚；唇大而不坚者，脾脆。唇上下好者，脾端正；唇偏举者，脾偏倾也。黑色小理者，肾小；粗理者，肾大。高耳者，肾高；耳后陷者，肾下。耳坚者，肾坚；耳薄而不坚者，肾脆。耳好前居牙车者，肾端正；耳偏高者，肾偏倾也。凡此诸变者，持则安，减则病也。帝曰：善。然非余之所问也，愿闻人之有不可病者，至尽天寿，虽有深扰大恐，怵惕之志，犹不能减也，甚寒大热，不能伤也；其有不离屏蔽室内，又无怵惕之恐，然不免于病者，何也？愿闻其故。岐伯曰：五脏六腑，邪之舍也，请言其故。五脏皆小者，少病，苦燋心，大愁扰；五脏皆大者，缓于事，难使以扰。五脏皆高者，好高举措；五脏皆下者，好出人下。五脏皆坚者，无病；五脏皆脆者，不离于病。五脏皆端正者，和利得人心；五脏皆偏倾者，邪心而善盗，不可以为人平，反复言语也。黄帝曰：愿闻六腑之应。岐伯答曰：肺合大肠，大肠者，皮其应；心合小肠，小肠者，脉其应；肝合胆，胆者，筋其应；脾合胃，胃者，肉其应；肾合三焦膀胱，三焦膀胱者，腠理毫毛其应。黄帝曰：应之奈何？岐伯曰：肺应皮。皮厚者，大肠厚，皮薄者，大肠薄；皮缓，腹里大者，大肠大而长；皮急者，大肠急而短；皮滑者，大肠直；皮肉不相离者，大肠结。心应脉，皮厚者，脉厚，脉厚者，小肠厚；皮薄者，脉薄，脉薄者，小肠薄；皮缓者，脉缓，脉缓者，小肠大而长；皮薄而脉冲小者，小肠小而短。诸阳经脉皆多纡屈者，小肠结。脾应肉，肉䐃坚大者，胃厚；肉䐃幺者，胃薄。肉䐃小而幺者，胃不坚；肉䐃不称身者，胃下，胃下者，下管约不利。肉䐃不坚者，胃缓；肉䐃无小里累者，胃急。肉䐃多少里累者，胃结，胃结者，上管约不利也。肝应爪，爪厚色黄者，胆厚；爪薄色红者，胆薄；爪坚色青者，胆急；爪濡色赤者，胆缓；

爪直色白无约者,胆直;爪恶色黑多纹者,胆结也。肾应骨,密理厚皮者,三焦膀胱厚;粗理薄皮者,三焦膀胱薄。疏腠理者,三焦膀胱缓;皮急而无毫毛者,三焦膀胱急。毫毛美而粗者,三焦膀胱直,稀毫毛者,三焦膀胱结也。黄帝曰:厚薄美恶,皆有形,愿闻其所病。岐伯答曰:视其外应,以知其内藏,则知所病矣。

2.《生物学之书》 生命的起源:微生物化石上的遗迹表明,生命可能早在40亿～42亿年前就在地球上出现了。但是生命是如何发源的呢?"自然发生说"的理念可追溯至古希腊时期,这一理念认为,生命可能来自无生命物质。直到1859年,路易·巴斯德操作的一系列实验才明确反驳了这个观念。不过到了20世纪20年代中期,自然发生说再次复苏,如今它被重新命名为"无生源说"。俄国生物化学家亚历山大·奥巴林和英国进化生物学家J. B. S. 霍尔丹各自独立提出:如今,无机原材料合成有机分子的化学反应实验仍然受到某些人推崇,然而原始地球环境与这些化学反应截然不同。科学文献中充斥着各种假定生命起源如何发生的理论,但没有哪个理论获得了一致的认可,而且,其中大多数理论的根据都是不同版本的奥巴林-霍尔丹假说。自我复制的非生物(无生命)简单有机分子通过自然发生(或生命自生)。形成生命,这个过程分为以下几个步骤:大气中的二氧化碳和氮合成诸如氨基酸和氮基化合物之类的有机小分子;其所需能量来自强烈的日照或紫外(UV)辐射;这些有机小分子继续联合,形成大分子,比如蛋白质和核酸;大分子被聚拢到原始细胞中,这些原始小囊是活细胞的前身;外面包裹着一层可调控细胞内在化学成分的膜,在这样的条件下,复制、产能和用能的化学反应得以发生;最后,产生了能够自我复制的核糖核酸(RNA),它是蛋白质合成所需的物质,并且能执行RNA复制所需的酶催化功能。独特的化学反应模式令这些新RNA分子成为自我复制的佼佼者,且可以将优异的特性传递给RNA子代。这一过程可能是自然选择的最早期范例。

最后一位共同祖先:查尔斯·达尔文的进化论假定地球上的所有生命都源自同一位祖先。在《物种起源》一书中,达尔又写道:"因此我通过类比推断,地球上生活过的所有有机体都源自同一个原始形态,最先拥有生命的便是这个原始形态。"这最后一位共同祖先(LUCA)也被称为最近公共祖先(LCA),它其实未必是最初的生命体。它是时间点上最晚的祖先,所有其他现存生命在约39亿年前都从它开始分支进化,它们现在都还共享着它的遗传特征。生物体有三个主要分支:一是真核生物,包括植物、动物、原生动物,以及其他拥有细胞核的生物;另外两个分支则是没有细胞核的细菌和古细菌。对遗传特性的这一探索结果使我们得知:LUCA的形态显然难以确定,并且极有争议。当探索开始时,人们假定LUCA是一种原始简单的聚合体,但现在我们确信这种假想过于简单化了。2010年进行了一次正式测试,以评估LUCA应该有哪些共同特征。LUCA是一个单细胞有机体,它的细胞外包裹着类脂膜。其他一些特征属于遗传学、生物化学、能源和复制的综合领域。在所有的生命形态中,遗传信息被编码纳入脱氧核糖核酸(DNA),根据基因编码,DNA被转录用于酶和其他蛋白质的合成。从细菌到人类的所有生物,都拥有几乎完全一致的基因编码。遗传信息的转录过程支持了LUCA的概念,生命显然不太可能起源于多个祖先。LUCA的识别过程中最复杂的状况之一与基因交换相关。事实表明,基因能在微生物之间迁徙,这就使我们很难判定我们所观察到的特征究竟是生物共有的,还是交换所得的。

原核生物:约40亿年前,地球上开始出现生命,那时这颗行星刚刚形成6亿年。原核生物是最原始且最多样的生命形态,它们的成功存活要归因于若干因素:大多数原核生物有细胞壁,它能保护细胞并维持其形状;许多原核生物表现出了趋向性。它们本能地趋向营养物质和氧气,避开有害刺激物;最重要的是,原核生物能通过二分裂生殖(分裂成两半)迅速无性繁殖,并快速适应不利的环境条件。根据乌斯和福克斯的"生物域分类",三域中的两大类——古细菌和细菌都是原核生物,它们的细胞核和细胞器外没有细胞膜包裹,细胞器是胞内执行特殊功能的结构(比如核糖体和线粒体)。原核生物的细胞内呈胶状流体,称细胞液,其中悬浮着胞内物质。脱氧核糖核酸(DNA)则位于细胞液中的拟核区域。古细菌拥有在极端环境中适应、生存并大量繁殖的非凡能力,少有其他生命形态能够在这类环境中存活。古细菌又被称为极端微生物,其中一些生活在火山热泉中,另一些则生活在美国犹他州的大盐湖中,后者的盐浓度比海水高十倍。到目前为止,多数原核生物都是细菌,其中一些和动物形成了共生或互惠共生(互惠互利)的关系。不过细菌更广为人知的是其致病性,人类所患的疾病中大概有一半种类都是细菌引起的。细菌在显微镜下呈现多种形状,最常见的是球状、棒状、弧形或逗号状。根据细胞壁的化学成分及其染色反应(革兰氏染色),细胞被分为革兰氏阳性或革兰氏阴性,这一点对使用抗生素临床诊断及治疗传染性疾病有重要意义。

藻类:作为食物链的基础,从单一的细胞至数百万细胞组合,藻类的结构复杂程度千变万化。从大小上说,它们跨越了七个量级——有微小的微单胞菌属(直径 1 微米),还有巨大的巨藻(约 60 米长)。通过光合作用,藻类将二氧化碳和水合成为有机食物分子,这便是食物链的基础所在,所有海洋生物的生存都依赖于此。氧是光合作用的副产物,所有陆生动物呼吸都需要氧气,而全球的氧气有 30%～50% 是藻类产生的。原油和天然气则是远古藻类的光合产物。藻类的异构性挑战了如今得到广泛认可的一种生物分类法。有些藻类拥有与原生动物和真菌一样的特征。然而后两种生物早在 10 亿多年前便和藻类分道扬镳了。作为一个类别,各种藻类并不密切相关,它们也并非来自同一条进化链。在大约公元前 23 亿年时,大气中的氧气含量曾有一次巨大的提升,人们认为这是蓝藻细菌光合作用的结果,这个事件表明,藻类的进化史从 25 亿年前就开始了。10 亿多年前,红藻和绿藻由一个共同的古老祖先进化而来,最古老的红藻化石可追溯至大约 15 亿年前。形成绿藻的进化链同时也产生了陆生植物,有些生物学家建议将绿藻纳入植物界体系。有些藻类分类法根据它们是拥有细胞核(真核),还是没有细胞核(原核)来分类;又或是从生态学上依它们的栖息地分类。自 19 世纪 30 年代起,藻类就被武断地根据它们的颜色来分成几大类:红藻、绿藻、褐藻。它们的色彩来自光合作用的辅助色素,其掩盖了叶绿素的绿色。已知的红藻大约有 6 000 种,它们的形状因海水深度而各不相同。在热带海域温暖的沿海水域中,红藻最为繁盛。大多数红藻是多细胞生物,最大型的被称为"海藻"。属于叶绿素生物的绿藻超过了 7 000 种,大多数生活在淡水中。

真核生物:所有的高级生命形态都有真核细胞。在 16 亿～21 亿年前,拥有真核细胞的有机生物体出现了,通常认为它们是由一个原核祖先通过内共生过程进化而来的。真核细胞比原核细胞大 10 倍,而且结构更加复杂。从阿米巴变形虫到鲸鱼;从红藻(属于最初的真核生物)到恐龙,真核生物在形状和大小上展现出了令人惊异的多样性。真核细胞和原核细胞有一个最显要的区别:真核细胞的细胞核以及其他细胞器外都包裹着一层膜。这些小小的隔离区域使细胞器以远为高效的方式执行它们自己的特殊功能——比如能量转换、消化代谢和蛋白质合成,而这些功能不会受到细胞内同时进行的其他进程干扰。最大的细胞器是细胞核,它包含携带遗传信息的染色体,DNA就存在于染色体中。真核细胞的复制包括两种形式:有丝分裂,在这个过程中,一个细胞分裂生成两个基因完全相同的子细胞;减数分裂,在这个过程中,成对的染色体分成两半,每个子细胞中的染色体数目都是母细胞所含的一半。真核生物是生命形态的三大类别之一包括动物、植物和真菌——这些生物全都是多细胞的;还包括真核原生生物——绝大多数都是单细胞生物。原生生物是目前为止形态最多样、数量最庞大的真核生物。区别不同生物界的方法之一是看它们如何满足自己的营养需求。植物通过光合作用生产自己的食物,真菌从生长环境中吸收分解的营养(腐烂的有机体、无生命的废物),动物则进食并消化其他有机体。至于原生生物以及它们获得养分的方式,则难以概括:从获得养分的方式看,藻类和植物很像,黏液菌和真菌很像,而阿米巴原虫则更像动物。近些年,原生生物的分类法及进化史梗概得到了修正,遗传分析显示,有些原生生物与别的原生生物差别甚大,反而与动物和真菌更相近。

真菌:除了霉菌和伞菌外,真菌在人们的印象中并不是什么重要的生命形态,然而它们对我们有巨大的影响。真菌协助分解自然环境中的尸体和有机物质,令后者腐烂并再次进入自然循环。除了蘑菇、羊肚菌和松露外,还有一些真菌被用来催熟乳酪,而酵母菌则被用于面包、酒精饮料和工业化学制品的生产。真菌是所有药物中最重要的医药来源;青霉素与环孢霉素,后者可以抑制器官移植的排异反应。但是在10万种真菌中,有30%都是寄生菌或病菌。植物是它们钟爱的目标,它们毁坏果林,引发美国栗树疫病、荷兰榆树病,以及麦角中毒——公元944年,麦角菌在法国杀死了4万人;在塞勒姆女巫审判案中,人们控诉是巫术引发了受害者的幻觉,但其实这很可能是麦角菌引发的。真菌引发皮肤感染(脚气)、宫颈感染(念珠菌症);以及致命的系统感染。真菌以前被归类为植物。它们生长在土壤中,是固着生物(不能随意移动),而且有细胞壁。但是分子生物学证据表明,它们更接近于动物,在至少14亿年前,它们和动物一样是由一个共同的水生单细胞祖先进化而来的。陆生真菌最古老的化石有4.6亿年的历史。除了酵母菌这样的单细胞真菌外,真菌都是由菌丝组成的;它们是线状的中空细丝;外面包裹着几丁质的细胞壁(如同昆虫的外骨骼),但没有植物所拥有的纤维素。菌丝顶端分枝成菌丝体(交织的丝网垫),它们伸出地面,形成包合孢子的子实体,实行繁殖功能。动物能摄取食物,植物能制造食物,而真菌以几种不同的方法获取养分:如异养真菌,它们从环境中吸收养分;如腐生真菌,它们分泌酶类,将活细胞和死细胞(落木、动物尸体)上的有机大分子分解成自己可以吸收的小分子;如寄生真菌,它们能分泌另一些可以渗透细胞壁的酶类,将其他细胞的养分吸入自己的细胞。

节肢动物:节肢动物是这个行星上最成功的动物,从极点到热带,从最高的山峰到最深的海底,陆地、海洋和空中到处都有它们的身影。在所有活着的以及成为化石的动物中,3/4都是节肢动物。现存于地球上的节肢动物数估计有100亿亿(10^{18})种,其中已被鉴别描述的有100万种,热带雨林里还有几百万种未被鉴别。它们的大小千变万化,从微小的昆虫和甲壳纲动物,到白令海中的蓝色帝王蟹——它的一条腿可超过6英尺(约1.8米)长,体重往往超过18磅(8千克)。节肢动物的起源和进化备受争议,因为其最早的许多成员都没有留下化石遗迹。人们通常认为,所有的节肢动物都是从一个共同的环节动物祖先进化而来的,那是5.5万~6万年前的一种海生蠕虫。从这个祖先开始,所有的节肢动物究竟是只经历了单次进化还是有多轮进化,科学家对此毫无头绪。最早的化石遗迹是现在已经灭绝的海洋三叶虫,它的历史可追溯至5.3亿年之前。最早的陆生动物也是多足纲节肢动物(蜈蚣的亲属);它们出现在大约4.5亿年前。节肢动物门是最多样化的一个动物分类,它们都是无脊椎动物,被分为五大群体——昆虫、蜘蛛、蝎子、甲壳类以及娱蛇。这五大群体都拥有共同的特征:它们两侧对称(和人类一样),也就是说,左半边身体是右半边身体的镜像;它们都有一层外壳,这层外骨骼是由几丁质(一种多糖聚合物)构成的,可以为身体提供保护,并为移动附肢的肌肉提供附着点,同时防止身体丧失水分。昆虫的身体是分段的,它们的附器由关节连接("节肢"一词的由来),所以,尽管身体被坚硬的外骨骼包裹,但它们还是可以移动腿、爪和口器。节肢动物的附器在进化过程中渐渐变少,并且功能也变得更专门化,比如用来运动(走或游)、进食、防御、感觉(它们的感官相当发达),以及繁殖。

延髓:每当提及大脑,我们无疑都会想到推理、情感,当然还有思考,这些都是大脑最高层级的活动。不过,大脑还有一些关键的功能要比上述这些活动基础得多,它们对生存而言至关重要。这些基础功能由延髓调控,它很可能是大脑进化的第一部分。有些权威人士坚称,延髓才是大脑最重要的组成部分。所有脊椎动物的共同祖先是一种被称为"两侧对称动物"的原始动物——即拥有左右对称身体的动物,它们最早出现于大约5.55亿~5.58亿年前。它们的特征之一是拥有一根中空的肠管,它从口部延伸至肛门,并包裹着一根神经索,那是脊髓的前身。第一种脊椎动物在5亿多年前出现,人们认为它类似现在的盲鳗,它的神经索的前端结构进化出了三个膨大的部分:前脑、中脑和后脑。延髓是后脑的结构之一,由脊髓的顶端发展而来,它在大脑的最下部,也是脊椎动物大脑中最原始的部分。延髓调控的功能是生命最为依赖的要素,而且这些功能不由我们自主操控:它们是呼吸、心跳和血压。延髓中的化学受体监督血液中的氧气和二氧化碳含量,并据此精心调节呼吸的频率变化。延髓被破坏会使生物立即因呼吸衰竭而死。主动脉和颈动脉中的压力感受器能探测到动脉血压的变化,继而通过神经脉冲将信息传递给延髓中的心血管中枢,后者触发状态变化,使血压和心跳恢复至正常水准。延髓同时也是一系列反射中枢的所在地,当人体需要呕吐、咳嗽及吞咽时,这些中枢能在无须认知加工的状态下及时做出反应。此外,延髓还提供了神经进出大脑的通路,并在大脑和脊髓间传递信息。

解剖学意义上的现代人:化石记录表明,在15万~20万年前埃塞俄比亚出现了第一群早期人类。根据流行的"来自非洲"的观点,在大约5万年前,这些早期人类又出现在了欧洲。但另一些科学家则更偏爱一种"多地起源说",这种学说认为,现代人是在世界上的不同地区各自演化的。相比于当代人类,这些早期人类有近似的身高,直立行走,不过骨架更加健壮,而眉骨——即眼窝上方突出的骨层并不那么明显。简而言之,他们的样貌与我们非常相似,因此被认定为解剖学意义上的现代人(AMH)或早期现代人。专家们一直在争论,AMH究竟是先达到了解剖结构上的现代水平(15万~20万年前),其后才发展出现代行为——比如现代语言、抽象与象征思维能力、做出更精致的工具——还是同时发展出了解剖学以及行为上的现代性。最早出现在西欧的AMH通常被称为克鲁马努人。在过去的20年里,专家们争论不休,说既然他们和现代人类没什么区别,就不值得拥有一个专门的学名,应该称他们为欧洲早期现代人。1868年,法国地质学家爱德华·拉尔泰在一个山洞里发现了克鲁马努人的第一批骨骼遗迹,现在这个山洞以他的名字命名。之后发现的遗迹表明。这些早朝人类生活在欧洲的时间是1万~

45 万年前。克鲁马努人是游牧猎人兼采集者,他们编织衣物,并举行复杂的仪式。遗留下的动物及人类小雕像证明,他们已经在创作最早期的人类艺术。在西班牙和法国都发现了旧石器时代的洞穴壁画,其中最著名的洞穴是 1940 年在法国的拉斯可发现的,这个洞穴中有大约 600 幅彩色壁画及动物和符号画作,可追溯至公元前 1.5 万年。证据表明,克鲁马努人在开始灭绝之前。至少和更早的尼安德特人共存了 1 万年。尼安德特人则消失于 3 万多年前。

四种体液:在两千多年中,东方和西方的医师都相信四种体液的平衡能影响我们的生理与精神健康。四种体液的观念源自古埃及和美索不达米亚,公元前 4 世纪,希波克拉底将其系统化,并纳入医学实践中。这种观点认为,当四种体液——血液、黏液、黑胆汁和黄胆汁——处干平衡状态时,人们就健康良好;当它们过度或缺乏时,就会导致疾病。这一概念取代了流行的古代信仰,后者将疾病归因于超自然的邪恶灵魂。经过几个世纪,体液学说在社会中建立了思想基础,被希腊人和罗马人接纳,成为他们的医疗基础学说。伽林推广了这种学说,并且认为某种体液过多会造成不同的气质特征——多血质(血液)、黏液质(黏液)、抑郁质(黑胆汁)、胆汁质(黄胆汁)。从远古世纪开始,这种学说一直延续了许多世纪,以各种改良版本传播至伊斯兰世界,至中国和印度,以及西欧医疗界。在《医典》(1025)一书中,著名的伊斯兰医生阿维森纳详细叙述了这种不平衡与气质变化和疾病间的关系,并提出了它与主要器官——大脑和心脏——的关联。在伊丽莎白时代,为了保持体液平衡(人们相信其由身体产生,并在体内循环),人们对自己的饮食、运动、衣着,甚至沐浴习惯都采取了各种调整。有观点认为沐浴对男人比对女人更有害。西欧专业医师使用的"英雄疗法",是通过各种激烈的手段以力求恢复体液平衡,其中包活催吐和放血之类的净化疗法。人们普遍认为 1799 年乔治·华盛顿的死亡是被无意间加速了,他的医生给他放了 125 盎司的血,相当于他血液总量的一半。还有一些不那么夸张的治疗方法,包括加热、降温、加湿或干燥。体液学说一直在健康观念和医疗实践中占据着主要地位,直至 19 世纪。基于细胞病理学、生物学及细菌致病论的进步,现代医学理论在 19 世纪起已获得了普遍认可。

亚里士多德的《动物史》:亚里士多德是有史以来最具影响力的个人之一,他的贡献涵盖了人类的整个经验范围。另外,他开发了科学研究的所有新领域,在大约两千年中,他都被尊奉为如宗教领袖般的权威,他关于生物体的论述被人们当作无可争议的真理。公元前 384 年,亚里士多德生于古希腊北部的斯塔吉拉,他的父亲是马斯顿皇室的宫廷医生。在学医生涯之后,他师从于柏拉图,又担任了亚历山大大帝的导师。公元前 335 年,他在雅典建立了一所学校,名为吕克昂学园,并一直担任其主管直至公元前 323 年。继任的是他的学生——植物学之父泰奥弗拉斯托斯。生物学是亚里士多德创立的研究领域之一,他幸存至今的稿件中有 1/3 致力于阐述这一主题。他的许多学说都得到了验证,不过也有一些是错误的,尤其是那些与人类身体相关的理论。他提出了科学方法,在进行研究时以观察和实验为基础,而不是公式化的说明。他坚持记录 500 多种他所研究的动物,其中包括对海洋无脊椎动物极其精确的描述。他观察受精卵在不同阶段的发育,提出了渐成论——即器官是以一种特定的顺序发育的。亚里士多德提出了身体的同源部位与同功部位的差别。比理查德·欧文的理论早了 20 多个世纪。在他的巨著《动物史》中,亚里士多德率先根据动物生理的异同点将它们分类成不同的群体。动物被分为有血动物(脊椎动物)和无血动物(非脊椎动物)。他对比不同物种的器官,记录其栖息地不同会有怎样的变化。他的"存在巨链"学说依据生物体出生时的发育完整程度及灵魂本质,将它们分类为 11 个等级;人类在巨链的顶端,植物在底部。直至 18 世纪,自然分级学说才由林奈加以改进。

列娜奥多的人体解剖学:列灵纳多·达·芬奇无疑是一位真正的天才,这位博学之士也是人体解剖学的先驱,他的研究成果已被最先进的成像技术证实,并因其准确性而被不断研习。自伽林以后的1 000 年中,关于人体解剖学的研究并没有多少进展,伽林不像列奥纳多,他无法接触人类尸体。而在列奥纳多之前,人们描述人体时集中于其外部特征,对其内部运作细节则毫无阐述,只有一些没有图解的口头形容。在出生地佛罗伦萨,列奥纳多拥有接触尸体的途径。从 1489 年开始,他在 20 年里解剖了大约 20~30 具尸体,有健康的、患病的以及畸形的。他准备了一本人体解剖笔记本,在本子上记录了身体每个部分的正确尺寸比例,并将它们以不同的视角描绘成图。比如关于手和腿的图,在他笔下它们有8~10 个层次,并且呈现了不同层次间的联系,展示了动脉、肌肉、韧带、神经和骨骼。他一丝不苟地研究,并绘出各种不同的面部表情,全方位地表达人类情感,这些表情出现在他最著名的画作中。最受赞扬的是他画的子宫中的胎儿,它正确地与脐带连接。但他所绘的女性生殖系统草图中有一系列错误,据说它们更能正确呈现动物的结构而非人类的。列奥纳多不满足于绘画和素描,他力求能更好地理解人体运作的奥秘。为此,他准备了生理及机械模型,以模仿人体功能——比如心脏瓣膜如何开合,并在自己的画作中运用这样的模型。列奥纳多预想到他的作品将有益于医疗工作者,便计划以一部人体解剖专著的形式出版自己的解剖画作。但是当他于 1519 年去世时,这些画作与他的其他私人财产一起消失在了人们的视野外。在经过数十年的无数次转手后,它们于 17 世纪末出现在了英国皇室收藏品中,至今仍保存在那里。维萨里的《人体构造》:解剖学知识是医学教育的基础课程,它被看作是诊断及治疗疾病的要素,另外它对雕刻家和画家而言也很重要。帕多瓦大学是 16 世纪的医学教育中心,当佛兰德解剖学家安德雷亚斯·维萨里在这所大学担任教授时,解剖学课程的基础教本还是近 1 500 年前伽林的著作。除这些经典读物外,便是讲师指导一位理发师兼外科医生执行的解剖演示。而维萨里打破传统,亲自演示尸体解剖,并且让学生们围着解剖台观看。但是维萨里的观察结果却常常不符合伽林那些久负盛名的描述。伽林是古代医学家中最多才多艺的,而且他还是帕加马古国的角斗士医师,可以就近检查许多人体。不过古罗马禁止人体解剖,因此伽林使用无尾猴来完成他的解剖图,他坚称它们和人类足够相似。1543 年,28 岁的维萨里出版了《人体构造》的第一版,这部著作描述了人类身体的完整结构,其中还有史上第一批内脏器官的详细图解。这本书中有两百张木版画,这些教材式的画作很精确,一一纠正了伽林的错误。作为一个完美主义者,维萨里坚持认为美术作品也要给以美的享受。完稿是真正结合了解剖知识与艺术美感的作品,这些历史意义深刻的木版画要归功于简斯蒂芬·范·卡尔卡,他是意大利文艺复兴画家提香的学生。维萨里希望这部作品的读者不仅是医生和解剖学家,还要包括艺术家。这部挑战伽林的作品最初受到了一些人的排斥,但之后便使维萨里名利双收,直至今日,它都被认为是医学与科学史上最著名的书籍之一。在最早印刷的大约 500 本书中,只有 130 本幸存至今。1564 年,维萨里在耶路撒冷朝圣后返回,却在靠近希腊扎金索斯岛的爱奥尼亚海域遭遇船难,不幸溺亡。

哈维的《心血运动论》:1628 年,威廉·哈维发表了一篇异端论文——《心血运动论》,他在文中提出,血液由心脏往一个方向泵送,穿过一个封闭的系统,从动脉至静脉,而后又回到心脏。哈维的理论基础不是建立在推测上,而是建立在解剖和生理实验上,其对象是各种各样活着与死去的动物以及人类。解决这个谜题的关键在于他的观察结果,他发现静脉血管中的瓣膜使血液只能往单一方向流动,即流向心脏。哈维在他 1615 年的卢莱因公开讲座中首次提出了这个概念,他有充足且令人信服的实验数据,然而他一直犹疑不定,等到多年后才开始向大众传播这个理念,这又是为什么呢?因为他的解释挑战了伽林的权威,后者关于血液流动的论述在 1 400 年前面世,直至哈维的时代,所有的科学界及医学界权威都将其当作学术信条。伽林认为,血液源自肝脏,自食物中成形,而后它由隐形的小孔流经心脏的两个下方腔室,作为营养物由机体器官消耗。血液被运用的速度等同于它彼生成的速度。而根据哈维的数据及分析,他认为上述论点在数学角度上是不可能成立的。哈维是英国国王詹姆斯一世及其儿子查理一世时期备受尊敬的宫廷医生,这两位国王都鼓励并支持他的研究。但是,在哈维挑衅了伽林的权威后,这本 70 页的《心血运动论》引发了论战和敌意,这种情况在欧洲大陆上最为严重,并且一直持续了大约 20 年。哈维的理论中有一个重要的缺失环节,那就是解释血液如何从动脉流至静脉。他假定了毛细血管的存在,而这个事实在 1661 年由马尔切罗马尔比基证实。《心血运动论》被看作是我们对心脏及心血管系统认知的基础,它也是生物学及医学史上最重要的出版物之一。哈维被誉现代生理学之父,他是为简单观察结果辅以实验万法论及量化的第一人。

第六章 藏象表观

一、藏象表观基本概念

藏，深藏于内；象，一指脏腑解剖形态，《黄帝内经素问集注》：象者像也。论脏腑之形象，以应天地之阴阳也。二指脏腑功能表象，王冰曰：谓所见于外，可阅者也。藏象，深藏于内的脏腑器官形态表象于外的功能现象。张景岳《类经》：象，形象也。藏居于内，形见于外，故曰藏象。中国医药学藏象学说的研究方法是：通过人体外部正常或异常的现象观察，推论人体内部脏腑组织器官生理或病理变化。这种研究方法基于天人合一思想，因此决定了中国古代医学藏象学说只重视外在功能表现，忽视内在解剖形态。藏象学说研究脏腑形体官窍的形态结构以及生理活动规律。统领藏象学说的核心思想是天人合一、太极八卦，指导藏象学说的理论基础是阴阳平衡、五行承制。藏象学说以心、肝、脾、肺、肾五脏为中心，体外通过春、夏、秋、冬四时联系木、火、土、金、水五运及风、寒、暑、湿、燥、火六气，体内通过经络联系胆、胃、大肠、小肠、膀胱、三焦六腑及脉、筋、肉、皮、骨形体官窍，构成五大功能体系。在此基础上，以精、气、血、津、液为生命物质基础，以神形天式为生命表现特征，阐述中国医学对生命的认识与理解。

1. **五脏藏精气而不泄**　五脏即心、肝、脾、肺、肾五大脏器。五脏是实体器官，内藏精、气、血、津、液等生命基本物质，具有维持生命活动的重要生理功能。《素问·五藏别论》曰说：五脏者，藏精气而不泻也，故满而不能实。满，指生命物质盈满。生命物质时刻升降出入代谢更新，不能充实而不变，故曰满而不能实。

2. **六腑传化物而不藏**　六腑即胆、胃、小肠、大肠、膀胱、三焦六大腑器。六腑属于管腔器官，受纳腐熟水谷，传导排泄糟粕，具有维持生命活动的重要生理功能。《素问·五藏别论》曰：六腑者，传化物而不藏，故实而不能满。实，指水谷化物充实。水谷化物时刻升降出入传化更新，不能不实更不能实而不传，故曰实而不能满。

3. **奇恒之府藏物而不泄**　奇恒之腑即脑、髓、骨、胆、脉、女子胞六个器官。奇者异也，恒者常也。奇恒之府中空与腑相近，藏物又类于脏，似脏非脏，似腑非腑，故称奇恒之府。《素问·五藏别论》曰：脑、髓、骨、胆、脉、女子胞，此六者地气之所生也，皆藏于阴而象于地，故藏而不泻，名曰奇恒之府。

4. **五体分属五脏**　中国医学将脉管、筋腱、肌肉、皮肤、骨骼五种组织结构分属五脏。心主脉管，肝主筋腱，脾主肌肉，肺主皮肤，肾主骨骼。

5. **五脏开窍五官**　舌、目、口、鼻、耳五官是人体特定功能的器官。中国医学认为五官是五脏的外窍,将五官分属五脏。心开窍于舌,肝开窍于目,脾开窍于口,肺开窍于鼻,肾开窍于耳。

二、脏腑解剖

1. 心脏解剖 心位于胸腔偏左,居肺下膈上,心如莲花,深居膻中,心包护外。《难经·四十二难》:心重十二两,中有七孔三毛,盛精汁三合,主藏神。《类经图翼·经络》曰:心居肺管之下,膈膜之上,附着脊之第五椎。心包络是心脏外面的包膜,为心脏的外围组织,其上附有脉络,是通行气血的经络。现代人体解剖学研究表明:心脏位于胸腔纵隔内,膈肌中心腱的上方,夹在两侧胸膜囊之间。其所在位置相当于第 2~6 肋软骨或第 5~8 胸椎之间的范围。整个心脏 2/3 偏在身体正中线的左侧。心脏的外形略呈倒置的圆锥形,大小约相当于本人的拳头。心尖朝向左前下方,心底朝向右后上方。心底部自右向左有上腔静脉、肺动脉和主动脉与之相连。心脏表面有三个浅沟,可作为心脏分界的表面标志。在心底附近有环形的冠状沟,分隔上方的心房和下方的心室。心室的前、后面各有一条纵沟,分别叫做前室间沟和后室间沟,是左、右心室表面分界的标志。左右心房各向前内方伸出三角形的心耳。心脏是肌性的空腔器官。与壁的构成以心脏层为主,其外表面覆以心外膜即心包脏层,内面衬以心内膜,心内膜与血管内膜相续,心房、心室的心外膜、心内膜是互相延续的,但心房和心室的心肌层却不直接相连,它们分别起止于心房和心室交界处的纤维支架,形成各自独立的肌性壁,从而保证心房和心室各自进行独立的收缩舒张,以推动血液在心脏内的定向流动。心房肌薄弱,心室肌肥厚,其中左室壁肌最发达。成体心脏内腔被完整的心中隔分为互不相通的左、右两半。每半心在与冠状沟一致的位置上,各有一个房室口,将心脏分为后上方的心房和前下房的心室。因此心脏被分为右心房、右心室、左心房和左心室。分隔左、右心房的心中隔叫房中隔;分隔左、右心室的叫室中隔。右心房、右心室容纳静脉性血液,左心房、左心室容纳动脉性血液。成体心脏内静脉性血液与动脉性血液完全分流。右心房通过上、下腔静脉口,接纳全身静脉血液的回流,还有一小的冠状窦口,是心脏本身静脉血的回流口。右心房内的血液经右房室口流入右心室,在右房室口生有三尖瓣,瓣尖伸向右心室,尖瓣借腱索与右心室壁上的乳头肌相连。当心室收缩时,瓣膜合拢封闭房室口以防止血液向心房内逆流。右心室的出口叫肺动脉口,通过向肺动脉。在肺动脉口的周缘附有三片半月形的瓣膜,叫肺动脉瓣,其作用是当心室舒张时,防止肺动脉的血液反流至右心室。左心房通过四个肺静脉口收纳由肺回流的血液,然后经左房室口流入左心室,在左房室口处生有二尖瓣。左心室的出口叫主动脉口,左心室的血液通过此口入主动脉,向全身各组织器官分布,在主动脉口的周缘也附有三片半月形的瓣膜,叫主动脉瓣。二尖瓣和主动脉瓣的形状、结构及作用与三尖瓣和肺动脉瓣的基本一致。房室口和动脉口的瓣膜,是保证心腔血液定向流动的装置,当心室肌舒张时,房室瓣开放,而动脉瓣关闭,血液由左、右心房流向左、右心室;心室肌收缩时则相反,房室瓣关闭,动脉瓣开放,血液由左、右心室泵入主动脉和肺动脉。这样形成了心脏内血液的定向循环:上、下腔静脉和冠状静脉窦→右心房→右房室口→右心室→肺动脉口→肺动脉→肺→肺静脉→左心房→左房室口→左心室→主动脉口→主动脉。此外,下列结构对保证心脏正常活动也具有重要作用:① 心传导系统,它是由特殊的心肌纤维所构成,能产生并传导冲动,使心房肌和心室肌协调地规律地进行收缩。从而维持心收缩的正常节律。② 心脏的血管,心脏的动脉为发自升主动脉的左、右冠状动脉,其静脉最终汇集成冠状静脉窦开口于右心房。供给心脏本身的血液循环叫冠状循环。

2. **肺脏解剖** 肺位于胸腔,左右各一,在膈膜之上,上连气道,喉为门户,覆盖着其他脏腑,是五脏六腑中位置最高者,故称华盖。肺脏为白色分叶质地疏松含气的器官。虚如蜂窠,浮熟而复沉,故称清虚之脏。肺如华盖,高居上焦。《难经·四十二难》:肺重三斤三两,六叶两耳,凡八叶,主藏魄。现代人体解剖学研究表明:肺是进行气体交换的器官,位于胸腔内纵隔的两侧,左右各一。现代人体解剖学研究表明:肺上端钝圆叫肺尖,向上经胸廓上口突入颈根部,底位于膈上面,对向肋和肋间隙的面叫肋面,朝向纵隔的面叫内侧面,该面中央的支气管、血管、淋巴管和神经出入处叫肺门,这些出入肺门的结构,被结缔组织包裹在一起叫肺根。左肺由斜裂分为上、下二个肺叶,右肺除斜裂外,还有一水平裂将其分为上、中、下三个肺叶。肺是以支气管反复分支形成的支气管树为基础构成的。左、右支气管在肺门分成第二级支气管,第二级支气管及其分支所辖的范围构成一个肺叶,每支第二级支气管又分出第三级支气管,每支第三级支气管及其分支所辖的范围构成一个肺段,支气管在肺内反复分支可达23~25级,最后形成肺泡。支气管各级分支之间以及肺泡之间都由结缔组织性的间质所填充,血管、淋巴管、神经等随支气管的分支分布在结缔组织内。肺泡之间的间质内含有丰富的毛细血管网,是血液和肺泡内气体进行气体交换的场所。肺表面覆被一层光滑的浆膜,即胸膜脏层。肺有二套血管系统:一套是循环于心和肺之间的肺动脉和肺静脉,属肺的功能性血管。肺动脉从右心室发出伴支气管入肺,随支气管反复分支,最后形成毛细血管网包绕在肺泡周围,之后逐渐汇集成肺静脉,流回左心房。另一套是营养性血管叫支气管动、静脉,发自胸主动脉,攀附于支气管壁,随支气管分支而分布,营养肺内支气管的壁、肺血管壁和脏胸膜。

3. **脾脏解剖** 脾位于腹腔上部,膈膜下面,在左季胁的深部,附于胃的背侧左上方。《素问·太阴阳明论》曰:脾与胃以膜相连。脾是一个形如刀镰,扁平椭圆弯曲状器官,其色紫赤。《医学入门·脏腑》曰:脾扁似马蹄,《医贯》曰:其色如马肝紫赤,其形如刀镰,《医纲总枢》曰:形如犬舌,状如鸡冠,生于胃下,横贴胃底,与第一腰骨相齐,头大向右至小肠,尾尖向左连脾肉边,中有一管斜入肠,名曰珑管。《难经·四十二难》:脾重二斤三两,扁广三寸,长五寸,有散膏半斤,主裹血,温五脏,主藏意。现代人体解剖学研究表明:脾脏位于腹腔的左上方,呈扁椭圆形,暗红色、质软而脆,当局部受暴力打击易破裂出血。脾位于左季胁区胃底与膈之间,与第9~11肋相对,其长轴与第10肋一致。脾分为内、外两面,上、下两缘,前、后两端。内面凹陷与胃底、左肾、左肾上腺、胰尾和结肠左曲为邻,称为脏面。脏面近中央处有一条沟,是神经、血管出入之处,称脾门。外面平滑而隆凸与膈相对,称为膈面。上缘前部有2~3个切迹,称脾切迹。脾脏附近的胃脾韧带及大网膜中有暗红色,大小不等,数目不一的副脾。脾脏属于网状内皮系统,是人体最大的淋巴器官,其结构基本上与淋巴结相似,由被膜、小梁及淋巴组织构成。其与淋巴结不同的地方是没有淋巴窦,但其中具有大量血窦。

4. **肝脏解剖** 肝重四斤四两,居右肾之前。《难经·四十二难》:肝重四斤四两,左三叶,右四叶,凡七叶,主藏魂。肝位于腹部,横膈之下,右胁下而稍偏左。《医宗必读·改正内景脏腑图》曰:肝居膈下上着脊之九椎下,《十四经发挥》曰:肝脏在右胁右肾之前,并胃贯脊之第九椎。《难经集注》曰:肝者据大叶言之,则是两叶也。若据小叶言之,则多叶矣。现代人体解剖学研究表明:肝是人体中最大的腺,成人的肝约重 1.5 kg。位于右季肋部和腹上部。肝具有分泌胆汁、贮存糖原,解毒和吞噬防御等功能,在胚胎时期还有造血功能。肝质软而脆,呈红褐色。受到暴力打击时容易破裂引起大出血。肝上面膨隆,对向膈,被镰状韧带分为左、右两叶,右叶大而厚,左叶小而薄。肝的下面朝向左下方,邻接腹腔一些重要脏器,故又叫脏面,脏面的中央有一横裂叫肝门,为肝管、肝动脉、门静脉、淋巴管和神经出入肝的门户。肝是由 50 万～100 万个肝小叶构成。肝小叶呈六角柱状。肝小叶的中央有一中央静脉,中央静脉的周围有大致呈放射状排列的肝细胞板,肝板之间为肝血窦,相邻肝细胞之间有微细的胆小管。胆小管汇集成稍大的管道,再逐级汇集成更大的管道,最后形成左、右肝管经肝门出肝。肝细胞分泌的胆汁进入胆小管,经各级胆管和肝管流出。门静脉和肝动脉入肝后反复分支,最终与肝血窦相连接,在此与肝细胞进行物质代谢。肝血窦中的血液经中央静脉及各级静脉,最后由肝静脉出肝,汇入下腔静脉。

5. *肾脏解剖*　两肾同居下腹,中间为名门,腰为肾之府。《难经·四十二难》:肾有两枚,重一斤一两,主藏志。《难经·三十六难》:脏各有一耳,肾独有两者,何也? 肾两者,非皆肾也。其左者为肾,右者为命门。命门者,诸神精之所舍,原气之所系也;男子以藏精,女子以系胞。故知肾有一也。肾位于腰部脊柱两侧,左右各一,右微下,左微上。《类证治裁》曰:肾两枚,附脊第十四椎。肾有两枚,外形椭圆弯曲,状如豇豆。《医贯》曰:肾有二,精之居也,生于脊齐十四椎下,两旁各一寸五分,形如豇豆,相并而曲附于脊外,有黄脂包裹,里白外黑。现代人体解剖学研究表明:肾单位是肾的基本功能单位,它与集合管共同完成泌尿功能。人的两侧肾约有 170 万～240 万个肾单位,每个肾单位包括肾小体和肾小管部分。肾小体包括肾小球和肾小囊两部分。肾小球是一团毛细血管网,其峡谷端分别与入球小动脉和出球小动脉相连。肾小球的包囊称为肾小囊。它有两层上皮细胞,内层紧贴在毛细血管壁上,外层与肾小管壁相连;两层上皮之间的腔隙称为囊腔,与肾小管管腔相通。血浆中某些成分通过肾小球毛细血管网向囊腔滤出;滤出时必须通过肾小球毛细血管内皮细胞、基膜和肾小囊脏层上皮细胞,这三者构成滤过膜。肾小管由近球小管、髓袢和远球小管三部分组成。近球小管包括近由小管和髓袢降支粗段。髓袢由髓袢降支和髓袢升支组成;前者包括髓袢降支粗段和降支细段;后者是指髓袢升支细段和升支粗段。远球小管包括髓袢升支粗段和远曲小管。远曲小管末端怀集合管相连。集合管不包括在肾单位内,但在功能上和远球小管密切相关,它在尿生成过程中,特别是在尿液浓缩过程中起着重要作用,每一集合管接受多条远内小管运来的液体。许多集合管又汇入乳头管,最后形成的尿液经肾盏、肾盂、输尿管而进入膀胱,由膀胱排出体外。

6. *胆腑解剖*　胆附于肝,内藏胆汁。胆主决断,助消化。《难经·四十二难》:胆在肝之短叶间,重三两三铢,盛精汁三合。胆与肝相连,附于肝之短叶间,肝与胆又有经脉相互络属。胆是中空的囊状器官,胆内贮藏的胆汁,是一种精纯、清净、味苦而呈黄绿色的精汁。《灵枢·本藏》曰:胆为中精之腑,《千金要方》曰:胆为清净之腑。胆的解剖形态与其他的腑相类,故为六腑之一。但贮藏精汁,故又属奇恒之府。

7. *胃腑解剖*　胃位中焦,上为贲门,下为幽门,统称胃脘。《难经·四十二难》:胃重二斤一两,纡曲屈伸,长二尺六寸,大一尺五寸,径五寸,盛谷二斗,水一斗五升。胃大一尺五寸,径五寸,长二尺六寸,横屈,受水谷三斗五升,其中常留谷二斗,水一斗五升胃位于膈下,腹腔上部,上接食道,下通小肠。胃腔又称胃脘,上脘包括贲门,下脘包括幽门,上下脘之间名为中脘。贲门上接食道,幽门下接小肠,为饮食物出入胃腑的通道。胃的外形为曲屈状,有大弯小弯。《灵枢·平人绝谷》说:屈,受水谷,其胃形有大弯小弯。《灵枢·肠胃》又说:胃纡曲屈。

8. **小肠腑解剖**　小肠位于腹中,上端接幽门与胃相能,下端接阑门与大肠相连。《难经·四十二难》:小肠大二寸半,径八分、分之少半,长三丈二尺,受谷二斗四升,水六升三合、合之大半。回肠大四寸,径一寸半,长二丈一尺,受谷一斗,水七升半。广肠大八寸,径二寸半,长二尺八寸,受谷九升三合、八分合之一。小肠重二斤十四两,长三丈二尺,广二寸半,径八分、分之少半,左回叠积十六曲,盛谷二斗四升,水六升三合、合之大半。小肠位于腹中,上端与胃相接处为幽门,与胃相通,下端与大肠相接为阑门,与大肠相连,是进一步消化饮食的器官。小肠与心之间有经络相通,二者互相络属,故小肠与心相为表里。小肠呈纡曲回环迭积之状,是一个中空的管状器官。《灵枢·肠胃》曰:小肠附后脊,左环回周迭积,其注于回肠(大肠)者,外附于脐上,回运环十六曲。小肠包括回肠、空肠和十二指肠。

9. **大肠腑解剖**　大肠位于腹中,上端接阑门与小肠相通,下端紧接肛门。《难经·四十二难》:大肠重二斤十二两,长二丈一尺,广四寸,径一寸,当脐右回十六曲,盛谷一斗,水七升半。大肠亦位于腹腔之中,其上段称回肠,相当于解剖学的回肠和结肠上段;下段称广肠,包括乙状结肠和直肠。其上口在阑门处与小肠相接,其下端紧接肛门。大肠是一个管道器官,呈回环迭积状。大肠与肺有经脉相连相互络属,故互为表里。

10. **膀胱腑解剖**　膀胱位于下腹,膀胱的主要功能是贮存和排泄尿液。《难经·四十二难》:膀胱重九两二铢,纵广九寸,盛溺九升九合。口广二寸半,唇至齿长九分,齿以后至会厌,深三寸半,大容五合。膀胱位于下腹部,居肾之下,大肠之前。在脏腑中,居于最下处。膀胱是中空囊状器官,其上有输尿管与肾脏相通,其下有尿道,开口于前阴,称为溺窍。

11. **三焦腑解剖**　三焦是上焦、中焦、下焦的合称。上焦如雾,中焦如沤,下焦如渎。《难经·三十一难》:三焦者,水谷之道路,气之所终始也。上焦者,在心下,下膈,在胃上口,主内而不出。其治在膻中,玉堂下一寸六分,直两乳间陷者是。中焦者,在胃中脘,不上不下,主腐熟水谷。其治在脐傍。下焦者,当膀胱上口,主分别清浊,主出而不内,以传导也。其治在脐下一寸。故名曰三焦,其府在气街。对三焦解剖形态的认识,历史上有"有名无形"和"有名有形"之争。三焦作为六腑之一,分布于胸腹腔的一个大腑,无与匹配故有孤府之称。《类经·脏象类》说:三焦者,确有一腑,盖脏腑之外,躯壳之内,包罗诸脏,一腔之大腑也。中国医药学将三焦单独列为一腑,是根据生理病理现象而建立的一个功能系统。现代人体解剖学研究表明:淋巴系包括淋巴管道、淋巴器官和淋巴组织。在淋巴管道内流动的无色透明液体,称为淋巴。淋巴结、脾、胸腺、腭扁桃体,舌扁桃体和咽扁桃等都属于淋巴器官。淋巴组织广泛分布于消化道和呼吸道等器官的黏膜内。当血液通过毛细血管时,血液中的部分液体和一些物质,透过毛细血管壁进入组织间隙,成为组织液。细胞自组织液中直接吸收所需要的物质。同时将代谢产物又排入组织液内。组织液内这些物质的大部分又不断通过毛细血管壁,再渗回血液;小部分则进入毛细淋巴管,成为淋巴。淋巴经淋巴管、淋巴结向心流动,最后通过左、右淋巴导管注入静脉角而归入血液中,还流回心脏。因此,淋巴系可以看作是静脉系的辅助部分。淋巴管可区分为毛细淋巴管、淋巴管、淋巴干和淋巴导管等。毛细淋巴管,以盲端起于组织间隙,由一层内皮细胞构成,管腔粗细不一,没有瓣膜,互相吻合成网,中枢神经,上皮组织、骨髓、软骨和脾实质等器官组织内不存在毛细淋巴管。淋巴管由毛细淋巴管汇合而成,管壁与静脉相似,但较薄、瓣膜较多且发达,外形粗细不匀,呈串珠状。淋巴管根据其位置分为浅、深二组,浅淋巴管位于皮下与浅静脉伴行;深淋巴管与深部血管伴行,二者间有较多交通支。淋巴管在行程中通过一个或多个淋巴结,从而把淋巴细胞带入淋巴液。淋巴干由淋巴管多次汇合而形成,全身淋巴干共有 9 条:即收集头颈部淋巴的左、右颈干;收集上肢、胸壁淋巴的左、右锁骨下干;收集胸部淋巴的左、右支气管纵隔干;收集下肢、盆部及腹腔淋巴的左、右腰干以及收集腹腔器淋巴的单个的肠干。淋巴导管包括胸导管和右淋巴导管。胸导管的起始部膨大叫乳糜池,位于第 11 胸椎与第 2 腰椎之间,乳糜池接受左、右腰干和肠干淋巴的汇入。胸导管穿经膈肌的主动脉裂孔进入胸腔,再上行至颈根部,最终汇入左静脉角,沿途接受左支气管纵隔干、左颈干和左锁骨下干的汇入。总之是收集下半身及左上半身的淋巴。右淋巴导管为一短干,收集右支管纵隔干,右颈干和右锁骨下干的淋巴,注入右静脉角。淋巴结是灰红色的扁圆形或椭圆形小体,常成群聚集,也有浅、深群之分,多沿血管分布,位于身体屈侧活动较多的部位。胸、腹、盆腔的淋巴结多位于内脏门和大血管的周围。淋巴结的主要功能是滤过淋巴液,产生淋巴细胞和浆细胞,参与机体的免疫反应。

12. 脑奇恒之府解剖　脑位于颅内,由髓汇集而成,脑为髓之海。脑居颅腔之中,上至颅囟,下至风府,风府以下,脊椎骨内之髓称为脊髓。脊髓经项复骨下之髓孔上通于脑,合称脑髓。脑与颅骨合之谓之头。脑由精髓汇集而成,与脊髓相通,《医学入门·天地人物气候相应图》曰:脑者髓之海,诸髓皆属于脑,故上至脑,下至尾骶,髓则肾主之,《素问·五脏生成》曰:诸髓者,皆属于脑。《寓意草》曰:头为一身之元首,其所主之脏,则以头之外壳包藏脑髓。外为头骨,内为脑髓,合之为头。头居人身之高巅,人神之所居,十二经脉三百六十五络之气血皆汇集于头。故称头为诸阳之会。现代医学解剖学研究表明:人脑分为端脑、间脑、小脑、中脑、脑桥、延髓 6 个部分。其中端脑和间脑又合称为前脑,脑桥和延髓又合称为后脑。端脑,指大脑两半球;延脑或称延髓。中脑、脑桥与延髓组成脑干,其间有神经细胞团与神经纤维交错组成的脑干网状结构。人脑是从低等动物的原始神经组织经过长期的演化历程发展而来的。人脑达到高度的发展,主要在于大脑两半球的不断扩大和复杂化。大脑两半球的表面积扩大到一定程度,由于颅腔容量的限制而出现沟、回,并逐渐增加其数目。大脑两半球主要由灰质表层、白质和皮下神经节,即大脑皮质、神经纤维髓质和基底神经节组成。由联合神经纤维(主要是胼胝体)联结在一起的大脑两半球划分为额叶、顶叶、枕叶、颞叶与岛叶,各有功能分工。脑的基本构成单位是神经细胞和胶质细胞。人脑的神经元数约达 10^{11}。大脑皮质的神经元约为 140 亿个,一般是 6 层的结构模式。其中,感知从外周传来刺激的细胞主要位于第 4 层;实现加工和将兴奋由一个皮质区传递给另一皮质区的细胞,多半在第 2 层和第 3 层;把传出冲动引向外周的细胞主要在第 5 层。神经元与神经元之间以电的和化学的方式相互传递信息。每一个神经元通常拥有几百个以至几千个突触联结,人脑的全部突触数约达 10^{15} 个之多。

13. 髓奇恒之府解剖　髓为骨腔中有形成分。髓是骨腔中一种膏样物质。藏于骨者为骨髓,藏于脊者为脊髓,藏于脑者为脑髓。《难经本义》说:髓自脑下注于大杼,大杼渗入脊心,下贯尾骶,渗诸骨节。现代人体解剖学研究表明:骨髓是柔软的富于血管的造血组织,隶属于结缔组织。存在于长骨骨髓腔及各种骨骨松质的网眼中,在胚胎时期和婴幼儿,所有骨髓均有造血功能,由于含有丰富的血液,肉眼观呈红色,故名红骨髓。约从六岁起,长骨骨髓腔内的骨髓逐渐为脂肪组织所代替,变为黄红色且失去了造血功能,叫做黄骨髓。所以成人的红骨髓仅存于骨松质的网眼内。

14. **骨奇恒之腑解剖**　骨为髓之府。现代人体解剖学研究表明:骨是以骨组织为主体构成的器官,是在结缔组织或软骨基础上经过较长时间的发育过程形成的。成人骨共 206 块,依其存在部位可分为颅骨、躯干骨和四肢骨。人体的骨由于存在部位和功能不同,形态也各异。按其形态特点可概括为下列四种。长骨主要存在于四肢,呈长管状。可分为一体两端。体又叫骨干,其外周部骨质致密,中央为容纳骨髓的骨髓腔。两端较膨大,称为骺。骺的表面有关节软骨附着,形成关节面,与相邻骨的关节面构成运动灵活的关节,以完成较大范围的运动。短骨为形状各异的短柱状或立方形骨块,多成群分布于手腕、足的后半部和脊柱等处。短骨能承受较大的压力,常具有多个关节面与相邻的骨形成微动关节,并常辅以坚韧的韧带,构成适于支撑的弹性结构。扁骨呈板状,主要构成颅腔和胸腔的壁,以保护内部的脏器,扁骨还为肌肉附着提供宽阔的骨面,如肢带骨的肩胛骨和髋骨。不规则骨形状不规则且功能多样,有些骨内还生有含气的腔洞,叫做含气骨,如构成鼻旁窦的上颌骨和蝶骨等。骨以骨质为基础,表面复以骨膜,内部充以骨髓,分布于骨的血管、神经,先进入骨膜,然后穿入骨质再进入骨髓。骨质由骨组织构成。骨组织含大量钙化的细胞间质和多种细胞——即骨细胞、骨原细胞、成骨细胞和破骨细胞。骨细胞数量最多,位于骨质内,其余的则位于骨质靠近骨膜的边缘部。骨质由于结构不同可分为两种:一种由多层紧密排列的骨板构成,叫做骨密质;另一种由薄骨板即骨小梁互相交织构成立体的网,呈海绵状,叫做骨松质。骨密质质地致密,抗压抗扭曲性很强;而骨松质则按力的一定方向排列,虽质地疏松但却体现出既轻便又坚固的性能,符合以最少的原料发挥最大功效的构筑原则。不同形态的骨,由于其功能侧重点不同,在骨密质和骨松质的配布上也呈现出各自的特色。以保护功能为主的扁骨,其内外两面是薄层的骨密质,叫做内板和外板,中间镶夹着当量的骨松质,叫做板障,骨髓即充填于骨松质的网眼中。以支持功能为主的短骨和长骨的骨骺,外周是薄层的骨密质,内部为大量的骨松质,骨小梁的排列显示两个基本方向,一是与重力方向一致,叫做压力曲线;另一则与重力线相对抗而适应于肌肉的拉力,叫做张力曲线,二者构成最有效的承担重力的力学系统。以运动功能见长的长管状骨骨干,则有较厚的骨密质,向两端逐渐变薄而与骺的薄层骨密质相续,在靠近骨骺处,内部有骨松质充填,但骨干的大部分骨松质甚少,中央形成大的骨髓腔。在承力过程中,长骨骨干的骨密质与骨骺的骨松质和相邻骨的压力曲线,共同构成与压力方向一致的统一功能系统骨质在生活过程中,由于劳动、训练、疾病等各种因素的影响,表现出很大的可塑性,如芭蕾舞演员的足跖骨骨干增粗,骨密质变厚;卡车司机的掌骨和指骨骨干增粗;长期卧床的患者,其下肢骨小梁压力曲线系统变得不明显等。骨膜由致密结缔组织构成,被覆于除关节面以外的骨质表面,并有许多纤维束伸入于骨质内。此外,附着于骨的肌腱、韧带于附着部位都与骨膜编织在一起。因而骨膜与骨质结合甚为牢固。骨膜富含血管、神经,通过骨质的滋养孔分布于骨质和骨髓。骨髓腔和骨松质的网眼也衬着一层菲薄的结缔组织膜,叫做骨内膜 endosteum。骨膜的内层和骨内膜有分化成骨细胞和破骨细胞的能力,以形成新骨质和破坏、改造已生成的骨质,所以对骨的发生、生长、修复等具有重要意义。骨不仅坚硬且具一定弹性,抗压力约为 15 kg/mm²,并有同等的抗张力。这些物理特性是由它的化学成分所决定的。骨组织的细胞间质由有机质和无机质构成,有机质由骨细胞分泌产生,约占骨重的 1/3,其中 95% 是胶原纤维,其余是无定形基质,即中性或弱酸性的糖胺多糖组成的凝胶。无机质主要是钙盐,约占骨重的 2/3,主要成分为羟基磷灰石结晶,是一种不溶性的中性盐,呈细针状,沿胶原纤维的长轴排列。将骨进行煅烧,去除其有机质,虽然仍可保持原形和硬度,但脆而易碎。如将骨置于强酸中浸泡,脱除其无机质,该骨虽仍具原形,但柔软而有弹性,可以弯曲甚至打结,松开后仍可恢复原状。骨的表面由于肌腱、肌肉、韧带的附着和牵拉,血管、神经通过等因素的影响,形成了各种形态的标志,有些标志可以从体表清楚地看到或摸到,成为临床诊断和治疗中判断人体结构位置的重要根据。骨发生于胚胎时的间充质。约在胎龄第 8 周,脊索的周围以及其他部分由间充质分化出胚性结缔组织,形成膜性骨。以后膜性骨的大部分被软骨所取代,再由软骨发展成骨;小部分则直接从膜性骨衍化为骨。由结缔组织膜或软骨衍化为骨的过程叫骨化。这一过程从胚胎时期开始,直至生后骨的发育完成为止。由膜骨化的叫原骨;由软骨衍化的骨叫次骨。

颅顶骨和面颅骨的发生属于此型。胚胎时期膜性骨的一定部位的细胞,分化出成团的成骨细胞,成骨细胞产生胶原纤维和基质,基质内钙盐渐沉积,形成骨组织小岛,叫做骨化中心。再由此中心向周围生成辐射状的骨梁,骨梁再生小梁并互相结合成网,网眼内充以胚性造血组织。膜性骨的表层部分形成骨膜,骨膜下还分化出一种破骨细胞,在成骨细胞不断造骨的同时,破骨细胞破坏已建成的骨质并将之吸收,在这样不断造骨又不断破坏骨的相反相成的矛盾运动中,骨不断生长的同时被改建和重建,使骨达到成体的形态。颅骨一般均由几个骨化点骨化然后愈合成一骨,其骨质的外层不断生成,内层不断破坏、吸收和改建,使颅腔的容积不断扩大。

15. **脉奇恒之府解剖** 脉为血之府。现代人体解剖学研究表明:血管系由起于心室的动脉系和回流于心房的静脉系以及连接于动、静脉之间的网状的毛细血管所组成。血液由心室射出,经动脉、毛细血管、静脉再环流入心房,循环不已,根据循环途径的不同,可分为大循环和小循环两种。大循环起始于左心室,左心室收缩将富含氧气和营养物质的动脉血泵入主动脉,经各级动脉分支到达全身各部组织的毛细血管,与组织细胞进行物质交换,即血中的氧气和营养物质为组织细胞所吸收,组织细胞的代谢产物和二氧化碳等进入血液,形成静脉血。再经各级静脉,最后汇合成上、下腔静脉注入右心房。而小循环则起于右心室,右心室收缩时,将大循环回流的血液泵入肺动脉,经肺动脉的各级分支到达肺泡周围的毛细血管网,通过毛细血管壁和肺泡壁与肺泡内的空气进行气体交换,即排出二氧化碳,摄入氧气,使血液变为富含氧气的动脉血,再经肺静脉回流于左心房。动脉是由心室发出的血管,在行程中断分支,形成大、中、小动脉。动脉由于承受较大的压力,管壁较厚,管腔断面呈圆形。动脉壁由内膜、中膜和外膜构成,内膜的表面,由单层扁平上皮构成光滑的腔面,外膜为结缔组织,大动脉的中膜富含弹力纤维,当心脏收缩射血时,大动脉管壁扩张,当心室舒张时,管壁弹性回缩,继续推动血液;中、小动脉,特别是小动脉的中膜,平滑肌较发达。在神经支配下收缩和舒张,以维持和调节血压以及调节其分布区域的血流量。静脉 vein 是引导血液回心的血管,小静脉起于毛细血管网,行程中逐渐汇成中静脉、大静脉,最后开口于心房。静脉因所承受压力小,故管壁薄、平滑肌和弹力纤维均较少,弹性和收缩性均较弱,管腔在断面上呈扁椭圆形。静脉的数目较动脉多,由于走行的部位不同,头颈、躯干、四肢的静脉有深、浅之分,深静脉与同名的动脉伴行,在肢体的中间段及远侧段,一条动脉有两条静脉与之伴行。浅静脉走行于皮下组织中。静脉间的吻合较丰富。静脉壁的结构也可分为内、中、外膜,在大多数的静脉其内膜反折,形成半月形的静脉瓣,以保障血液的向心回流。毛细血管 capillaries 是连接于动、静脉之间的极细微的血管网,直径仅 7~9 μm、管壁菲薄,主要由一层内皮细胞构成,具有一定的通透性,血液在毛细血管网中流速缓慢,有利于组织细胞和血液间的物质交换。

16. 女子胞奇恒之府解剖　女子胞又称胞宫、子宫。位于小腹部,在膀胱之后,直肠之前,下口与阴道相连,呈倒置的梨形。主要功能是主月经和孕育胎儿。现代人体解剖学研究表明:子宫是孕育胎儿的器官,呈倒置梨形,前后略扁,可分为底、体、颈三部。上端向上隆凸的部分叫子宫底,在输卵管入口平面上方;下部变细呈圆筒状叫子宫颈,底和颈之间的部分叫子宫体。底、体部的内腔呈前后压扁的、尖端向下的三角形叫子宫腔;子宫颈的内腔叫子宫颈管,呈梭形,上口叫子宫内口,通子宫腔;下口叫子宫外口,通阴道。子宫壁由黏膜、肌膜和浆膜三层构成。子宫黏膜叫子宫内膜,子宫底和体的内膜随月经周期而变化,呈周期性的增生和脱落,颈部黏膜较厚而坚实,无周期性变化。肌膜是很厚的纵横交错的平滑肌层,怀孕时肌纤维的长度和数量都增加。浆膜即包绕子宫的腹膜脏层。子宫位于小骨盆腔中央,在膀胱和直肠之间,下端接阴道,两侧有输卵管和卵巢。成年女子子宫的正常位置呈轻度前倾屈位,子宫体伏于膀胱上,可随膀胱和直肠的虚盈而移动。

三、脏腑功能

1. 心脏功能

(1) 天人合一:天有太阳,人有心脏。在天为热,在地为火,在人为心,天人合一。《素问·阴阳应象大论》曰:南方生热,热生火,火生苦,苦生心,心生血,血生脾,心主舌。其在天为热,在地为火,在体为脉,在脏为心,在窍为舌,在味为苦,在色为赤,在音为征,在声为笑,在变动为忧,在志为喜。喜伤心,恐胜喜,热伤气,寒胜热,苦伤气,咸胜苦。黄元御《素问悬解》注:心者,人之君火也。血生脾,火生土也。恐胜喜,水克火也,寒胜热、咸胜苦亦同。

(2) 太极八卦:离卦为火。卦形:☲。《易》:利贞,亨,畜牝牛吉。《彖》曰:离,丽也。日月丽乎天,百谷草木丽乎土。重明以丽乎正,乃化成天下。柔丽乎中正,故是以畜牝牛吉也。《象》曰:明两作离。大人以继明照于四方。爻辞:初九,履错然,敬之无咎。《象》曰:履错之敬,以辟咎也。六二,黄离,元吉。《象》曰:黄离元吉,得中道也。九三,日昃之离,不鼓缶而歌,则大耋之嗟,凶。《象》曰:日昃之离,何可久也? 知。九四,突如,其来如,焚如,死如,弃如。《象》曰:突如其来如,无所容也。六五,出涕沱若,戚嗟若,吉。《象》曰:六五之吉,离王公也。上九,王用出征,有嘉折首,获匪其丑,无咎。《象》曰:王用出征,以正邦也。

(3) 阴阳:《素问·六节藏象论篇》:心者,生之本,为阳中之太阳。《素问·金匮真言论》:阳中之阳,心也。

(4) 五行:心脏五行属火。《尚书·洪范》:火曰炎上。炎上,温热升腾之征。《说文解字·火部》:火,毁也。南方之行,炎而上,象形。《白虎通义·五行》:火之为言,化也。阳气用事,万物变化也。地四生金火,天九成之。《说文解字》:二,地之数也。从耦一,凡二之属皆从二。段玉裁曰:《易》曰天一地二,惟初太始,道立于一,有一而后有二。元气初分,轻清易为天,重浊会为地。火生土,木生火,火克金,水克火。地二生火,天七成之。《类经图翼·五行生成数解》曰:化生已兆,必分阴阳,既有天一之阳水,必有地二之阴火,故火次之,其数则二。《说文》:火,南方之行也。炎而上,象形。《春秋·元命苞》:火之为言委随也,故字人散二者为火也。《易·说卦》:离为火。《左传·昭公九年》:火,水妃也。《春秋感情符》:火者阳之精也。《论衡·诘术》:火,日气也。《后五行志》:火者,阳之精也,火性炎。《河图·汴光篇》:阳精散而分布为火。五行之火,有气无质,可以生杀万物,神妙无穷。天之阳火有二:太阳真火,星精飞火。天之阴火有二:龙火,雷火。地之阳火有三:钻木之火,击石之火,戛金之火。地之阴火有二:石油之火,水中之火。人之阳火有一,丙丁君火。人之阴火有二,命门相火,三昧之火。如此,阳火六种,阴火六种,共十二种。据人副天数之理,在地为火,在人为心,心具地二火性。

(5) 四时:《素问·六节藏象论篇》曰:心者,通于夏气。《素问·四气调神论篇》曰:夏三月,此为蕃秀。天地气交,万物华实,夜卧早起,无厌于日,使志勿怒,使华英成秀,使气得泄,若所爱在外,此夏气之应,养长之道也;逆之则伤心,秋为痎疟,奉收者少,冬至重病。逆夏气则太阳不长,心气内洞。

(6) 五运:心为戊癸火运。《素问·天元纪大论》:戊癸之岁,火运统之。戊年癸年为火主大运。戊年为火大运太过,癸年为火大运不及。60年中,六个戊年为火大运太过炎暑流行,六个癸年为火大运不及寒乃大行。五运分主一年主运,分平气、太过、不及三纪。火主运平气曰升明,火主运太过土曰赫曦,火主运不及曰伏明。《素问·五常政大论》曰:升明之纪,正阳而治,德施周普,五化均衡。其气高,其性速,其用燔灼,其化蕃茂,其类火,其政明曜,其候炎暑,其令热,其脏心。赫曦之纪,是为蕃茂。阴气内化,阳气外荣,炎暑施化,物得以昌。其化长,其气高,其政动,其令明显,其动炎灼妄扰,其德喧暑郁蒸,其变炎烈沸腾。其病笑疟、疮疡、血流、狂妄、目赤。伏明之纪,是为胜长。长气不宣,藏气反布,收气自政,化令乃衡,寒清数举,暑令乃薄,承化物生,生而不长,成实而稚,遇化已老,阳气屈服,蛰虫早藏。其气郁,其用暴,其动彰伏变易,其发痛。其病昏惑、悲忘。

(7) 六气:子午少阴君火司令。厥阴风木,少阴君火,少阳相火,太阴湿土,阳明燥金,太阳寒水六气各一,惟火有二。子午之上少阴主之,少阴之上热气主之;寅申之上少阳主之,少阳之上相火主之。子午之年少阴君火司令一年主气,寅申之年少阳相火司令一年主气。夏初君火热化,盛夏相火暑化,不失其常,当其位则正也。如《六气正化对化图》所示,子午相对,丑未相对,寅申相对,卯酉相对,辰戌相对,巳亥相对。子与午均为君火,午居正南,月建五月,南方与五月仲夏均属火,故午为正化;子居北方,月建十一月,与正南的午遥遥相对,故子为对化。寅与申均为相火,寅居东方风位,正月建寅,时令孟春,木气旺盛,木能生火,为火之母,火生于寅,故寅为少阳相火正化。申月建七月,秋属燥金,七月是下半年的第一月,与上半年的第一月正月遥遥相对,申对位寅,故申为少阳相火对化。正化主气令之实,主气有余也。对化主气令之虚,主气不足也。子午之年少阴君火司天,客气顺序为太阳寒水为初气,厥阴风木为二气,少阴君火司天为三气,太阴湿土为四气,少阳相火为五气,阳明燥金在泉为六气。子午少阴君火司天,阳明燥金在泉;寅申少阳相火司天,厥阴风木在泉。《六元正纪大论篇》曰:凡此少阴司天之政,气化运行先天,地气肃,天气明,寒交暑,热加燥,云驰雨府,湿化乃行,时雨乃降。金火合德,上应荧惑,太白。其政明,其令切,其谷丹白。水火寒热持于气交,而为病始也。热病生于上,清病生于下,寒热凌犯而争于中,民病咳喘,血溢血泄,鼽嚏目赤,眦疡,寒厥入胃,心痛、腰痛、腹大、嗌干、肿上。初之气、地气迁、燥将去、寒乃始、蛰复藏水乃冰,霜复降,风乃至,阳气郁。民反周密,关节禁固,腰椎痛,炎暑将起,中外疮疡。二之气,阳气布,风乃行,春气以正,万物应荣,寒气时至,民乃和。其病淋,目暝目赤,气郁于上而热。三之气,天政布,大火行,庶类蕃鲜,寒气时至。民病气厥心痛,寒热更作,咳喘目赤。四之气,溽暑至,大雨时行,寒热互至。民病寒热,嗌干、黄瘅、鼽衄、饮发。五之气,畏火临,暑反至,阳乃化,万物乃生,乃长荣,民乃康。其病温。终之气,燥令行,余火内格,肿于上,咳喘,甚则血溢。寒气数举,则霿雾翳。病生皮腠,内含于胁,下连少腹而作寒中,地将易也。必抑其运气,资其岁胜,折其郁发,先取化源,无使暴过而生其病也。食岁谷以全真气,食间谷以避虚邪,岁宜咸以软之,而调其上,甚则以苦发之;以酸收之,而安其下,甚则以苦泄之。适气同异而多少之,同天气者以寒清化;同地气者以温热化。用热远热,用凉远凉,用温远温,用寒远寒,食宜同法。有假则反,此其道也,反是者病作矣。寅申之年少阳相火司天,客气顺序为厥阴风木为初之气,少阴君火为二之气,少阳相火司天为三之气,太阴湿土为四之气,阳明燥金为五之气,太阳寒水在泉为终之气。凡此少阳司天之政,气化运行先天。天气正,地气扰,风乃暴举,木偃沙飞,炎火乃流,阴行阳化,雨乃时应,火木同德,上应荧惑岁星。其谷丹苍,其政严,其令扰。故风热参布,云物沸腾。太阴横流,寒乃时至,凉雨并起。民病寒中,外发疮疡,内为泄满,故经人遇之,和而不争。往复之作,民病寒热,疟泄、聋暝、呕吐、上怫、肿色变。初之气,地气迁,风胜乃摇,寒乃去,候乃大温,草木早荣。寒来不杀,温病乃起,其病气怫于上,血溢目赤,咳逆头痛、血崩、胁满、肤腠中疮。二之气,火反郁,白埃四起,云趋雨府,风不胜湿,雨乃零,民乃康。其病热郁于上,咳逆呕吐,疮发于中,胸嗌不利,头痛身热,昏聩脓疮。三之气,天政布,炎暑至,少阳临上,雨乃涯。民病热中,聋暝、血溢、脓疮、咳、呕、鼽、衄、渴、嚏欠、喉痹、目赤、善暴死。四之气,凉乃至,炎暑间化,白露降。民气和平,其病满,身重。五之气,阳乃去,寒乃来,雨乃降,气门乃闭,刚木早凋。民避寒邪,君子周密。终之气,地气正,风乃至,万物反生,雾雾以行,其病关闭不禁,心痛,阳气不藏而咳。抑其运气,赞所不胜。必折其郁气,先取化源,暴过不生,苛疾不起,故岁宜咸辛宜酸,渗之泄之,渍之发之,观气寒温以调其过。同风热者多寒化,异风热者少寒化,用热远热,用温远温,用寒远寒,用凉远凉,食宜同法,此其道也。有假者反之,反是者病之阶也。

(8)心主循环:心脏主宰血液循环于脉管。脉为血之府,心脏与脉管相连,形成一个密闭的系统。心脏不停地搏动,推动血液在全身脉管中循环无端,周流不息。《医学入门·脏腑》曰:心动则血行于诸经,是心主血也。心脏有规律的跳动,与心脏相通的脉管亦随之产生有规律的搏动,称为脉搏。心脏功能正常,血液运行通畅,血液运载营养物质以供养全身,使五脏六腑、四肢百骸、肌肉皮毛,整个身体都获得充分的营养。公元前335—280年古希腊Herophilus第一个区别了动脉和静脉。129—199年古罗马Galen纠正了动脉中充满空气的错误看法,但他认为血液流动以肝脏为中心。此后1 000多年人们把这种错误奉为真理。1578—1657年,W. Harvey著《心血运动论》,发现心脏主宰血液循环,恩格斯说哈维由于发现了血液循环而把生理学确立为科学。现代生理学研究表明：心房和心室不停歇地进行有顺序的、协调的收缩和舒张交替的活动，是心脏实现泵血功能、推动血液循环的必要条件，而细胞膜的兴奋过程则是触发收缩反应的始动因素。心肌细胞的类型组成心脏的心肌细胞并不是同一类型的，根据它们的组织学特点、电生理特性以及功能上的区别，粗略地分为两大类型：两类心肌细胞分别实现一定的职能，互相配合，完成心脏的整体活动。一类是普通的心肌细胞，包括心房肌和心室肌，含有丰富的肌原纤维，执行收缩功能，故又称为工作细胞。工作细胞不能自动地产生节律性兴奋，即不具有自动节律性；但它具有兴奋性，可以在外来刺激作用下产生兴奋；也具有传导兴奋的能力，但是，与相应的特殊传导组织作比较，传导性较低。另一类是一些特殊分化了的心肌细胞，组成心脏的特殊传导系统；其中主要包括P细胞和浦肯野细胞，它们除了具有兴奋性和传导性之外，还具有自动产生节律性兴奋的能力，故称为自律细胞，它们含肌原纤维甚小或完全缺乏，故收缩功能已基本丧失。还有一种细胞位于特殊传导系统的结区，既不具有收缩功能，也没有自律性，只保留了很低的传导性，是传导系统中的非自律细胞，特殊传导系统是心脏内发生兴奋和传播兴奋的组织，起着控制心脏节律性活动的作用。

（9）在体为脉：脉即脉管，脉为血之府，是气血运行的通道。《灵枢·决气》曰：夫脉者，血之府也。《灵枢·决气》曰：壅遏营气，令无所避，是谓脉。《素问·痿论》曰：心主身之血脉。心与脉在结构上直接相连，息息相通，即心合脉。心主全身脉管，脉管的形态与功能与心脏推动血液运行功能相互影响。

（10）心主神明：心主神明指心脏管理意识水平。神者意识，明者清醒。《素问·灵兰秘典篇》曰：心者君主之官神明出焉。主明则十二官安，主不明则十二官危。《灵枢·本神》曰：所以任物者谓之心。如前所述，丘脑是意识开启闸门。意识水平的主要表现形式是觉醒与睡眠，睡眠是与觉醒状态交替出现是人类重要生理状态，是人类赖以生存的必备生理需求。睡眠是由于脑的功能活动而引起的生理性活动低下，给予适当刺激可使之达到完全清醒的状态。根据睡眠过程中脑电图表现、眼球运动情况和肌张力变化，将睡眠分为非快速眼球运动睡眠和快速眼球运动睡眠两种时相。传统观点认为，非快速眼球运动睡眠的特征是脑电图慢波和机体处于休息状态，故又称为慢波睡眠，其主要作用是促进生长、消除疲劳及恢复体力；快速眼球运动睡眠以脑电图低幅快波和肌肉松弛为特征，又称快波睡眠或异相睡眠，有助于记忆形成及巩固促进脑成熟发育及脑功能修复等。研究认为，睡眠是中枢神经系统内一种主动的神经调节过程，与中枢神经系统内某些特定结构如脑干中缝核、孤束核，脑桥背内侧被盖的蓝斑头部，视交叉上核和丘脑等及中枢神经递质的作用关系密切。觉醒障碍出现意识模糊甚至昏迷，睡眠障碍出现失眠或嗜睡。

（11）其识为神：心藏神。心藏神是指心脏管理意识内容中的元神或识神。《素问·宣明五气》曰：心藏神。《类经》：神气为德，如光明爽朗，聪慧灵通之类皆是也。是以心正则万神俱正，心邪则万神俱邪。边缘系统是大脑组织以及和这些组织有密切联系的神经结构和核团的总称。边缘系统的重要组成包括，海马结构、海马旁回及内嗅区、齿状回、扣带回、乳头体以及杏仁核。上述结构通过帕帕兹环（Papez环路）相互联系，使中脑、间脑和新皮层结构之间发生信息交换。通过与下丘脑及自主神经系统的联系，边缘系统参与调节本能和情感行为，由此得以生存和物种延续。此外，海马结构还对学习过程和记忆发挥着突出的作用。因此如果海马结构或与之功能联系的结构受损，则导致遗忘综合征。其病变部位不同，产生的记忆障碍形式也不同。

（12）其情为喜：心在志为喜。五志与五脏：情志泛指人的情感、情绪。《类经·脏象类》曰：分言之，则阳神曰魂，阴神曰魄，以及意志思虑之类皆神也。合言之，则神藏于心，而凡情志之属，惟心所统，是为吾身之全神也。中医学有五志说和七情说之分，《素问·阴阳应象大论》阐明五志说，认为喜怒思忧恐是人们精神活动的重要内容。《三因极一病证方论》演化为怒喜思忧悲恐惊七情。悲与忧相似，惊与恐相近。喜是人类重要意识内容。适度喜乐使血气调和，营卫通利，心情舒畅，有益于心的生理活动。《素问·举痛论》曰：喜则气和志达，营卫通利。过度喜乐则可损伤心神。《素问·阴阳应象大论》曰：喜伤心。心藏神功能过亢，可出现喜笑不休，心藏神功能不及，又易使人悲伤。

（13）开窍于舌：舌是口腔底部向口腔内突起的器官，由平滑肌组成。舌根部称为舌根，中部称舌中，舌尖部称舌尖，两侧称舌旁。舌之肌肉脉络组织称为舌体或舌质。舌分上下两面，上面称为舌面，其上有丝状乳头、菌状乳头和轮廓乳头，附着在舌面上的一层苔状物称为舌苔。舌的下面称为舌底、舌腹，舌的下面正中有一黏膜皱襞为舌系带。舌下静脉丛及舌系带称为舌系。舌系带两侧静脉上有两个奇穴，左为金津，右为玉液。舌有感受味觉和辅助进食作用，人类的舌还是语言的重要器官。中国古代医学认为舌为心之外窍，心开窍于舌，舌象是望诊的重要内容，观察外部可见的舌象变化可以测知内藏不见的心脏功能状态。舌为心之苗，苔为脾之明征。

（14）在液为汗：汗液是汗腺分泌的液体。温热性出汗是外界温度升高引起全身皮肤出汗，精神性发汗是精神兴奋或痛觉刺激引起手掌足趾和腋窝 3 个部位出汗，味觉性出汗由进食刺激性食物引起出汗，运动性出汗是生理运动产生的汗。中国医药学认为汗为心之液。《素问·宣明五气论》说：五脏化液，心为汗。出汗是人体的生理现象，又是祛邪的一种方法。汗为心之液，精神气血津液所化，不可过汗。《素问·宣明五气论》说：五脏化液，心为汗。出汗是人体的生理现象，又是祛邪的一种方法。汗为心之液，精神气血津液所化，不可过汗。张志聪《素问集注》：五脏受水谷之津，淖注于外窍而化为五液。

（15）其华在面：面部血脉极为丰富，全身精神气血华于面，观察面部色泽可以测知心脏功能盛衰。《素问·六节脏象论》曰：心，其华在面，《素问·五脏生成》曰：其荣色也。

（16）表里小肠：心为脏属阴，小肠为腑属阳，五行皆属火。心居胸中，小肠居腹，手少阴心经络小肠，手太阳小肠经络心，心与小肠通过经络相互络属构成脏腑表里关系。心火下移小肠，小肠分清泌浊功能受损。《诸病源候论·血病诸候》曰：心主于血，与小肠合，若心家有热，结于小肠，故小便血也。临床常用清利小便方法治疗心火上炎，导热下行。

（17）经络：手少阴心经。《灵枢·经脉》：心手少阴之脉，起于心中，出属心系，下膈，络小肠；其支者，从心系，上挟咽，系目系；其直者，复从心系，却上肺，下出腋下，下循臑内后廉，行太阴、心主之后，下肘内，循臂内后廉，抵掌后锐骨之端，入掌内后廉，循小指之内，出其端。

表 6-1 心脏功能列表

天人合一	八卦	阴阳	五行	五运	六气	四时	生理1	生理2	五志	七情	五体	五官	五液	五华	表里六腑	经络
太阳心脏火热	离卦	阳中之阳	火	火运	君火	夏	循环	意识	神	喜	脉	舌	汗	面	小肠	手少阴心经

2. 肺脏功能

（1）天人合一：肺通于秋气。在天为燥，在地为金，在人为肺，天人合一。《素问·阴阳应象大论》曰：西方生燥，燥生金，金生辛，辛生肺，肺生皮毛，皮毛生肾，肺主鼻。其在天为燥，在地为金，在体为皮毛，在脏为肺，在窍为鼻，在味为辛，在色为白，在音为商，在声为哭，在变动为咳，在志为悲。悲伤肺，喜胜悲，燥伤皮毛，热胜燥，辛伤皮毛，苦胜辛。黄元御《素问悬解》注：在天为燥，在地为金，在人为肺，肺者，人之燥金也。皮毛生肾，金生水也。喜胜悲，火克金也，热胜燥、苦胜辛亦同。

（2）太极八卦：肺金为乾卦。卦形：☰。《易经》第一卦，乾为天，乾上乾下。乾：元，亨，利，贞。初九：潜龙，勿用。九二：见龙再田，利见大人。九三：君子终日乾乾，夕惕若，厉无咎。九四：或跃在渊，无咎。九五：飞龙在天，利见大人。上九：亢龙有悔。用九：见群龙无首，吉。《彖》曰：大哉乾元，万物资始，乃统天。云行雨施，品物流形。大明始终，六位时成，时乘六龙以御天。乾道变化，各正性命，保合大和，乃利贞。首出庶物，万国咸宁。《象》曰：天行健，君子以自强不息。潜龙勿用，阳在下也。见龙再田，德施普也。终日乾乾，反复道也。或跃在渊，进无咎也。飞龙在天，大人造也。亢龙有悔，盈不可久也。用九，天德不可为首也。《文言》曰：元者，善之长也，亨者，嘉之会也，利者，义之和也，贞者，事之干也。君子体仁，足以长人；嘉会，足以合礼；利物，足以和义；贞固，足以干事。君子行此四者，故曰：乾，元亨利贞。肺金又为兑卦。卦象：《易》：亨。利贞。《彖》曰：兑，说也。刚中而柔外，说以利贞，是以顺乎天而应乎人。说以先民，民忘其劳。说以犯难，民忘其死。说之大，民劝矣哉！古。《象》曰：丽泽，兑。君子以朋友讲习。爻辞：初九，和兑，吉。《象》曰：和兑之吉，行未疑也。九二，孚兑，吉，悔亡。《象》曰：孚兑之吉，信志也。六三，来兑，凶。《象》曰：来兑之凶，位不当也。九四，商兑未宁，介疾有喜。《象》曰：九四之喜，有庆也。九五，孚于剥，有厉。《象》曰：孚于剥，位正当也。上六，引兑。《象》曰：上六引兑，未光也。

（3）阴阳：《素问·六节藏象论》：肺者，为阳中之太阴。《素问·金匮真言论》：阳中之阴，肺也。

（4）五行：肺五行为金。《尚书·洪范》：金曰从革。从革，肃杀敛降之征。孔颖达曰：金曰从革，可改更者，可销铸以为器也。金可以从人改更，言其可为人用之意也。《说文解字·金部》：金，从革不违，西方之行。《白虎通义·五行》：金之为言，禁也。地四生金，天九成之：三，籀文四。此筹法之二二如四也。二字两画均长，则三字亦四画均长。《说文解字》：四，阴数也。段玉裁曰：象四分之形，谓四像四方。甲骨文字形㲱，象鼻子喘息呼气之形。《类经图翼·五行生成数解》曰：既有发生，必有收杀，燥气生金，故金次之，其数则四。《说文》：金，五色金也，黄为之长。久埋不生衣，百炼不轻，从革不违，西方之行，生于土，从土左右。据人副天数之理，在地为金，在人为肺，肺具地四金性。

（5）四时：《素问·六节藏象论》：肺者，通于秋气。肺主秋季六节气：立秋、处暑、白露、秋分、寒露、霜降。立秋：立，始建也；秋，揫也，物于此而揫敛也。处暑：《月令七十二候集解》曰：处，止也，暑气至此而止矣。白露：《月令七十二候集解》曰阴气渐重，露凝而白也。秋分：《月令七十二候集解》曰分者半也，此当九十日之半，故谓之分。寒露：《月令七十二候集解》曰露气寒冷，将凝结也。霜降：《月令七十二候集解》曰气肃而凝，露结为霜矣。《素问·六节藏象论》秋三月，此谓容平。天气以急，地气以明，早卧早起，与鸡俱兴，使志安宁，以缓秋刑，收敛神气，使秋气平，无外其志，使肺气清，此秋气之应，养收之道也；逆之则伤肺，冬为飧泄，奉藏者少。逆秋气则太阴不收，肺气焦满。

（6）五运：肺为乙庚金运。《素问·天元纪大论》：乙庚之岁，金运统之。乙年庚年为金主大运。乙年为金大运太过，庚年为金大运不及。60年中，六个乙年为金大运太过燥气流行，六个庚年为金大运不及炎火大行。五运分主一年主运，分平气、太过、不及三纪。燥主运平气曰审平，金主运太过曰从革，金主运不及曰坚成。《素问·五常政大论》曰：审平之纪，收而不争，杀而无犯，五化宣明。其气洁，其性刚，其用散落，其化坚敛，其类金，其政劲肃，其候清切，其令燥，其脏肺，肺其畏热；其主鼻，其谷稻，其果桃，其实壳，其应秋，其虫介，其畜鸡，其色白；其养皮毛，其病咳，其味辛，其音商，其物外坚，其数九。从革之纪，是为折收。收气乃后，生气乃扬，长化合德，火政乃宣，庶类以蕃。其气扬，其用躁切，其动铿禁瞀厥，其发咳喘，其脏肺，其果李杏，其实壳络，其谷麻麦，其味苦辛，其色白丹，其畜鸡羊，其虫介羽，其主明曜炎烁，其声商征，其病嚏咳鼽衄，从火化也。少商与少征同，上商与正商同，上角与正角同，邪伤肺也。炎光赫烈，则冰雪霜雹，眚于七，其主鳞伏彘鼠，岁气早至，乃生大寒。坚成之纪，是为收引。天气洁，地气明，阳气随阴治化，燥行其政，物以司成，收气繁布，化洽不终。其化成，其气削，其政肃，其令锐切，其动暴折疡疰，其德雾露萧瑟，其变肃杀凋零，其谷稻黍，其畜鸡马，其果桃杏，其色白青丹，其味辛酸苦，其象秋，其经手太阴阳明，其脏肺肝，其虫介羽，其物壳络，其病喘喝，胸凭仰息。上征与正商同。其生齐，其病咳。政暴变，则名木不荣，柔脆焦首，长气斯救，大火流炎，烁且至，蔓将槁，邪伤肺也。

（7）六气：肺为卯酉阳明燥金。卯酉阳明燥金司令。卯酉之上阳明主之，阳明之上燥气主之，阳明燥金主秋五之气也。卯酉之年阳明燥金司令，主气五之气司全年主气。《六气正化对化图》所示，卯酉相对，酉与卯均为燥金。酉居正西金位，西方属金，月建八月，西方金气旺盛，故酉为阳明燥金正化。卯与酉相对，卯居正东风位，月建十二月，仲春卯月与仲秋酉月遥遥相对，故卯为阳明燥金对化。正化主气令之实，气有余也。对化主气令之虚，气不足也。卯酉之年阳明燥金司天，客气顺序为少阳相火为初之气，太阴湿土为二之气，阳明燥金司天为三之气，太阳寒水为四之气，厥阴风木为五之气，少阴君火在泉为终之气。卯酉阳明燥金司天，少阴君火在泉。《六元正纪大论》曰：凡此阳明司天之政，气化运行后天。天气急，地气明，阳专其令，炎暑大行，物燥以坚，淳风乃治。风燥横运，流于气交，多阳少阴，云趋雨府，湿化乃敷，燥极而泽。其谷白丹，间谷命太者。其耗白甲品羽。金火合德，上应太白荧惑。其政切，其令暴，蛰虫乃见，流水不冰。民病咳、嗌塞，寒热发暴，振栗癃闷，清先而劲，毛虫乃死，热后而暴，介虫乃殃。其发躁，胜复之作，扰而大乱，清热之气，持于气交。初之气，地气迁，阴始凝，气始肃，水乃冰，寒雨化。其病中热胀、面目浮肿、善眠、鼽衄、嚏欠、呕、小便黄赤、甚则淋。二之气，阳乃布、民乃舒，物乃生荣。厉大至，民善暴死。三之气，天政布，凉乃行，燥热交合，燥极而泽，民病寒热。四之气，寒雨降，病暴仆、振栗谵妄，少气嗌干，引饮，及为心痛，痈肿疮疡，疟寒之疾，骨痿血便。五之气，春令反行，草乃生荣，民气和。终之气，阳气布，候反温，蛰虫来见，流水不冰。民乃康平，其病温。故食岁谷以安其气，食间谷以去其邪，岁宜以咸，以苦，以辛、汗之、清之、散之。安其运气，无使受邪，折其郁气，资其化源。以寒热轻重少多其制，同热者多天化，同清者多地化，用凉远凉，用热远热，用寒远寒，用温远温，食宜同法。有假者反之，此其道也，反是者乱天地之经，扰阴阳之纪也。

（8）肺主呼吸：肺主呼吸之气是指肺通过呼吸运动，吸入自然界的清气，呼出体内的浊气，实现体内外气体交换的功能。肺为呼吸器官,具有呼吸功能。《医原》指出:肺一呼一吸,与天气相通。天气至清,全凭呼吸为吐纳,其呼吸之枢则以肺为主。肺为体内外气体交换的场所。肺吸入自然界的清气,呼出体内的浊气,实现了体内外气体的交换。通过不断地呼浊吸清,吐故纳新,促进气的生成,调节着气的升降出入运动,从而保证了人体新陈代谢的正常进行。《医宗必读·改正内景脏腑图》:肺叶百莹,谓之华盖,以复诸脏。虚如蜂窝,下无透窍,吸之则满,呼之则虚,一呼一吸,消息自然。司清浊之运化,为人身之橐龠。《中国医药汇海·论肺之功用》:肺为呼吸器官,一吸氧气纳入,一呼碳气吐出,肺予以换气转血,实司人身重要枢,能。中医学认为,呼吸运动不仅靠肺来完成,还有赖于肾的协作。肺为气之主,肾为气之肺主呼,肾主纳,一呼一纳,一出一入,才能完成呼吸运动。肺司呼吸的功能正常,则气道通畅,呼吸调匀。若病邪犯肺,影响其呼吸功能,则现胸咳嗽、喘促、呼吸不利等症状。肺主一身之气和呼吸之气皆属肺主呼吸功能。呼吸正常是气的生成和气机调畅的前提。肺失呼吸,清气不入,浊气不出,新陈代谢停止。

肺朝百脉:肺朝百脉是指全身的血液都通过经脉而聚会于肺,通过肺的呼吸,进行体内外清浊之气的交换,然后将富含清气的血液输送至全身的作用,即肺协助心脏推动血液在脉管内运行的作用。全身的血液,都要通过经脉而流经于肺,通过肺的呼吸进行气体交换,然后再输布全身。《素问·经脉别论》:食气入胃,浊气归心,淫精于脉,脉气流经,经气归于肺,肺朝百脉,输精于皮毛。肺朝百脉的生理作用为助心行血。肺主气,心主血,全身的血和脉,均统属于心。心脏的搏动,是血液运行的基本动力。血的运行,又依赖于气的推动,随着气的升降而运行到全身。肺主一身之气,贯通百脉,调节全身的气机,故能协助心脏主持血液循行。所以,血液的运行,亦有赖于肺气的敷布和调节。《医学真传·气血》:人之一身,皆气血之所循行,气非血不和,血非气不运。肺助心行血的作用,说明了肺与心在生理病理上反映了气和血的密切关系。若肺气虚衰,不能助心行血,就会影响心主血脉的生理功能,而出现血行障碍,如胸闷心悸、唇舌青紫等症状。

肺主一身之气:肺主气,包括主呼吸之气和主一身之气两个方面。肺主气是肺主呼吸之气和肺主一身之气的总称。《周氏医学丛书·脏腑标本药式》曰:肺藏魄,属金,总摄一身之气。人身之气均为肺所主,《素问·五脏生成论》曰:诸气者,皆属于肺,《医门法律·明胸中大气之法》曰:肺主一身之气。肺主一身之气是指肺有主持、调节全身各脏腑之气的作用,即肺通过呼吸而参与气的生成和调节气机的作用。《医门法律·肺痈肺痿门》:人身之气,禀命于肺,肺气清肃则周身之气莫不服从而顺行。肺参与宗气生成。人体通过呼吸运动,把自然界的清气吸入于肺,又通过胃肠的消化吸收功能,把饮食物变成水谷精气,由脾气升清,上输于肺。自然界的清气和水谷精气在肺内结合,积聚于胸中的上气海,称为宗气。宗气上出喉咙,以促进肺的呼吸运动;贯通心脉,以行血气而布散全身,以温养各脏腑组织和维持它们的正常功能活动,在生命活动中占有重要地位,故起到主一身之气的作用。因此,肺呼吸功能健全与否,不仅影响宗气的生成,而且也影响着全身之气的生成。全身气机运动,升降出入为其基本形式。肺的呼吸运动,是气的升降出入运动的具体体现。肺有节律的一呼一吸,对全身之气的升降出入运动起着重要的调节作用。《太平圣惠方·卷第六》曰:肺为四脏之上盖,通行诸脏之精气,气则为阳,流行脏腑,宣发腠理,而气者皆肺之所主。《辨证奇闻·痹证门》曰:肺为相傅之官,治节出焉。统辖之气,无经不达,无脏不转,是乃肺之充,而肺乃气之主也。肺主一身之气的功能正常,则各脏腑之气旺盛。反之,肺主一身之气的功能失常,会影响宗气的生成和全身之气的升降出入运动,表现为少气不足以息、声低气怯、肢倦乏力等气虚之候。

肺主治节:治节,即治理调节。肺主治节是指肺辅助心脏治理调节全身气、血、津液及脏腑生理功能的作用。心为君主之官,为五脏六腑之大主。肺为相傅之官而主治节。肺与心皆居膈上,位高近君,犹之宰辅。心为君主,肺为辅相。人体各脏腑组织之所以依着一定的规律活动,有赖于肺协助心来治理和调节。《类经·脏象类》曰:肺主气,气调则营卫脏腑无所不治,因此称肺为相傅之官。《类经·脏象类》:肺主气,气调则营卫脏腑无所不治。肺朝百脉,助心行血,辅助心脏,推动和调节全身血液的运行。诸气者皆属于肺,气行则血亦行。

(9)在体为皮:皮肤是覆盖人体表面直接与外界环境相接触的组织。皮肤的纹理及皮肤与肌肉间隙处的结缔组织称之为皮腠,中医称为腠。肺主皮肤,肺主呼吸与皮肤汗孔开合密切相关。《素问·水热穴论》云:所谓玄府者汗孔也。肺气通过皮肤调节机体的呼吸,《存存斋医话稿》曰:遍身毛窍俱暗随呼吸之气以为鼓伏。《读医随笔》曰:凡人之气由口鼻呼吸出入者其大孔也,其实周身八万四千毛孔亦莫不从而嘘噏。肺气通过皮肤调节机体的体温,《素问·生气通天论》曰:阳气者一日而主外……日西而阳气已虚,气门乃闭。肺气通过皮肤抵御外邪入侵,《灵枢·百病始生》曰:邪之中人也始于皮肤,皮肤缓则腠理开,开则邪从毛发入,入则抵深。肺气通过皮肤调节机体的汗液,《灵枢·五癃津液别》曰:天暑衣厚则腠理开而汗出,天寒则腠理闭气涩不行则为溺与气。

(10)开窍于鼻:鼻为肺之窍,是呼吸清浊之气出入的门户。鼻是隆起面部中央,上端狭窄,突于两眶之间,连于额部。前下端尖部高处名鼻准,鼻准两旁隆起部分名为鼻翼。鼻之下部有两鼻孔。鼻孔内有鼻毛,鼻孔深处称为鼻隧。颏以下至鼻准,有鼻柱骨突起名为鼻梁。肺开窍于鼻,肺主呼吸与鼻密切相关。鼻为呼吸道的起始部,下连于喉,通过气管而直贯于肺,是气体出入之门户。《灵枢·口问》曰:口鼻者气之门户也。《医易一理》曰:肺之呼吸全赖鼻孔,鼻之两孔为气出入之门,呼出浊气,吸入清气也。肺开窍于鼻,鼻为司嗅之窍,嗅神经初级神经元在鼻腔上部黏膜,肺气通于鼻,司鼻嗅觉。肺气通过鼻抵御外邪入侵,鼻腔是外邪侵袭的重要途径。《临证指南医案》曰:温邪中自口鼻,始而入肺。《眉寿堂方案选存》曰:温邪感触,气从口鼻直走膜原中道。

(11)肺主宣降:肺的宣发和肃降,治理和调节津液的输布运行。肺为华盖,其位最高,参与调节体内水液代谢,《血证论·肿胀》曰:肺为水之上源,肺气行则水行。肺主行水的作用:人体内的水液代谢,是由肺、脾、肾,以及小肠、大肠、膀胱等脏腑共同完成的。肺主行水的生理功能,是通过肺气的宣发和肃降来实现的。肺气宣发,一是使水液迅速向上向外输布,布散到全身,外达皮毛,"若雾露之溉"以充养、润泽、护卫各个组织器官。二是使经肺代谢后的水液,即被身体利用后的废水和剩余水分,通过呼吸、皮肤汗孔蒸发而排出体外。肺气肃降,使体内代谢后的水液不断地下行到肾,经肾和膀胱的气化作用,生成尿液而排出体外,保持小便的通利。这就是肺在调节水液代谢中的作用,也就是肺的通调水道的生理功能。如果肺气宣降失常,失去行水的职能,水道不调,则可出现水液输布和排泄障碍,如痰饮、水肿等。因此,肺主治节,实际上是对肺的主要生理功能的高度概括。肺主宣肃:宣谓宣发,即宣通和发散之意。

《医学实在易》曰：气通于肺脏，凡脏腑经络之气，皆肺气之所宣。肃谓肃降，清肃下降之意。肺禀清虚之体，性主于降，以清肃下降为顺。肺宜清而宣降，其体清虚，其用宣降。宣发与肃降为肺气机升降出入运动的具体表现形式。肺位居上，既宣且降又以下降为主，方为其常。肺气必须在清虚宣降的情况下能保持其主气、司呼吸、助心行血、通调水道等正常的生理功能。肺通过本身的气化作用，经肺的呼吸，吸入自然界的清气，呼出体内的浊气，司体内清浊的运化，排出肺和呼吸道的痰浊，以保持呼吸道的清洁，有利于肺之呼吸。《医宗必读·改正内景脏腑图》曰：肺者生气之原。吸之则满，呼之则虚，司清浊之运化。肺将脾所转输的津液和水谷精微，布散到全身，外达于皮毛，以温润、濡养五脏六腑、四肢百骸、肌腠皮毛。肺借宣发卫气，调节腠理之开阖，并将代谢后的津液化为汗液，由汗孔排出体外。因此，肺气失于宣散，则可出现呼吸不利、胸闷、咳嗽，以及鼻塞、喷嚏和无汗等症状。

肺主肃降指肺气清肃、下降的功能，其气机运动形式为降与入。肺通过呼吸运动吸入自然界的清气，肺之宣发以呼出体内浊气，肺之肃降以吸入自然界的清气，宜宣宜肃以完成吸清呼浊、吐故纳新的作用。肺将吸入的清气和由脾转输于肺的津液和水谷精微向下布散于全身，以供脏腑组织生理功能之需要。肺为水之上源，肺气肃降则能通调水道，使水液代谢产物下输膀胱。清肃洁净。肺的形质是"虚如蜂窠"，清轻肃净而不容异物。肺气肃降，则能肃清肺和呼吸道内的异物，以保持呼吸道的洁净。因此，肺气失于肃降，则可现呼吸短促、喘促、咳痰等肺气上逆之候。肺气的宣发和肃降，是相反相成的矛盾运动。在生理情况下，相互依存和相互制约；在病理情况下，则又常常相互影响。所以，没有正常的宣发，就不能有很好的肃降；没有正常的肃降，也会影响正常的宣发。只有宣发和肃降正常，才能使气能出能入，气道畅通，呼吸调匀，保持人体内外气体之交换，才能使各个脏腑组织得到气、血、津液的营养灌溉，又免除水湿痰浊停留之患，才能使肺气不致耗散太过，从而始终保持清肃的正常状态。如果二者的功能失去协调，就会发生肺气失宣或肺失肃降的病变。前者以咳嗽为其特征，后者以喘促气逆为其特征。

（12）其识为魄：肺藏魄。魄是不受内在意识支配而产生的一种能动作用表现，属于人体本能的感觉和动作，即无意识活动。如耳的听觉、目的视觉、皮肤的冷热痛痒感觉，以及躯干肢体的动作、新生儿的吸乳和啼哭等，都属于魄的范畴。《类经·脏象类》曰：魄之为用，能动能作，痛痒由之而觉也。魄与生俱来，《灵枢·本神》曰：并精而出入者谓之魄，为先天所获得，而藏于肺。《素问·六节藏象论》曰：肺者气之本，魄之处也。《灵枢·本神》曰：肺藏气，气舍魄。肺喜乐无极则伤魄，魄伤则狂。

（13）其情为忧：肺在志为忧：忧愁是人类重要意识内容。是非良性情志刺激。过度忧伤损伤机体正常的生理活动，损耗肺气。所谓悲则气消。

（14）在液为涕：涕，生理性分泌物名称。又名鼻液、鼻涕，为五液之一。《素问·宣明五气篇》曰：五脏化液，肺为涕。

（15）其华在毛：毛为附在皮肤上的毫毛。《素问·六节藏象论》曰：肺其华在毛。《素问·五藏生成论》曰：肺之合皮也，其荣毛也。《灵枢·经脉》曰：太阴者行气温于皮毛者也。故气不荣则皮毛焦，皮毛焦则津液去，津液去则皮节伤，皮节伤则爪枯毛折，毛折则气先死。

（16）表里大肠：肺经起于胃中脘的中焦，向下联络大肠，肺与大肠相表里。

（17）经络：手太阴肺经。《灵枢·经脉》曰：肺手太阴之脉，起于中焦，下络大肠，还循胃口，上膈属肺,从肺系横出腋下,下循臑内,行少阴心主之前,下肘中,循臂内上骨下廉,入寸口,上鱼,循鱼际,出大指之端;其支者,从腕后直出次指内廉出其端。

表 6－2　肺脏功能列表

天人合一	八卦	阴阳	五行	五运	六气	四时	生理1	生理2	五志	七情	五体	五官	五液	五华	表里六腑	经络
天气地燥肺脏	乾卦	阳中之阴	金	金运	燥	秋	呼吸	通调水道	悲	忧	皮	鼻	涕	毛	大肠	手太阴肺经

3. 脾脏功能

（1）天人合一：在天为湿,在地为土,在人为脾,天人合一。《素问·阴阳应象大论》曰：中央生湿,湿生土,土生甘,甘生脾,脾生肉,肉生肺,脾主口。其在天为湿,在地为土,在体为肉,在脏为脾,在窍为口,在味为甘,在色为黄,在音为宫,在声为歌,在变动为哕,在志为思。思伤脾,怒胜思,湿伤肉,风胜湿,甘伤肉,酸胜甘。黄元御《素问悬解》注：在天为湿,在地为土,在人为脾,脾者,人之湿土也。肉生肺,土生金也。怒胜思,木克土也;风胜湿、酸胜甘亦同。

（2）太极八卦：脾土为坤卦。卦形：☷。《易》：元亨。利牝马之贞。君子有攸往,先迷,后得主,利。西南得朋,东北丧朋。安贞吉。《象》曰：至哉坤元,万物资生,乃顺承天。坤厚载物,德合无疆。含弘光大,品物咸亨。牝马地类,行地无疆,柔顺利贞。君子。君子攸行,先迷失道,后顺得常。西南得朋,乃与类行。东北丧朋,乃终有庆。安贞之吉,应地无疆。《象》曰：地势坤。君子以厚德载物。爻辞：初六：履霜,坚冰至。《象》曰：履霜坚冰,阴始凝也,驯致其道,至坚冰也。六二,直方大,不习,无不利。《象》曰：六二之动,直以方也。不习无不利,地道光也。六三,含章可贞,或从王事,无成有终。《象》曰：含章可贞,以时发也。或从王事,知光大也。六四,括囊,无咎无誉。《象》曰：括囊无咎,慎不害也。六五,黄裳,元吉。《象》曰：黄裳元吉,文在中也。上六,龙战于野,其血玄黄。《象》曰：龙战于野,共道穷也。用六,利永贞。《象》曰：用六永贞,以大终也。《文言》曰：坤至柔而动也刚,至静而德方,后得主而有常,含万物而化光。坤道其顺乎,承天而时行。积善之家必有余庆,积不善之家必有余殃。臣弑其君,子弑其父,非一朝一夕之故,其所由来者渐矣,由辩之不早辩也。《易》曰：履霜,坚冰至,盖言顺也。直,其正也,方,其义也。君子敬以直内,义以方外,敬义立而德不孤。直、方、大,不习无不利,则不疑其所行也。阴虽有美,含之以从王事,弗敢成也。地道也,妻道也,臣道也,地道无成而代有终也。天地变化,草木蕃。天地闭,贤人隐。《易》曰：括囊,无咎无誉,盖言谨也。君子黄中通理,正位居体,美在其中而畅于四支,发于事业,美之至也。阴疑于阳必战,为其嫌于无阳也,故称龙焉。犹未离其类也,故称血焉。夫玄黄者,天地之杂也,天玄而地黄。

（3）阴阳：《素问·六节藏象论》脾、胃、大肠、小肠、三焦、膀胱者,仓廪之本,营之居也,名曰器,能化糟粕,转味而入出者也,此至阴之类。《素问·金匮真言论》：阴中之至阴,脾也。

（4）五行：脾五行为土。《尚书·洪范》：土曰稼穑。稼穑,化生长养之征。《说文解字·土部》：土,地之吐生物者也。《白虎通义·五行》：土,主吐含万物。土之为言,吐也。天五生土,地十成之。土生金,火生土;土克水,木克土。脾土喜燥恶湿：脾为太阴湿土之脏,胃为阳明燥土之腑。《临证指南医案·卷二》曰：太阴湿土,得阳始运;阳明燥土,得阴自安,此脾喜刚燥.胃喜柔润也。湿喜归脾者,以其同气相感故也。脾喜燥恶湿,与胃喜润恶燥相对而言。脾能运化水湿,以调节体内水液代谢的平衡:脾虚不运则最易生湿,而湿邪过胜又最易困脾。脾主湿而恶湿,因湿邪伤脾,脾失健运而水湿为患者,称为湿困脾土,可见头重如裹、脘腹胀闷、口黏不渴等症。若脾气虚弱,健运无权而水湿停聚者,称脾虚生湿,可见肢倦、纳呆、脘腹胀满、痰饮、泄泻、水肿等。总之,脾具有恶湿的特性,并且对于湿邪有特殊的易感性。脾宜升则健:升有下者上行,升浮向上之义。五脏各有升降,心肺在上,在上者宜降;肝肾在下,在下者宜升;脾胃居中,在中者能升能降。五脏气机升降相互作用,形成了机体升降出入气化活动的整体性,维持着气机升降出入的动态动衡。脾升胃降,为人体气机上下升降的枢纽。脾性主升,是指脾的气机运动形式以升为要。

(5)四时:《素问·六节藏象论》曰:脾、胃、大肠、小肠、三焦、膀胱者,仓廪之本,营之居也,名曰器,能化糟粕,转味而入出者也,通于土气。脾气与长夏相应。脾主长夏,脾气旺于长夏,脾脏的生理功能活动,与长夏的阴阳变化相互通应。此外,脾与中央方位、湿、土、黄色、甘味等有内在联系。脾运湿又恶湿,若脾为湿困,运化失职,可引起胸脘痞满、食少体倦、大便溏薄、口甜多涎、舌苔滑腻等,反映了脾与湿的关系。故长夏之时,处方遣药,常常加入藿香、佩兰等芳香化浊醒脾燥湿之品。此外,脾为后天之本,气血生化之源,脾气虚弱则会出现倦怠乏力、食欲不振等,临床治疗脾虚多选用党参、黄芪、白术、扁豆、大枣、饴糖等甘味之品,这体现脾与肝的关系。

(6)五运:脾为甲己土运。甲己之岁土运统之。甲年己年为土主一年大运。甲年为土大运太过,己年为土大运不及。60年中,六个甲年为土大运太过雨湿流行,六个己年为土大运不及风乃大行。五运分主一年主运,分平气、太过、不及三纪。土主运平气曰备化,土主运不及曰卑监,土主运太过曰敦阜。《素问·五常政大论》曰:备化之纪,气协天休,德流四政,五化齐修。其气平,其性顺,其用高下,其化丰满,其类土,其政安静,其候溽蒸,其令湿,其脏脾,脾其畏风;其主口,其谷稷,其果枣,其实肉,其应长夏,其虫倮,其畜牛,其色黄,其养肉,其病否,其味甘,其音宫,其物肤,其数五。卑监之纪,是谓减化。化气不令,生政独彰,长气整,雨乃愆,收气平,风寒并兴,草木荣美,秀而不实成而秕也。其气散,其用静定,其动疡涌,分溃痈肿,其发濡滞,其脏脾,其果李栗,其实濡核,其谷豆麻,其味酸甘,其色苍黄,其畜牛犬,其虫倮毛,其主飘怒振发,其声宫角,其病流满否塞,从木化也。少宫与少角同,上宫与正宫同,上角与正角同,其病飧泄,邪伤脾也。振拉飘扬,则苍干散落,其眚四维,其主败折,虎狼清气乃用,生政乃辱。敦阜之纪,是为广化。厚德清静,顺长以盈,至阴内实,物化充成。烟埃朦郁,见于厚土,大雨时行,湿气乃用,燥政乃辟。其化圆,其气丰,其政静,其令周备,其动濡积并稽,其德柔润重淖,其变震惊,飘骤崩溃,其谷稷麻,其畜牛犬,其果枣李,其色黔玄苍,其味甘咸酸,其象长夏,其经足太阴阳明,其脏脾肾,其虫倮毛,其物肌核,其病腹满,四支不举,大风迅至,邪伤脾也。

(7)六气:丑未太阴湿土司令,脾主丑未太阴湿土。丑未之上太阴主之,太阴之上湿气主之。丑未之年太阴湿土司令,主气四之气司全年主气。《六气正化对化图》所示,丑未相对。未与丑均为湿土,未居西南,月建六月,六月长夏,湿土旺季,故未为正化。丑居东北,月建十二月,东北方十二月的丑,与西南方六月的未遥遥相对,西南方未主太阴湿土之时,东北方丑与未相对,成太阴湿土之主,故丑为太阴湿土对化。正化主气令之实,主气有余也。对化主气令之虚,主气不足也。丑未之年太阴湿土司天,客气顺序为为少阴君火为初之气,少阳相火为二之气,太阴湿土司天为三之气,阳明燥金为四之气,太阳寒水为五之气,厥阴风木在泉为终之气。丑未太阴湿土司天,厥阴风木在泉。《素问·六元正纪大论》曰:凡此太阴司天之政,气化运化运行后天。阴专其政,阳气退避,大风时起,天气下降,地气上腾,原野昏霧、白埃四起,云奔南极,寒雨数至,物成于差夏。民病寒湿,腹满,身膜愤胕肿,痞逆,寒厥拘急。湿寒合德,黄黑埃昏,流行气交,上应镇星辰星。其政肃,其令寂,其谷黔玄。故阴凝于上,寒积于下,寒水胜火则为冰雹;阳光不治,杀气乃行。故有余宜高,不及宜下,有余宜晚,不及宜早。土之利气之化也。民气亦从之,间谷命其太也。初之气,地气迁,寒乃去,春气正,风乃来,生布万物以荣,民气条舒,风湿相薄,雨乃后。民病血溢,筋络拘强,关节不利,身重筋萎。二之气,大火正,物承化,民乃和。其病温厉大行,远近咸若,湿蒸相薄,雨乃时降。三之气,天政布,湿气降,地气腾,雨乃时降,寒乃随之,感于寒湿,则民病身重、胕肿、胸腹满。四之气,畏火临,溽蒸化,地气腾,天气否隔,寒风晓暮,蒸热相薄,草木凝烟,湿化不流,则白露阴布,以成秋令。民病腠理热,血暴溢、疟、心腹满热、胪胀、甚则胕肿。五之气,惨令已行,寒露下,霜乃早降,草木黄落,寒气及体,君子周密,民病皮腠。终之气,寒大举、湿大化、霜乃积、阴乃凝、水坚冰、阳光不治。感于寒,则病人关节禁固,腰椎痛,寒湿推于气交而为疾也。必折其郁气,而取化源,益其岁气,无使邪胜。食岁谷以全其真,食间谷以保其精。故岁宜以苦燥之温之。甚者发之泄之,不发不泄,则湿气外溢,肉溃皮折,而水血交流。必赞其阳火,令御甚寒,从气异同,少多其判也。同寒者以热化,同湿者以燥化;异者少之,同者多之。用凉远凉,用寒远寒,用温远温,用热远热,食宜同法。假者反之,此其道也。反是者病也。

(8)脾主消化:脾主消化即脾主运化。运,即转运输送,化,即消化吸收。脾主运化,指脾具有将水谷化为精微,并将精微物质转输至全身各脏腑组织的功能。饮食物的消化和营养物质的吸收、转输,是在脾胃、肝胆、大小肠等多个脏腑共同参与下的一个复杂的生理活动,其中脾起主导作用:脾的运化功能主要依赖脾气升清和脾阳温煦的作用:脾宜升则健。《医学三字经·附录·脏腑》曰:人纳水谷,脾气化而上升;《四圣心源》曰:脾升而善磨,水谷入胃,全赖脾阳为之运化。故《医原》曰:脾有一分之阳,能消一分之水谷;脾有十分之阳,能消十分之水谷。脾的运化功能,统而言之曰运化水谷,分而言之,则包括运化水谷和运化水液两个方面。水谷,泛指各种饮食物。脾运化水谷,是指脾对饮食物的消化吸收作用。脾运化水谷的过程为:一是胃初步腐熟消化的饮食物,经小肠的泌别清浊作用,通过脾的磨谷消食作用使之化为水谷精微又称水谷精气;二是吸收水谷精微并将其转输至全身;三是将水谷精微上输心肺而化为气血等重要生命物质。概言之,脾主运化水谷,包括了消化水谷、吸收转输精微并将精微转化为气血的重要生理作用。饮食入胃后,对饮食物的消化和吸收,实际上是在胃和小肠内进行的。《类经·藏象类》曰:脾主运化,胃司受纳,通主水谷。胃主受纳水谷,并对饮食物进行初步消化,通过幽门下移于小肠作进一步消化。但必须依赖脾的磨谷消食作用,才能将水谷化生为精微。《医述》引《医参》曰:脾之所以消磨水谷者,非为磨之能耆,杵之能春也,以气吸之,而食物不坠焉耳。食物入胃,有气有质,质欲下达,气欲上升,与胃气熏蒸,气质之去留各半,得脾气一致,则胃气有助,食物之精得以尽留,至其有质无气,乃纵之使去,幽门开而糟粕弃矣。食物经过消化吸收后,其水谷精微又靠脾的转输和散精作用而上输于肺,由肺脏注入心脉化为气血,再通过经脉输送全身,以营养五脏六腑、四肢百骸,以及皮毛、筋肉等各个组织器官。《医权初编》曰：饮食先入于胃，俟脾胃运化，其精微上输于肺，肺气传布各所当入之脏，浊气下入大小肠，是脾胃为分金炉也。总之，五脏六腑维持正常生理活动所需要的水谷精微，都有赖于脾的运化作用。由于饮食水谷是人出生之后维持生命活动所必需的营养物质的主要来源，也是生成气血的物质基础。饮食水谷的运化则是由脾所主，所以说脾为后天之本，气血生化之源。《医宗必读·肾为先天本脾为后天本论》曰：一有此身，必资谷气，谷入于胃，洒陈于六腑而气至，和调于五脏而血生，而人资之以为生者，故曰后天之本在脾。但五味人口，藏于胃，脾为之行其精气。人以水谷为本，脾胃为水谷之海，故又云脾胃为后天之本，气血生化之源。这一理论在养生防病方面，具有重要指导意义。脾主运化水湿又称运化水液，是指脾对水液的吸收和转输，调节人体水液代谢的作用，即脾配合肺、肾、三焦、膀胱等脏腑，调节、维持人体水液代谢平衡的作用。脾主运化水湿是调节人体水液代谢的关键环节。在人体水液代谢过程中，脾在运输水谷精微的同时，还把人体所需要的津液，通过心肺而运送到全身各组织中去，以起到滋养濡润作用，又把各组织器官利用后的水液，及时地转输给肾，通过肾的气化作用形成尿液，送到膀胱，排泄于外，从而维持体内水液代谢的平衡。脾居中焦，为人体气机升降的枢纽，故在人体水液代谢过程中起着重要的枢纽作用。因此，脾运化水湿的功能健旺，既能使体内各组织得到水液的充分濡润，又不致使水湿过多而潴留。反之，如果脾运化水湿的功能失常，必然导致水液在体内的停滞，而产生水湿、痰饮等病理产物，甚则形成水肿。《素问·至真要大论》曰：诸湿肿满，皆属于脾。这也就是脾虚生湿、脾为生痰之源和脾虚水肿的发生机制。

脾主升清。升，指上升和输布；清，指精微物质。脾主升清是指脾具有将水谷精微等营养物质吸收并上输于心、肺、头目，再通过心肺的作用化生气血，以营养全身，并维持人体内脏位置相对恒定的作用。这种运化功能的特点是以上升为主，故曰：脾气主升。脾气上升的主要是精微物质。脾之升清，是和胃之降浊相对而言。脾宜升则健，胃宜降则和。脾气主升与胃气主降形成了升清降浊的一对矛盾，它们既对立又统一，共同完成饮食物之消化吸收和输布。另一方面，脏腑之间的升降相因、协调平衡是维持人体内脏位置相对恒定的重要因素。脾气之升可以维持内脏位置之恒定而不下垂。脾的升清功能正常，水谷精微等营养物质才能正常吸收和输布，气血充盛，人体的生机盎然。同时，脾气升发，又能使机体内脏不致下垂。如脾气不能升清，则水谷不能运化，气血生化无源，可出现神疲乏力、眩晕、泄泻等症状。脾气下陷又称中气下陷，可见久泄脱肛甚或内脏下垂等。

(9) 开窍于口：口指口腔，下连食道，为消化管的起始部分。口是饮食物摄入的门户，食物经咽至食道。口为脾之外窍，唇为脾之外候，《灵枢·五阅五使》曰：口唇者，脾之官也；《灵枢·脉度》曰：脾气通于口，脾和则能知五谷矣。

(10) 在体为肉：肉即肌肉组织。丰厚肌肉称䐃或肉䐃，《类经·脏象类》曰：䐃，肉之聚也。肌肉之间互相接触的缝隙或凹陷部位称为溪谷，为体内气血汇聚之所，亦是经气所在之处。大的缝隙处称谷，小的凹陷处称溪。《素问·气穴论》曰：肉之大会为谷，肉之小会为溪。全身肌肉依赖脾主运化水谷精微滋养，故称脾主肌肉。《素问·痿论》曰：脾主身之肌肉。《黄帝内经素问集注》曰：脾主运化水谷之精，以生养肌肉，故合肉。《中藏经》曰：脾者肉之本，脾气已失则肉不荣。《脾胃论》曰：脾胃俱旺则能食而肥，脾胃俱虚则不能食而瘦。现代生理学研究表明：运动系统的肌肉属于横纹肌，由于绝大部分附着于骨,故又名骨骼肌。每块肌肉都是具有一定形态、结构和功能的器官,有丰富的血管、淋巴分布,在躯体神经支配下收缩或舒张,进行随意运动。肌肉具有一定的弹性,被拉长后,当拉力解除时可自动恢复到原来的程度。肌肉的弹性可以减缓外力对人体的冲击。肌肉内还有感受本身体位和状态的感受器,不断将冲动传向中枢,反射性地保持肌肉的紧张度,以维持体姿和保障运动时的协调。

(11)脾主统血:统血,统是统摄、控制的意思。脾主统血,指脾具有统摄血液,裹血于脉中运行,使之在经脉中运行而不溢于脉外的功能。《名医汇粹》曰:脾统诸经之血,《沈注金匮要略》曰:人五脏六腑之血,全赖脾气统摄。脾气能够统摄周身血液,使之正常运行而不致溢于血脉之外。脾统血的作用是通过气摄血作用来实现的。脾为气血生化之源,气为血帅,血随气行。脾的运化功能健旺,则气血充盈,气能摄血;气旺则固摄作用亦强,血液也不会逸出脉外而发生出血现象。反之,脾的运化功能减退,化源不足,则气血虚亏,气虚则统摄无权,血离脉道,从而导致出血。由此可见,脾统血,实际上是气对血作用的具体体现,《医碥·血》所谓脾统血者,则血随脾气流行之义也。但脾之统血与脾阳也有密切关系。《血证论·脏腑病机论》曰:脾统血,血之运行上下,全赖于脾。脾阳虚,则不能统血。因脾失健运,阳气虚衰,不能统摄血液,血不归经而导致出血者称为脾不统血,临床上表现为皮下出血、便血、尿血、崩漏等,尤以下部出血多见。

脾主生血:脾为后天之本,气血生化之源。脾运化的水谷精微是生成血液的主要物质基础。故《景岳全书·血证》曰:血,源源而来,生化于脾。脾运化的水谷精微,经过气化作用生成血液。脾气健运,化源充足,气血旺盛则血液充足。若脾失健运,生血物质缺乏,则血液亏虚,出现头晕眼花,面、唇、舌、爪甲淡白等血虚征象。脾不仅能够生血,而且还能摄血,具有生血统血的双重功能。《金匮翼》曰:脾统血,脾虚则不能摄血;脾化血,脾虚则不能运化,是皆血无所主,因而脱陷妄行。

(12)其识为意:脾藏意。意,忆的意思,又称为意念。意就是将从外界获得的知识经过思维取舍,保留下来形成回忆的印象。《灵枢·本神》曰:心有所忆谓之意。《类经·脏象类》曰:一念之生,心有所向而未定者曰意。脾藏意,指脾与意念有关,《灵枢·本神》曰:脾藏营,营含意。脾气健运,化源充足,气血充盈,髓海得养,即表现出思路清晰,意念丰富,记忆力强;反之,脾的功能失常,《中西汇通医经精义·上卷》所谓脾阳不足则思虑短少,脾阴不足则记忆多忘。

(13)其情为思:脾在志为思:思考是人类重要意识内容。思虑过度或所思不遂影响机体正常生理活动。脾气健运,化源充足,气血旺盛,则思虑、思考等心理活动正常。若脾虚则易不耐思虑,思虑太过又易伤脾,《素问·阴阳应象大论》所谓思伤脾。

(14)在液为涎:唾液中较清稀的称作涎,涎为脾之液,廉泉为涎之道路。《素问·宣明五气》曰五脏化液,脾为涎。涎为口津,具有保护和清洁口腔的作用。进食时涎分泌较多,还可湿润和溶解食物,使之易于吞咽和消化。涎液上行于口但不溢于口外。脾胃不和,则往往导致涎液分泌急剧增加,而发生口涎自出等现象,故脾在液为涎。

(15)其华在唇:唇指口唇,位于口之前端,有上唇下唇之分。《灵枢·五阅五使》曰:口唇者脾之官也。《普济方》曰:唇为脾余,《医学传真》曰:口为脾窍,内外唇肉脾所主也。

(16)表里于胃:脾与胃相毗邻,足太阴脾经与足阳明胃经相互络属,脾与胃相表里。

(17) 经络：足太阴脾经。《灵枢·经脉》曰：脾足太阴之脉起于大趾之端，循趾内侧白肉际，过核骨后，上内踝前廉，上踹内，循胫骨后，交出厥阴之前，上膝股内前廉，入腹，属脾，络胃，上膈，挟咽，连舌本，散舌下；其支者，复从胃，别上膈、注心中。

表 6 - 3　脾脏功能列表

天人合一	八卦	阴阳	五行	五运	六气	四时	生理1	生理2	五志	七情	五体	五官	五液	五华	表里六腑	经络
月亮地湿脾脏	坤卦	阴中至阴	土	土运	湿	长夏	消化	统血	意	思	肉	口	涎	唇	胃	足太阴脾经

4. 肝脏功能

(1) 天人合一：在天为风，在地为木，在人为肝，天人合一。《素问·阴阳应象大论》曰：东方生风，风生木，木生酸，酸生肝，肝生筋，筋生心，肝主目。神在天为风，在地为木，在体为筋，在脏为肝，在窍为目，在味为酸，在色为苍，在音为角，在声为呼，在变动为握，在志为怒。怒伤肝，悲胜怒，风伤筋，燥胜风，酸伤筋，辛胜酸。黄元御《素问悬解》注：在天为风，在地为木，在人为肝，肝者，人之风木也。筋生心，木生火也。握，筋缩手卷也。悲胜怒，金克木也，燥胜风、辛胜酸亦同。

(2) 太极八卦：太极八卦为震巽两卦。卦形：☳、☴。《易》：震卦，亨。震来虩虩，笑言哑哑，震惊百里，不丧匕鬯。爻辞：初九，震来虩虩，后笑言哑哑，吉。六二，震来厉，亿丧贝，跻于九陵，勿逐，七日得。六三，震苏苏，震行无眚。九四，震遂泥。六五，震往来，厉，意无丧，有事。上六，震索索，视矍矍，征凶。震不于其躬，于其邻，无咎。婚媾有言。《象》曰：震亨，震来虩虩，恐致福也。笑言哑哑，后有则也。震惊百里，惊远而惧迩也。[不丧匕鬯]，出可以守宗庙社稷，以为祭主也。《象》曰：洊雷，震；君子以恐惧修省。震来虩虩，恐致福也。笑言哑哑，后有则也。震来厉，乘刚也。震苏苏，位不当也。震遂泥，未光也。震往来厉，危行也。其事在中，大无丧也。震索索，中未得也。虽凶无咎，畏邻戒也。《易》：巽卦，小亨。利有攸往。利见大人。爻辞：初六，进退，利武人之贞。九二，巽在床下，用史巫纷若，吉，无咎。九三，频巽，吝。六四，悔亡，田获三品。九五，贞吉，悔亡，无不利，无初有终。先庚三日，后庚三日，吉。上九，巽在床下，丧其资斧，贞凶。《象》曰：重巽以申命，刚巽乎中正而志行。柔皆顺乎刚，是以小亨，利有攸往，利见大人。《象》曰：随风，巽；君子以申命行事。进退，志疑也。利武人之贞，志治也。纷若之吉，得中也。频巽之吝，志穷也。田获三品，有功也。九五之吉，位正中也。巽在床下，上穷也。丧其资斧，正乎凶也。

(3) 阴阳：《素问·六节藏象论篇》：肝者，为阳中之少阳。《素问·金匮真言论》：阴中之阳，肝也。

(4) 五行：为木：《尚书·洪范》：木曰曲直。曲直，舒展条达之征。《说文解字·木部》：木，冒也。冒地而生，东方之行。《白虎通义·五行》：木之为言触也。阳气动跃，触地而出也。地四生金，天九成之。金生水，土生金；金克木，火克金。天三生木地八成之。木生火，水生木；木克土，金克木。

(5) 五运：为丁壬木运。肝为己亥木运。己亥之岁，木运统之。己年亥年为木运。己年为木运太过，亥年为木运不及。60 年中，六个己年为木运太过风气流行，六个亥年为木运不及燥乃大行。五运分主一年主运，分平气、太过、不及三纪。木主运平气曰木曰敷和，木主运不及曰委和，木主运太过曰发生。《素问·五常政大论》曰：敷和之纪，木德周行，阳舒阴布，五化宣平。其气端，其性随，其用曲直，其化生荣,其类草木,其政发散,其候温和,其令风,其脏肝,肝其畏清;其主目,其谷麻,其果李,其实核,其应春,其虫毛,其畜犬,其色苍;其养筋,其病里急支满,其味酸,其音角,其物中坚,其数八。委和之纪,是谓胜生,生气不政,化气乃扬,长气自平,收令乃早,凉雨时降,风云并兴,草木晚荣,苍干凋落,物秀而实,肤肉内充。其气敛,其用聚,其动缅泪拘缓,其发惊骇,其脏肝,其果枣李,其实核壳,其谷稷稻,其味辛酸,其色白苍,其畜犬鸡,其虫毛介,其主雾露凄怆,其声角商,其病摇动注恐,从金化也。少角与判商同,上角与正角同,上商与正商同。其病支废痈肿疮疡,其甘虫,邪伤肝也。上宫与正宫同。萧瑟肃杀,则炎赫沸腾,眚于三,所谓覆也,其主飞蠹蛆雉。乃为雷廷。发生之纪,是为启陈。土疏泄,苍气达,阳和布化,阴气乃随,生气淳化,万物以荣。其化生,其气美,其政散,其令条舒,其动掉眩巅疾,其德鸣靡启坼,其变振拉摧拔,其谷麻稻,其畜鸡犬,其果李桃,其色青黄白,其味酸甘辛,其象春,其经足厥阴少阳,其脏肝脾,其虫毛介,其物中坚外坚,其病怒。太角与上商同。上徵则其气逆,其病吐利。不务其德,则收气复,秋气劲切,甚则肃杀,清气大至,草木凋零,邪乃伤肝。

(6)六气:巳亥厥阴风木司令,肝主巳亥风木。巳亥之上厥阴主之,厥阴之上风气主之。巳亥之年厥阴风木司令,主气初之气司全年主气。如《六气正化对化图》所示,巳亥相对。亥与巳均为风木,十月建亥,为水令之孟冬月,水能生木,为木之母,故亥为正化。四月建巳,孟夏月与孟冬月遥遥相对,故巳为对化。正化为气令之实,主气有余也。对化主气令之虚,主气不足也。巳亥之年厥阴风木司天,太阴湿土在泉。客气顺序为阳明燥金为初气,太阳寒水为二气,厥阴风木司天为三气,少阴君火为四之气,少阳相火为五气,太阴湿土在泉为六气。《六元正纪大论篇》曰:凡此厥阴司天之政,气化运行后天,诸同正岁,气化运行同天,天气扰,地气正,风生高远,炎热从之,云趋雨府,湿化乃行,风火同德,上应岁星,荧惑。其政挠,其令速,其谷苍丹,间谷言太者。其耗文角品羽。风燥火热,胜复更作,蛰虫来见,流水不冰,热病行于下,风病行于上,风燥胜复,形于中。初之气,寒始肃,杀气方至,民病寒于右之下。二之气,寒不去,华雪水冰,杀气施化,霜乃降,名草上焦,寒雨数至。阳复化,民病热于中。三之气,天政布,风乃时举。民病泣出,耳鸣掉眩。四之气,溽暑湿热相薄,争于左之上。民病黄瘅而为胕肿。五之气,燥湿更胜,沉阴乃布,寒气及体,风雨乃行。终之气,畏火司令,阳乃大化,蛰虫出现,流水不冰,地气大发,草乃生,人乃舒。其病温厉。必折其郁气,资其化源,赞其运气,无使邪胜。岁宜以辛调上,以咸调下,畏火之气,无妄犯之。用温远温,用热远热,用凉远凉,用寒远寒,食宜同法。有假反常,此之道也。反是者病。

(7)四时:《素问·六节藏象论》肝者,通于春气。《群芳谱》对立春解释为:立,始建也。春气始而建立也。《素问·四气调神论》春三月,此为发陈。天地俱生,万物以荣,夜卧早起,广步于庭,被发缓形,以使志生,生而勿杀,予而勿夺,赏而勿罚,此春气之应,养生之道也;逆之则伤肝,夏为寒变,奉长者少。逆春气则少阳不生,肝气内变。

(8)肝主疏泄:肝主疏泄是指肝具有疏通、舒畅、条达以保持全身气机疏通畅达,通而不滞,散而不郁的作用。肝主疏泄是保证机体多种生理功能正常发挥的重要条件。疏,即疏通,疏导。泄,即升发,发泄。疏泄,升发发泄,疏通。"疏泄"一词,始见于《素问·五常政大论》:土疏泄,苍气达,与土得木而达同义。《格致余论·阳有余阴不足论》明确地提出司疏泄者肝也的观点。肝主疏泄的生理功能,总的是关系到人体全身的气机调畅。气机,即气的升降出入运动。升降出入是气化作用的基本形式。人体是一个不断发生着升降出入的气化作用的机体。气化作用的升降出人过程是通过脏腑的功能活动而实现的。人体脏腑经络、气血津液、营卫阴阳，无不赖气机升降出入而相互联系，维持其正常的生理功能。肝的疏泄功能，对全身各脏腑组织的气机升降出入之间的平衡协调，起着重要的疏通调节作用。《读医随笔》曰：凡脏腑十二经之气化，皆必借肝胆之气化以鼓舞之，始能调畅而不病。因此，肝的疏泄功能正常，则气机调畅、气血和调、经络通利，脏腑组织的活动也就正常协调。

促进消化吸收：脾胃是人体主要的消化器官。胃主受纳，脾主运化。肝主疏泄是保持脾胃正常消化吸收的重要条件。肝对脾胃消化吸收功能的促进作用，是通过协调脾胃的气机升降，和分泌、排泄胆汁而实现的。

协调气机升降：胃气主降，受纳腐熟水谷以输送于脾；脾气主升，运化水谷精微以灌溉四旁。脾升胃降构成了脾胃的消化运动。肝的疏泄功能正常，是保持脾胃升降枢纽能够协调不紊的重要条件。肝属木，脾胃属土，土得木而达。《血证论·脏腑病机论》曰：木之性主乎疏泄。食气入胃，全赖肝木之气以疏泄之，则水谷乃化。设肝不能疏泄水谷，渗泄中满之证在所难免。可见，饮食的消化吸收与肝的疏泄功能有密切关系，故肝的疏泄功能，既可以助脾之运化，使清阳之气升发，水谷精微上归于肺，又能助胃之受纳腐熟，促进浊阴之气下降，使食糜下达于小肠。若肝失疏泄，犯脾克胃，必致脾胃升降失常，临床上除具肝气郁结的症状外，既可出现胃气不降的嗳气脘痞、呕恶纳减等肝胃不和症状，又可现脾气不升的腹胀、便溏等肝脾不调的症状。《知医必辨》曰：肝气一动，即乘脾土，作痛作胀，甚则作泻，又或上犯胃土，气逆作呕，两胁痛胀。

分泌排泄胆汁：胆附于肝，内藏胆汁，胆汁具有促进消化的作用。胆汁是肝之余气积聚而成。诚如《脉诀刊误·卷上》戴起宗所说：胆之精气，则因肝之余气溢人于胆，故胆藏在短叶间，相并而居，内藏精汁三合，其汁清净。可见，胆汁来源于肝，贮藏于胆，胆汁排泄到肠腔内，以助食物的消化吸收。《医原》曰：凡入食后，小肠饱满，肠头上逼胆囊，胆汁渍入肠内，利传渣滓。肝的疏泄功能正常，则胆汁能正常地分泌和排泄，有助于脾胃的消化吸收功能。如果肝气郁结，影响胆汁的分泌和排泄，可导致脾胃的消化吸收障碍，出现胁痛、口苦、纳食不化，甚至黄疸等。脾为阴中之至阴非阴中之阳不升，土有敦厚之性非曲直之木不达。肝气升发，疏达中土，以助脾之升清运化，胃之受纳腐熟。

维持气血运行：肝的疏泄能直接影响气机调畅。只有气机调畅，才能充分发挥心主血脉、肺助心行血、脾统摄血液的作用，从而保证气血的正常运行。所以肝气舒畅条达，血液才得以随之运行，藏泄适度。《风劳臌膈四大证治》曰：血随气行，周流不停。血之源头在于气，气行则血行，气滞则血瘀。若肝失疏泄，气机不调，必然影响气血的运行。如气机阻滞，则气滞而血瘀，则可见胸胁刺痛，甚至瘕积、肿块、痛经、闭经等。若气机逆乱，又可致血液不循常道而出血。《格致余论》所谓血为气之配，气热则热，气寒则寒，气升则升，气降则降，气凝则凝，气滞则滞。

调节水液代谢：水液代谢的调节主要是由肺、脾、肾等脏腑共同完成的，但与肝也有密切关系。因肝主疏泄，能调畅三焦的气机，促进上中下三焦肺、脾、肾三脏调节水液代谢的机能，即通过促进脾之运化水湿、肺之布散水津、肾之蒸化水液，以调节水液代谢。三焦为水液代谢的通道。《类经》曰：上焦不治则水犯高源，中焦不治则水留中脘，下焦不治则水乱二便。三焦气治则脉络通而水道利。三焦职司决渎有赖肝气疏泄。肝气疏泄,气机调畅,则三焦气治,水道通利。气顺则一身之津液亦随之而顺,故《血证论·阴阳水火气血论》曰:气行水亦行。肝失疏泄,三焦气机阻滞,气滞则水停,痰饮、水肿蜂起。故《医经溯洄集·小便原委论》曰:水者气之子,气者水之母。气行则水行,气滞则水滞。

调节性腺生殖:肝主疏泄调节冲任主宰经带胎产,女子有余于气而不足于血。冲为血海,肝亦为血海。肝气正常疏泄,则任脉通利,太冲脉盛,月经应时而下,故能妊娠孕育,分娩顺利。肝失疏泄冲任失调气血不和则月经不调、带下异常、宫冷不孕、早产难产。精室为男子藏精之处。肝气调节精室开合疏泄,《格致余论·阳有余阴不足论》曰:主闭藏者肾也,司疏泄者肝也。肝之疏泄与肾之闭藏协调平衡,则精室开合适度,精液排泄有节,使男子的性与生殖功能正常。若肝之疏泄失常,必致开合疏泄失度,阳痿、精少、梦遗、不育。《类经·藏象类》曰:肝为阴中之阳,其脉绕阴器,强则好色,虚则妒阴,时憎女子。

(9)在体为筋:筋是肌腱和韧带,是联结肌肉与骨和关节的坚韧刚劲组织,具有约束和保护骨节肌肉等运动器官的作用。《素问·五脏生成论》曰诸筋者皆属于节,《素问·痿论》曰肝主身之筋膜,宗筋主束骨而利机关也。故肝为罢极之本。《圣济总录·伤折门》曰诸筋从骨,连续缠固,手所以能摄,足所以能步,凡厥运动,罔不顺从。

(10)肝主藏血:肝藏有贮藏血液调节血量的作用,故有肝主血海之称。机体活动剧烈或情绪激动时人体各部分的血液需要量相应增加,安静休息及情绪稳定时人体各部的血液需要量相应减少,肝脏调节血量以适应人体不同状态的生理需求。所谓人动则血运于诸经,人静则血归于肝脏。肝主疏泄又主藏血,藏血是疏泄的物质基础,疏泄是藏血的功能表现。肝的疏泄全赖血之濡养作用,又赖肝之功能正常才能发挥其作用。所以肝的疏泄与藏血功能之间有着相辅相成的密切的关系。肝主疏泄,气机调畅,则血能正常地归藏和调节。血液的运行不仅需要心肺之气的推动和脾气的统摄,而且还需要肝气的调节才能保证气机的调畅而使血行不致瘀滞,故称肝为女子之先天。

(11)其识为魂:肝藏魂。魂,一是指能伴随心神活动而作出较快反应的思维意识活动,《灵枢·本神》曰:随神往来者谓之魄。《类经·脏象类》曰:魂之为言,如梦寐恍惚,变幻游行之境,皆是也。肝主疏泄及藏血,肝气调畅,藏血充足,魂随神往,魂的功能便可正常发挥,《灵枢·本神》所谓肝藏血,血舍魂。如果肝失疏泄或肝血不足,魂不能随神活动,就会出现狂乱、多梦、夜寐不安等症。魂和魄均属于人体精神意识的范畴。但魂是后天形成的有意识的精神活动,魄是先天获得的本能的感觉和动作。《类经·脏象类》曰:魄对魂而言,则魂为阳而魄为阴。

(12)其情为怒:肝在志为怒。怒是人类重要意识内容。当怒则怒,怒而有节,未必为害。若怒而无节,则它对于机体的生理活动是属于一种不良的刺激,可使气血逆乱,阳气升发。肝为刚脏,主疏泄,其气主动主升,体阴而用阳。《灵枢·百病始生》曰:忿怒伤肝。调节精神情志:情志,即情感、情绪,是指人类精神活动中以反映情感变化为主的一类心理过程。中医学的情志属狭义之神的范畴,包括喜、怒、忧、思、悲、恐、惊,亦称之为七情。肝通过其疏泄功能对气机的调畅作用,可调节人的精神情志活动。《素问·灵兰秘典论》曰:肝主谋虑。谋虑就是谋思虑,深谋熟虑。肝主谋虑就是肝辅佐心神参与调节思维、情绪等神经精神活动的作用。在正常生理情况下,肝的疏泄功能正常,肝气升发,既不亢奋,也不抑郁,舒畅条达,则人就能较好地协调自身的精神情志活动,表现为精神愉快,心情舒畅,理智清朗,思维灵敏,气和志达,血气和平。若肝失疏泄,则易于引起人的精神情志活动异常。疏泄不及,则表现为抑郁寡欢、多愁善虑等。疏泄太过,则表现为烦躁易怒、头胀头痛、面红目赤等。《柳州医话》曰:七情之病,必由肝起。宋·高以孙《纬略卷十》曰:神者气之子,气者神之母,形者神之室。气清则神畅,气浊则神昏,气乱则神去。肝主疏泄失常与情志失常,往往互为因果。肝失疏泄而情志异常,称之为因郁致病。因情志异常而致肝失疏泄,称之为因病致郁。

(13) 开窍于目:目即眼睛,又称精明。眼由眼球、视路和附属器组成,为视觉器官。《医宗金鉴·刺灸心法要诀》曰:目者司视之窍也。《灵枢·大惑论》曰:五脏六腑之精,皆上注于目而为之精。肝开窍于目,《灵枢·脉度》曰:肝气通于目,肝和则能辨五色矣;《素问·五脏生成》曰:肝受血而能视。

(14) 其华在爪:爪包括指甲和趾甲。《灵枢·本脏》称爪为筋之余,肝应爪。《素问·五脏生成》曰肝之合筋也,其荣爪也。

(15) 在液为泪:泪腺分泌的液体称泪。泪水除湿润角膜和结膜防止干燥外,尚有消毒和杀菌作用。泪的主要成分是血液中的水分。水从泪腺中排出后,进入位于结膜内的泪囊。然后再排入泪管。泪水的分泌物量一般为足够湿润结膜与角膜表面,防止干燥为宜。《素问·宣明五气》曰五脏化液,肝为泪。肝开窍于目,泪为肝之液,泪从目出。肝阴血不足泪液分泌减少,两目干涩;肝经湿热,可见目眵增多,迎风流泪等。

(16) 表里于胆:肝胆解剖部位邻近,肝经与胆经相互络属,肝胆相表里。

(17) 经络:足厥阴肝经。《灵枢·经脉》曰:肝足厥阴之脉,起于大趾丛毛之际,上循足跗上廉,去内踝一寸,上踝八寸,交出太阴之后,上腘内廉,循股阴,入毛中,过阴器,抵小腹,挟胃,属肝,络胆,上贯膈,布胁肋,循喉咙之后,上入颃颡,连目系,上出额,与督脉会于巅;其支者,从目系下颊里,环唇内;其支者,复从肝,别贯膈,上注肺。

表 6-4 肝脏功能列表

天人合一	八卦	阴阳	五行	五运	六气	四时	生理1	生理2	五志	七情	五体	五官	五液	五华	表里六腑	经络
天风地木人肝	震巽	阴中之阳	木	木运	风	春	疏泄	藏血	魂	怒	筋	目	泪	爪	胆	足厥阴肝经

5. 肾脏功能

(1) 天人合一:在天为寒,在地为水,在人为肾,天人合一。《素问·阴阳应象大论》曰:北方生寒,寒生水,水生咸,咸生肾,肾生骨髓,髓生肝,肾主耳。其在天为寒,在地为水,在体为骨,在脏为肾,在窍为耳,在味为咸,在色为黑,在音为羽,在声为呻,在变动为栗,在志为恐。恐伤肾,思胜恐,寒伤骨,湿胜寒,咸伤骨,甘胜咸。黄元御《素问悬解》注:在天为寒,在地为水,在人为肾,肾者,人之寒水也。髓生肝,水生木也。思胜恐,土克水也,湿胜寒、甘胜咸亦同。

(2) 太极八卦:太极八卦为坎卦。坎为水,水泽节,水雷屯,水火既济,泽火革,雷火丰,地火明夷,地水师。艮为山,山火贲,山天大畜,山泽损,火泽睽,天泽履,风泽中孚,风山渐。

(3) 阴阳:《素问·六节藏象论》曰:肾者,为阴中之少阴。《素问·金匮真言论》:阴中之阴,肾也。

(4) 五行:五行为水:《尚书·洪范》:水曰润下。润下,寒凉趋下之征。《说文解字·水部》:水,准也。北方之行,象众水并流,中有微阳之气也。《白虎通义·五行》:水之为言,准也。养物平均,有准则也。【天一生水,地六成之】《说文·一部》:一,惟初太始,道立于一,造分天地,化成万物。《淮南子·诠言》:一也者,万物之本也。《老子》曰:道生一,一生二,二生三,三生万物。一也者,万物之本也。抱一而天下试。《庄子》曰:泰初有无,无有无名,一之所起,有一而未形。《易乾坤凿度》曰:天本一而立,一为数源,地配生六,成天地之数,合而成性。张景岳《类经图翼·五行生成数解》曰:五行之理,原出自然,天地生成,莫不有数,圣人察河图而推定之。夫五行各具形质,而惟水火最为轻清,乃为造化之初。故天以一奇生水,地以二偶生火。若以物理论之,亦必水火为先,以小验大,以今验古,可知之矣。如草木未实,胎卵未生,莫不先由于水,而后成形,是水为万物之先,故水数一。据人副天数之理,在天为水,在人为肾,肾具天一之性,生命起源于肾精,所谓两精相搏谓之神。水生木,金生水;水克火,土克水。

(5)四时:《素问·六节藏象论》曰:肾者,通于冬气。《素问·四气调神论》:冬三月,此为闭藏。水冰地坼,勿扰乎阳,早卧晚起,必待日光,使志若伏若匿,若有私意,若已有得,去寒就温,无泄皮肤,使气极夺。此冬气之应,养藏之道也;逆之则伤肾,春为痿厥,奉生者少。逆冬气则少阴不藏,肾气独沉。

(6)五运:肾主丙辛水运。丙辛之岁,水运统之。丙年辛年为水运。丙年为水运太过,辛年为水运不及。60年中,六个丙年为水运太过寒气流行,六个辛年为水运不及湿乃大行。五运分主一年主运,分平气、太过、不及三纪。水主运平气曰静顺,水主运不及曰涸流,水主运太过曰流衍。《素问·五常政大论》曰:静顺之纪,藏而勿害,治而善下,五化咸整。其气明,其性下,其用沃衍,其化凝坚,其类水,其政流演,其候凝肃,其令寒,其脏肾,肾其畏湿;其主二阴,其谷豆,其果栗,其实濡,其应冬,其虫鳞,其畜彘,其色黑,其养骨髓,其病厥,其味咸,其音羽,其物濡,其数六。故生而勿杀,长而勿罚,化而勿制,收而勿害,藏而勿抑,是谓平气。涸流之纪,是为反阳,藏令不举,化气乃昌,长气宣布,蛰虫不藏,土润水泉减,草木条茂,荣秀满盛。其气滞,其用渗泄,其动坚止,其发燥槁,其脏肾,其果枣杏,其实濡肉,其谷黍稷,其味甘咸,其色黅玄,其畜彘牛,其虫鳞倮,其主埃郁昏翳,其声羽宫,其病痿厥坚下,从土化也。少羽与少宫同,上宫与正宫同,其病癃闭,邪伤肾也。埃昏骤雨,则振拉摧拔,崇于一,其主毛湿狐貉,变化不藏。故乘危而行,不速而至,暴疟无德,灾反及之,微者复微,甚者复甚,气之常也。流衍之纪,是为封藏。寒司物化,天地严凝,藏政以布,长令不扬。其化凛,其气坚,其政谧,其令流注,其动漂泄沃涌,其德凝惨寒雾,其变冰雪霜雹,其谷豆稷,其畜彘牛,其果栗枣,其色黑丹黅,其味咸苦甘,其象冬,其经足少阴太阳,其脏肾心,其虫鳞倮,其物濡满,其病胀。上羽而长气不化也。政过则化气大举,而埃昏气交,大雨时降,邪伤肾也。故曰:天恒其德,则所胜来复;政恒其理,则所胜同化,此之谓也。

(7)六气:辰戌太阳寒水司令,肾主辰戌太阳寒水。辰戌之上太阳主之,太阳之上寒气主之。如《六气正化对化图》所示,戌与辰均为寒水,九月建戌,秋金隆盛,金能生水,为水之母,所以戌为正化;三月建辰,时值季春,与季秋戌月遥遥相对,故辰为对化。正化为气令之实,主气有余也。对化为气令之虚,主气不足也。辰戌之年太阳寒水终之气司天,少阳相火在泉。客气顺序太阴湿土为初之气,阳明燥金为二之气,太阳寒水司天为三之气,厥阴风木为四之气,少阴君火为五之气,少阳相火在泉为终之气。辰戌太阳寒水司天,少阳相火在泉。《六元正纪大论篇》曰:凡此太阳司天之政,气化运行先天,天气肃、地气静。寒临太虚,阳气不令,水土合德,上应辰星镇星。其谷玄黅,其政肃,其令徐。寒政大举,泽无阳焰,则火发待时。少阳中治,时雨乃涯。止极雨散,还于太阴,云朝北极,湿化乃布,泽流万物。寒敷于上,雷动于下,寒湿之气,持于气交,民病寒湿发,肌肉萎,足萎不收,濡泻血溢。初之气,地气迁,气乃大温,草乃早荣,民乃厉,温病乃作,身热、头痛、呕吐、肌腠疮疡。二之气,大凉反至,民乃惨,草乃遇寒,火气遂抑,民病气郁中满,寒乃始。三之气,天政布,寒气行,雨乃降,民病寒,反热中,痈疽注下,心热瞀闷,不治者死。四之气,风湿交争,风化为雨,乃长、乃化、乃成、民病大热少气,肌肉萎、足萎、注下赤白。五之气,阳复化,草乃长,乃化、乃成,民乃舒。终之气,地气正,湿令行。阴凝太虚,埃昏郊野,民乃惨凄,寒风以至,反者孕乃死。故岁宜苦以燥之温之,必折其郁气,先资其化源,抑其运气,扶其不胜,无使暴过而生其疾。食岁谷以全其真,避虚邪以安其正,适气同异,多少制之。同寒湿者燥热化,异寒湿者燥湿化,故同者多之,异者少之,用寒远寒,用凉远凉,用温远温,用热远热,食宜同法,有假者反常,反是者病,所谓时也。

(8)肾主藏精:肾脏贮存精气。广义之精包括禀受于父母的生命物质,即先天之精。狭义之精是禀受于父母而贮藏于肾的具生殖繁衍作用的精微物质,又称生殖之精。肾主藏精包括以下三层含义。

肾主生殖:先天之精禀受于父母,与生俱来,是生育繁殖的原始物质。《灵枢·经脉》人始生先成精,《灵枢·决气》两神相搏合而成形,常毛身生是谓精。肾精是构成胚胎的原始物质,为生命的基础,故称先天之精,为人体生育繁殖的基本物质,故又称生殖之精。《素问·上古天真论》指出:男子二八肾气盛,天癸至,精气溢泻,阴阳和,故能有子;女子二七而天癸至,任脉通,太冲脉盛,月事以时下,故有子。天癸是人体性腺功能成熟后产生的生殖物质,肾脏主宰天癸的由无而有由盛而衰的变化过程。青春时期肾精逐渐充盛,男子产生精液,女性产生月经,具备生殖能力。

肾主生老:肾精是人类生长发育衰老的物质基础。《素问·上古天真论》精辟的君臣问对阐明了肾精主宰人体生长发育乃至衰老的科学观点:帝曰:人年老而无子者,材力尽邪? 将天数然也? 岐伯曰:女子七岁肾气盛,齿更发长。二七而天癸至,任脉通,太冲脉盛,月事以时下,故有子。三七肾气平均,故真牙生而长极。四七筋骨坚,发长极,身体盛壮。五七阳明脉衰,面始焦,发始堕。六七三阳脉衰于上,面皆焦,发始白。七七任脉虚,太冲脉衰少,天癸竭,地道不通,故形坏而无子也。丈夫八岁肾气实,发长齿更。二八肾气盛,天癸至,精气溢泻,阴阳和,故能有子。三八肾气平均,筋骨劲强,故真牙生而长极。四八筋骨隆盛,肌肉满壮。五八肾气衰,发堕齿槁。六八阳气衰竭于上,面焦,发鬓斑白。七八肝气衰,筋不能动,八八天癸竭,精少,肾脏衰,形体皆极。八八则齿发去。肾者主水,受五藏六腑之精而藏之,故五脏盛,乃能泻。今五脏皆衰,筋骨解堕,天癸尽矣,故发鬓白,身体重,行步不正,而无子耳。帝曰:有其年已老而有子者,何也? 岐伯曰:此其天寿过度,气脉常通,而肾气有余也。此虽有子,男不过尽八八,女不过尽七七,而天地之精气皆竭矣。帝曰:夫道者,年皆百数,能有子乎? 岐伯曰:夫道者,能却老而全形,身年虽寿,能生子也。黄帝曰:余闻上古有真人者,提挈天地,把握阴阳,呼吸精气,独立守神,肌肉若一,故能寿敝天地,无有终时,此其道生。中古之时,有至人者,淳德全道,和于阴阳,调于四时,去世离俗,积精全神,游行天地之间,视听八达之外,此盖益其寿命而强者也。亦归于真人。其次有圣人者,处天地之和,从八风之理,适嗜欲于世俗之间,无恚嗔之心,行不欲离于世,被服章,举不欲观于俗,外不劳形于事,内无思想之患,以恬愉为务,以自得为功,形体不敝,精神不散,亦可以百数。其次有贤人者，法则天地，象似日月，辨列星辰，逆从阴阳，分别四时，将从上古合同于道，亦可使益寿而有极时。

肾主调节：明代医家张景岳、赵献可则认为机体的调控中心不在心而在肾-命门。赵献可《医贯·内经十二官论》云：人身别有一主非心也。此一主者，气血之根，生死之关，十二经之纲维，《内经》曰七节之旁有小心是也，名曰命门，是为真君真主，乃一身之太极，无形可见，两肾之中，是其安宅也。其右旁有一小窍，即三焦。三焦者是其臣使之官，禀命而行，周流于五脏六腑之间而不息，名曰相火。相火者，言如天君无为而治，宰相代天行化，此先天无形之火，与后天有形之心火不同，其左旁有一小窍，乃真阴真水气也，亦无形。上行夹脊，至脑中为髓海，泌其津液，注之于脉，以荣四支，内注五脏六腑，以应刻数，亦随相火而潜行于周身，与两肾所主后天有形之水不同。但命门无形之火，在两肾有形之中，为黄庭，故曰五脏之真，惟肾为根。命门为十二经之主，肾无此则无以作强，而伎巧不出矣；膀胱无此则三焦之气不化，而水道不行矣；脾胃无此则不能蒸腐水谷，而五味不出矣；肝胆无此则将军无决断，而谋虑不出矣；大小肠无此则变化不行，而二便闭矣；心无此则神明昏，而万事不能应矣。正所谓主不明则十二官危也。余有一譬焉：譬之元宵之鳌山走马灯，拜者舞者飞者走者，无一不具，其中间惟是一火耳。火旺则动速，火微则动缓，火熄则寂然不动，而拜者舞者飞者走者，躯壳未尝不存也。故曰汝身非汝所有，是天地之委形也，余所以谆谆必欲明此论者，欲世之养身者治病者，的以命门为君主，而加意于火之一字。夫既曰立命之门，火乃人身之至宝，何世之养身者，不知保养节欲，而日夜戕贼此火。既病矣，治病者，不知温养此火，而日用寒凉，以直灭此火，焉望其有生气耶。《经》曰：主不明则十二官危，以此养生则殃，戒之戒之。余今直指其归元之路而明示之，命门君主之火，乃水中之火，相根据而永不相离也。火之有余，缘真水之不足也，毫不敢去火，只补水以配火，壮水之主，以镇阳光，火之不足，因见水之有余也，亦不必泻水，就于水中补火，益火之原，以消阴翳。所谓原与主者，皆属先天无形之妙，非曰心为火而其原在肝，肾为水而其主属肺，盖心脾肾肝肺，皆后天有形之物也，须有无形之火，配无形之水，直探其君主之穴宅而求之，是为同气相求，斯易以入也。张景岳对肾-命门调控中心的认识更加全面。《类经附翼·求正录》认为命门居两肾之中：水象外暗而内明，坎卦内奇而外偶。肾两者坎外之偶也，命门一者坎中之奇也。一以统两，两以包一，是命门总主乎两肾，而两肾皆属于命门。故命门者，为水火之府，为阴阳之宅，为精气之海，为死生之窦。《景岳全书·传忠录·命门余义》曰：命门为元气之根，为水火之宅。五脏之阴气，非此不能滋。五脏之阳气，非此不能发。张景岳《类经附翼·大宝论》曰：夫阴阳之性，太者气刚，故曰不可灭，水不可竭，此日为火之本，水为月之根也；少者气柔，故火有时息，月有时缺，此火是日之余，月是水之余也。惟其不灭者，方为真火；而时作时止者，岂即元阳？故惟真阳之火，乃能生物；而燎原之凡火，但能焦物病物。未闻有以烘炙而生物者，是安可以火喻日也？天一者，天之一也，一即阳也，无一则止于六耳。故水之生物者，赖此一也；水之化气者，亦赖此一也。万物之生由乎阳，万物之死亦由乎阳。非阳能死物也，阳来则生，阳去则死矣。试以太阳证之，可得其象。夫日行南陆，在时为冬，斯时也，非无日也，第稍远耳，便见严寒难御之若此，万物凋零之若此。然则天地之和者，惟此日也；万物之生者，亦惟此日也。设无此日，则天地虽大，一寒质耳，岂非六合尽冰壶，乾坤皆地狱乎？人是小乾坤，得阳则生，失阳则死。阳衰者，即亡阳之渐也；恃强者，即致衰之兆也。可不畏哉！故伏羲作易，首制一爻，此立元阳之祖也。《内经》曰：阳气者若天与日，失其所则折寿而不彰，故天运当以日光明。可见天之大宝，只此一丸红曰：人之大宝，只此一息真阳。所谓命门者，先天之生我者，由此而受；后天之我生者，由此而栽也。夫生之门即死之户，所以人之盛衰安危，皆系于此者，以其为生气之源，而气强则强，气衰则病，此虽至阴之地，而实元阳之宅。《类经附翼·真阴论》曰：凡物之死生，本由阳气；顾今人之病阴虚者十常八九，又何谓哉？不知此一阴字，正阳气之根也。盖阴不可以无阳，非气无以生形也；阳不可以无阴，非形无以载气也。故物之生也生于阳，物之成也成于阴，此所谓元阴元阳，亦曰真精真气也。前篇言阴阳之生杀者，以寒热言其性用也；此篇言阴阳之生成者，以气质言其形体也。性用操消长之权，形体系存亡之本。欲知所以死生者，须察乎阳，察阳者，察其衰与不衰；欲知所以存亡者，须察乎阴，察阴者，察其坏与不坏，此保生之要法也。余请详言真阴之象、真阴之脏、真阴之用、真阴之病、真阴之治，以悉其义。所谓真阴之象者，犹家宅也，犹器具也，犹妻外家也。所贵乎家宅者，所以蓄财也，无家宅则财必散矣；所贵乎器具者，所以保物也，无器具则物必毁矣；所贵乎妻外家者，所以助夫也，无妻外家则夫必荡矣。此阴以阳为主，阳以阴为根也。《经》曰：五脏者主藏精者也，不可伤，伤则失守而阴虚，阴虚则无气，无气则死矣。非以精为真阴乎？又曰：形肉已脱，九候虽调犹死。非以形为真阴乎？观形质之坏与不坏，即真阴之伤与不伤，此真阴之象，不可不察也。所谓真阴之脏者，凡五脏五液，各有所主，是五脏本皆属阴也；然经曰：肾者主水，受五脏六腑之精而藏之。故五液皆归乎精，而五精皆统乎肾，肾有精室，是曰命门，为天一所居，即真阴之腑。精藏于此，精即阴中之水也；气化于此，气即阴中之火也。命门居两肾之中，即人身之太极，由太极以生两仪，而水火具焉，消长系焉，故为受生之初，为性命之本。欲治真阴而舍命门，非其治也，此真阴之脏，不可不察也。沈自尹院士团队历时半个世纪用现代科学语言阐释肾-命门调节学说：人身别有一主非心乃命门也。肾-命门为人身真君真主，五脏之阴气非此不能滋，五脏之阳气非此不能发。科学证实中医肾主调节的主要调节点位于下丘脑。

（9）主骨生髓：骨即人体骨骼组织。骨具有贮藏骨髓，支持形体和保护内脏的功能。《灵枢·骨度》对人体骨骼的长短、大小、等有较为正确的描述。宋代《洗冤录》记载的人体骨骼名称和数量，与现代解剖学基本相符。《素问·脉要精微论》曰：骨者髓之府。骨为髓府，髓藏骨中，骨髓充养骨骼。骨的生长、发育和骨质的坚脆等都与髓的盈亏有关。骨髓充盈，骨骼得养，则骨骼刚健。《灵枢·经脉》云骨为干。骨具坚刚之性，为人身之支架，能支持形体，保护脏腑。人体以骨骼为主干，骨支撑身形，使人体维持一定的形态，并防卫外力对内脏的损伤，从而发挥保护作用。骨所以能支持形体，实赖于骨髓之营养，骨得髓养，才能维持其坚韧刚强之性。若精髓亏损，骨失所养，则会出现不能久立，行则振掉之候。骨是人体运动系统的重要组成部分。肌肉和筋的收缩弛张，促使关节屈伸或旋转，从而表现为躯体的运动。在运动过程中，骨及由骨组成的关节起到了支点和支撑并具体实施动作等重要作用。所以一切运动都离不开骨骼的作用。肾主骨，骨骼的生理功能与肾精有密切关系。髓藏于骨骼之中，称为骨髓。肾精充足则骨髓充盈，骨骼得到骨髓的滋养，才能强劲坚固。肾精具有促进骨骼的生长、发育、修复的作用，故称肾主骨。肾精虚少骨髓空虚，骨骼软弱无力，甚至骨骼发育障碍。齿为骨之余，齿与骨同出一源，也是由肾精所充养，《杂病源流犀烛》曰：齿者肾之标，骨之本也。牙齿的生长、脱落与肾精的盛衰有密切关系。

（10）肾主泌尿：水液是体内正常液体的总称。肾主持和调节人体水液代谢的功能。肾脏主持和调节水液代谢。人体的水液代谢包括两个方面：一是将水谷精微中具有濡养滋润脏腑组织作用的津液输布周身；二是将各脏腑组织代谢利用后的浊液排出体外。这两方面，均赖肾的气化作用才能完成。在正常情况下，水饮入胃，由脾的运化和转输而上输于肺，肺的宣发和肃降而通调水道，使清者（有用的津液）以三焦为通道而输送到全身，发挥其生理作用；浊者（代谢后的津液）则化为汗液、尿液和气等分别从皮肤汗孔、呼吸道、尿道排出体外，从而维持体内水液代谢的相对平衡。在这一代谢过程中，肾的蒸腾汽化使肺、脾、膀胱等脏腑在水液代谢中发挥各自的生理作用。被脏腑组织利用后的水液（清中之浊者）从三焦下行而归于肾，经肾的气化作用分为清浊两部分。清者，再通过三焦上升，归于肺而布散于周身；浊者变成尿液，下输膀胱，从尿道排出体外，如此循环往复，以维持人体水液代谢的平衡。肾的开阖作用对人体水液代谢的平衡有一定的影响。"开"就是输出和排出，"阖"，就是关闭，以保持体液相对稳定的贮存量。在正常生理状态下，由于人的肾阴、肾阳是相对平衡的，肾的开阖作用也是协调的，因而尿液排泄也就正常。综上所述，人体的水液代谢与肺、脾胃、小肠、大肠、膀胱、三焦等脏腑有密切关系，而肺的宣肃，脾的运化和转输，肾的气化则是调节水液代谢平衡的中心环节。其中，以肺为标，以肾为本，以脾为中流砥柱。肾的气化作用贯穿于水液代谢的始终，居于极其重要的地位，所以有肾者主水、肾为水脏之说。

（11）其识为志：肾藏志。志为志向、意志。《灵枢·本神》曰：意之所存谓之志，即意已定而确然不变，并决定将来之行动欲付诸实践者，谓之志。《类经·脏象类》曰：意已决而卓有所立者曰志。意与志均为意会所向，故意与志合称为意志。但志比意更有明确的目标，《中西汇通医经精义·上卷》所谓志者，专意而不移也。即志有专志不移的意思。《灵枢·本神》曰：肾藏精，精舍志，肾精生髓，上充于脑，髓海满盈，则精力充沛，志的思维意识活动亦正常。若髓海不足，志无所藏，则精神疲惫，头晕健忘，志向难以坚持。

（12）其情为恐：惊恐是人类重要意识内容。《素问·阴阳应象大论》曰：恐伤肾，《素问·举痛论》恐则气下。

（13）其液为唾：在液为唾。唾为肾之液。唾与涎同为口津，即唾液。较稠者为唾，较稀薄者为涎。《素问·宣明五气论》说：五脏化液，肾为唾。肾之液为唾，唾液除了具有湿润与溶解食物，使之易于吞咽，以及清洁和保护口腔的作用外，还有滋养肾精之功：因唾为肾精所化，多唾或久唾。则易耗肾精，所以气功家常吞咽津唾以养肾精。

（14）其华在发：发即头发，又名血余。发之营养来源于血，故称发为血之余。但发的生机根源于肾。因为肾藏精，精能化血，精血旺盛，则毛发壮而润泽，故又说肾其华在发。由于发为肾之外候，所以发的生长与脱落、润泽与枯槁，与肾精的关系极为密切。

（15）开窍于耳：耳位于头面部之两侧，为听觉和位置觉器官。耳由耳郭和外耳道、中耳、内耳三部分组成。肾开窍于耳，《难经·四十难》曰耳为肾之外候，《素问·阴阳应象大论》曰肾主耳，《灵枢·五阅五使》曰肾气通于耳，肾和则能闻五音矣。耳的主要功能为主司听觉，《医宗金鉴·刺灸心法要诀》曰：耳者司听之窍也。耳的功能与肾脏密切相关。肾精充盈，髓海得养，则听觉灵敏，分辨力高：反之，肾精虚衰，髓海失养，则听力减退，耳鸣耳聋。《古今医案按》曰：耳之聪司于肾，肾藏精，精生髓，髓聚于脑，精髓充盛,髓海得养,则听觉才会灵敏。临床上常常把耳的听觉变化,作为推断肾气盛衰的一个标志。人到老年,肾中精气逐渐衰退,故听力每多减退。

(16)表里膀胱:肾与膀胱相表里。

(17)经络:足少阴肾经。《灵枢·经脉》曰:肾足少阴之脉,起于小趾之下,邪走足心,出于然谷之下,循内踝之后,别入跟中,以上腨内,出腘内廉,上股内后廉,贯脊,属肾,络膀胱;其直者,从肾上贯肝膈,入肺中,循喉咙,挟舌本;其支者,从肺出络心,注胸中。

表 6-5　肾脏功能列表

天人合一	八卦	阴阳	五行	五运	六气	四时	生理1	生理2	五志	七情	五体	五官	五液	五华	表里六腑	经络
天寒地水人肾	坎卦	阴中少阴	水	水运	寒	冬	藏精	泌尿	志	惊恐	骨	耳	唾	齿	膀胱	足少阴肾经

6. **胆腑功能**　胆附于肝,内藏胆汁。胆主决断,助消化。现代生理学研究表明:胆囊储存胆汁,消化需要时由胆囊排出,故称胆汁仓库。金黄色碱性肝胆汁含大部分水和电解质,由胆囊黏膜吸收返回到血液,留下胆汁中有效成分储存在胆囊内,变成棕黄色或墨绿色呈弱酸性的胆囊胆汁。胆囊黏膜每天能分泌稠厚的黏液 20 毫升,保护胆道黏膜,不受浓缩胆汁的侵蚀和溶解。进食 3~5 分钟后食物经十二指肠,刺激十二指肠黏膜,产生一种激素叫缩胆囊素,使胆囊收缩,将胆囊内胆汁立即排入十二指肠以助脂肪的消化和吸收,在排出胆汁同时,也将胆道内的细菌与胆汁一起排出体外。

7. **胃腑功能**　胃位中焦,上为贲门,下为幽门,统称胃脘。胃主受纳腐熟水谷。现代生理学研究表明:进食时胃底和胃体部的肌肉产生反射性的舒张使幽门关闭,食物暂时停留胃内进行消化;胃酸及胃蛋白酶的分泌等对食物进行机械和化学的消化。胃分泌胃液及胃泌素、胃动素、生长抑素等。胃的黏膜屏障、胃酸、分泌型免疫球蛋白 IgG,IgA 以及淋巴组织等可防止病原微生物及异物的侵入。

8. **小肠腑功能**　小肠位于腹中,上端接幽门与胃相能,下端接阑门与大肠相连。小肠主分别清浊。现代生理学研究表明:小肠的组织结构学特点为小肠的吸收创造了良好的条件,小肠的生理功能表现毛小肠的运动、分泌、消化及吸收等方面,并且与药物代谢密切相关。如小肠平滑肌的各种形式的运动可以完成对食糜的研磨、混合、搅拌等机械消化,小肠腺分泌的小肠液与小肠内胆汁、胰液一起完成食糜的化学消化,小肠黏膜分泌内分散存在有许多内分泌细胞,可分泌多种消化道激素,如促胰液素、胆囊收缩素、抑胃肽和胃动素等,它们对胃肠运动和分泌有重要的调节作用。

9. **大肠腑功能**　中国医药学认为大肠位于腹中,上端接阑门与小肠相通,下端紧接肛门。大肠的主要功能是传化糟粕。现代生理学研究表明:大肠分为盲肠、阑尾、结肠、直肠和肛管。大肠吸收食物残渣中的水液,排出食物残渣自身形成的粪便。

10. **膀胱腑功能**　膀胱位于下腹,膀胱的主要功能是贮存和排泄尿液。现代生理学研究表明:尿液膨胀刺激引起膀胱平滑肌的收缩。当尿量达到 300~400 毫升,膀胱内压升至 60~70 厘米水柱时,逼尿肌受到膨胀刺激,发生阵发性收缩。膨胀刺激的冲动,对平滑肌加强以后,排尿感觉由副交感神经感觉纤维,反映到脊髓反射弧,再由薄神经束传导到大脑中枢,随后高级排尿中心,将运动冲动,由降皮质调节束,通过盆神经、副交感神经输出纤维,到达膀胱,使膀胱逼尿肌收缩。排尿开始中间有一个潜伏期,当逼尿肌收缩时,所有膀胱各肌层,除基底圈外,均同时活动,但基底圈紧张性的收缩,仍能维持底盘扁平的形状。因此,膀胱颈仍然是关闭着的。在这一潜伏期间,内外纵肌层的收缩,对三角区肌的牵拉,使底盘开放,开始排尿。待膀胱近乎排空,仍有少量残余尿时,尿道旁横纹肌的收缩能打开底盘,使尿液排空。正常人在每次排尿后,膀胱内并非完全空虚,一般还有少量尿液残留,称为残留尿。正常成人的残留尿量约 10～15 毫升。

11. 三焦腑功能　三焦是上焦、中焦、下焦的合称。上焦如雾,中焦如沤,下焦如渎。《难经·三十八难》曰:脏唯有五,腑独有六者,何也? 然:所以腑有六者,谓三焦也。有原气之别焉,主持诸气,有名而无形,其经属手少阳。此外腑也,故言腑有六焉。

12. 脑奇恒之府功能　脑位于颅内,由髓汇集而成,脑为髓之海。现代生理学研究表明:脑具有意识功能,脑是产生意识的机构。19 世纪法国生理学家弗洛伦斯等人认为意识是整体的脑功能。巴甫洛夫及其创立的条件反射学说,以大量的实验研究证明并从理论上阐述了人的意识是大脑皮质的功能。科学家们对皮质下和脑的微结构进行广泛深入研究的基础上揭示信息输入大脑皮质的脑活动中,除有传统了解的特异通路外,还有经由脑干网状结构的非特异通路。后者的作用在于激活大脑皮质,使之处于一定的兴奋水平,否则大脑皮质便不能对刺激发生反应。位于大脑两半球内的表面和侧脑室深部、丘脑和下丘脑以及一系列其他皮质下结构的边缘系统,在脑活动中也起着不可缺少的作用。它们可能与本能的、遗传的反应有关,也对引起情绪和产生动机,以及对某些涉及个体间相互关系的行为反应有一定影响。由此表明,大脑皮质与皮下组织的功能活动是相互联系的,而且正是由于它们的协同作用保证了脑的正常功能。学习和记忆是两个相联系的神经过程。学习指人和运动依赖于经验来改变自身行为以适应环境的神经活动过程。记忆则是学习到的信息贮存和"读出"的神经活动过程。

13. 髓奇恒之府功能　髓为骨腔中有形成分。脑为髓海,滋养骨骼。现代生理学研究表明:成年人的骨髓是人体最大器官之一,重 1 600～3 700 克,平均为 2 800 克,占体重的 3.5％～5.9％。骨髓有造血、免疫和防御功能。红骨髓是人体的造血器官,分布于骨髓腔内,哈佛氏管内也含有少量,它主要是由血窦和造血组织构成。血窦是进入红骨髓的动脉毛细血管分支后形成的窦状腔隙,形状不规则,管径大小不一。窦壁衬着内皮细胞,外面有基膜和周细胞附着。造血组织位于血窦之间,它的基质是网状纤维和网状细胞,它们构成网架,网孔中充满各种游离细胞,如不同发育阶段的各类血细胞和间充质细胞等。初生时期,骨内充满的全部是红骨髓,具有活跃的造血功能。成年后,红骨髓主要存在于一些扁骨、不规则骨和长骨的骨骺内,以椎骨、胸骨和髂骨处最为丰富,造血功能也最为活跃。除造血功能之外,红骨髓还有防御、免疫和创伤修复等多种功能。其创伤修复功能主要缘于其中的幼稚间充质细胞,它们保留着向成纤维细胞、成骨细胞分化的潜能。利用红骨髓培养的骨髓基质细胞植入骨折及骨缺损处,证实它们可促进骨组织形成,有利于骨折的愈合和缺损的修复。幼儿的骨髓腔内全部为红骨髓,5 岁以后长骨内的红骨髓,逐渐被脂肪组织所代替,成为黄骨髓。至 18 岁以后,全身长骨骨干几乎充满了黄骨髓。正常成年人的红骨髓与黄骨髓各占一半。红骨髓分布在扁骨、椎骨、锁骨、肩胛骨以及长骨的骺的骨松质中。老年人的骨髓到处变成缺脂肪的黏液性胶样骨髓。黄骨髓含有大量的脂肪组织,虽然没有造血功能,但仍含有少量幼稚的造血细胞团,保持着造血潜能。某些病理状态下黄骨髓可重新转化为具有造血功能的红骨髓。黄骨髓主要由脂肪组织构成,即骨髓的基质细胞大量变为脂肪细胞,仅有少量幼稚细胞团,其造血功能微弱。成年人的红骨髓能产生红细胞、粒细胞、血小板以及部分淋巴细胞。许多因素参与骨髓造血功能的调节:血液内氧的减少,刺激红细胞的形成;同样高空生活使红细胞增加;失血使骨髓内细胞的有丝分裂增强;食物中的蛋白质对红细胞的形成有促进作用;在红细胞形成的正常过程中必须有维生素 B_2。在成年人高度贫血和失血时黄骨髓能转变为红骨髓。

14. 骨奇恒之府功能　骨为髓之府。现代生理学研究表明:骨以骨质为基础,表面复以骨膜,内部充以骨髓。分布于骨的血管、神经,先进入骨膜,然后穿入骨质再进入骨髓。骨质骨组织构成。骨组织含大量钙化的细胞间质和多种细胞,即骨细胞、骨原细胞、成骨细胞和破骨细胞。骨细胞数量最多,位于骨质内,其余的则位于骨质靠近骨膜的边缘部。骨质由于结构不同可分为两种:一种由多层紧密排列的骨板构成,叫做骨密质;另一种由薄骨板即骨小梁互相交织构成立体的网,呈海绵状,叫做骨松质。骨密质质地致密,抗压抗扭曲性很强;而骨松质则按力的一定方向排列,虽质地疏松但却体现出既轻便又坚固的性能,符合以最少的原料发挥最大功效的构筑原则。不同形态的骨,由于其功能侧重点不同,在骨密质和骨松质的配布上也呈现出各自的特色。以保护功能为主的扁骨,其内外两面是薄层的骨密质,叫做内板和外板,中间镶夹着当量的骨松质,叫做板障,骨髓即充填于骨松质的网眼中。以支持功能为主的短骨和长骨的骨骺,外周是薄层的骨密质,内部为大量的骨松质,骨小梁的排列显示两个基本方向,一是与重力方向一致,叫做压力曲线;另一则与重力线相对抗而适应于肌肉的拉力,叫做张力曲线,二者构成最有效的承担重力的力学系统。以运动功能见长的长管状骨骨干,则有较厚的骨密质,向两端逐渐变薄而与骺的薄层骨密质相续,在靠近骨骺处,内部有骨松质充填,但骨干的大部分骨松质甚少,中央形成大的骨髓腔。在承力过程中,长骨骨干的骨密质与骨骺的骨松质和相邻骨的压力曲线,共同构成与压力方向一致的统一功能系统。骨膜由致密结缔组织构成,被覆于除关节面以外的骨质表面,并有许多纤维束伸入于骨质内。此外,附着于骨的肌腱、韧带于附着部位都与骨膜编织在一起。因而骨膜与骨质结合甚为牢固。骨膜富含血管、神经,通过骨质的滋养孔分布于骨质和骨髓。骨髓腔和骨松质的网眼也衬着一层菲薄的结缔组织膜,叫做骨内膜。骨膜的内层和骨内膜有分化成骨细胞和破骨细胞的能力,以形成新骨质和破坏、改造已生成的骨质,所以对骨的发生、生长、修复等具有重要意义。老年人骨膜变薄,成骨细胞和破骨细胞的分化能力减弱,因而骨的修复功能减退。骨髓是柔软的富于血管的造血组织,隶属于结缔组织。存在于长骨骨髓腔及各种骨骨松质的网眼中,在胚胎时期和婴幼儿,所有骨髓均有造血功能,由于含有丰富的血液,肉眼观呈红色,故名红骨髓。约从六岁起,长骨骨髓腔内的骨髓逐渐为脂肪组织所代替,变为黄红色且失去了造血功能,叫做黄骨髓。所以成人的红骨髓仅存于骨松质的网眼内。

15. 脉奇恒之府功能　脉为血之府。现代生理学研究表明:不论体循环或肺循环,由心室射出的血液都流经由动脉、毛细血管和静脉相互串联构成的血管系统,再返回心房。在体循环,供应各器官的血管相互间又呈并联关系。左心室射血时,主动脉压升高,一方面推动动脉内的血液向前流动,另一方面使主动脉扩张,容积增大。因此,左心室射出的血液在射血期内只有一部分进入外周,另一部分则被贮存在大动脉内。主动脉瓣关闭后,被扩张的大动脉管壁发生弹性回缩,将在射血期多容纳的那部分血液继续向外周方向推动。大动脉的这种功能称为弹性贮器作用。从弹性贮器血管以后到分支为小动脉前的动脉管道,其功能是将血液输送至各器官组织,故称为分配血管。小动脉和微动脉的管径小,对血流的阻力大,称为毛细血管前阻力血管。微动脉的管壁富含平滑肌,后者的舒缩活动可使血管口径发生明显变化,从而改变对血流的阻力和所在器官、组织的血流量。在真毛细血管的起始部常有平滑肌环绕,称为毛细血管前括肌。它的收缩或舒张可控制毛细血管的关闭或开放,因此可决定某一时间内毛细血管开放的数量。指真毛细血管管壁仅由单层内皮细胞构成,外面有一薄层基膜,故通透性很高,成为血管内血液和血管外组织液进行物质交换的场所。微静脉因管径小,对血流也产生一定的阻力。它们的舒缩可影响毛细血管前阻力和毛细血管后阻力的比值,从而改变毛细血管压和体液在血管内和组织间隙内的分配情况。静脉和相应的动脉比较,数量较多,口径较粗,管壁较薄,故其容量较大,而且可扩张性较大,即较小的压力变化就可使容积发生较大的变化。在安静状态下,循环血量的60%～70%容纳在静脉中。静脉的口径发生较小变化时,静脉内容纳的血量就可发生很大的变化,而压力的变化较小。因此,静脉在血管系统中起着血液贮存库的作用,在生理学中将静脉称为容量血管。短路血管指一些血管床中小动脉和静脉之间的直接联系。它们可使小动脉内的血液不经过毛细血管而直接流入小静脉。手指、足趾、耳郭等处的皮肤中有许多短路血管存在,它们在功能上与体温调节有关。

16. **女子胞奇恒之府功能** 女子胞又称胞宫、子宫。主要功能是主月经和孕育胎儿。女子胞,又称胞宫、子宫、子脏、胞脏、子处、血脏,位于小腹部,在膀胱之后,直肠之前,下口与阴道相连,呈倒置的梨形。女子胞,是女性的内生殖器官,有主持月经和孕育胎儿的作用。《素问·五脏别论》最早提出女子胞之名,并认识到它有蓄藏精血、孕育胎儿的作用,故把它列为奇恒之府之一。月经,又称月信、月事、月水,是女子生殖细胞发育成熟后周期性子宫出血的生理现象。《素问·上古天真论》指出:女子二七天癸至,月事以时下。《血证论·男女异同论》说:女子胞中之血,每月换一次,除旧生新。胞宫是女性孕育胎儿的器官。女子在发育成熟后,月经应时来潮,经后便要排卵,因而有受孕生殖的能力。此时,两性交媾,两精相合,就构成了胎孕。《类经·藏象类》说:阴阳交媾,胎孕乃凝,所藏之处,名曰子宫。受孕之后,月经停止来潮,脏腑经络血气皆下注于冲任,到达胞宫以养胎,培育胎儿以至成熟而分娩。《中西汇通医经精义·下卷》说:女子之胞一名子宫,乃孕子之处。现代生理学研究表明:着床是胚泡植入子宫内膜的过程,经过定位、黏着和穿透三个阶段。着床成功的关键在于胚泡与子宫内膜的同步发育与相互配合。胚泡的分化与到达子宫的时间必须与子宫内膜发育程度相一致。胚泡过早或过迟到达子宫腔,将使着床纺明显降低,甚至不能着床。在着床过程中,胚泡不断地发出信息,使母体能识别妊娠发生相应的变化。胚泡可产生多种激素和化学物质,如绒毛膜促性腺激素,它能刺激卵巢黄体转变为妊娠黄体,继续分泌妊娠需要的孕激素。受精24小时的受精卵便可产生早孕因子,它能抑制母体淋巴细胞的功能,使胚泡免遭母体排斥。子宫仅在一个极短的关键时期内允许胚泡着床,此时期为子宫的敏感期或接受期。在此时期内,子宫内膜受到雌激素与孕激素的协同作用,可能分泌某些物质,激活胚泡着床。

四、五脏相关

1. **心肾相交,精神互用** 心主火,心火下降温暖肾水;肾主水,肾水上升滋济心火。张景岳对水火交泰的重要性颇有认识,尝谓:"火性本热,使火中无水,其热必极,热极则亡阴,而万物焦枯矣。水性本寒,使水中无火,其寒必盛,寒盛则亡阳,而万物寂灭矣。"然心有神明之心,肾有藏精之肾与水脏之肾,故心肾相交的意义在具体情况下当作具体分析。一般而言,血肉之心与水脏之肾相关联,神明之心与藏精之肾相连系。前者主要表现在心阳与肾水的因果关系。例如心阳虚衰导致肾水冲逆,可以发生脐下悸,欲作奔豚诸症,仲景有苓桂甘枣汤之设。若肾水上凌导致心阳不振,可以见到心下悸、背恶寒诸症,仲景有真武汤、附子汤之例。后者主要表现为心神与肾精的关系。如肾精亏损,心神失涵,而见腰酸耳鸣,不寐心烦等。仲景用黄连阿胶汤补北泻南,王九峰"治上者必求其下,滋苗者必灌其根"的指出,可谓深得要领。若因曲运神机,心火独炽,下吸肾水者,则又当以泻火安神为主,略佐滋肾之品,丹溪主张"静心",劝诫人们应以理智控制感情,是为图本之法。

2. 脾肾资益,统气制水　肾为先天之根,脾乃后天之本,脾肾相使,一统元气。故《医宗金鉴》说:"先天之气在肾,是父母之所赋;后天之气在脾,是水谷之所化……后天之气得先天之气则生生而不息,先天之气得后天之气始化化而无穷。"病理状态下,肾虚阳气式微,脾土失温,常伴脾失健运之证;脾损化源不足,肾命失充,恒多肾阳衰惫之患。治疗上,重者主张"补脾不如补肾",以为肾旺自能脾健,重脾者力倡"补肾不如补脾",以为脾健可使肾盛。立场不同,结论自异,然均足以说明脾肾二脏之密切关系。临床上应根据具体情况作具体分析:肾病及脾而甚于脾者,当补肾以调脾;脾病及肾而甚于肾者,应健脾以益肾。切忌门户之见。又脾喜燥恶湿,肾喜湿恶燥,脾虚常病湿聚,肾虚多有精亏,故治二脏之病,必须注意湿燥。张景岳制黑地黄丸一方(熟地、苍术、干姜、五味子),深明脾肾喜恶精义。陈修园力贬景岳诸方,然于此方由独赞之。脾肾喜恶性异,然制水功同。脾运水湿,有赖肾阳温煦;肾为水主,亦依脾土制约,二脏相得,水液才能维持正常代谢。若肾虚及脾,水停中集,而见腹胀、便溏、泄泻等,治宜益火之源,如真武、肾气之属,脾病至肾,土不制水,而病肿胀者,法当崇土制水,如实脾、胃苓辈。

3. 肝助脾运,脾荣木疏　肝体阴而性喜疏泄,脾德静而功主运化。肝之疏泄助水谷运化,脾之健运荣肝木条达,肝脾互用,化源不绝。肝气横逆,先犯中土,仲景有"见肝之病,知肝传脾,当先实脾"名论。我们治早期肝硬化,常用薛生白青附金丹(青皮、香附、郁金、丹参、川芎、当归、党参、茯苓、白术、陈皮、半夏、甘草)加减,即遵此旨。反之,土不荣木,土败木贼,则当培土以荣木。华岫云说:"人但知风劳臌膈为四大重症,不知土败木贼,肝气日横,脾胃日败,延至不救者多矣。"证诸临床,小儿慢尺、疳痨实此之由,前人以星蝎六君培土宁风,足可师法。再如因土壅而木郁者,可于调胃方中加乌梅、麦芽之属,《临证指南》所谓通阳明泄厥阴是也。又肝主藏血,脾主统血,肝藏脾统,血运有制。虽然单独的肝不藏血与脾不统血都能引起各种血证,但临床上两者常相互影响。如用丹栀逍遥散之类的方剂治疗肝不藏血时,其中白术、茯苓等即有助脾统血之意;用升阴举经汤(即补中益气加炒栀子、白芍)治疗脾不统血时,方中炒栀子、白芍等则起平肝调血之功。因此认为,在治疗肝或脾病出现的血证时,有必要参考肝脾两脏在维持血运上的密切关系而用药。

4. 肝升肺降,气机得宜　肝为刚脏而主疏泄,肺为娇脏而主肃降。叶天士说:"肝从左升,肺从右降,升降得宜,则气机舒展。"从五行学说看,虽是金克木,即肺气下降以制肝。但因肝刚肺娇,故肝常侮肺,即肝常病升有余,肺常病降不及。临证用药,病由木火上逆,型金犯肺者,治肝以安肺,我们喜用尤在泾"咳嗽治肝法"（当归、白芍、黄连、茯苓、乌梅、牡蛎、川楝子）。病由肺气不衡，制肝不足，致肝气上冲者，宜清金以制木，如《临证指南医案》每于清肺方中佐菊花、旋覆花、牡蛎之属。又肝主一身之里，肺主一身之表，内外协调，气机周流。外感气郁多由肺起，内伤气滞常因肝始，故治外宜宣发，治内当疏泄，两者同中有异。

5. **心肺配合，气血调和** 心主一身之血，肺主一身之气，心肺同居上焦，共司气血运行。肺得心血滋养呼吸调和，心得肺气推动而脉行循序。所谓气为血帅，血随之而运行；血为气母，气得之而静谧。若肺气不足，宗气不下，脉中之血，凝而留止，治拟益肺气以行心血，习用《千金》炙甘草汤加五灵脂、蒲黄等。有人用益气活血法（黄芪川芎注射液）治疗慢性肺源性心脏病，有一定疗效。若心血运行不畅，亦能阻滞肺气，出现咳嗽，面色赤紫等，清代名医高士宗以活血调节气法治咳嗽（当归、白芍、川芎、香附、红花），我们常以此方治小儿百日咳，疗效较好。又心主神明，开窍于舌；肺主音声，门户在喉。《素问·六节脏象论》说：五气入鼻，藏于心肺，上使五色修明，音色能彰。神舍于心，舌为发声，依心神以主宰。神气合一，言能成声。故心肺受病，神气不调，皆致失语、失音等。如邪壅肺气，喉咙失宣则金实不鸣；阴亏津损，气道不利则金破不鸣。或邪犯心包，音声无主则谵语。

6. **火温脾阳，土奉心血** 心主血属火，脾生血属土。以五行言则火生土，以生化言则土为生血之源。说者多以命火生脾土释之，然亦不能置心火于不顾，《医碥》说："脾之气以能运行水谷者，气也。气寒则凝滞不行，得心火以温之，乃健运而不息，是为心火生脾土。"故神思过耗则心病，日久必及脾土，治当安神补心以健脾，如枕中丹、定志丸。心血之生成，必赖脾土之健运，《经》言："中焦亦并胃中，出上焦之后，此所受气者，泌糟粕，蒸津液，化其精微，上注于脉，乃化而为血。"健运失职则脾病，日久必累心脏，治宜补脾以益心，如归脾汤等。诚如罗谦甫所谓：心藏神，其用为思；脾藏智，其出为意。见神智思意火土合德者也。心以经营之久而伤，脾以意虑之郁而耗，斯母病必传之子，子又能令母虚，所必然也。

7. **肺脾协调，气味相和** 肺位最高象天，主气司呼吸；脾居其下象地，主味司运化。饮食五味由脾上升，自然清气由肺下降，上下相交，天地合气。气味调和则则精布气流。故《素问·六节脏象论》说："天食人以五气，地食人以五味。五气入鼻，藏于心肺，上使五色修明，音声能彰；五味入口，藏肠胃，味有所藏，以养五气，气和而生津液相成，神乃自生。"临床上，如脾胃气虚，水谷精微生成不足，影响宗气生成而见声低懒言，少气胸闷等；同样，肺气虚弱，清气吸入不足，影响五味消化而见倦怠乏力，饮食无味等。又肺气有宣肃水液之功，脾气具运化水液之职。《经》言："饮入于胃，游溢精气，上输于脾，脾气散精，上归于肺，通调水道，下输膀胱，水精四布，五经并行。"如脾虚湿聚，上渍肺金，需健脾以化痰宁咳，陈修园以建中法治咳嗽，即本此意。近年来国内对呼吸四病的研究中，表明脾虚患者会交感神经偏亢，促使支气管黏膜腺样体分泌增多，以致痰量增多，而健脾药则能改善这种情况。肺失敷布，水溢高源，日久亦使水饮留阻中焦，故宣开肺气亦为调理脾胃运化的一大手法。

8. **肺肾相生，呼吸协调** 肺主一身之气居上，肾主一身之水居下。高士宗、章虚谷把肺肾的关系譬之如盖如底如水如天。水化为气，气凝为水，尤在泾尝谓：金水有相涵之益，不特金能生水，而水亦能生金，如洙之在渊。唐容川指出气水可相互为病，即气生水亦能病水，水化为气亦能病气。故补肺气常能收滋肾水之功，参蛤散是矣；填肾精常能奏温肺气之效，都气丸是矣。又肺主出气，肾主纳气，上下相关，气归权衡。肺肾出纳失司,咳喘等证即起。病在肺者以呼气困难为主,病在肾者以吸气困难为主。故治肺重在肃降,治肾着眼摄纳。然而肺气壅塞则呼吸不利,日久必病肾之纳气;肾气亏损则纳气失职,日久亦累肺之出气。因此,对许多呼吸道疾病,往往要肺肾同治。

9. 肝肾同源,藏泄相使　张景岳指出肝肾两脏为"乙癸同源",李士材发展了这一理论,著《乙癸同源论》。盖肾主藏精,肝主藏血,肾精赖肝血充养,肝血赖肾精滋补。故病理上肝肾阴虚常相互影响,而治疗亦采用肝肾同治,如杞菊地黄、归芍地黄等方。叶天士治肝肾阴虚、风阳上扰之眩晕、头痛、肢麻等,每用甘寒微咸之品,足以开拓我们的思路。又肝主疏泄,肾主蛰藏,丹溪说:主封藏者肾也,主疏泄者肝也,藏泄相使,精液始能正常贮藏、排泄。若肝肾失调,藏泄不得,常有遗精、滑精等。赵献可说:肾之阴虚则精不藏,肝之阳强则火不秘,以不秘之火,加临不藏之精,有不梦,梦即泄矣。证诸临床,肾藏不及与肝泄太过常互为因果,治当兼顾。

10. 肝血养心,火炽木焚　肝藏血而魂宅之,心主血而神舍焉。肝血足则魂安而心神宁静,心火动则相火随之而热证蜂起。故肝血虚心神失养出现心悸、健忘、不寐、多梦,治当补肝养心,如酸枣仁汤是,即虚则补其母。若气火偏胜,火炽木焚,血逆妄行,神明内扰,则病癫狂,吐衄等,治当苦寒直折,如三黄泻心,当归龙荟之属,即实则泻其子。

五、五脏调节论

脏象学说是中医生理学与病理学的集中体现,在整个中医理论体系中占有极其重要的地位。藏居于内,形见于外,故曰脏象。藏,是藏于体内的脏腑;象,是形见于外的生理病理现象。心、肝、脾、肺、肾五脏和小肠、胆、胃、大肠、膀胱,三焦六腑及脑、髓、骨、脉、胆、女子胞奇恒之腑各有专职,产生并维持机体的生命现象。中医某脏的内容似乎涉及西医几乎所有的系统功能。如中医的脾,其主运谷化水湿功能与西医学消化、泌尿功能相关;主统血与血液、循环功能相关;脾为后天之本与内分泌、免疫功能相关;脾为生痰之源与呼吸系统相关;主四肢肌肉及脾藏意在志为思则与神经肌肉疾病相关等。而且肾、肝、心、肺等功能也分别与上述功能相关。如肾主藏精与内分泌、神经、免疫等功能相关;肾主水藏命门之火与泌尿、消化、循环系统相关;肾主纳气与呼吸系统相关;等等。这一事实向我们提出这样一个问题:为什么中医五脏中任何一脏都与西医学的所有系统相关?

西医学对生命规律的认识逐步由整体器官水平向细胞分子乃至基因水平深入。在不断发现新事物新现象的同时,越来越重视机体整合调控机制的探索。最近大量研究资料表明,机体各细胞、器官、系统的功能活动不仅依靠神经内分泌系统的调节,而且有赖于免疫系统的参与。神经内分泌免疫三大系统在自身保持平衡协调的同时,完成对内环境稳态及循环、呼吸、消化、泌尿、造血、生殖等系统的调节整合。神经内分泌系统感受情绪、物理、化学等刺激产生相应病理生理反应的同时,通过递质、激素将信息传递到免疫系统;免疫系统的淋巴细胞似一移动大脑巡游各处,感受各种刺激,特别是感受中枢不能感知的刺激,在引起免疫应答的同时通过分泌细胞因子及免疫递质激素将信息传递给神经内分泌系统。神经、内分泌、免疫三者之间除直接的神经联络和细胞间的直接接触外,其密切而复杂的信息联系主要通过彼此间的产物——递质、激素、细胞因子等而构成。NEI功能性环路的作用基础是细胞膜受体及细胞内信息传递系统。神经、内分泌、免疫三类细胞都能产生递质、激素、细胞因子，并且都有这些物质的受体。神经内分泌免疫只能对机体存在的反应起调节作用，而不能引起新的反应。从本质上看，递质、激素、细胞因子仅仅起着信息作用，传递某种信息。

西医学的研究成果给我们一个启发：中医学是否也存在着像西医神经内分泌免疫网络那样一个调节体系？回答是肯定的。这个体系就是五脏调节理论。气机的呼吸出入，饮食的消化吸收，血液的生成循环，水液的代谢运输，意识的思维活动等人体基本生命现象虽由各种特定脏腑产生，但都受五脏整体参与调节。产生功能的脏腑笔者暂称之为系统脏腑；调节功能的脏腑笔者暂称之为调节脏腑，其核心是五脏调节理论。五脏调节是指肝、心、脾、肺、肾五大脏器的阴阳气血在维持自身相对稳定的同时实行对循环、呼吸、消化、泌尿、精神等功能活动的调节。其信息物质则是五脏产生的阴阳气血。

1. *血液循环的五脏调节* 血液循环的功能是完成机体的物质运输。血液是存在于心脏和血管系统里面的一种流体组织，在心血管内不停流动。在流动过程中，从消化输入营养物质及水和无机盐，从肺输入氧，并把它们分配到全身的组织细胞以供求代谢需要；同时血液也从组织细胞运输代谢废物至排泄器官而排出体外。血液循环是体内的运输系统：心脏是推动血液循环的动力装置，血管是血液运输的工具。中医学认为血液是构成人体和维持人体生命活动的基本物质，具有很高的营养和滋润作用。血在脉中循行，内至五脏，外达皮肉筋骨，对全身各脏腑组织器官起着营养和滋润作用。《灵枢·痈疽》篇：血脉营卫，周流不息，上应星宿，下应经数。《灵枢·营卫生会》篇：营在脉中，卫在脉外，营周不体，五十而复大会，阴阳相贯，如环无端。

心主血脉，全身的血液依赖心气的推动在脉中正常运行，输送各处。《素问·五脏生成》说诸血者皆属于心。《医学入门》：人心动则血行诸经。心气充沛，才能维持正常的心力、心率、心律，血液才能在脉内正常运行，周流不息，营养全身；肺主治节朝百脉，全身的血液都要通过经脉而聚会于肺，通过肺的呼吸进行气体交换，然后再输送到全身；肝藏血是指肝有储藏血液和调节血量的生理功能。在正常生理情况下，人体各部分的血量是相对恒定的。但是随着机体活动量的增减血量亦随之改变。正如王冰所说肝藏血，心行之，人动则血运于诸经，人静则血归于肝脏。脾统血是指脾有统摄血液在经脉之中流行，防止逸出脉外的功能，沈目南谓"五脏六腑之血全赖脾气统摄"。肾主藏精，精血同源，血液的正常运行有赖于血液本身的充盈，肾脏对血液循环的作用主要是对有效血液循环的调节。证诸临床，对于血不循经的各种血证，有三黄汤泻心火治吐血，丹栀逍遥散清肝火调经血，黄土汤温脾治便血，百合固金汤宣治节治咳血，知柏地黄丸降肾火治尿血等，都体现了血液循环受五脏调节的理论。

2. *气体呼吸的五脏调节* 人体组织细胞必须随时进行氧化代谢。氧在体内储藏量极少，只够数分钟消耗，故氧化代谢所耗的氧必须随时向外环境吸取；氧化代谢所产生的二氧化碳如过多潴留体内必将扰乱酸碱平衡，故需将过多的二氧化碳排出体外环境。吸入氧，排出二氧化碳，称为气体交换。呼吸系统的生理功能就是完成气体交换。中医学认为气是不断运动着的具有很强活力的精微物质，也是构成人体和维持人体生命活动的基本物质。升降出入是气的基本运动形式。《素问·六微旨大论》：故非出入则无以生长壮老已，非升降则无以生长化收藏，是以升降出入无器不有。

气机升降出入运动受五脏的调节,肺主气司呼吸。《医宗必读》:肺主呼吸,吸之则满,吸之则出,一呼一吸,消息自然,司清浊之运化,为人身之橐籥。肾主纳气,肺所吸入之清气有赖肾的摄纳,防止呼吸浅表。《类证治裁》:肺为气之主,肾为气之根,肺主出气,肾主纳气阴阳相交,呼吸乃和。肝主疏泄,直接参与气机的调节。肝为刚脏而主疏泄,肺为娇脏而主肃降。叶天士说,肝从左升,肺从右降,升降得宜则气机舒展。脾主运化,水谷精气由脾上升与肺的呼吸之气相合而生成宗气。宗气的主要功能有二:一是走息道行呼吸,二是贯心脉以行气血。可见脾脏不仅调节气的运行,而且调节气的质量。心主血,血为气之母,血是气的载体,并给气以充分营养。由于五脏都参与呼吸气机的调节,五脏中任何一脏都有可能引起呼吸系统疾病,故《素问·咳论》:五脏六腑皆令人咳,非独肺也……肺咳之状,咳而喘息有音,甚则唾血;心咳之状,咳则心痛,喉中介介如梗状,甚则咽肿喉痹;肝咳之状,咳则两胁下痛,甚则不可以转,转则两胁下满;脾咳之状,咳则右胁下痛,阴阴引肩背,甚则不安可以动,动则咳甚;肾咳之状,咳则腰背相引而痛,甚则咳涎的论述。孙思邈《千金》苇茎汤清肺排脓治肺痈,《局方》黑锡丹补肾纳气治哮喘,尤在泾以当归、白芍、黄连、乌梅、牡蛎、川楝子、茯苓平肝清热治咳嗽,张仲景以苓桂术甘温脾化痰治支饮,赵锡武以人参、黄芪、桃仁、红花等强心活血治肺水肿等,都支持五脏参与呼吸调节的观点。

3. 饮食消化的五脏调节　人体为维持生命,必须从外界摄入营养物质。营养物质必须经过机械性消化和化学性消化过程才能被吸收利用。机械性消化由消化管的运动功能完成,它的作用是将食物磨碎后与消化液充分混合,推动食物逐次沿消化管转移和促进吸收。化学性消化是由消化液中的消化酶完成,是消化的主要过程。只有通过化学性消化营养物质才能分解为小分子被吸收利用。中医认为胃为水谷之海,大肠为传导之官,小肠为受盛之官。食气入胃,散精于肝,淫气于筋;食气入胃,浊气归心,淫精于脉;脉气流经,经气归于肺,肺朝百脉,输精于皮毛;毛脉合精,行气于府,府精神明,留于四脏气归于权衡。

脾主运化,食物经过胃的腐熟后,下送小肠以分清泌浊,浊的部分再传大肠转变为废物排出体外,清的部分由脾吸收而运送全身,发挥营养作用;肝主疏泄,调节食物的消化和吸收,土得木而达。《血证论》:食气入胃,全赖肝木之气以疏泄之而水谷乃化。肝的疏泄有助于脾胃的运化还表现在胆汁的分泌与排泄,肝疏泄正常则胆汁能正常地分泌和排泄,帮助脾胃运化。肺居上焦,职司宣发,谷入于胃,以传与肺,五脏六腑皆以受气,饮食精微由肺的宣发而布达全身。肾主命门,水谷运化须借助于肾阳的蒸腾,故肾阳被誉为釜底之薪,所谓后天水谷之气得先天精血之气则生生不息;心主血属火,以五行言则火生土,一般都以命火生脾土释之,但也不要忽视心火的作用。《医碥》谓:脾之所以能运行水谷者气也,气寒则凝滞不行,得心火以温之乃健运而不息,是为火生土。临床运用。如李东垣以补中益气汤健脾升阳治中气下陷,魏玉横以一贯煎柔肝缓急治胃脘疼痛,俞嘉言以人参败毒散宣肺解表逆流挽舟治痢疾泻泄,王肯堂以四神丸治肾阳虚衰之五更泄泻,高鼓峰以归脾汤治心火衰甚不能生土以致土困诸症等。

4. 水液代谢的五脏调节　代谢产物在细胞内生成后都先透过细胞膜而至细胞外液(主要是血浆)。当血液流经各种排泄器官时,这些代谢产物便以各种不同形式分别转运出体外。排泄的主要途径是以尿的形成由肾脏排出。尿的排泄之所以具有特别重要的生理意义,不仅在于尿中所含的排泄物成分繁多,而且量也最大。通过尿的排泄不仅将代谢产生的废物运出体外,而且还具有保持内环境稳定的作用。肾脏的主要功能是通过尿的生成来清除代谢尾产物和保持机体内环境稳定。《素问·灵兰秘典论》

指出：三焦者,决渎之官,水道出焉。《素问·经脉别论》说：饮入于胃,游溢精气,上输于脾,脾气散精,上归于肺,通调水道,下输膀胱,水津四布,五经并行。简明概括了水液代谢的过程。全身水液代谢受五脏的调节。

肾司开合为主水之脏,脾主运化为水谷之海,肺主清宣为水之上源。肝主疏泄调气机而通水道,心主血脉行血循而利水运。饮水入胃,中焦之水经脾气的运化,肝气的疏泄,散精于上焦;心肺同居上焦,上焦之水为清水,清中之清者经肺气宣发心血通利而散布到肌膝、皮毛、四肢、百骸,其代谢废物即变为汗液等排出体外;清中之浊者得肺气肃降而输达下焦;归肾之水为浊,浊中之清者复经肾气的温化上升至心肺而重新参加代谢,浊中之浊者经肾气开合送至膀胱,而排出体外。五脏功能失常都能导致水液代谢紊乱。故前人有以张仲景真武汤益火之源以消阴翳,以严用和实脾饮温阳利水治脾虚水肿,丹波元坚谓小青龙汤宣肺行水推波助浪治风水泛滥,以张景岳柴胡疏肝汤行气解郁治肝病鼓胀,王清任以活血利水汤治心血瘀阻之水肿等,不胜枚举。

5. 精神思维的五脏调节　人类是高等动物,具有思维能力。人类由于大脑的高度发展,产生了语言功能,于是人与人之间能进行思想交流。人脑与动物脑的本质区别在于人脑拥有巨大的整理信息和贮存信息的能力。信息的贮存就是记忆,它是进行思维的基础。脑居颅内,由髓汇集而成,所谓"诸髓者皆属脑"王清任在前人基础上对脑的功能作了深入阐述。《医林改错》："灵机记性在脑者,所听之声归于脑……所见之物归于脑……所闻香臭归于脑……"中医学认为人的意识思维虽由脑所主,但其功能活动受五脏的调节。《素问·宣明五气》篇：心藏神,肺藏魄,肝藏魂,脾藏意,肾藏志。心藏神在志为喜,《素问·举痛论》：喜则气和志达,可见"喜"是对外界信息的良性反应,有利于心主血,但息乐过甚则伤神。《灵枢·本神》说：喜乐者神惮而不藏。肺藏魄,在志为忧,人初生之时,耳目心识,手足运动,此魄之灵也,是由外界刺激引起的一种精神活动。《灵枢·天年》篇谓人年八十肺气衰,魄离故言善误,从病理上阐明肺与魄的关系。肝藏魂在志为怒,魂乃神之变,是神所派生的。张景岳《类经》：魂之为言,如梦寐恍惚,变幻游行之境皆是也。魂的精神活动包括谋虑,故又有肝主谋虑之说。怒是情绪激动时的一种精神变化,是不良刺激;怒伤肝,常致血液上逆,气机升泄。《杂病源流犀烛》谓：平肝可以治怒。脾藏意在志为思。意,是意识;思,是思考的。正常的思考有赖脾的健运,思考过度或所思不遂则能导致情绪抑郁,饮食不思等,即所谓"思虑伤脾"。肾藏志,在志为恐。恐与惊相似,惊为不知受惊,恐为自知而怯。惊则气乱,恐则气下,惊恐伤肾,气机紊乱。由此可见,人体的神魂意魄志及喜怒思忧惊等精神意识活动都依靠五脏的功能调节。临床上王清任之癫狂梦醒汤治心血瘀阻之喜笑骂詈,《宣明论方》以当归龙荟丸清肝泻火治狂乱谵语,严用和之归脾汤治脾虚不耐思考,易思兰创畅卫舒中等汤宣肺理气治忧思郁结,朱丹溪制大补阴丸治相火内扰之不寐等。

六、思路拓展

1. 杨上善《黄帝内经太素》　五脏命分：太初之无谓之道也。太极未形,物得以生,谓之德也。未形德者,有分且然无间,谓之命也。此命流动生物,物成生理,谓之形也。形体保神,各有所仪,谓之性也。

是以血气精神,奉于一形之生,周于形体所仪之性,亦周有分无间之命。故命分流动成形,体保神为性,形性久居为生者,皆血气之所奉也。十二经脉行营血气,营于三阴三阳,濡润筋骨,利关节也。卫气慓悍,行于分肉,司腠理关阖也。脾肾之神志意者,能御精神,令之守身,收于魂魄,使之不散,调于寒暑,得于中和,和于喜怒,不过其节者,皆志意之德也。营气和益也。覆者,营气能营覆阴阳也。卫司腠理,故致密也。志意所为必当,故无悔矣。志意司腠理,外邪不入,故五脏不受也。寒暑内适六腑,则中和谷化,贼风邪痹无由起也。若尔,血气营卫志意调者,乃是人之平和者。五脏藏神,六腑化谷,此乃天之命分,愚智虽殊,得之不相依倚也。津液,即泣汗涎涕唾也。人有劳神怵惕,无所不为,虽犯贼风邪气,独尽天年。复有闲居无思,不预外邪,不免于病,不道伤命。同禀血气,何乃有殊?愿闻其故也。窘,奇殒反,急也。肺、心居其上,故参天也;肝、脾、肾在下,故参地也。肝、心为牡,副阳也;脾、肺、肾等牝,副阴也。肝春、心夏、肺秋、肾冬,即连四时也。从五时而变,即化五节。节,时也。天地阴阳,四时八节,造化不同,用参五脏,何得一也?五脏各有五别,一一之府,皆准五脏,亦有五别,故脏腑别言各有五别,五五二十五也。五脏既五,六腑亦五,三焦一腑属于膀胱,故唯有五。心小则安,此为善也。易伤以忧,即为恶也。心坚则脏安守固,此为吉也。心脆则喜病消瘅热中,即为凶也。如此脏腑随义皆有善恶吉凶,请具陈也。脏小则神小,不敢自宽,故常安,邪不入也。脏大则神气宣纵,故忧不能伤,邪入不安也。心脏高者,则神高也。心高肺逼于心,故悗喜忘也。以其神高不受他言,故难开以言也。心下则在肺脏之外,神亦居外,故寒易伤也。亦以神下,故易恐以言也。脏坚则神守亦坚固,故其心脏安不病,其神守坚固。五脏柔脆,神亦柔脆,故脏柔脆人血脉上行,转而为热消肌肤,故病消瘅热中也。瘅,音丹。热中,胃中热故也。五脏端正,神亦端正也。神端正性亦和柔,故声色芳味之利难相伤也,斯乃贤人君子所以得心神也。心脏偏倾不一,神亦如之,故操持百端,竟无守司之恒,此为众人小人所得心神也。心脏言神,有此八变。后之四脏,但言脏变,皆不言神变者,以神为魂魄意志之主,言其神变,则四种皆知,故略不言也。人分所得,肺小则少饮浆水。又肺小不受外邪,故不病喘喝。喝,喘声。肺大喜受外邪,故喜病痹及逆气也。肺高则上迫缺盆,故上气喘息。两肩并动,故曰肩息。又肺上迫,故数欲咳。气来委膈,下迫于肝,致胁下痛,以肝居胁下故也。肺脏坚固,不为邪伤,故无咳与上气也。以上四脏之变,例同心脏。偏倾者,随偏所在,即偏处胸痛也。肝小不受外邪,故安,无两胁下痛。胃居肝下,咽在肝傍,肝大下逼于胃,傍迫于咽,迫咽则咽膈不通饮食,故曰膈中也。肝大受邪,故两胁下痛。肝高上支于膈,又切于胁,支膈切胁既急,即喘息于贲,故曰息贲也。胃居肝下,是以肝下则安于胃上,胁下无物,故易受邪气。肝坚则外邪不入,故安,难伤也。偏近一箱,则一箱空处偏痛也。脾小外邪不入,故安而难伤也。肕,以沼反,胅空处也。脾大凑向空肕而痛,大而不行则胅肕空也。脾下则胅缓,高则胅牵,季胁中痛也。脾下即是大肠,故脾下加,出于脾脏所居之外,故喜受邪。外邪不伤,故安。瘈,充曳反,牵纵也。脾偏形近一箱,动而多瘈,又气聚为胀也。肾小不受外邪,故安而难伤也。肾大在于腰中,故俛仰皆痛也。肾高去腰,著于脊膂,故脊膂痛,不得俛仰也。肾下入于尻中,下迫膀胱,故尻痛不可俛仰。疝,所奸反,小腹痛,大小便难,曰疝。疝有多种,此为狐疝,谓狐夜时不得小便,少腹处痛,日出方得,人亦如此,因名狐疝也。肾在腰背之间,故肾坚则腰不痛也。二肾有一偏倾,则偏处痛也。人之五脏,受之天分,有此二十五变者,不由人之失养之愆,故虽不离屏蔽,常喜有前病也。五脏二十五变皆在身中,变生常病亦居其内,未知因候,知以为调养也。理者,肉之文理。粗,音粗也。髑骭,胸前蔽骨,蔽心神也。其心上入肺中,不须蔽骨,故心高以无蔽骨为候也。高者,志意高远也。故短小举者,为心下之候。下者,志意卑近也。大肩,胸膺反出,喉骨陷入,肺必高上。骹,足胫也。反,前曲出也。揭,举也,起辄反。一箱独高为偏。凡此二十五变,过分以为不善,减则为病,持平安和,以为大则也。子言五脏之变,所知是要,然非吾之问本意。问本意者,人生尽于天寿,内则深忧大恐,外则甚寒极热,然无所伤,不为病也。而有外无寒暑之侵,内去怵惕之怀,而疾病百端,其故何也? 五脏六腑坚端正者,和利得人,则道之宅也。脏腑脆而偏倾,则邪气舍也。为道之宅,则其性和柔,神明聪利,人之受附也。为邪之舍,不离病也,心奸邪也,喜为盗也,乖公正也,言不恒也。是知二十五变,虽得之于天,调养得中,纵内外邪侵,不为病也。乖和失理,虽不离屏蔽,终为病也。前言一脏各有五病,未极理也;今言一变具有五脏,方得尽理,故请言故。夫五神以依脏,故前言心脏之变,神亦随之;次说四脏之变,不言神变;今总论五脏,初有四变,唯言于神,次有二变,但说于脏,次有二变,复但言神也。心脏形小,外邪难入,故少病;神亦随小,故不自申焦心愁忧也。措,置也,旦故反。意志卑弱。喜,好也。和谓神性和柔,利谓薄于名利,并为人所附也。

　　脏腑之一:未形之分,授与我身,谓之德者,天之道也。故《庄子》曰:未形之分,物得之以生,谓之德也。阴阳和气,质成我身者,地之道也。德中之分流动,阴阳之气和亭,遂使天道无形之分,动气和亭,物得生也。故生之来谓之精:雄雌两神相搏,共成一形,先我身生,故谓之精也。两精相搏谓之神:即前两精相搏共成一形,一形之中,灵者谓之神也,即乃身之微也。问曰:谓之神者,未知于此精中始生? 未知先有今来? 答曰:案此《内经》但有神伤、神去与此神生之言,是知来者,非曰始生也。及案释教精合之时,有神气来讬,则知先有,理不虚也。故孔丘不答有知无知,量有所由。唯佛明言是可依。随神往来者谓之魂:魂者,神之别灵也,故随神往来,藏于肝,名曰魂。并精而出入者谓之魄:魄,亦神之别灵也,并精出此而入彼,谓为魄也。所以任物者谓之心:物,万物也。心,神之用也。任知万物,必有所以,神为魄灵,能任万物,故任物者谓之心也。心有所忆谓之意:意,亦神之用也,任物之心,有所追忆,谓之意也。意之所存谓之志:志,亦神之用也,所忆之意,有所专存,谓之志也。因志而存变谓之思:虑,亦神之用也,专存之志,变转异求,谓之思也。因思而远慕谓之虑:虑,亦神之用也。变求之思,逆慕将来,谓之虑也。因虑而处物谓之智:智,亦神之用也,因虑所知,处物是非,谓之智也。神之所用,穷在于智,故曰智者之养生也。五脏之神不可伤也,伤五神者,则神去无守,脏守失也。六腑为阳,五脏为阴,脏无神守,故阴虚也。阴脏气无,遂致死也。故不死之道者,养五神也。人皆怵惕思虑,则以伤神;悲哀动中,日亡魂性;喜乐无极,神魄散扬;愁忧不解,志意悗乱;盛怒无止,失志多忘;恐惧惊神,伤精痿骨。其以千端之祸,害此一生,终以万品欲情,潦乱真性,仍服金石贵宝,摧斯易生之躯,多求神仙芳草,日役百年之命。昔彭聃以道怡性,寿命遐长;秦、武采药求仙,早升霞气。故广成子语黄帝曰:来,吾语汝至道,无视止听,抱神以静,形将自正也。必静必清,无劳汝形,无摇汝精,心无所知,神将守形,可以长生。故我修身千二百岁,人皆尽死,而我独存。得吾道者,上为皇,下为王;失吾道者,上见光,下为土。是知安国安人之道,莫大怡神,亡神亡国之灾,无出情欲。故岐伯以斯至道,上答黄轩,述千古之遗风,拯万叶之荼苦也。

　　骨度:脉度,谓三阴三阳之脉所起之度,但不知长短也。人之皮肉可肥瘦增减,骨节之度不可延缩,故欲定脉之长短,先言骨度也。圣人贤人及无别与分者之外,众人之骨,度量多同,故请众人之度,及请中度之人大小长短也。众人之中，又为三等：七尺六寸以上，名为大人；七尺四寸以下，名为小人；七尺五寸，名为中人。今以中人为法，则大人小人皆以为定。何者？取一合七尺五寸人身量之，合七十五分，则七尺六寸以上大人，亦准为七十五分，七尺四寸以下乃至婴儿，亦准七十五分，以此为定，分立经脉长短并取空穴。自颈项骨以上为头颅骨，以为头大骨也，当其粗处以绳围也。缺盆以下骭以上为胸，当中围也。当二十一椎腰输之中围也。头颅骨，取发所覆之处，前后量也。发际以下至颐端，量之一尺。一尺面分中分为三，三分谓天地人。君子三分齐等，与众人不同也。参，三也。颐端，横当结喉端也。结喉端至缺盆中，不取上下量。从缺盆中至骭，皮际量也。心肺俱在胸中，心在肺间，故不言大小也。天枢侠脐，故量骭下但八寸。八寸之中亦有脾脏，以其胃大，故但言胃大小也。横骨，在阴上横骨。回肠，大肠也。大肠当脐，小肠在后附脊脐上，故不言之也。横量非数。内辅，膝下内箱骨，辅胫也。内辅骨长三寸半也。内踝端至地也。从膝以下，当膝后曲处量也。故头骨围大，则过于身骨；头骨围小，不及身骨也。缺盆左右箱上下高骨，名曰柱骨。后额角至此骨端，合有一尺，与颐端齐也。计柱骨上下长四寸，经不言也。排手而行，取掖下不见处以上至柱骨，四寸也。季肋曰季胁。尻、髀二骨相接之处，名曰髀枢。当膝侧中。至外踝之中也。外踝下如前高骨，名曰京骨。头颅围有二尺六寸，此完骨相去九寸，耳门相去尺三寸，合有二尺二寸，小四寸者，各取完骨之前至耳二寸，两箱合有四寸，并前即有二尺六寸，经不言之也。两颧两乳取其端，两髀取中也。取足中指至足跟端量之，以取长也；以尺二长中折处量之，以取广也。从肩端至肘端量也。肘端至捥。捥者，臂手相接之处。指有三节，此为下节，故曰本节。从本节端至中指末，合四寸半。今人取手大指第一节为寸，以定针灸分寸者，不相当也。膂骨，脊骨。从后发际下至脊端量之也。每七节长一尺也，故二十一节长三尺也，下文具之。此七节之数也。每节一寸四分分之一，故七节得九寸八分分之七，其实一尺全也。何者？每节余分七分分之二，七节有余分十四，以七除十四得二分，二分并九寸八分，故为一尺也。此为众人骨度多同者为准，以立经脉长短也。见而浮坚者，络脉也。见而明大者，血盛也。细而沉者，少气少血。或作多气也。

2. 张元素《脏腑标本虚实寒热用药式》　肝藏魂，属木。胆火寄于中。主血，主目，主筋，主呼，主怒。本病：诸风眩晕，僵仆强直，惊痫，两胁肿痛，胸肋满痛，呕血，小腹疝痛瘕，女人经病。标病：寒热疟，头痛吐涎，目赤面青，多怒，耳闭颊肿，筋挛卵缩，丈夫疝，女人少腹肿痛、阴病。

有余泻之

泻子：甘草。

行气：香附，川芎，瞿麦，牵牛，青皮，橘皮。

行血：红花，鳖甲，桃仁，莪术，三棱，穿山甲，大黄，水蛭，虻虫，苏木，牡丹皮。

镇惊：雄黄，金箔，铁落，真珠，代赭石，夜明砂，胡粉，银箔，铅丹，龙骨，石决明。

搜风：羌活，荆芥，薄荷，槐子，蔓荆子，白花蛇，独活，防风，皂荚，乌头，白附子，僵蚕，蝉蜕。

不足补之

补母：枸杞，杜仲，狗脊，熟地，苦参，萆薢，阿胶，菟丝子。

补血：当归，牛膝，续断，白芍，血竭，没药，川芎。

补气：天麻，柏子仁，白术，菊花，细辛，密蒙花，决明子，谷精草，生姜。

本热寒之

泻木：芍药,乌梅,泽泻。

泻火：黄连,龙胆草,黄芩,苦茶,猪胆。

攻里：大黄。

标热发之

和解：柴胡,半夏。

解肌：桂枝,麻黄。

心藏神,为君火。包络为相火,代君行令。主血,主言,主汗,主笑。本病：诸热瞀瘛,惊惑谵妄烦乱,啼笑骂詈,怔忡健忘,自汗,诸痛痒疮疡。标病：肌热畏寒战栗,舌不能言,面赤目黄,手心烦热,胸胁满痛,引腰背、肩胛、肘臂。

火实泻之

泻子：黄连,大黄。

气：甘草,人参,赤茯苓,木通,黄柏。

血：丹参,牡丹皮,生地黄,玄参。

镇惊：朱砂,牛黄,紫石英。

神虚补之

补母：细辛,乌梅,酸枣仁,生姜,陈皮。

气：桂心,泽泻,白茯苓,茯神,远志,石菖蒲。

血：当归,乳香,熟地黄,没药。

本热寒之

泻火：黄芩,竹叶,麦冬,芒硝,炒盐。

凉血：地黄,栀子,天竺黄。

标热发之

散火：甘草,独活,麻黄,柴胡,龙脑。

脾藏意,属土,为万物之母。主营卫,主味,主肌肉,主四肢。本病：诸湿肿胀,痞满噫气,大小便闭,黄胆痰饮,吐泻霍乱,心腹痛,饮食不化。标病：身体肿,重困嗜卧,四肢不举,舌本强痛,足大趾不用,九窍不通,诸痉项强。

土实泻之

泻子：诃子,防风,桑白皮,葶苈。

吐：豆豉,栀子,萝卜子,常山,瓜蒂,郁金,韭汁,藜芦,苦参,赤小豆,盐,苦茶。

下：大黄,芒硝,青礞石,大戟,甘遂,续随子,芫花。

土虚补之

补母：桂心,茯苓。

气：人参,黄芪,升麻,葛根,甘草,陈皮,藿香,葳蕤,砂仁,木香,扁豆。

血：白术，苍术，白芍，胶饴，大枣，干姜，木瓜，乌梅，蜂蜜。

本湿除之

燥中宫：白术，苍术，橘皮，半夏，吴茱萸，天南星，草豆蔻，白芥子。

洁净府：木通，赤茯苓，猪苓，藿香。

标湿渗之

开鬼门：葛根，苍术，麻黄，独活。

肺藏魄，属金，总摄一身元气。主闻，主哭，主皮毛。本病：诸气郁，诸痿喘呕，气短，咳嗽上逆，咳唾脓血，不得卧，小不禁。标病：洒淅寒热，伤风自汗，肩背痛冷，臂前廉痛。

气实泻之

泻子：泽泻，葶苈，桑白皮，地骨皮。

除湿：半夏，白矾，白茯苓，薏苡仁，木瓜，橘皮。

泻火：粳米，石膏，寒水石，知母，诃子。

通滞：枳壳，薄荷，干姜，生姜，木香，厚朴，杏仁，皂荚，桔梗，紫苏梗。

气虚补之

补母：甘草，人参，升麻，黄芪，山药。

润燥：蛤蚧，阿胶，麦冬，贝母，百合，天花粉，天冬。

敛肺：乌梅，粟壳，五味子，芍药，五倍子。

本热清之

清金：黄芩，知母，麦冬，栀子，沙参，紫菀，天冬。

本寒温之

温肺：丁香，藿香，款冬花，檀香，白豆蔻，益智仁，砂仁，糯米，百部。

标寒散之

解表：麻黄，葱白，紫苏。

肾藏志，属水，为天一之源。主听，主骨，主二阴。本病：诸寒厥逆，骨痿腰痛，腰冷如冰，足肿寒，少腹满急疝瘕，大便闭泄，吐利腥秽。标病：发热不恶热，头眩头痛，咽痛舌燥，脊股后廉痛。

水强泻之

泻子：大戟，牵牛。

泻腑：泽泻，猪苓，车前子，防己，茯苓。

水弱补之

补母：人参，山药。

气：知母，玄参，补骨脂，砂仁，苦参。

血：黄柏，枸杞，熟地黄，锁阳，肉苁蓉，山茱萸，阿胶，五味子。

本热攻之

下：伤寒少阴证，口燥咽干，大承气汤。

本寒温之

温里：附子,干姜,肉桂,蜀椒,白术。

标寒解之

解表：麻黄,细辛,独活,桂枝。

标热凉之

清热：玄参,连翘,甘草,猪肤。

命门为相火之原,天地之始,藏精生血,降则为漏,升则为铅,主三焦元气。本病：前后癃闭,气逆里急,疝痛奔豚,消渴膏淋,精漏精寒,赤白浊,溺血,崩中带漏。

火强泻之

泻相火：黄柏,知母,牡丹皮,地骨皮,生地黄,茯苓,玄参,寒水石。

火弱补之

益阳：附子,肉桂,益智子,补骨脂,沉香,川乌头,硫黄,天雄,乌药,阳起石,舶茴香,胡桃,巴戟天,丹砂,当归,蛤蚧,覆盆子。

精脱固之

涩滑：牡蛎,芡实,金樱子,五味子,远志,山茱萸,蛤粉。

三焦为相火之用,分布命门元气,主升降出入,游行天地之间,总领五脏六腑营卫经络内外上下左右之气,号中清之府。上主纳,中主化,下主出。本病：诸热瞀瘛,暴病暴死暴喑,躁扰狂越,谵妄惊骇,诸血溢血泄,诸气逆冲上,诸疮疡痘疹瘤核。上热则喘满,诸呕吐酸,胸痞胁痛,食饮不消,头上出汗。中热则善饥而瘦,解中满,诸胀腹大,诸病有声,鼓之如鼓,上下关格不通,霍乱吐利。下热则暴注下迫,水液混浊,下部肿满,小便淋沥或不通,大便闭结下痢。上寒则吐饮食痰水,胸痹,前后引痛,食已还出。中寒则饮食不化,寒胀,反胃吐水,湿泻不渴。下寒则二便不禁,脐腹冷,疝痛。标病：恶寒战栗,如丧神守,耳鸣耳聋,嗌肿喉痹,诸病肿不用。

实火泻之

汗：麻黄,柴胡,葛根,荆芥,升麻,薄荷,羌活,石膏。

吐：瓜蒂,沧盐,齑汁。

下：大黄,芒硝。

虚火补之

上：人参,天雄,桂心。

中：人参,黄芪,丁香,木香,草果。

下：附子,桂心,硫黄,人参,沉香,乌药,补骨脂。

本热寒之

上：黄芩,连翘,栀子,知母,玄参,石膏,生地黄。

中：黄连,连翘,生地黄,石膏。

下：黄柏,知母,生地黄,石膏,牡丹皮,地骨皮。

标热散之

解表：柴胡，细辛，荆芥，羌活，葛根，石膏。

胆属木，为少阳相火，发生万物，为决断之官，十一脏之主（主同肝）。本病：口苦，呕苦汁，善太息，澹澹如人将捕状，目昏不眠。标病：寒热往来，疟，胸胁痛，头额痛，耳痛鸣聋，瘰疬结核。

实火泻之

泻胆：龙胆草，牛膝，猪胆，生蕤仁，生酸枣仁，黄连，苦茶。

虚火补之

温胆：人参，细辛，半夏，炒蕤仁，炒酸枣仁，当归，地黄。

本热平之

降火：黄芩，黄连，芍药，连翘，甘草。

镇惊：黑铅，水银。

标热和之

和解：柴胡，芍药，黄芩，半夏，甘草。

胃属土，主容受，为水谷之海（主同脾）。本病：噎膈反胃，中满肿胀，呕吐泻痢，霍乱腹痛，消中善饥，不消食，伤饮食，胃管当心痛，支两胁。标病：发热蒸蒸，身前热，身前寒，发狂谵语，咽痹，上齿痛，口眼斜，鼻痛鼽衄赤。

胃实泻之

湿热：大黄，芒硝。

饮食：巴豆，神曲，山楂，阿魏，砂，郁金，三棱，轻粉。

胃虚补之

湿热：苍术，白术，半夏，茯苓，橘皮，生姜。

寒湿：干姜，附子，草果，肉桂，丁香，肉豆蔻，人参，黄芪。

本热寒之

降火：石膏，地黄，犀角，黄连。

标热解之

解肌：升麻，葛根，豆豉。

大肠属金主变化，为传送之官。本病：大便闭结，泄痢下血，里急后重，痔痔脱肛，肠鸣而痛。标病：齿痛喉痹，颈肿口干，咽中如核，鼽衄目黄，手大指次指痛，宿食发热寒栗。

肠实泻之

热，大黄，芒硝，桃花，牵牛子，巴豆，郁李仁，石膏。

气：枳壳，木香，橘皮，槟榔。

肠虚补之

气：皂荚。

燥：桃仁，麻仁，杏仁，地黄，乳香，松子，当归，肉苁蓉。

湿：白术，苍术，半夏，硫黄。

陷：升麻，葛根。

脱：龙骨，白垩，诃子，粟壳，乌梅，白矾，赤石脂，禹余粮，石榴皮。

本热寒之

清热：秦艽，槐角，地黄，黄芩。

本寒温之

温里：干姜，附子，肉豆蔻。

标热散之

解肌：石膏，白芷，升麻，葛根。

小肠主分泌水谷，为受盛之官。本病：大便水谷利，小便短，小便闭，小便血，小便自利，大便后血，小肠气痛，宿食夜热旦止。标病：身热恶寒，嗌痛颔肿，口糜耳聋。

实热泻之

气：木通，猪苓，滑石，瞿麦，泽泻，灯草。

血：地黄，蒲黄，赤茯苓，栀子，牡丹皮。

虚寒补之

气：白术，楝实，茴香，砂仁，神曲，扁豆。

血：桂心，延胡索。

本热寒之

降火：黄柏，黄芩，黄连，连翘，栀子。

标热散之

解肌：藁本，羌活，防风，蔓荆子。

膀胱主津液，为胞之府，气化乃能出，号州都之官，诸病皆干之。本病：小便淋沥，或短数，或黄赤，或白，或遗失，或气痛。标病：发热恶寒，头痛，腰脊强，鼻窒，足小指不用。

实热泻之

泄火：滑石，猪苓，泽泻，茯苓。

下虚补之

热：黄柏，知母。

寒：桔梗，升麻，益智，乌药，山茱萸。

本热利之

降火：地黄，栀子，茵陈，黄柏，牡丹皮，地骨皮。

标寒发之

发表：麻黄，桂枝，羌活，苍术，防己，黄芪，木贼。

3. 张景岳《类经》　十二官：脏，藏也。六脏六腑，总为十二。分言之，则阳为腑，阴为脏；合言之，则皆可称脏，犹言库藏之藏，所以藏物者。如宣明五气篇曰，心藏神、肺藏魄之类是也。相使者，辅相臣使之谓。贵贱者，君臣上下之分。心为一身之君主，禀虚灵而含造化，具一理以应万几，脏腑百骸，惟所是命，聪明智能，莫不由之，故曰神明出焉。肺与心皆居膈上，位高近君，犹之宰辅，故称相傅之官。肺主气，气调则营卫脏腑无所不治，故曰治节出焉。肝属风木，性动而急，故为将军之官。木主发生，故为谋虑所出。胆禀刚果之气，故为中正之官，而决断所出。胆附于肝，相为表里，肝气虽强，非胆不断。肝胆相济，勇敢乃成。故《奇病论》曰：肝者中之将也，取决于胆。膻中在上焦，亦名上气海，为宗气所积之处，主奉行君相之令而布施气化，故为臣使之官。《行针篇》曰：多阳者多喜，多阴者多怒。膻中为二阳脏所居，故喜乐出焉。按十二经表里，有心包络而无膻中。心包之位正居膈上，为心之护卫。《胀论》曰：膻中者，心主之宫城也。正合心包臣使之义，意者其即指此欤？膻，唐坦切。脾主运化，胃司受纳，通主水谷，故皆为仓廪之官。五味入胃，由脾布散，故曰五味出焉。《刺法论》曰：脾为谏议之官，知周出焉。大肠居小肠之下，主出糟粕，故为肠胃变化之传道。小肠居胃之下，受盛胃中水谷而厘清浊，水液由此而渗于前，糟粕由此而归于后，脾气化而上升，小肠化而下降，故曰化物出焉。肾属水而藏精，精为有形之本，精盛形成则作用强，故为作强之官。水能化生万物，精妙莫测，故曰伎巧出焉。上焦不治则水泛高原，中焦不治则水留中脘，下焦不治则水乱二便。三焦气治，则脉络通而水道利，故曰决渎之官。膀胱位居最下，三焦水液所归，是同都会之地，故曰州都之官，津液藏焉。膀胱有下口而无上口，津液之入者为水，水之化者由气，有化而入，而后有出，是谓气化则能出矣。《营卫生会篇》曰：水谷俱下而成下焦，济泌别汁，循下焦而渗入膀胱。正此谓也。然气化之原，居丹田之间，是名下气海，天一元气，化生于此。元气足则运化有常，水道自利，所以气为水母。知气化能出之旨，则治水之道，思过半矣。心主明则十二官皆安，所以不殆。能推养生之道，以及齐家治国平天下，未有不大昌者矣。心不明则神无所主，而脏腑相使之道闭塞不通，故自君主而下。无不失职，所以十二藏皆危，而不免于殃也。身且不免，况于天下乎？重言戒之者，甚言心君之不可不明也。至道之大，其原甚微，及其变化，则有莫测，人能见其多，而不能见其少，安得知原者相与谈是哉？

藏象：象，形象也。藏居于内，形见于外，故曰藏象。心为君主而属阳，阳主生，万物系之以存亡，故曰生之本。心藏神，神明由之以变化，故曰神之变。心主血脉，血足则面容光彩，脉络满盈，故曰其华在面，其充在血脉。心属火，以阳藏而通于夏气，故为阳中之太阳。诸气皆主于肺，故曰气之本。肺藏魄，故曰魄之处。肺主身之皮毛，故其华在毛，其充在皮。肺金以太阴之气而居阳分，故为阳中之太阴，通于秋气。肾者，胃之关也，位居亥子，开窍二阴而司约束，故为主蛰封藏之本。肾主水，受五脏六腑之精而藏之，故曰精之处也。发为血之余，精足则血足而发盛，故其华在发。肾之合骨也，故其充在骨。肾为阴脏，故为阴中之少阴，通于冬气。愚按新校正言全元起本及《甲乙经》《太素》俱以肺作阳中之少阴，肾作阴中之太阴。盖谓肺在十二经虽属太阴，然阴在阳中，当为少阴也；肾在十二经虽属少阴，然阴在阴中，当为太阴也。此说虽亦理也，然考之《刺禁论》云膈肓之上，中有父母。乃指心火肺金为父母也。父曰太阳，母曰太阴，自无不可；肾虽属水而阳生于子，即曰少阴，于义亦当。此当仍以本经为正。人之运动，由乎筋力，运动过劳，筋必罢极。肝藏魂，故为魂之居。爪者筋之余，故其华在爪，其充在筋，肝属木，位居东方，为发生之始，故以生血气。酸者木之味。苍者木之色。木王于春，阳犹未盛，故为阳中之少阳，通于春气。按：上文三脏，皆不言色味，而肝脾二脏独言之，意必脱简也。五脏色味，详载《五营运大论》及

《阴阳应象大论》等篇。脾胃大肠小肠三焦膀胱者，仓廪之本，营之居也，名曰器，能化糟粕转味而入出者也：此六者皆主盛受水谷，故同称仓廪之本。营者水谷之精气也，水谷贮于六腑，故为营之所居而皆名曰器，凡所以化糟粕转五味者，皆由乎此也。粕音朴。四白，唇之四际白肉也。唇者脾之荣。肌肉者脾之合。甘者土之味。黄者土之色也。脾以阴中之至阴而分王四季，故通于土气。此虽若指脾为言，而实总结六腑者，皆仓廪之本，无非统于脾气也，故曰此至阴之类。五脏六腑共为十一，禀赋不同，情志亦异，必资胆气，庶得各成其用，故皆取决于胆也。愚按五脏者，主藏精而不泻，故五脏皆内实；六腑者，主化物而不藏，故六腑皆中虚。惟胆以中虚，故属于腑；然藏而不泻，又类乎脏。故足少阳为半表半里之经，亦曰中正之官，又曰奇恒之府，所以能通达阴阳，而十一脏皆取决乎此也。然东垣曰：胆者少阳春升之气，春气升则万化安。故胆气春升则余脏从之，所以十一脏皆取决于胆。其说亦通。

脏腑有相合，三焦曰孤府：脏腑各有所合，是为一表一里。肺与大肠为表里，故相合也。心与小肠为表里，故相合也。肝与胆为表里，故相合也。胆为中正之官，藏清净之液，故曰中精之府。盖以他府所盛者皆浊，而此独清也。脾与胃为表里，而胃司受纳，故为五谷之府。肾与膀胱为表里，而津液藏焉，故为津液之府。少阳，三焦也。三焦之正脉指天，散于胸中，而肾脉亦上连于肺；三焦之下属于膀胱，而膀胱为肾之合，故三焦亦属乎肾也。然三焦为中渎之府，膀胱为津液之府，肾以水脏而领水府，理之当然，故肾得兼将两脏。将，领也。两脏，腑亦可以言脏也。《本藏篇》曰肾合三焦膀胱，其义即此。中渎者，谓如川如渎，源流皆出其中也。即水谷之入于口，出于便，自上而下，必历三焦，故曰中渎之府，水道出焉。膀胱受三焦之水，而当其疏泄之道，气本相根据，体同一类，故三焦下出于委阳，并太阳之正入络膀胱约下焦也。然于十二脏之中，惟三焦独大，诸脏无与匹者，故名曰是孤之府也。三焦下义见经络类十六。愚按：本篇之表里相配者，肺合大肠皆金也，心合小肠皆火也，肝合胆皆木也，脾合胃皆土也，肾合膀胱皆水也；惟三焦者，虽为水渎之府，而实总护诸阳，亦称相火，是又水中之火府。故在本篇曰三焦属膀胱，在《血气形志篇》曰少阳与心主为表里。盖其在下者为阴，属膀胱而合肾水；在上者为阳，合包络而通心火。此三焦之所以际上极下，象同六合，而无所不包也。观本篇六腑之别，极为明显。以其皆有盛贮，因名为府；而三焦者曰中渎之府，是孤之府，分明确有一府。盖即脏腑之外，躯体之内，包罗诸脏，一腔之大府也。故有中渎是孤之名，而亦有大府之形。《难经》谓其有名无形，诚一失也。是盖譬之探囊以计物，而忘其囊之为物耳。遂致后世纷纷，无所凭据，有分为前后三焦者，有言为肾旁之脂者，即如东垣之明，亦以手三焦足三焦分而为二。夫以一三焦，尚云其无形，而诸论不一，又何三焦之多也？画蛇添足，愈多愈失矣，后世之疑将焉释哉？余因着有三焦包络命门辨，以求正于后之君子焉。

五脏之应各有收受：收受者，言同气相求，各有所归也。东为木王之方，肝为属木之脏，故相通也。青者木之色。目者肝之窍。木之精气，藏于肝曰魂。风木之气多振动，故病为惊骇。酸者木之味。《易》曰巽为鸡，东方木畜也。麦成最早，故应东方春气。《五常政大论》曰其畜犬，其谷麻。木之精气，上为岁星。木王春，春气上升也。木音曰角，其应春，其化丁壬巳亥。河图数，天三生木，地八成之。南为火王之方，心为属火之脏，其气相通。赤者火之色。耳者心之窍。火之精气，藏于心曰神。《阴阳应象大论》曰心在窍为舌，肾在窍为耳。可见舌本属心，耳则兼乎心肾也。心为五脏之君主，心病则五脏应之。火之味苦。《五常政大论》曰其畜马，而此曰羊者，意谓午未俱属南方耳。黍之色赤，糯小米也。《五常政大论》曰其谷麦。火之精气，上为荧惑星。心主血脉也。火音曰征，其应夏，其化戊癸子午。地二生火，天七成之。土王四季，位居中央，脾为属土之脏，其气相通。黄者土之色。口者脾之窍。土之精气，藏于脾曰意。脾之脉连舌本，散舌下。土之味甘。牛属丑而色黄也。《易》曰坤为牛。稷，小米也。粳者为稷，糯者为黍，为五谷之长，色黄属土。土之精气，上为镇星。脾主肌肉也。土音曰宫，其应长夏，其化甲己丑未。香为土气所化。西为金王之方，肺为属金之脏，其气相通。白者金之色。鼻者肺之窍。金之精气，藏于肺曰魄。肺在胸中，附于背也。金之味辛，肺为乾象，《易》曰乾为马。金之精气，上为太白星。金音曰商，其应秋，其化乙庚卯酉。地四生金，天九成之。北为水王之方，肾为属水之脏，其气相通。黑者水之色。二便者肾之窍。水之精气，藏于肾曰志。《气穴论》曰肉之大会为谷，肉之小会为溪。溪者，水所流注也，故病在溪。水之味咸。《易》曰坎为豕。菽也，黑者属水。水之精气，上为辰星。水音曰羽，其应冬，其化丙辛辰戌。天一生水，地六成之。善诊者，必能察此阴阳藏象之精微，而合于吾心，庶神理明而逆从变化无遁情矣。不得贤智而教之，适足以害道；不得真人而授之，适足以乱真。《气交变大论》曰得其人不教，是谓失道；传非其人，慢泄天宝。此之谓也。

四时阴阳外内之应：十二经之表里谓之六合。气穴溪谷、分部逆从等义，如《经脉篇》及《气穴》《气府》《皮部》《骨空》等论各有详载。而此篇所答则惟四时五行藏象气味之化，其他则散见各篇也。风者天地之阳气，东者日升之阳方，故阳生于春，春王于东，而东方生风。风动则木荣也。《洪范》曰木曰曲直，曲直作酸。故凡物之味酸者，皆木气之所化。目者肝之官也。天道无穷，东为阳升之方，春为发生之始，故曰玄。道者，天地之生意也。人以道为生，而知其所生之本，则可与言道矣。化，生化也。有生化而后有万物，有万物而后有终始。凡自无而有，自有而无，总称曰化。化化生生，道归一气，故于东方首言之。万物化生，五味具矣。生意日新，智能出矣。玄冥之中，无有而无不有也，神神奇奇，所从生矣。按：在天为玄至此六句，他方皆无，而东独有之。盖东方为生物之始，而元贯四德，春贯四时，言东方之化，则四气尽乎其中矣。此盖通举五行六气之大法，非独指东方为言也。观《天元纪大论》有此数句，亦总贯五行而言，其义可见。飞扬散动，风之用也。鼓之以雷霆，润之以雨露，无非天地之神，而风则神之一者。又风为六气之首，故应东方。五行在地，东方属木。肝属五脏之木，苍属五色之木，角属五音之木。强则好怒，肝之志也。《宣明五气篇》曰并于肝则忧。怒出于肝，过则伤肝。悲忧为肺金之志，故胜肝木之怒。悲则不怒，是其征也。同气相求，故风伤筋。燥为金气，故胜风木。酸走筋，过则伤筋而拘挛。辛为金味，故胜木之酸。阳极于夏，夏王于南，故南方生热。热极则生火也，《洪范》曰火曰炎上，炎上作苦。故物之味苦者，由火气之所化。苦先入心，心主血脉，火生土，舌为心之官也。六气在天者为热，五行在地者为火。心属五脏之火，赤属五色之火，征属五音之火。喜则发笑，心之声也。心藏神，神有余则笑，不足故忧。喜出于心，过则伤心。恐为肾水之志，故胜心火之喜。恐则不喜，是其征也。愚按气为苦伤而用咸胜之，此自五行相制之理。若以辛助金，而以甘泄苦，亦是捷法。盖气味以辛甘为阳，酸苦咸为阴，阴胜者制之以阳，阳胜者制之以阴，何非胜复之妙？而其中宜否，则在乎用之权变耳。土王中央，其气化湿。湿润则土气王而万物生。《洪范》曰土爰稼穑，稼穑作甘。凡物之味甘者，皆土气之所化。甘先入脾，脾主肌肉。土生金，口唇者脾之官也。气化于天，中央为湿。形成于地，中央属土。肉属众体之土。脾属五脏之土。黄属五色之土。宫属五音之土。得意则歌，脾之声也。脾志为思，过则伤脾。怒胜思；

怒为肝木之志,故胜脾土之思。怒则不思,是其征也。脾主肉而恶湿,故湿胜则伤肉。风胜湿,木胜土。金王西方,其气化燥。燥则刚劲,金气所生也。《洪范》曰金曰从革,从革作辛。故味辛者,皆金气之所化。辛先入肺也。肺主皮毛也。金生水也。鼻者肺之官也。气化于天,在西为燥。形成于地,在西属金。皮毛属众体之金。肺属五脏之金。白属五色之金。商属五音之金。悲哀则哭,肺之声也。邪伤于肺,其病为咳。肺之窍也。金之味也。肺之志也。金气惨凄,故令人忧。《宣明五气篇》曰并于肺则悲。忧则气消,故伤肺也。喜为心火之志,能胜肺金之忧。喜则神畅,故胜忧也。热胜则津液耗而伤皮毛,火克金也。水制火也。辛能散气,故伤皮毛。苦为火味,故胜金之辛。水王北方,其气化寒。寒气阴润,其化为水。《洪范》曰水曰润下,润下作咸。故物之味咸者,皆水气之所化。咸先入肾也。肾主骨髓也。水生木也。耳者肾之官也。气化于天,在北为寒。形成于地,在北属水。骨属众体之水。肾属五脏之水。黑属五色之水。羽属五音之水。气郁则呻吟,肾之声也。大寒甚恐则有之,故恐水。肾之窍也。按前篇《金匮真言论》云南方赤色,开窍于耳。北方黑色,开窍于二阴。则耳又为心之窍。如本藏篇以耳之高下坚脆而验肾,则耳信为肾之窍,而又属于心也。恐则精却,故伤肾。凡猝然恐者多遗尿,甚则阳痿,是其征也。思为脾土之志,故胜肾水之恐。深思见理,恐可却也。寒则血凝涩,故寒伤血。《阴阳应象大论》云寒伤形。盖形即血也。燥则水涸故胜寒。咸从水化,故伤心血,水胜火也。食咸则渴,伤血可知。甘为土味,故胜水之咸。按《新校正》云详此篇论所伤之旨,其例有三:东方云风伤筋、酸伤筋,中央云湿伤肉、甘伤肉,是自伤者也;南方云热伤气、苦伤气,北方云寒伤血、咸伤血,是伤己所胜也;西方云热伤皮毛,是被胜伤己也,辛伤皮毛,是自伤者也。凡此五方所伤,有此三例不同。愚按北方云燥胜寒,若以五行正序,当云湿胜寒;但寒湿同类,不能相胜,故曰燥胜寒也。诸所不同如此,盖因其切要者为言也。

人禀天地之气以生。天地者,阴阳之道也。自太极而生两仪,则清阳为天,浊阴为地;自两仪而生万物,则乾知大始,坤作成物。故《易》曰:天地之大德曰生。《宝命全角论》曰:人生于地,悬命于天。然则阳先阴后,阳施阴受,肇生之德本乎天,成形之气本乎地,故天之在我者德也,地之在我者气也。德流气薄而生者,言理赋形全,而生成之道斯备矣。太极动而生阳,静而生阴,阴阳二气,各有其精。所谓精者,天之一、地之六也。天以一生水,地以六成之,而为五行之最先。故万物初生,其来皆水,如果核未实犹水也,胎卵未成犹水也,即凡人之有生,以及昆虫草木无不皆然。易曰:男女构精,万物化生。此之谓也。两精者,阴阳之精也。搏,交结也。《易》曰:天数五,地数五。五位相得而各有合。周子曰:二五之精,妙合而凝。是皆两精相搏之谓。凡万物生成之道,莫不阴阳交而后神明见。故人之生也,必合阴阳之气,构父母之精,两精相搏,形神乃成,所谓天地合气,命之曰人也。又《决气篇》曰:两神相搏,合而成形,常先身生,是谓精。见本类后二十五。愚按:神者,灵明之化也,无非理气而已。理根据气行,气从形见,凡理气所至,即阴阳之所居,阴阳所居,即神明之所在,故曰阴阳者,神明之府也。《天元纪大论》曰:阴阳不测之谓神。《气交变大论》曰:善言化言变者,通神明之理。易曰:知变化之道者,其知神之所为乎!是皆神之为义。然万物之神,随象而应,人身之神,惟心所主。故《本经》曰:心藏神。又曰:心者君主之官,神明出焉。此即吾身之元神也。外如魂魄志意五神五志之类,孰匪元神所化而统乎一心?是以心正则万神俱正,心邪则万神俱邪,迨其变态,莫可名状。如《八正神明论》曰:神乎神,耳不闻,目明心开而志先,慧然独悟,口弗能言,俱视独见,适若昏,昭然独明,若风吹云,故曰神。《淮南子》曰:或问神。

曰：心。请闻之。曰：潜天而天，潜地而地，天地神明而不测者也。《黄庭经》曰：至道不烦诀存真，泥丸百节皆有神。《金丹大要》曰：心为一身君主，万神为之听命。以故虚灵知觉，作生作灭，随机应境，千变万化，瞬息千里，梦寐百般；又能逆料未来，推测祸福，大而天下国家，小而僻陋罅隙，无所不至。然则神至心必至，心住神亦住。《邪客篇》曰：心者，五脏六腑之大主也，精神之所舍也。心伤则神去，神去则死矣。故曰事其神者神去之，休其神者神居之。则凡治身者，太上养神，其次养形也。诸神详义见藏象会通。搏音博。精对神而言，则神为阳而精为阴；魄对魂而言，则魂为阳而魄为阴。故魂则随神而往来，魄则并精而出入。愚按：精神魂魄，虽有阴阳之别，而阴阳之中，复有阴阳之别焉。如神之与魂皆阳也，何谓魂随神而往来？盖神之为德，如光明爽朗、聪慧灵通之类皆是也。魂之为言，如梦寐恍惚、变幻游行之境皆是也。神藏于心，故心静则神清；魂随乎神，故神昏则魂荡。此则神魂之义，可想象而悟矣。精之与魄皆阴也，何谓魄并精而出入？盖精之为物，重浊有质，形体因之而成也。魄之为用，能动能作，痛痒由之而觉也。精生于气，故气聚则精盈；魄并于精，故形强则魄壮。此则精魄之状，亦可默会而知也。然则神为阳中之阳，而魂则阳中之阴也；精为阴中之阴，而魄则阴中之阳者乎。虽然，此特其阴阳之别耳；至若魂魄真境，犹有显然可鞠者，则在梦寐之际。如梦有作为而身不应者，乃魂魄之动静，动在魂而静在魄也；梦能变化而寤不能者，乃阴阳之离合，离从虚而合从实也。此虽皆魂魄之证，而实即死生之几。苟能致心如太虚，而必清必静，则梦觉死生之关，知必有洞达者矣。心为君主之官，统神灵而参天地，故万物皆其所任。忆，思忆也。谓一念之生，心有所向而未定者，曰意。意之所存，谓意已决而卓有所立者，曰志。因志而存变谓之思，因志而存变，谓意志虽定，而复有反复计度者，曰思。深思远慕，必生忧疑，故曰虑。疑虑既生，而处得其善者，曰智。按此数者，各有所主之脏，今皆生之于心，此正诸脏为之相使，而心则为之主宰耳。此言四时也、寒暑也、喜怒也、居处也，皆明显易晓；惟节阴阳调刚柔二句，其义最精，其用最博，凡食息起居、病治脉药，皆有最切于此而不可忽者。欲明是理，当求易义而渐悟之。此节言情志所伤之为害也。怵，恐也。惕，惊也。流淫，谓流泄淫溢，如下文所云恐惧而不解则伤精、精时自下者是也。思虑而兼怵惕，则神伤而心怯，心怯则恐惧，恐惧则伤肾，肾伤则精不固。盖以心肾不交，故不能收摄如此。怵，出、恤二音。悲则气消，悲哀太甚则胞络绝，故致失生。竭者绝之渐，绝则尽绝无余矣。喜发于心，乐散在外，暴喜伤阳，故神气惮散而不藏。惮，惊惕也。愁忧则气不能舒，故脉道为之闭塞。怒则气逆，甚者必乱，故致昏迷皇惑而不治。不治，乱也。恐惧则神志惊散，故荡惮而不收。上文言喜乐者神惮散而不藏，与此稍同；但彼云不藏者，神不能持而流荡也，此云不收者，神为恐惧而散失也，所当详辨。心藏神，神伤则心怯，故恐惧自失眴者，筋肉结聚之处。心虚则脾弱，故破䐃脱肉。毛悴者，皮毛憔悴也。色夭者，心之色赤，欲如白裹赤，不欲如赭也。火衰畏水，故死于冬。忧本肺之志，而亦伤脾者，母子气通也。忧则脾气不舒，不舒则不能营运，故闷而乱。四肢皆禀气于胃而不得至经，必因于脾乃得禀也，故脾伤则四肢不举。脾色之夭者，黄欲如罗裹雄黄，不欲如黄土也。土衰畏木，故死于春。肝藏魂，悲哀过甚则伤魂，魂伤则狂为忘而不精明，精明失则邪妄不正，其人当阴缩挛筋。两胁骨不举者，皆肝经之败也。肝色之夭者，青欲如苍璧之泽，不欲如蓝也。木衰畏金，故死于秋。喜本心之志，而亦伤肺者，暴喜伤阳，火邪乘金也。肺藏魄，魄伤则神乱而为狂。意不存人者，旁若无人也。五脏之伤无不毛悴，而此独云皮革焦者，以皮毛为肺之合，而更甚于他也。肺色之夭者，白欲如鹅羽，不欲如盐也。金衰畏火,故死于夏。怒本肝之志,而亦伤肾者,肝肾为子母,其气相通也。肾藏志,志伤则意失,而善忘其前言也。腰脊不可俯仰屈伸者,腰为肾之府也。肾色之夭者,黑欲如重漆色,不欲如地苍也。水衰畏土,故死于季夏。此亦言心肾之受伤也。盖盛怒虽云伤肾,而恐惧则肾脏之本志,恐则气下而陷,故能伤精。肾主骨,故精伤则骨。痿者阳之痿。厥者阳之衰。命门不守则精时自下,是虽肾脏受伤之为病,然《邪气脏腑病形篇》曰,愁忧恐惧则伤心,上文曰神伤则恐惧流淫而不止,义与此通。此总结上文而言五脏各有其精,伤之则阴虚,以五脏之精皆阴也。阴虚则无气,以精能化气也。气聚则生,气散则死,然则死生在气,而气本于精,故《阴阳应象大论》曰,年四十而阴气自半者,正指此阴字为言也。详阴阳类二,当互求之。凡用针者,必当察病者之形态,以酌其可刺不可刺也。设或五脏精神已损,必不可妄用针矣。故《五阅五使篇》曰:血气有余,肌肉坚致,故可苦以针。《邪气脏腑病形篇》曰:诸小者阴阳形气俱不足,勿取以针而调以甘药也。《根结篇》曰:形气不足,病气不足,此阴阳气俱不足也,不可刺之。观此诸篇之训,可见针能治有余而不可治虚损明矣。凡用针者,当知所慎也。《宣明五气篇》曰:肝藏魂。《五脏生成篇》曰:人卧则血归于肝。《调经论》曰:肝藏血,血有余则怒,不足则恐。营出中焦,受气取汁,变化而赤是谓血,故曰脾藏营。营舍意,即脾藏意也。脾虚则四肢不用,五脏不安,以脾主四肢,而脾为五脏之原也。太阴脉入腹络胃,故脾实则腹胀经溲不利。《调经论》曰:形有余则腹胀经溲不利。《宣明五气篇》曰:心主脉。《调经论》曰:心藏神,神有余则笑不休,神不足则悲。喘喝者,气促声粗也。胸盈,胀满也。仰息,仰面而喘也。《宣明五气篇》曰:肺藏魄。《调经论》曰:气有余则喘咳上气,不足则息利少气。《九针论》曰:肾藏精、志也。《调经论》曰:肾藏志,志有余则腹胀飧泄,不足则厥。此与前《本神》原属同篇,彼言情志损伤,此分五脏虚实。故凡五脏有不安者,必审其病形虚实情志所属,乃可随其藏以调之。此总结前章而言其治法也。

第七章 四 诊 合 参

一、四诊合参基本概念

四诊即望诊、闻诊、问诊、切诊。合参即综合参考。中国医药学通过望、闻、问、切四诊认识诊断人体疾病的名称或疾病的证候。《金匮要略》中的虐病、中风等是疾病名称,《伤寒论》中的太阳伤寒、太阳中风等是疾病证候。《肘后备急方》中霍乱、癫狂等是疾病名称,脾胃虚弱、心腹寒冷等是疾病证候。《备急千金要方》中痈疽、瘿瘤等是疾病名称,肾劳实热、邪热伤肝等是疾病证候。《褚澄遗书·辩书》博涉知病,多诊识脉,屡用达药,则何愧于古人。

1. **有诸内者必形诸外** 有诸内必形诸外既是中国医药学认识人体生理功能的理论基础,又是中国医药学诊断疾病的理论基础。有诸内必形诸外理论认为,人体五脏六腑及其气血津液各种内部病理改变一定会反映在外部表现。换言之,通过观察异常的外部表现可以了解内在的病理变化。《灵枢·外揣》曰:日月之明,不失其影;水镜之察,不失其形;鼓响之应,不后其声;动摇则应和,尽得其情。昭昭之明不可蔽,其不可蔽,不失阴阳也。合而察之,切而验之,见而得之,若清水明镜之不失其形也。五音不彰,五色不明,五脏波荡,若是则内外相袭,若鼓之应桴,响之应声,影之似形。故远者司外揣内,近者司内揣外,是谓阴阳之极,天地之盖。《灵枢·师传》曰:五藏六府者,肺为之盖,巨肩陷咽,候见其外。心为之主,缺盆为之道,骺骨有余,以候䏏骬。肝者主将,使之候外,欲知坚固,视目小大。脾者主为卫,使之迎粮,视唇舌好恶,以知吉凶。肾者主为外,使之远听,视耳好恶,以知其性。胃为之海,庞骸、大颈、张胸,五谷乃容。鼻隧以长,以候大肠。唇厚人中长,以候小肠。目下果大,其胆乃横。鼻孔在外,膀胱漏泄。鼻柱中央起,三焦乃约。上下三等,藏安且良矣。《灵枢·论疾诊尺》曰:余欲无视色持脉,独调其尺,以言其病,从外知内,为之奈何?岐伯曰:审其尺之缓急小大滑涩,肉之坚脆,而病形定矣。《素问·五藏生成》曰:五脏之象,可以类推。五脏相音,可以意识。五色微诊,可以目察。朱丹溪阐明中国医药学辨证诊断的理论原理是有诸内者必形诸外。《丹溪心法·能合色脉可以万全》曰:欲知其内者当以观乎外,诊于外者斯以知其内,盖有诸内者必形诸外。《难经·六十一难》曰:望而知之谓之神,闻而知之谓之圣,问而知之谓之工,切脉而知之谓之巧。望而知之者,望见其五色,以知其病。闻而知之者,闻其五音,以别其病。问而知之者,问其所欲五味,以知其病所起所在也。切脉而知之者,诊其寸口,视其虚实,以知其病,病在何脏腑也。《经》言以外知之曰圣,以内知之曰神,此之谓也。黄元御《难经悬解》曰:以外知之验其外而知之也,以内知之洞其内而知之也。《类经·能合脉色可以万全》:象,气象也。

肝象木之曲直而应在筋,心象火之炎上而应在脉,脾象土之安静而应在肉,肺象金之坚敛而应在皮毛,肾象水之润下而应在髓骨。凡若此者,脏象之辨,各有所主,皆可以类而推也。相,形相也。音,五音也。相音,如《阴阳二十五人篇》所谓木形之人比于上角之类,又如肝音角、心音征、脾音宫、肺音商、肾音羽。若以胜负相参,脏疵自见,五而五之、二十五变,凡耳聪心敏者,皆可意会而识也。五色者,肝青心赤脾黄肺白肾黑,此其常色也。至于互为生克,诊有精微,凡目明智圆者,可以视察而知也。因脉以知其内,因色以察于外,脉色明则参合无遗,内外明则表里具见,斯可万全无失矣。

2. 能合脉色可以万全　在有诸内者必形诸外思想指导下,中国医药学强调望闻问切四诊综合参考,获得证候或疾病诊断的全面临床资料。《素问·五藏生成》曰:能合脉色可以万全。《难经》曰:望而知之谓之神、闻而知之谓之圣、问而知之谓之工、切而知之谓之巧。神圣工巧四诊合参是中国医药诊断学核心要思想。《丹溪心法能·合色脉可以万全》在有诸内者必形诸外诊断原理的同时,进一步阐明能合脉色可以万全的四诊合参重要意义:苟不以相参而断其病邪之逆顺,不可得也。为工者深烛厥理,故望其五色,以青黄赤白黑,以合于五脏之脉,穷其应与不应;切其五脉,急大缓涩沉,以合其五脏之色,顺与不顺。诚能察其精微之色,诊其微妙之脉,内外相参而治之,则万举全之功,可坐而致矣;《素问》曰:能合色脉,可以万全。其意如此。原夫道之一气,判而为阴阳,散而为五行,而人之所禀皆备焉。夫五脉者,天之真,行血气,通阴阳,以荣于身;五色者,气之华,应五行,合四时,以彰于面。惟其察色按脉而不偏废,然后察病之机,断之以寒热,归之以脏腑,随证而疗之,而获全济之效者,本于能合色脉而已。假令肝色如翠羽之青,其脉微弦而急,所以为生;若浮涩而短,色见如草滋者,岂能生乎?心色如鸡冠之赤,其脉当浮大而散,所以为顺;若沉濡而滑,色见如血者,岂能顺乎?脾色如蟹腹之黄,其脉当中缓而大,所以为从;若微弦而急,色见如枳实者,岂能从乎?肺色如豕膏之白,其脉当浮涩而短,所以为吉;若浮大而散,色见如枯骨者,岂能吉乎?以至肾色见如乌羽之黑,其脉沉濡而滑,所以为生;或脉来缓而大,色见者死。死生之理,夫惟诊视相参。既以如此,则药证相对,厥疾弗瘳者,未之有也。抑尝论之,容色所见,左右上下,各有其部;脉息所动,寸关尺中,皆有其位。左颊者肝之部,以合左手关位,肝胆之分,应于风木为初之气;颜为心之部,以合于左手寸口,心与小肠之分,应于君火为二之气;鼻为脾之部,合于右手关脉,脾胃之分,应于湿土为四之气;右颊肺之部,合于右手寸口,肺与大肠之分,应于燥金为五之气;颐为肾之部,以合于左手尺中,肾与膀胱之分,应于寒水为终之气。至于相火为三之气,应于右手,命门三焦之分也。若夫阴阳五行,相生相胜之理,当以合之于色脉而推之也。是故《脉要精微论》曰:色合五行,脉合阴阳。《十三难》曰:色之与脉,当参相应。然而治病万全之功,苟非合于色脉者,莫之能也。《五脏生成篇》云:心之合脉也,其荣色也。夫脉之大小滑涩沉浮,可以指别,五色微诊,可以目察,继之以能合色脉,可以万全。谓夫赤脉之至也喘而坚,白脉之至也喘而浮,青脉之至也长而左右弹,黄脉之至也大而虚,黑脉之至也上坚而大。此先言五色,次言五脉,欲后之学人望而切之以相合也。厥后扁鹊明乎此,述之曰:望而知之谓之神,切脉而知之谓之巧,深得《内经》之理也。下迨后世,有立方者,目之曰神巧万全,厥有旨哉。《医门法律》说:望闻问切医之不可缺一。

有诸内必形诸外是中国医药学的哲学思维。本质与现象是揭示事物内部联系和外部表现相互关系的辩证法基本范畴。本质是事物的内部联系,是决定事物性质和发展趋向的东西。现象是事物的外部联系,是本质在各方面的外部表现。本质和现象是对立统一关系。任何事物都有本质和现象两个方面。世界上不存在不表现为现象的本质,也没有离开本质而存在的现象。本质和现象是统一的,但二者又有差别和矛盾。本质从整体上规定事物的性质及其基本发展方向,现象从各个不同侧面表现本质;本质由事物内部矛盾构成,是比较单一、稳定、深刻的东西,靠思维才能把握;现象是丰富、多变、表面的东西,用感官即能感知。假象从否定方面表现事物的本质,给人一种与事物完全相反的印象,掩盖着本质。假象的存在明显表现出本质和现象的矛盾。因此不能简单地把现象与本质等同起来。《马克思恩格斯全集》第 25 卷,第 923 页:如果事物的表现形式和事物的本质会直接合而为一,一切科学就都成为多余的了。人们认识事物,就是要透过现象认识本质,把握事物的发展规律。这是一个艰苦、反复的过程。只有在实践中通过对多方面现象的分析研究,去粗取精、去伪存真、由此及彼、由表及里,才能实现"从现象到本质、从不甚深刻的本质到更深刻的本质的深化的无限过程"(《列宁全集》第 38 卷,第 239 页)。现象是事物的外部联系和表面特征,事物的本质往往通过表象反映出来。每一个客观事物,都是多种规定的复杂的统一体,这些复杂的规定通过丰富多彩的现象表现出来。人们接触一个事物,总是先认识到它丰富多彩的现象,由感觉、知觉而到表象,取得关于这个事物的整体的感性的认识。通过分析事物的现象,可以帮助我们认识事物的本质。

现代哲学认为:主观和客观以及认识和实践的矛盾构成认识运动的本质。现象是事物的外部联系和表面特征,是事物本质的外在表现。现象和本质是对立的。本质和现象存在着明显的差别和矛盾。本质是事物的根本特征,是同类现象中一般的或共同的东西;现象是事物本质的外部表现,是局部的、个别的。因此,本质比现象深刻、单纯,现象则比本质丰富、生动。不同的现象可以具有共同的本质,同一本质可以表现为千差万别的现象。地球上已发现的生物有数百万种,各有其特殊的生命形态,表现为无限复杂多样的生命现象,但它们都有着共同的本质,都是核酸和蛋白质的存在方式。事物的本质是相对稳定的,事物的现象是易于变化的。客观事物在其过程结束之前本质是相对不变的,但它表现出来的现象则随着过程的展开不断地改变着具体形态。从人的认识方面看,事物的现象可以为人的感官直接感知;隐藏在事物内部的本质,由于它的间接性和抽象性,只有借助于理性思维才能把握。本质和现象又是统一的。本质和现象互为事物的里表,它们是互相依存的。本质决定现象,是现象的根据,总要表现为一定的现象;现象是由本质产生的,总是从不同的侧面这样或那样地体现着事物的本质,它的存在和变化归根结底是从属于本质的。任何现象都是本质的现象,任何本质都是现象的本质。世界上既没有离开现象单独存在的本质,也没有脱离本质的纯粹的现象。现象和本质的对立统一是事物的客观辩证法,透过现象把握本质是认识的主观辩证法。认识是由现象到本质的深化过程。一方面,事物的本质存在于现象之中,离开事物的现象就无法认识事物的本质,事物现象和本质的统一提供了科学认识的可能性;另一方面,现象又不等于本质,把握了事物的现象,并不等于认识了事物的本质,现象和本质的矛盾,决定了认识过程的曲折性和复杂性。客观事物的发生、发展和灭亡有一个过程,它的本质的暴露也有一个过程,因此,人们对事物本质的认识必然要经历由片面到全面逐步深入的过程。客观事物不仅包括现象和本质两个方面,而且本质自身具有层次性,人们对事物的认识总是由现象到本质、由不甚深刻的本质到较深刻的本质的无限深化的过程。人们的认识过程从个别到一般,又从一般到个别。当人们认识了许多不同事物的特殊本质以后,通过抽象和概括可以由某些事物的特殊本质进而认识各种事物的共同本质。对客观事物普遍本质的把握,又会促进对事物特殊本质的再认识。由现象到本质、由特殊本质到共同本质、由初级本质到更深刻的本质、由感性到理性的飞跃,这是人类认识由浅入深、不断深化的辩证过程。

二、四诊合参基本内容

1. 望诊

(1)望神:望神就是观察人体生命活动的综合外在表现,即观察神形天式状态。神是生命活动的总称。神是以精气为物质基础的一种功能,是五脏所生之外荣。望神可以了解五脏精气的盛衰和病情轻重与预后。望神应重点观察病人的精神、意识、面目表情、形体动作、反应能力等尤应重视眼神的变化。得神又称有神,是精充气足神旺的表现,得神者昌。在病中,则虽病而正气未伤,是病轻的表现,预后良好。得神的表现是:① 意识清晰;② 表达正确;③ 面色荣润;④ 表情丰富;⑤ 目光明亮;⑥ 反应灵敏;⑦ 动作灵活;⑧ 体态自如;⑨ 呼吸平稳;⑩ 肌肉丰满。失神又称无神,是精损气亏神衰的表现,失神者亡。疾病至此已属重笃,预后不良。失神的表现是:① 意识模糊;② 精神萎靡;③ 言语不清;④ 神昏谵语;⑤ 面色晦暗;⑥ 表情淡漠;⑦ 目光呆滞;⑧ 反应迟钝;⑨ 呼吸微弱;⑩ 大肉消脱。假神是垂危患者出现的精神暂时好转的假象,是临科的预兆,并非佳兆。假神的表现是:久病重病之人,本已失神,但突然精神转佳,目光转亮,言语不休,想见亲人;或病至语声低微断续,忽而响亮起来;或原来面色晦暗,突然颧赤如妆;或本来毫无食欲,忽然食欲增强。假神与病情好转的区别在于:假神的出现比较突然,其"好转"与整个病情不相符,只是局部的和暂时的。由无神转为有神,是整个病情的好转,有一个逐渐变化的过程。假神之所以出现,是由于精气衰竭已极,阴不敛阳,阳虚无所依附而外越,以致暴露出一时"好转"的假象。这是阴阳即将离绝的危候,古人比做"残灯复明""回光反照"。神气不足是轻度失神的表现,与失神状态只是程度上的区别。它介于有神和无神之间,常见于虚证患者,所以更为多见。神气不足的临床表现是:精神不振,健忘困倦,声低懒言,怠惰乏力,动作迟缓等。多属心脾两亏,或肾阳不足。神志异常也是失神的一种表现,但与精气衰竭的失神则有本质上的不同。一般包括烦躁不安,以及癫、狂、病等。这些都是由特殊的病机和发病规律所决定的,其失神表现并不一定意味着病情的严重性。烦燥不安,即指心中烦热不安,手足躁扰不宁的症状。烦与燥不同,烦为自觉症状,如烦恼,燥为他觉症状,如躁狂、躁动等。多与心经有火有关。可见于邪热内郁、痰火扰心、阴虚火旺等证。癫病表现为淡漠寡言,闷闷不乐,精神痴呆,喃喃自语,或哭笑无常,多由痰气郁结,阻蔽神明所致,亦有神不守舍,心脾两虚者。狂病多表现为疯狂怒骂,打人毁物,妄行不休,少卧不饥,甚则登高而歌,弃衣而走。多因肝郁化火,痰火上扰神明所致。痫病表现为突然昏倒,口吐涎沫,四肢抽搐,醒后如常。多由肝风挟痰,上窜蒙蔽清窍,或属痰火扰心,引动肝风。《景岳全书·神气存亡论》经曰:得神者昌,失神者亡。善乎神之为义,此死生之本,不可不察也。以脉言之,则脉贵有神。《脉法》曰:脉中有力,即为有神。夫有力者,非强健之谓,谓中和之力也。大抵有力中不失和缓,柔软中不失有力,此方是脉中之神。若其不及,即微弱脱绝之无力也。若其太过,即弦强真藏之有力也。二者均属无神,皆危兆也。以形证言之,则目光精彩,言语清亮,神思不乱,肌肉不削,气息如常,大小便不脱,若此者,虽其脉有可疑,尚无足虑,以其形之神在也。若目暗睛迷,形羸色败,喘急异常,泄泻不止,或通身大肉已脱,或两手寻衣摸床,或无邪而言语失伦,或无病而虚空见鬼,或病胀满而补泻皆不可施,或病寒热而温凉皆不可用,或忽然暴病,即沉迷烦躁,昏不知人,或一时卒倒,即眼闭口开,手撒遗尿。若此者,虽其脉无凶候,必死无疑,以其形之神去也。再以治法言之,凡药食入胃,所以能胜邪者,必赖胃气施布药力,始能温吐汗下以逐其邪。若邪气胜,胃气竭者,汤药纵下,胃气不能施化,虽有神丹,其将奈之何哉。所以有用寒不寒,用热不热者,有发其汗而表不应,行其滞而里不应者,有虚不受补,实不可攻者,有药食不能下咽,或下咽即呕者。若此者,呼之不应,遭之不动,此以脏气元神尽去,无可得而使也,是又在脉证之外亦死无疑者。虽然,脉证之神,若尽乎此,然有脉重证轻而知其可生者,有脉轻证重而知其必死者,此取证不取脉也。有证重脉轻而必其可生者,有证轻脉重而谓其必死者,此取脉不取证也。取舍疑似之间,自有一种玄妙。甚矣,神之难言也。能知神之缓急者,其即医之神者乎。

(2) 望色:观察面部颜色与光泽。中国医学把颜色分为青、赤、黄、白、黑五色。正常生理状态时面部色泽明亮润泽,隐然含蓄。

青色:主肝病。青为肝脏本色。肝病气滞血瘀,为风,为眩,为瘀,为怒等。

黄色:主脾病。黄为脾脏本色。脾病湿邪蕴遏,为湿,为疸,为臌,为思等。

赤色:主心病。赤为心脏本色。心病火热炽盛,为热,为火,为血,为狂等。

白色:主肺病。白为肺脏本色。肺病气津不布,为燥,为虚,为咳,为悲等。

黑色:主肾病。黑为肾脏本色。肾病阴盛寒凝,为水,为寒,为痛,为惊等。

《素问·移精变气论》:色脉者,上帝之所贵也,先师之所传也。色以应日,脉以应月,常求其要,则其要也。夫色之变化以应四时之脉,此上帝之所贵,以合于神明也。所以远死而近生,生道以长,命曰圣王。治之要极,无失色脉,用之不惑,治之大则。逆从到行,标本不得,亡神失国。去故就新,乃得真人。帝曰:余闻其要于夫子矣,夫子言不离色脉,此余之所知也。岐伯曰:治之极于一。帝曰:何谓一? 岐伯曰:一者因得之。帝曰:奈何? 岐伯曰:闭户塞牖,系之病者,数问其情,以从其意,得神者昌,失神者亡。帝曰:善。

(3) 舌诊:舌诊通过观察舌象了解疾病相关信息。舌象是由舌质和舌苔两部分的色泽形态的外部形象。舌为心之苗,苔为脾之明征。五脏六腑直接或间接地通过经络与舌相连。脏腑精气可上营于舌,脏腑病变亦反映于舌象变化。中国医学认为,心肺居上,舌尖反映心肺病变;脾胃居中,舌中反映脾胃病变;肾位于下,舌根反映肾脏病变;肝胆居两侧,舌边反映肝胆病变。这种舌诊方法多用于内伤杂病。以三焦位置上下次序来分属诊舌部位,舌尖主上焦,舌中部主中焦,舌根部主下焦。这种舌诊方法多用于外感热病。正常人舌质淡红、润泽,舌体柔软而活动自如,舌面上有一层薄白苔,故望舌须观察舌质、舌体、舌苔3个部分。舌又可分为舌尖、舌中、舌根和舌边4个部分。望舌时患者向光,将舌自然伸出口外,充分暴露舌体,医生依次从舌尖、舌中、舌根和舌边,观察舌质、舌体、舌苔变化。

望舌质:正常舌象为淡红舌薄白苔。舌体柔软,活动自如;舌色淡红鲜明,形态正常。舌苔薄白润泽,颗粒均匀,薄薄地铺于舌面,揩之不去,其下有根与舌质如同一体,干湿适中,不粘不腻等。① 淡红舌:外感热病见淡红舌者,病邪在表尚未入里;内伤杂病见淡红舌者,病情轻浅尚无凶险。② 淡白舌:舌色淡而不红,甚至全无血色。此舌主虚证,为血虚,为气虚,阳虚等。③ 鲜红舌:舌色鲜红甚至深红。主热证。为实热,为虚热。④ 绛红舌:舌色绛色。主外感热入营血,主内伤阴虚火旺。⑤ 瘀紫舌:舌色瘀紫,主瘀血。⑥ 青紫舌:舌色青紫,又称水牛舌,主阴寒。⑦ 望舌形:观察舌体的形状。⑧ 苍老舌:舌质纹理粗糙,形色坚敛。主实证。⑨ 娇嫩舌:舌质纹理细腻,其色娇嫩,主虚证。⑩ 胖大舌:舌体胖大。主水肿,主痰饮,主湿毒。⑪ 瘦薄舌:舌体瘦小枯薄。主气血两虚,主阴虚火旺。⑫ 芒刺舌:舌面软刺高起如刺。主热证。⑬ 裂纹舌:舌面有裂沟而裂沟中无舌苔覆盖。主阴精血亏损。若先天性舌裂,裂纹多有舌苔覆盖。⑭ 齿痕舌:舌体边缘有牙齿压印的痕迹。主脾虚,主湿蕴。

望舌态:观察舌体的运动状态。正常舌态是舌体活动灵敏,伸缩自如。强硬舌:舌体板硬强直,构音不清。主热入心包,主中风失语。① 痿软舌:舌体软弱无力,痿废不灵。主阴津耗竭,主神经变性。② 歪斜舌:伸舌偏斜一侧,舌体不正。主外风。③ 吐弄舌:舌体不停舐上下左右口唇。主内风。

望舌苔:正常的舌苔是胃气上蒸而成。苔质即舌苔的形质,苔色即舌苔之颜色。① 薄苔:透过舌苔隐约可见舌质即为薄苔。主疾病初起,病情轻浅。② 厚苔:不能透过舌苔见到舌质的为不见底即厚苔。主病邪入里,病情较重。③ 润苔:苔面润泽。主津液未伤,主水湿内停。④ 燥苔:望之干枯,扪之无津。主燥盛伤津,主阴虚液耗。⑤ 腻苔:苔厚而颗粒粗大疏松,形如豆腐渣堆积舌面。主湿热,主痰浊,主食积。⑥ 剥苔:舌苔剥脱,剥处见底。主胃阴枯竭。⑦ 白苔:舌苔鲜白。主表证,主寒证,主温疫初起。⑧ 黄苔:舌苔嫩黄或鲜黄。主热证,主里证。⑨ 灰苔:舌苔灰青。主里证,主寒证。⑩ 黑苔:舌苔暗黑。主病情危重。

2. 闻诊

(1)闻声音。语声高亢:主实证。语声低弱:主气虚。语声重浊:主外感。语声嘶哑:外感主金实不鸣,内伤主金破不鸣。昏睡鼻鼾:主意识水平障碍。语声呻吟:主痛苦不适。沉默寡言:主虚,主抑郁。烦躁多言:主实,主焦虑。狂言乱语:主意识内容障碍。自言自语:主意识内容障碍。谵语郑声:主意识水平障碍。点头呼吸:主阳气欲脱。咳嗽:主肺气不宣,主肝气上逆。哮喘:新病主肺气不宣,久病主肾不纳气。呕吐:主胃气上逆。嗳气:主胃气上逆。呃逆:新病主邪实,久病主正绝。叹息:主抑郁。

(2)嗅气味。口臭:主口腔疾病,主脾胃湿热。汗气:主实热,主阴虚,主尿毒。鼻臭:主鼻渊,主鼻部溃烂。身臭:主疮疡。尿臊:主热证。带秽:主湿热下注。

3. 问诊 问诊即通过询问详细了解患者的主诉、现病史、既往史、家族史等。主诉是患者自述自己的症状或体征以及持续时间等。主诉需要精炼准确,不用医学诊断词语,与现病史一致。现病史是记述患者病后的全过程,即发生、发展、演变和诊治经过。既往史又称过去病史,即问询患者既往的健康状况和过去曾经患过的疾病等。家族史即某一疾病的患者家族成员发病情况。张景岳《景岳全书·传忠录·十问篇》曰:一问寒热二问汗,三问头身四问便,五问饮食六问胸,七聋八渴俱当辨,九因脉色察阴阳,十从气味章神见,见定虽然事不难,也须明哲毋招怨。陈修园《医学实在易·问证诗》改为:一问寒热二问汗,三问头身四问便,五问饮食六问胸,七聋八渴俱当辨,九问旧病十问因,再兼服药参机变,妇人尤必问经期,迟速闭崩皆可见,再添片语告儿科,天花麻疹全占验。卫生部中医司《中医病案书写格式与要求》改编为:问诊首当问一般,一般问清问有关,一问寒热二问汗,三问头身四问便,五问饮食六问胸,七聋八渴俱当辨,九问旧病十问因,再将诊疗经过参,个人家族当问遍,妇女经带病胎产,小儿传染接种史,疹痘惊疳嗜食偏。

(1)问恶寒畏寒:恶寒与畏寒都是中国医学症状名称,都是患者的主观感觉。患者自觉怕冷多加衣被或近火取暖仍感寒冷不能缓解的称为恶寒。虽怕冷但加衣被或近火取暖而有所缓解的称为畏寒又称形寒。恶寒多见于外感疾病,中国医学认为有一分恶寒便有一分表证,故恶寒是临床诊断外感表证的重要症状。畏寒多见于内伤疾病,常伴有四肢不温,是阳气不足的重要症状。畏风是中国医学症状名称,是患者的主观感觉。恶风指患者遇风觉冷,避风则止。外感内伤俱可见恶风之证。新病畏风主外感,久病畏风主内伤。

(2)问发热烘热:致热原使体温调定点上移引起调节性体温升高0.5℃称发热。腋窝体温检测10分钟超过37℃即可诊断为发热。烘热是患者自觉全身或某一局部发热的主观感觉,常伴有出汗或面部潮红,不伴发热。发热见于外感者,表证常伴恶寒,里证但热不寒;湿温午后身热,汗出不解。发热见于内伤者,阴虚常伴骨蒸潮热,阳虚常伴格阳戴阳;气虚发热常伴声低懒言,血虚发热常伴脉大无力。

(3)问有汗无汗:外感表证出汗常伴发热恶寒,外感表证发热应有汗而无汗属卫气不达。外感里证出汗常伴壮热,外感里证壮热应有汗而无汗属营阴耗伤。内伤营卫不调自汗为卫气不固,内伤营卫不调盗汗为阴虚内热,内伤阴阳离决大汗淋漓为阳气外脱。战汗者,恶寒战栗,表情痛苦,辗转挣扎,继而汗出。阳气来复,战汗病退为佳;战汗热势不退,脉来急疾为正凶。

(4)问有痛无痛:疼痛是不愉快的感觉和情绪感受,是主观感受症状。急性疼痛短期存在少于2个月,慢性疼痛持续3个月或以上。疼痛是感觉异常症状,不应痛而痛者痛觉过敏,应痛而不痛者痛觉减退。采用数字评分量表评估疼痛程度,0分是无痛,1~3分是轻度疼痛,4~6分是中度疼痛,7~10分是重度疼痛。中国医学将疼痛分为:胀痛,主气机郁滞;刺痛,主气滞血瘀;绞痛,主实邪骤聚;串痛,主郁气走串;掣痛,主经脉阻滞;灼痛,主肝火犯络;冷痛,主寒凝筋脉;裹痛,主湿邪困遏;空痛,主气血不足;隐痛,主诸虚不足。

4. 脉诊　中国医学原有全身切脉法,称三部九候。头部为上,手部为中,足部为下,每部又分天、地、人三候,共九候。上部天候按两额动脉,人候按耳前动脉,地候按两颊动脉。中部天候按手太阴经以候肺,人候按手少阴经以候心,地候按手阳明经以候胸中之气。下部天候按足厥阴经以候肝,人候按足太阴经以候脾胃,地候按足少阴经以候肾。《素问·三部九候论》曰:人有三部,部有三候,以决死生,以处百病,以调虚实,而除邪疾。帝曰:何谓三部? 岐伯曰:有下部、有中部、有上部,部各有三候。三候者,有天、有地、有人也。必指而导之,乃以为真。上部天,两额之动脉;上部地,两颊之动脉;上部人,耳前之动脉。中部天,手太阴也;中部地,手阳明也;中部人,手少阴也。下部天,足厥阴也;下部地,足少阴也;下部人,足太阴也。故下部之天以候肝,地以候肾,人以候脾胃之气。帝曰:中部之候奈何? 岐伯曰：亦有天，亦有地，亦有人，天以候肺，地以候胸中之气，人以候心。帝曰：上部以何候之？岐伯曰：亦有天，亦有地，亦有人。天以候头角之气，地以候口齿之气，人以候耳目之气。三部者，各有天，各有地，各有人。三而成天，三而成地，三而成人。三而三之，合则为九，九分为九野，九野为九脏。故神脏五，形脏四，合为九脏。五脏已败，其色必夭，夭必死矣。帝曰：以候奈何？岐伯曰：必先度其形之肥瘦，以调其气之虚实，实则泻之，虚则补之。必先去其血脉而后调之，无问其病，以平为期。帝曰：决死生奈何？岐伯曰：形盛脉细，少气不足以息者危。形瘦脉大，胸中多气者死。形气相得者生。参伍不调者病。三部九候皆相失者死。上下左右之脉相应如参舂者病甚，上下左右相失不可数者死。中部之候虽独调，与众脏相失者死。中部之候相减者死，目内陷者死。帝曰：何以知病之所在？岐伯曰：察九候独小者病，独大者病，独疾者病，独迟者病，独热者病，独寒者病，独陷下者病。以左手足上，上去踝五寸按之，庶右手足当踝而弹之，其应过五寸以上蠕蠕然者不病，其应疾中手浑浑然者病，中手徐徐然者病。其应上不能至五寸，弹之不应者死。是以脱肉身不去者死。中部乍疏乍数者死。其脉代而钩者，病在络脉。九候之相应也，上下若一，不得相失。一候后则病，二候后则病甚，三候后则病危。所谓后者，应不俱也。察其腑脏，以知死生之期，必先知经脉，然后知病脉。真藏脉见者胜死。足太阳气绝者，其足不可屈伸，死必戴眼。帝曰：冬阴夏阳奈何？岐伯曰：九候之脉皆沉细旋绝者为阴，主冬，故以夜半死。盛躁喘数者为阳，主夏，故以日中死。是故寒热病者以平旦死。热中及热病者以日中死。病风者以日夕死。病水者以夜半死。其脉乍疏乍数，乍迟乍疾者，日乘四季死。形肉已脱，九候虽调犹死。七诊虽见，九候皆从者不死。所言不死者，风气之病，及经月之病，似七诊之病而非也，故言不死。若有七诊之病，其脉候亦败者死矣。必发哕噫。必审问其所始病，与今之所方病，而后各切循其脉，视其经络浮沉，以上下逆从循之。其脉疾者不病，其脉迟者病；脉不往来者死，皮肤着者死。帝曰：其可治奈何？岐伯曰：经病者治其经，孙络病者治其孙络血。血病身有痛者治其经络。其病者在奇邪，奇邪之脉则缪刺之，留瘦不移节而刺之。上实下虚切而从之，索其结络脉，刺出其血以见通之。瞳子高者太阳不足，戴眼者太阳已绝，此决死生之要，不可不察也。

　　三部九候临床已很少应用。目前临床常用脉诊遵《难经·十八难》，将寸口桡动脉脉分为寸部、关部、尺部三部，每部有分轻浮、中按、重按九候，简称三部九候。《难经·十八难》曰：脉有三部，部有四经，手有太阴、阳明，足有太阳、少阴，为上下部，何谓也？然。手太阴、阳明金也，足少阴、太阳水也，金生水，水流下行而不能上，故在下部也。足厥阴、少阳木也，生手太阳、少阴火，火炎上行而不能下，故为上部。手心主、少阳火，生足太阴、阳明土，土主中宫，故在中部也。此皆五行子母更相生养者也。脉有三部九候，各何主之？然。三部者，寸、关、尺也。九候者，浮、中、沉也。上部法天，主胸上至头之有疾也；中部法人，主膈以下至脐之有疾也；下部法地，主脐以下至足之有疾也。正对腕后高骨为关部，关之前为寸部，关之后为尺部。右寸候肺，右关候脾，右尺候命门；左寸候心，左关候肝，左尺候肾。

　　（1）浮脉

脉象：轻取即得，重按稍减而不空，举之泛泛而有余，如水上漂木。

主病：表证。

脉理：病邪在表，卫气由内而外抵御，脉气鼓动于外，故脉应指而浮有力。

(2) 沉脉

脉象：轻取不应，重按乃得，如石沉水底。

主病：里证。

脉理：病邪在里，正气集聚于里相搏，故脉沉。

(3) 迟脉

脉象：脉来迟慢，一呼一息脉搏不足四至。

主病：寒证。

脉理：阴寒积冷内凝，血行不畅，阳气鼓脉减弱，故脉迟。

(4) 数脉

脉象：一呼一息脉搏五至以上。

主病：热证。

脉理：火热炽盛，气血亢奋，运行加速，故数脉。

(5) 虚脉

脉象：三部脉举按空虚无力。

主病：虚证。

脉理：气血阴阳不足。阴血虚不足，脉管不充，故虚；阳气鼓脉衰退，故无力。

(6) 实脉

脉象：三部脉举按充盈有力。

主病：实证。

脉理：寒热燥湿有余。寒热燥湿有余，脉管充盈，故实；正气亢奋，邪正相搏，故有力。

(7) 细脉

脉象：脉如细线，应指明显。

主病：燥证。

脉理：燥胜则干。津液不足，脉管失润，故脉细。

(8) 濡脉

脉象：浮而濡软，如帛在水。

主病：湿证。

脉理：湿性黏滞，浸淫脉道，故脉濡。

(9) 滑脉

脉象：往来流利，如珠走盘，应指圆滑。

主病：① 主痰证；② 主妊娠。

脉理：水湿凝聚为痰。痰性湿滑，浸淫脉管，故脉滑。妊娠气血旺盛，充盛脉管，故脉亦滑。

(10) 涩脉

脉象：迟细而短，往来艰涩，极不流利，如轻刀刮竹。

主病：主瘀血。

脉理：瘀血阻滞，血行不畅，故脉涩。

（11）弦脉

脉象：端直以长，如按琴弦。

主病：① 主类风；② 主动脉硬化。

脉理：风性张弛，应脉为弦。肝主风，故弦脉亦主肝病。《素问·至真要大论》曰：诸风掉眩皆属于肝，诸暴强直皆属于风。

（12）结脉

脉象：脉来缓，时而一止，止无定数。

主病：主心律失常。

脉理：心主血脉功能失常，脉搏动息无律。

（13）代脉

脉象：脉来时见一止，止有定数，良久方来。

主病：主心律失常。

脉理：心主血脉功能失常，脉搏动息无律。

（14）微脉

脉象：脉细欲绝，似有若无。

主病：主阴阳欲脱。

脉理：阴阳将脱，脉息将亡，故微细欲绝。

三、思路拓展

1. 王叔和《脉经》　脉形状指下秘决：浮脉，举之有余，按之不足。芤脉，浮大而软，按之中央空，两边实。洪脉，极大在指下。滑脉，往来前却流利，展转替替然，与数相似。数脉，去来促急。促脉，来去数，时一止复来。弦脉，举之无有，按之如弓弦状。紧脉，数如切绳状。沉脉，举之不足，按之有余。伏脉，极重指按之，着骨乃得。革脉，有似沉伏，实大而长微弦。实脉，大而长，微强，按之隐指然。微脉，极细而软，或欲绝，若有若无。涩脉，细而迟，往来难且散，或一止复来。细脉，小大于微，常有，但细耳。软脉，极软而浮细。弱脉，极软而沉细，按之欲绝指下。虚脉，迟大而软，按之不足，隐指豁豁然空。散脉，大而散。散者，气实血虚，有表无里。缓脉，去来亦迟，小快于迟。迟脉，呼吸三至，去来极迟。结脉，往来缓，时一止复来。代脉，来数中止，不能自还，因而复动。脉结者生，代者死。动脉，见于关上，无头尾，大如豆，厥厥然动摇。浮与芤相类，弦与紧相类，滑与数相类，革与实相类，沉与伏相类，微与涩相类，软与弱相类，缓与迟相类。

持脉轻重法：脉有轻重，何谓也？然：初持脉如三菽之重，与皮毛相得者，肺部也。如六菽之重，与血脉相得者，心部也。如九菽之重，与肌肉相得者，脾部也。如十二菽之重，与筋平者，肝部也。按之至骨,举之来疾者,肾部也。故曰轻重也。

辨脏腑病脉阴阳大法:脉何以知脏腑之病也? 然:数者腑也,迟者脏也。数即有热,迟即生寒。诸阳为热,诸阴为寒。故别知脏腑之病也。脉来浮大者,此为肺脉也;脉来沉滑,如石,肾脉也;脉来如弓弦者,肝脉也;脉来疾去迟,心脉也。脉来当见而不见为病。病有深浅,但当知如何受邪。

辨脉阴阳大法:脉有阴阳之法,何谓也? 然:呼出心与肺,吸入肾与肝,呼吸之间,脾受谷味也,其脉在中。浮者阳也,沉者阴也,故曰阴阳。心肺俱浮,何以别之? 然:浮而大散者,心也;浮而短涩者,肺也。肾肝俱沉,何以别之? 然:牢而长者,肝也;按之软,举指来实者,肾也。脾者中州,故其脉在中。是阴阳之脉也。脉有阳盛阴虚,阴盛阳虚,何谓也? 然:浮之损小,沉之实大,故曰阴盛阳虚;沉之损小,浮之实大,故曰阳盛阴虚。是阴阳虚实之意也。《经》言:脉有一阴一阳,一阴二阳,一阴三阳;有一阳一阴,一阳二阴,一阳三阴。如此言之,寸口有六脉俱动耶? 然:《经》言如此者,非有六脉俱动也,谓浮、沉、长、短、滑、涩也。浮者阳也,滑者阳也,长者阳也;沉者阴也,涩者阴也,短者阴也。所以言一阴一阳者,谓脉来沉而滑也;一阴二阳者,谓脉来沉滑而长也;一阴三阳者,谓脉来浮滑而长,时一沉也。所以言一阳一阴者,谓脉来浮而涩也;一阳二阴者,谓脉来长而沉涩也;一阳三阴者,谓脉来沉涩而短,时一浮也。各以其经所在,名病之逆顺也。凡脉大为阳,浮为阳,数为阳,动为阳,长为阳,滑为阳;沉为阴,涩为阴,弱为阴,弦为阴,短为阴,微为阴,是为三阴三阳也。阳病见阴脉者,反也,主死;阴病见阳脉者,顺也,主生。关前为阳,关后为阴。阳数则吐血,阴微则下利;阳弦则头痛,阴弦则腹痛;阳微则发汗,阴微则自下;阳数口生疮,阴数加微必恶寒而烦挠不得眠也。阴附阳则狂,阳附阴则癫。得阳属腑,得阴属脏。无阳则厥,无阴则呕。阳微则不能呼,阴微则不能吸,呼吸不足,胸中短气。根据此阴阳以察病也。寸口脉浮大而疾者,名曰阳中之阳,病苦烦满,身热,头痛,腹中热。寸口脉沉细者,名曰阳中之阴,病苦悲伤不乐,恶闻人声,少气,时汗出,阴气不通,臂不能举。尺脉沉细者,名曰阴中之阴,病苦两胫酸疼,不能久立,阴气衰,小便余沥,阴下湿痒。尺脉滑而浮大者,名曰阴中之阳,病苦小腹痛满,不能溺,溺即阴中痛,大便亦然。尺脉牢而长,关上无有,此为阴干阳,其人苦两胫重,少腹引腰痛。寸口脉壮大,尺中无有,此为阳干阴,其人苦腰背痛,阴中伤,足胫寒。夫风伤阳,寒伤阴。阳病顺阴,阴病逆阳。阳病易治,阴病难治。在肠胃之间,以药和之;若在经脉之间,针灸病已。

从横逆顺伏匿脉:问曰:脉有相乘,有从、有横,有逆、有顺,何谓也? 师曰:水行乘火,金行乘木,名曰从;火行乘水,木行乘金,名曰横;水行乘金,火行乘木,名曰逆;金行乘水,木行乘火,名曰顺。《经》言:脉有伏匿者,伏匿于何脏,而言伏匿也? 然:谓阴阳更相乘、更相伏也。脉居阴部反见阳脉者,为阳乘阴也。脉虽时沉涩而短,此阳中伏阴;脉居阳部反见阴脉者,为阴乘阳也;脉虽时浮滑而长,此为阴中伏阳也。重阴者癫,重阳者狂。脱阳者见鬼,脱阴者目盲。

迟疾短长杂脉法:寸口之中,外别浮沉、前后、左右、虚实、死生之要,皆见寸口之中。脉从前来者为实邪,从后来者为虚邪,从所不胜来者为贼邪,从所胜来者为微邪,自病者为正邪。外结者病痈肿,内结者病疝瘕也。间来而急者,病正在心,气也。脉来疾者,为风也;脉来滑者,为病食也;脉来滑躁者,病有热也;脉来涩者,为病寒湿也。脉逆顺之道,不与众谋。师曰:夫呼者,脉之头也。初持之来疾去迟,此为出疾入迟,为内虚外实;初持脉来迟去疾,此为出迟入疾,为内实外虚也。脉数则在腑,迟则在脏。脉长而弦病在肝,脉小血少病在心,脉下坚上虚病在脾胃,脉滑而微浮病在肺,脉大而坚病在肾。脉滑者多血少气,脉涩者少血多气,脉大者血气俱多。又云:脉来大而坚者血气俱实,脉小者血气俱少。又云:脉来细而微者血气俱虚。沉细滑疾者热,迟紧为寒。脉盛滑紧者病在外热,脉小实而紧者病在内冷。脉小弱而涩谓之久病,脉滑浮而疾者谓之新病。脉浮滑,其人外热,风走刺,有饮,难治。脉沉而紧,上焦有热,下寒,得冷即便下。脉沉而细,下焦有寒,小便数,时苦绞痛,下利重。脉浮紧且滑直者,外热内冷,不得大小便。脉洪大紧急,病速进在外,苦头发热、痈肿;脉细小紧急,病速进在中,寒为疝瘕、积聚,腹中刺痛。脉沉重而直前绝者,病血在肠间;脉沉重而中散者,因寒食成。脉直前而中散绝者,病消渴。脉沉重,前不至寸口,徘徊绝者,病在肌肉遁尸。脉左转而沉重者,气阳在胸中,脉右转出不至寸口者内有肉。脉累累如贯珠,不前至,有风寒在大肠,伏留不去;脉累累中止不至,寸口软者,结热在小肠膜中,伏留不去。脉直前左右弹者,病在血脉中,血也;脉后而左右弹者,病在筋骨中也。脉前大后小,即头痛目眩;脉前小后大,即胸满短气。上部有脉,下部无脉,其人当吐,不吐者死;上部无脉,下部有脉,虽困无所苦。夫脉者,血之府也。长则气治,短则气病,数则烦心,大则病进,上盛则气高,下盛则气胀,代则气衰,细则气少,涩则心痛。浑浑革革,至如涌泉,病进而危;弊弊绰绰,其去如弦绝者,死。短而急者病在上,长而缓者病在下;沉而弦急者病在内,浮而洪大者病在外;脉实者病在内,脉虚者病在外。在上为表,在下为里;浮为在表,沉为在里。

2.《景岳全书·十问篇》 一问寒热二问汗,三问头身四问便,五问饮食六问胸,七聋八渴俱当辩,九因脉色察阴阳,十从气味章神见。见定虽然事不难,也须明哲毋招怨。上十问者,乃延医之要领,临证之首务也。明此十问,则六变具存,而万病形情俱在吾目中矣。医之为难,难在不识病本而施误治耳。误则杀人,天道可畏,不误则济人,阴德无穷。学人欲明是道,必须先察此要,以定意见,以为阶梯,然后再采群书,广其知识,又何误焉? 有能熟之胸中,运之掌上,非止为人,而为己不浅也,慎之宝之。

一问寒热:问寒热者,问内外之寒热,欲以辨其在表在里也。人伤于寒则病为热,故凡病身热脉紧,头疼体痛,拘急无汗,而且得于暂者,必外感也。盖寒邪在经,所以头痛身疼。邪闭皮毛,所以拘急发热。若素日无疾,而忽见脉证若是者,多因外感。盖寒邪非素所有,而突然若此,此表证也。若无表证而身热不解,多属内伤,然必有内证相应,合而察之,自得其真。凡身热经旬,或至月余不解,亦有仍属表证者。盖因初感寒邪,身热头痛,医不能辨,误认为火,辄用寒凉,以致邪不能散,或虽经解散而药未及病,以致留蓄在经。其病必外证多而里证少,此非里也,仍当解散。凡内证发热者,多属阴虚,或因积热,然必有内证相应,而其来也渐。盖阴虚者必伤精,伤精者必连脏。故其在上而连肺者,必喘急咳嗽;在中而连脾者,或妨饮食,或生懊憹,或为躁烦焦渴;在下而连肾者,或精血遗淋,或二便失节,然必候热往来,时作时止,或气怯声微,是皆阴虚证也。凡怒气七情伤肝伤脏而为热者,总属真阴不足,所以邪火易炽,亦阴虚也。凡劳倦伤脾而发热者,以脾阴不足,故易于伤,伤则热生于肌肉之分,亦阴虚也。凡内伤积热者,在痞必有形证,在血气必有明征,或九窍热于上,或脏腑热于三焦。若果因实热,凡火伤在形体而无涉于真元者,则其形气声色脉候自然壮丽,无弗有可据而察者,此当以实火治之。凡寒证尤属显然,或外寒者,阳亏于表,或内寒者,火衰于中,诸如前证。但热者多实,而虚热者最不可误;寒者多虚,而实寒者间亦有之。此寒热之在表在里,不可不辨也。

二问汗：问汗者，亦以察表里也。凡表邪盛者必无汗。而有汗者，邪随汗去，已无表邪，此理之自然也。故有邪尽而汗者，身凉热退，此邪去也。有邪在经而汗在皮毛者，此非真汗也。有得汗后，邪虽稍减，而未得尽全者。犹有余邪，又不可因汗而必谓其无表邪也。须因脉证而详察之。凡温暑等证，有因邪而作汗者，有虽汗而邪未去者，皆表证也。总之，表邪未除者，在外则连经，故头身或有疼痛；在内则连脏，故胸膈或生躁烦。在表在里，有证可凭，或紧或数，有脉可辨，须察其真假虚实，孰微孰甚而治之。凡全非表证，则或有阳虚而汗者，须实其气；阴虚而汗者，须益其精；火盛而汗者，凉之自愈；过饮而汗者，清之可宁。此汗证之有阴阳表里，不可不察也。诸汗详证载伤寒门。

三问头身：问其头可察上下；问其身可察表里。头痛者，邪居阳分；身痛者，邪在诸经。前后左右，阴阳可辨，有热无热，内外可分，但属表邪，可散之而愈也。凡火盛于内为头痛者，必有内应之证，或在喉口，或在耳目，别无身热恶寒在表等候者，此热盛于上，病在里也。察在何经，宜清宜降，高者抑之，此之谓也。若用轻扬散剂，则火必上升，而痛愈甚矣。凡阴虚头痛者，举发无时，是因酒色过度，或遇劳苦，或逢情欲，其发则甚。此为里证，或精或气，非补不可也。凡头痛属里者，多因于火，此其常也。然亦有阴寒在上，阳虚不能上达而痛甚者，其证则恶寒呕恶，六脉沉微，或兼弦细，诸治不效，余以桂、附、参、熟之类而愈之，是头痛之有阳虚也。凡云头风者，此世俗之混名，然必有所因，须求其本，辨而治之。凡眩运者，或头重者，可因之以辨虚实。凡病中眩运，多因清阳不升，上虚而然。如丹溪云：无痰不作运。殊非真确之论，但当兼形气，分久暂以察之。观《内经》曰：上虚则眩，上盛则热痛，其义可知。至于头重，尤属上虚，《经》曰：上气不足，脑为之不满，头为之苦倾，此之谓也。凡身痛之甚者，亦当察其表里以辨寒热。其若感寒作痛者，或上或下，原无定所，随散而愈，此表邪也。若有定处，而别无表证，乃痛痹之属，邪气虽亦在经，此当以里证视之，但有寒热之异耳。若因火盛者，或肌肤灼热，或红肿不消，或内生烦渴，必有热证相应，治宜以清以寒。若并无热候而疼痛不止，多属阴寒，以致血气凝滞而然。《经》曰：痛者，寒气多也，有寒故痛也。必温其经，使血气流通，其邪自去矣。凡劳损病剧而忽加身痛之甚者，此阴虚之极，不能滋养筋骨而然，营气惫矣。无能为也。

四问便：二便为一身之门户，无论内伤外感，皆当察此，以辨其寒热虚实。盖前阴通膀胱之道，而其利与不利，热与不热，可察气化之强弱，凡患伤寒而小水利者，以太阳之气未剧，即吉兆也。后阴开大肠之门，而其通与不通，结与不结，可察阳明之实虚，凡大便热结而腹中坚满者，方属有余，通之可也。若新近得解而不甚干结，或旬日不解而全无胀意者，便非阳明实邪。观仲景曰：大便先硬后溏者不可攻。可见后溏者，虽有先硬，已非实热，矧夫纯溏而连日得后者，又可知也。若非真有坚燥痞满等证，则原非实邪，其不可攻也明矣。凡小便，人但见其黄，便谓是火，而不知人逢劳倦，小水即黄；焦思多虑，小水亦黄；泻痢不期，小水亦黄；酒色伤阴，小水亦黄。使非有或淋或痛，热证相兼，不可因黄便谓之火，余见逼枯汁而毙人者多矣。《经》曰：中气不足，溲便为之变，义可知也。若小水清利者，知里邪之未甚，而病亦不在气分，以津液由于气化，气病则小水不利。小水渐利，则气化可知，最为吉兆。大便通水谷之海，肠胃之门户也。小便通血气之海，冲任水道之门户也。二便皆主于肾，本为元气之关，必真见实邪，方可议通议下，否则最宜详慎，不可误攻。使非真实而妄逐之，导去元气，则邪之在表者反乘虚而深陷，病因内困者必由泄而愈亏。所以凡病不足，慎勿强通。最喜者小便得气而自化，大便弥固者弥良。营卫既调，自将通达,即大肠秘结旬余,何虑之有? 若滑泄不守,乃非虚弱者所宜,当首先为之防也。

五问饮食:问饮食者,一可察胃口之清浊,二可察脏腑之阴阳。病由外感而食不断者,知其邪未及脏,而恶食不恶食者可知。病因内伤而食饮变常者,辨其味有喜恶,而爱冷爱热者可知。素欲温热者,知阴脏之宜暖;素好寒冷者,知阳脏之可清。或口腹之失节以致误伤,而一时之权变可因以辨。故饮食之性情所当详察,而药饵之宜否可因以推也。凡诸病得食稍安者,必是虚证,得食更甚者,或虚或实皆有之,当辨而治也。

六问胸:胸即膻中,上连心肺,下通脏腑。胸腹之病极多,难以尽悉,而临证必当问者,为欲辨其有邪无邪,及宜补宜泻也。夫凡胸腹胀满,则不可用补;而不胀不满,则不可用攻,此大法也。然痞与满不同,当分轻重:重者,胀塞中满,此实邪也,不得不攻。轻者,但不欲食,不知饥饱,似胀非胀,中空无物,乃痞气耳,非真满也。此或以邪陷胸中者有之,或脾虚不运者有之。病者不知其辨,但见胃气不开,饮食不进,问之亦曰饱闷,而实非真有胀满,此在疑虚疑实之间。若不察其真确,未免补泻倒施,必多致误,则为害不小。凡今人病虚证者极多,非补不可。但用补之法,不宜造次。欲察其可补不可补之机,则全在先察胸腹之宽否何如,然后以渐而进。如未及病,再为放胆用之,庶无所碍,此用补之大法也。凡势在危急,难容稍缓,亦必先问其胸宽者乃可骤进。若元气多虚而胸腹又胀,是必虚不受补之证。若强进补剂,非惟无益,适足以招谤耳。此胸腹之不可不察也。

七问耳:耳虽少阳之经,而实为肾脏之官,又为宗脉之所聚,问之非惟可辨虚实,亦且可知死生。凡人之久聋者,此一经之闭,无足为怪。惟是因病而聋者,不可不辨。其在《热论篇》则曰:伤寒三日,少阳受之,故为耳聋。此以寒邪在经,气闭而然。然以余所验,则未有不因气虚而然者。《素问》曰:精脱者耳聋。仲景曰:耳聋无闻者,阳气虚也。由此观之,则凡病是证,其属气虚者什九,气闭者什一耳。聋有轻重,轻者病轻,重者病重。若随治渐轻,可察其病之渐退也。进则病亦进矣。若病至聋极,甚至绝然无闻者,此诚精脱之证,余经历者数人矣,皆至不治。

八问渴:问渴与不渴,可以察里证之寒热,而虚实之辨,亦从以见。凡内热之甚,则大渴喜冷,冰水不绝,而腹坚便结,脉实气壮者,此阳证也。凡口虽渴而喜热不喜冷者,此非火证,中寒可知。既非火证,何以作渴,则水亏故耳。凡病患问其渴否,则曰口渴。问其欲汤水否,则曰不欲。盖其内无邪火,所以不欲汤,真阴内亏,所以口无津液。此口干也,非口渴也,不可以干作渴治。凡阳邪虽盛,而真阴又虚者,不可因其火盛喜冷,便云实热。盖其内水不足,欲得外水以济,水涸精亏,真阴枯也,必兼脉证细察之,此而略差,死生立判。余尝治垂危最重伤寒有如此者,每以峻补之剂浸冷而服,或以冰水、参、熟等剂相间迭进,活人多矣。常人见之,咸以为奇,不知理当如是,何奇之有? 然必其干渴燥结之甚者,乃可以参、附、凉水并进。若无实结,不可与水。

九问脉色:脉色者,血气之影也。形正则影正,形斜则影斜,病生于内,则脉色必见于外,故凡察病者,须先明脉色。但脉色之道,非数言可尽,欲得其要,则在乎阴阳虚实四者而已。四者无差,尽其善矣。第脉法之辨,以洪滑者为实为阳,微弱者为虚为阴,无待言也。然仲景曰:若脉浮大者,气实血虚也。陶节庵曰:不论脉之浮沉大小,但指下无力,重按全无,便是阴证。《内经》以脉大四倍以上为关格,皆属真虚,此滑大之未必为阳也。形色之辨,以红黄者为实热,青黑者为阴寒。而仲景云:面赤戴阳者为阴不足,此红赤之未必为实也。总之,求脉之道,当以有力无力辨阴阳,有神无神察虚实。和缓者,乃元气之来;强峻者,乃邪气之至。病值危险之际,但以此察元气之盛衰,邪正之进退,则死生关系,全在乎此。此理极微,谈非容易,姑道其要,以见凡欲诊病者,既得病因,又必须察脉色,辨声音,参合求之,则阴阳虚实方有真据,否则得此失彼,以非为是,医家之病,莫此为甚,不可忽也。诸所未尽,详后卷脉神章。

十问气味:凡制方用药,乃医家开手作用第一要着,而胸中神见,必须发泄于此。使不知气味之用,必其药性未精,不能取效,何神之有?此中最有玄妙,勿谓其浅显易知,而弗加之意也。余少年时,每将用药,必逐件细尝,既得其理,所益无限。气味有阴阳:阴者降,阳者升。阴者静,阳者动。阴者柔,阳者刚。阴者怯,阳者勇。阴主精,阳主气。其于善恶喜恶,皆有妙用,不可不察。气味之升降:升者浮而散,散者沉而利。宜升者勿降,宜降者勿升。气味之动静:静者守而动者走。走者可行,守者可安。气味之刚柔:柔者纯而缓,刚者躁而急。纯者可和,躁者可劫。非刚不足以去暴,非柔不足以济刚。气味之勇怯:勇者直达病所,可赖出奇;怯者用以周全,藉其平妥。气味之主气者,有能为精之母;主精者,有能为气之根。或阴中之阳者,能动血中之气;或阳中之阴者,能顾气中之精。气味有善恶:善者赋性驯良,尽堪择用;恶者气味残野狼,何必近之。气味有喜恶:有素性之喜恶,有一时之喜恶。喜者相宜,取效尤易;恶者见忌,不必强投。见定虽然事不难,也须明哲毋招怨。

明哲二字,为见机自保也。夫医患不明,明则治病何难哉?而所患者,在人情耳。人事之变,莫可名状,如我有独见,岂彼所知,使彼果知,当自为矣。何藉于我?而每有病临危剧,尚执浅见,从旁指示曰:某可用,某不可用,重之曰太过,轻之言不及,倘一不合意,将必有后言,是当见几之一也。有杂用不专者,朝王暮李,主见不定,即药已相投,而渠不之觉,忽惑人言,舍此慕彼。凡后至者,欲显己长,必谈前短,及其致败,反以嫁谗,是当见几之二也。有病入膏肓,势必难疗,而怜其苦求,勉为举手,当此之际,使非破格出奇,何以济急?倘出奇无功,徒骇人目,事后亦招浮议,是当见几之三也。其或有是非之场,争竞之所,幸灾乐祸,利害所居者,近之恐涉其患,是当见几之四也。有轻医重巫,可无可有,徒用医名,以尽人事。及尚有村鄙之夫,不以彼病为恳,反云为我作兴,吁!诚可哂也。

此其相轻孰甚,是当见几之五也。有议论繁杂者,有亲识要功者,有内情不协者,有任性反复者,皆医中所最忌,是当见几之六也。凡此六者,俱当默识,而惟于缙绅之间,尤当加意。盖恐其不以为功而反以为罪,何从辨哉。此虽曰吾尽吾心,非不好生,然势有不我出者,不得不见几进止,此明哲之自治,所必不可少也。

3. 刘恒瑞《察舌辨症新法》 舌苔原理:舌为胃之外候,以输送食物入食管胃脘之用。其舌体之组织,系由第五对脑筋达舌,其功用全赖此筋运动。舌下紫青筋二条,乃少阴肾脉上达,名曰金津、玉液二穴,所以生津液以濡润舌质,明,其辨症之识,必有毫厘千里之误,此原理之不可不讲也。夫舌之表面,乃多数极小乳头,铺合而点,其不易见高起一日三餐,故苔亦日有三变,谓之活苔,无病之象也。其所以有变者,因饮食入胃时,将腐浊之气,遏郁下降,故苔色一退;至饮食腐化,浊气上蒸,苔色又生。胃中无腐浊,则苔薄而少,有腐胃中正色不能直达而上,故有暂白之时;青为绝色,青绿之色,见于舌上,其人命必危。其外尚有似黄非黄、似白非白,各类间色,皆条分于后,以备后学细心参考。

看舌八法:一看苔色。二看舌质(质亦有色,又有大小湿热之症,舌质胀大,满口边有齿印,血热之症质色紫)。三看舌尖(白苔满舌,尖有红刺,勿用温燥之药)。四看舌心(四边有苔,中无,或中有直裂,或有直槽或横裂)。五看燥润(以手摸之,或滑润或燥刺棘手,有看似润而摸之燥者,有看似燥而摸之滑者)。六看舌边(苔色与边齐否)。七看舌根(根后有无苔色接续,有无大肉瘤)。八看变换(观其变与不变)。

黄苔类总论:黄色有深浅老嫩之殊,其形似亦有燥润滑涩之异。有正黄色者;有老黄色者;有黄如炒枳壳色者;有黄黑相间如锅焦黄色者;有嫩黄色者;有牙黄色者;有如裱心纸兼灰青色者;有黄如粟米染着者;有黄如虎斑纹者;有黄如黄蜡敷舌上者;有水黄苔如鸡子黄白相兼染成者;有黄腐苔如豆渣炒黄堆舌者;此皆黄色之类。

白苔类总论:白苔有浓薄密疏之殊,其形似亦有深浅间杂之异。有薄白如米饮敷舌者;有白如豆浆敷舌者;有白而浓如豆腐脑铺舌者;有白而疏如米粉铺红者;有白如粟米成颗粒者;有白如银色者;有白如旱烟灰色者;有白如银锭底者;有白如豆腐渣堆舌者;有白如豆腐筋堆舌者;有白如糙石糙手者;有似白非白色如画工以脂调粉(此色有二:一淡如雪青湖绉色者,一深如雪青杭绸色者,古皆以绛色名之)。更有舌质深红如红萝卜干有盐霜者,此皆白苔之类。

舌质无苔类总论:舌质无苔,亦有分别。有质紫无苔者;有质红无苔者;有舌上无苔质光如镜者;有质干如刺无苔者;有中凹如驳去者;有中有直沟,如刀背印成者;有舌质横裂者;有舌生裂后,如冰片纹者;有前半光滑如镜,后根上有肉瘤二粒,色如舌肉色者;有表面无苔,而皮内隐一块如钱大,或黄或白者;有苔上见圆晕,分二三色者;有苔见青绿二色者,此皆表面无苔。

黄苔类分别诊断法:正黄色,为胃土正色,为温病始传之候。其为湿温、温热,当以脉之滑涩有力无力老黄色,为胃中阳气旺盛之候。若浓腐堆起,此胃中饮食消化腐浊之气上达之后,为湿温化热之始,为温热传入中焦阳明之候。黄如炒枳壳色,为胃阳盛极,阳亢阴虚之候。胃气欲伤,胃汁干槁,故苔黄色如枳壳炒过状,以其干枯不润泽也。黄黑相间,如锅焦黄色,摸之棘手,看之不泽,为胃中津液焦灼,口燥舌干之候;然亦有阳气为阴邪所阻,不能上蒸而化为津液者。当以脉诊分别断之,脉涩有力鼓指者,火灼津也;脉滑无力鼓指,只有往来而无起伏者,痰饮瘀血阻抑阳气,嫩黄色,由白而变为黄,为嫩黄色。此为用药当,胃阳初醒之候。吉兆也。为饮食消化腐浊初升牙黄色,胃中腐浊之气始升也。牙黄无孔,谓之腻苔,中焦有痰也。裱心纸兼灰青色,苔虽黄而兼灰青,此伤风初候。或阳气抑郁,黄苔无正色,当舒气化郁。黄如粟米染着,颗粒分明,此为胃阳太旺,胃热之候。黄如虎斑纹,气血两燔之候。黄如蜡敷舌上,湿温痰滞之候,故苔无孔而腻。水黄苔,如鸡子黄白相间染成,此黄而润滑之苔,为痰饮停积,是湿温正候。或为温热症而有水饮者,或热入胃阴,误服燥药,而变生此苔式者,宜以诊脉分别断之。黄腐苔,如豆渣炒黄堆舌,下症也。如中有直裂,气虚也,不可下,当补气,以气不足以运气也。

白苔类分别诊断法:薄白如米饮敷舌,此伤寒、中寒之初候也。无表症状见者,饮食停膈上也。白如豆浆敷舌,此白而滑润,伤寒、中寒、湿邪、痰饮等病也。以脉诊分别断之。但薄白不润泽,舌质不甚红者,伤燥表症也。白而浓如豆腐脑铺舌,痰热症也。白而疏如米粉铺红,伤热、伤暑初传之候也。白如粟米成颗粒,此热邪在气分也。白如银色,谓光亮如银,此热症误补之变苔也。白如旱烟灰色,不问润燥,皆热症误燥之变苔也。白如银锭底,谓有孔如银锭底式,此热症误补误燥,津液已伤,元气欲陷,邪将深入之候也白如豆腐渣堆舌,此热症误燥,腐浊积滞胃中,欲作下症也。如中心开裂,则为虚极反似实症之候,当补气,须以脉诊分别之。白如豆腐筋堆舌,谓白苔浓而有孔,如豆腐煮熟有孔者曰筋,谓有二三条白者,余则红色,或白如糙石糙手,此燥伤胃汁,不能润舌,肾气不能上达之候。亦有清气被抑不能生津者,当以脉诊分别断之。与黄黑如锅焦色条下参观。似白非白,如画工以脂调粉,为雪青色。有深浅二种,浅者如雪青湖绉色,此乃热邪入营初候;深者如雪青杭绸色,此乃暑热二邪已入血分之候。此苔类似薄白,但舌质红而细看有乳头微点者,故以雪青色名之。为血分热症必有之苔,常见后学何从解悟。故以细心体认,比例法直告之。俾无误认之弊。舌质深红,如红萝卜干有盐霜,此乃热邪深入久留,误服攻燥之药,胃阴大伤之候。温热末传危症也。

舌质无苔分别诊断法:质紫无苔,热在阴分也。质红无苔,热邪初入阴分,或者伤食,胃气不能上升,或忧思郁抑,阳气不能上升,须以脉舌上无苔,质光如镜,为胃阴胃阳两伤,肠胃中之茸毛贴壁,完谷不化,饥不受食之候。亦有顽痰胶滞胃中,茸毛不起,皆有此候。须以脉诊参断。前症完谷阴阳伤,脉必细涩。后症痰滞,脉必洪滑而大。质干如刺无苔,紫而干者,热伤阴液;红而干者,气不化津。须以脉诊参断。中凹如驳去,胃有燥结伤阴,或盲肠有燥结久留不去之候。中有直沟,如刀背印成,阴液元气皆虚也。舌质横裂,素体阴亏也。舌生裂纹如冰片纹,老年阴虚常见之象也。少年罕见,有此不吉。前半光滑无苔,后根上有肉瘤二粒,如舌肉色,为阴虚痨症之象也。表面无苔,而皮内有一块如钱大,或黄或白,为正气不足,血液亏虚,或有痰凝之候,须以苔上见圆晕,分二三色,燥金内结,燥屎不下之候,其症必险。苔见青绿色,必死之症也。

苔色变换吉凶总论:总之,苔黄为正,白次之,无论何症,若用药当,皆由白而黄,由黄而退,由退复生新薄白苔,此谓顺象。无论何症,若用药不当,则由黄而白,由白而灰,由灰而黑,由活苔变为死苔,此逆象化苔化,气散布苔亦散布,气凝聚而结,苔亦凝聚而结。气结于一边,苔亦结于一边。故气郁之症,苔边整齐,如石阶之起边线,线内有苔,线外无苔,但红边而已。若气舒化则散布,由密而疏散,则不似斩然齐一之边矣。故苔有边齐如斩者,气聚也。有积滞抑郁者也。

苔之真退假退驳去辨:苔之真退、真化,与驳去、骤退,有大分别。真退必由化而退,何谓化退,因苔由浓而渐薄,由板而此点,散离而不连续,皆逆象也。皆因误用攻伐消导之剂,或误表之故,胃气胃汁,俱被伤残,故有此候。

燥润辨:湿症舌润,热症舌燥,此理之常也。然亦有湿邪传入气分,气不化津而反燥者;热症传入血分,舌反下诊脉功夫,参合之矣。

浓腐之苔无寒症辨:浓腐之苔无寒症,胃阳上蒸,浊气上达,故苔腐浓,忌用温燥宣化之剂,尤忌发表,此宜清降必变灰暗,切宜猛省。

浓腐与浓腻不同辨:浓腐与浓腻不同,腐者如腐渣,如腐筋如豆腐堆铺者,其边浓为阳有余,能鼓胃中腐化浊气上升,故有此象。若浓腻则中心稍浓,其边则薄,无毛孔,无颗粒,如以光滑之物刮一过者,此为浓腻,为阳气被阴邪所抑,必有湿浊、痰饮、食积、瘀血、顽痰为病,宜宣化。一为阳气有余,一为阳气被抑,差之毫厘,失之千里,可不慎哉今人多误认腻字,故特论辨,以分别之。

舌短舌强辨:短者,舌伸不长之谓也,属虚。舌短囊缩者,属热。舌短而囊不缩者,属虚。强者,不能运用,言语不清之谓也。则脑筋功用有损失之因,当察其所因之故,得其故,方有治法。

补黑苔类:舌上黑苔,有由白而黄,由黄而黑者,顺症也。有由白而灰,由灰而黑,不由黄而黑者,此谓之黑陷苔,逆症也。此多因误用温燥之药多日所致,甚难挽救。亦有脉迟苔黑者,此肾命不足,以辨真伪。真者刮之不去,方以黑苔断之。其由黄而黑者,此乃阳明热结之症,润下得法,胃腑炭气得以外出也,故曰顺症,使人不必疑虑也。

4. 戴天章《广瘟疫论》 辨气:风寒气从外收敛入内,病无臭气触人,间有作臭气者,必待数日转阳明腑证之时,亦只作腐气,不作尸气。瘟疫气从中蒸达于外,病即有臭气触人,轻则盈于床帐;重则蒸然一室,且专作尸气,不作腐气。以人身脏腑、气血、津液得生气则香,得败气则臭。瘟疫,败气也,人受之,自脏腑蒸出于肌表,气血、津液逢蒸而败,因败而溢,溢出有盛衰,充塞有远近也。五行原各有臭气:木臊、金腥、心焦、脾香、肾腐。以臭得其正,皆可指而名之。若瘟疫,乃天地之杂气,非臊、非腥、非焦、非腐,其触人不可名状,非鼻观精者,不能辨之。试察厕间粪气与凶地尸气,自判然矣。辨之既明,治之毋惑。知为瘟疫而非伤寒,则凡于头痛、发热诸表证,不得误用辛温发散;于诸里证,当清、当下者,亦不得迟回瞻顾矣。

辨色:风寒主收敛,敛则急,面色多绷急而光洁;瘟疫主蒸散,散则缓,面色多松缓而垢晦。人受蒸气则津液上溢于面,头目之间多垢滞,或如油腻,或如烟熏,望之可憎者,皆瘟疫之色也。一见此色,虽头痛、发热,不宜轻用辛热发散;一见舌黄、烦、渴诸里证,即宜攻下,不可拘于下不厌迟之说。

辨舌:风寒在表,舌多无苔,即有白苔,亦薄而滑;渐传入里,方由白而黄,由黄而燥,由燥而黑。瘟疫一见头痛、发热,舌上即有白苔,且浓而不滑;或色兼淡黄;或粗如积粉。若传经入胃,则兼二三色,又有白苔即燥与至黑不燥者。大抵疫邪入胃,舌苔颇类风寒,以兼湿之故而不作燥耳。惟在表时,舌苔白浓,异于伤寒。能辨于在表时,不用辛温发散,入里时,而用清凉攻下,斯得矣。

5. 江涵暾《笔花医镜·望舌色》 舌者心之窍,凡病俱现于舌,能辨其色,症自显然。舌尖主心,舌中主脾胃,舌边主肝胆,舌根主肾。假如津液如常,口不燥渴,虽或发热,尚属表症。若舌苔粗白,渐浓而腻,是寒邪入胃,挟浊饮而欲化火也。此时已不辨滋味矣。宜用半夏、藿香。迨浓腻而转黄色,邪已化火也,用半夏、黄芩。若热甚失治则变黑,胃火甚也,用石膏、半夏。或黑而燥裂,则去半夏而纯用石膏、知母、麦冬、花粉之属以润之。至浓苔渐退,而舌底红色者,火灼水亏也。用生地、沙参、麦冬、石斛以养之,此表邪之传里者也。其有脾胃虚寒者,则舌白无苔而润,甚者连唇口面色俱痿白。此或泄泻或受湿,脾无火力,速宜党参、焦术、木香、茯苓、炙草、干姜、大枣以振之。虚甚欲脱者,加附子、肉桂。若脾热者,舌中苔黄而薄,宜黄芩。心热者,舌尖必赤,甚者起芒刺,宜黄连、麦冬、竹卷心。肝热者,舌边赤或芒刺,宜柴胡、黑山栀。其舌中苔浓而黄者,胃微热也,用石斛、知母、花粉、麦冬之类。若舌中苔浓而黑燥者,胃大热也,必用石膏、知母。如连牙床唇口俱黑,则胃将蒸烂矣,非石膏三四两,生大黄一两,加粪金汁、人中黄、鲜生地汁、天冬麦冬汁、银花露大剂之投,不能救也。此唯时疫发及伤寒症中多有之。余尝治一独子,先后用石膏至十四斤余,而始透病始退,此其中全恃识力。再有舌黑而润泽者,此系肾虚,宜六味地黄汤。若满舌红紫色而无苔者,此名绛舌,亦属肾虚,宜生地、熟地、天冬、麦冬等。更有病后舌绛如镜,发亮而光,或舌底嗌干而不饮冷,此肾水亏极,宜大剂六味地黄汤投之,以救其津液,方不枯涸。

第八章 辨证论治

辨证是将四诊收集的症状与体征通过中医学的分析得出疾病过程中某一阶段的病机概括(理),论治即根据辨证结果确定相应治疗方法(法),在治法的指导下选择相应方剂(方),在组方原则下选药(药)。辨证论治渊源于《伤寒论》观其脉证,知犯何逆,随证治之。张仲景创建了中国医药学临床医学体系。

一、八纲辨证

八纲辨证即表、里、寒、热、虚、实、阴、阳八大纲领辨证。

1. 表证

表证定义:病机与症状或体征在体表者称表证。

临床意义:① 病位在表;② 有向里发展趋势;③ 病机在表;④ 宜用治表方药。

辨证要点:① 发热;② 恶寒;③ 头痛;④ 身痛;⑤ 鼻塞;⑥ 皮疹;⑦ 肤痒;⑧ 苔薄;⑨ 脉浮。

2. 里证

里证定义:病机与症状或体征在体内者称里证。

临床意义:① 病位在里;② 有向表外出趋势;③ 病灶在里;④ 宜用治里方药。

辨证要点:① 高热;② 口渴;③ 失眠;④ 烦躁;⑤ 腹痛;⑥ 腹泻;⑦ 便秘;⑧ 苔厚;⑨ 脉沉。

表和里是说明病变都位的内外和病情的轻重。病在表者轻,在里者重。表证可以转化为里证,里证也可转化为表证。表证和里证同时出现称表里同病。

3. 寒证

寒证定义:证候性质属寒者称寒证。表寒证是表证与寒证两个证候因素复合而成,详见本章第二节《肺寒表证》。此处所述为里寒证。

临床意义:① 病性属寒;② 阴盛;③ 可能损伤阳气;④ 首选祛寒方药。

辨证要点:① 畏寒;② 喜温;③ 面暗;④ 口不渴;⑤ 口淡;⑥ 腹痛;⑦ 腹泻;⑧ 尿清;⑨ 舌质淡;⑩ 舌苔白;⑪ 脉迟。

治疗决策:辛温祛寒。

代表方剂:理中汤。

常用药物：党参，干姜，白术，甘草，肉桂，吴茱萸，蜀椒。

4. 热证

热证定义：证候性质属热者称热证。表热证是表证与热证两个证候因素复合而成，详见本章第二节《肺热表证》。此处所述为里热证。

临床意义：① 病性属热；② 阳盛；③ 可能损伤阴津；④ 首选清热方药。

辨证要点：① 恶热；② 喜冷；③ 面赤；④ 口渴；⑤ 口苦；⑥ 出血；⑦ 昏迷；⑧ 尿黄；⑨ 苔黄；⑩ 舌质红；⑪ 脉数。

治疗决策：苦寒清热。

代表方剂：凉膈散。

常用药物：黄芩，黄连，栀子，大黄，连翘，知母，薄荷，竹叶，甘草。

5. 虚证

虚证定义：阴阳气血不足证候称虚证。

临床意义：精气夺则虚；抗病能力不足；邪气容易留着；首选补虚方药。

辨证要点：① 气虚：疲劳；气短；声低；懒言；苔白；脉虚。② 血虚：头晕；面色无华；心悸；视物模糊；乏力；舌淡；脉虚。③ 阳虚：恶寒；四肢不温；自汗；舌淡；苔白；脉虚。④ 阴虚：潮热；颧红；五心烦热；盗汗；消瘦；苔少；舌红；脉虚。

治疗决策：补虚扶正。

代表方剂：气虚四君子汤；血虚四物汤；阴虚大补阴丸；阳虚正阳汤。

常用药物：人参，黄芪，阿胶，当归，龟甲，熟地，附子，鹿茸。

6. 实证

实证定义：邪气滞留证候称实证。

临床意义：邪气盛则实；抗病能力旺盛；正气容易损伤；首选泻实祛邪方药。

辨证要点：壮热；体实；癥瘕；积聚；便结；腹水；鼓胀；苔厚；脉实。

治疗决策：泻实祛邪。

代表方剂：阴实三物备急丸；阳实大陷胸汤。

常用放药：巴豆，大黄，干姜，水蛭，虻虫，桃仁。

7. 阴证

阴证定义：八纲辨证中阴性证候称阴证。

临床意义：证候属阴；静止性；抑制性；阴寒性；首选抑阴或扶阳方药。

辨证要点：里证；寒证；虚证。

8. 阳证

阳证定义：八纲辨证中阳性证候称阳证。

临床意义：证候属阳；活动性；亢奋性；阳热性；首选制阳或滋阴方药。

辨证要点：表证；热证；实证。

二、脏腑辨证

【心脏辨证】

1. 心气虚证

证候定义：符合心气虚证辨证标准的证候称心气虚证。

临床意义：① 心主血脉功能减退；② 心藏神功能减退。

辨证要点：① 心悸；② 气短；③ 乏力；④ 失眠；⑤ 舌淡；⑥ 苔白；⑦ 脉虚；⑧ 脉结代。

常见疾病：① 心律失常；② 轻度慢性心功能不全；③ 睡眠障碍；④ 焦虑障碍。

治疗决策：补益心气。

代表方剂：归脾汤。

常用药物：人参,黄芪,白术,大枣,炙甘草等。

2. 心阳虚证

证候定义：符合心阳虚证辨证标准的证候称心阳虚证。

临床意义：① 心主血脉功能减退；② 心藏神功能减退；③ 心阳式微不能行水；④ 清阳不能上升。

辨证要点：① 心气虚证症状；② 畏寒；③ 四肢不温；④ 胸闷；⑤ 水肿；⑥ 自汗；⑦ 舌淡；⑧ 舌嫩；⑨ 脉虚；⑩ 脉结代；⑪ 血压下降。

常见疾病：① 休克；② 重度慢性心功能不全；③ 心律失常。

治疗决策：温补心阳。

代表方剂：保元汤。

常用药物：附子,人参,桂枝,干姜等。

3. 心血虚证

证候定义：符合心血虚证辨证标准的证候称心血虚证。

临床意义：① 心主血脉功能减退；② 心藏神功能减退；③ 血虚不能上荣。

辨证要点：① 心悸；② 失眠；③ 健忘；④ 头晕；⑤ 面色无华；⑥ 舌淡；⑦ 苔白；⑧ 脉虚。

常见疾病：① 心律失常；② 睡眠障碍；③ 贫血；④ 慢性脑供血不足。

治疗决策：补益心血。

代表方剂：圣愈汤。

常用药物：当归,熟地,白芍,川芎,党参,黄芪,龙眼肉等。

4. 心阴虚证

证候定义：符合心阴虚证辨证标准的证候称心阴虚证。

临床意义：① 心藏神功能减退；② 阴虚不能制阳；③ 自主神经功能紊乱。

辨证要点：① 心血虚证症状；② 烦燥；③ 潮热；④ 颧红；⑤ 咽燥；⑥ 口干；⑦ 盗汗；⑧ 舌红；⑨ 苔少；⑨ 脉细数。

常见疾病：① 睡眠障碍；② 自主神经功能紊乱；③ 焦虑障碍；

治疗决策：滋养心阴。

代表方剂：天王补心丹。

常用药物：玄参，丹参，沙参，五味子、麦冬、天冬、柏子仁、酸枣仁、生地等。

5. 心瘀血证

证候定义：符合心瘀血证辨证标准的证候称心瘀血证。

临床意义：① 心主血脉功能异常；② 瘀血阻络而心痛；③ 血不畅行而水停；

辨证要点：① 心悸；② 胸闷；③ 心痛；④ 舌紫；⑤ 脉涩；⑥ 脉结代。

常见疾病：① 冠心病；② 心绞痛；③ 心律失常。

治疗决策：活血化瘀。

代表方剂：血府逐瘀汤。

常用药物：桃仁，红花，当归，生地，牛膝，川芎，桔梗，赤芍，枳壳，甘草，柴胡，丹参等。

6. 热蔽神明证

证候定义：符合热蔽神明证辨证标准的证候称神明迷乱证。

临床意义：① 心主神明功能紊乱；② 意识水平障碍；③ 意识内容障碍；④ 以火热扰乱神明多见。

辨证要点：① 昏迷；② 谵语；③ 高热；④ 面赤；⑤ 便结；⑥ 舌红；⑦ 苔黄；⑧ 脉数。

常见疾病：中枢神经感染性疾病。

治疗决策：清心开窍。

代表方剂：① 安宫牛黄丸；② 至宝丹；③ 紫雪丹。

常用药物：牛黄，雄黄，麝香，安息香，冰片，犀角，羚羊角，珍珠，玳瑁，琥珀，龙脑，石菖蒲，郁金，黄连，黄芩，栀子，金箔，银箔，石膏，寒水石，磁石，滑石，木香，沉香，玄参，升麻，丁香，朴硝，硝石。

7. 痰迷心窍证

证候定义：符合痰迷心窍证辨证标准的证候称痰迷心窍证。

临床意义：① 心藏神功能紊乱；② 情感认知水平障碍；③ 无形之痰为患。

辨证要点：① 胡言乱语；② 精神抑郁；③ 表情淡漠；④ 举止失常；⑤ 自言自语；⑥ 记忆力减退；⑦ 面色晦滞；⑧ 苔腻；⑨ 脉滑。

常见疾病：① 精神分裂症；② 伴有精神症状的抑郁障碍；③ 认知障碍。

治疗决策：化痰开窍。

代表方剂：礞石滚痰丸。

常用药物：礞石，沉香，黄连，黄芩，大黄，胆南星，半夏，竹茹，竹沥，石菖蒲，郁金等。

【肺脏辨证】

1. 肺气虚证

证候定义：符合肺气虚证辨证标准的证候称肺气虚证。

临床意义：① 肺主呼吸功能减退；② 肺不布津痰贮气道；③ 肺主治节功能减退。

辨证要点：① 气短；② 体倦；③ 懒言；④ 乏力；⑤ 咳嗽；⑥ 气喘；⑦ 痰清；⑧ 面白；⑨ 舌淡；⑩ 苔白；⑪ 脉虚。

常见疾病：① 慢性阻塞性肺疾病；② 肺源性心脏病。

治疗决策：补益肺气。

代表方剂：② 补肺汤；② 金水六君煎。

常用药物：人参，黄芪，熟地，当归，茯苓，半夏，陈皮，五味子，紫菀，桑白皮等。

2. 肺阴虚证

证候定义：符合肺阴虚证辨证标准的证候称肺阴虚证。

临床意义：① 肺主呼吸功能减退；② 肺脏阴津不足。

辨证要点：① 咳嗽；② 黏痰；③ 咳血；④ 低热；⑤ 骨蒸；⑥ 潮热；⑦ 颧红；⑧ 咽干；⑨ 舌红；⑩ 苔少；⑪ 脉细数。

常见疾病：① 肺结核；② 肺源性心脏病；③ 肺恶性肿瘤。

治疗决策：滋补肺阴。

代表方剂：① 百合固金汤；② 沙参麦冬汤。

常用药物：熟地，生地，当归，白芍，甘草，桔梗，玄参，贝母，麦冬，百合，沙参，玉竹。

3. 肺痰蕴证

证候定义：符合肺痰蕴证辨证标准的证候称肺痰蕴证。

临床意义：① 肺主呼吸功能障碍；② 肺主布津功能障碍；③ 脾主运化水湿功能受累。

辨证要点：① 咳嗽；② 气喘；③ 痰多；④ 胸闷；⑤ 苔腻；⑥ 脉滑。

常见疾病：① 慢性支气管炎；② 慢性阻塞性肺气肿；③ 支气管哮喘。

治疗决策：化痰宣肺。

代表方剂：① 三子养亲汤；② 苏子降气汤。

常用药物：白芥子，莱菔子，葶苈子，杏仁，苏子，茯苓，半夏，陈皮，当归，前胡，厚朴，肉桂，甘草。

4. 肺热痰证

证候定义：符合肺热痰证辨证标准的证候称肺热痰证。

临床意义：① 肺主呼吸功能障碍；② 肺主布津功能障碍；③ 脾主运化水湿功能受累。

辨证要点：① 咳嗽；② 气喘；③ 痰多；④ 胸闷；⑤ 苔黄腻；⑥ 舌红；⑦ 脉滑数。

常见疾病：① 慢性支气管炎；② 慢性阻塞性肺气肿；③ 支气管哮喘。

治疗决策：清肺化痰。

代表方剂：清肺化痰汤。

常用药物：栀子，黄芩，知母，贝母，麦冬，桑皮，桔梗，茯苓，橘皮，瓜蒌，甘草。

5. 肺表寒证

证候定义：符合肺表寒证辨证标准的证候称肺表寒证。

临床意义：① 外感寒邪;② 表寒证;③ 肺主呼吸功能受累;④ 有向里发展趋势;⑤ 首选辛温散寒方药。

辨证要点：① 恶寒;② 发热;③ 头痛;④ 身痛;⑤ 无汗;⑥ 咳嗽;⑦ 苔白;⑧ 脉浮紧。

常见疾病：① 感冒;② 各种传染病初期。

治疗决策：辛温解表。

代表方剂：① 麻黄汤;② 荆防败毒散。

常用药物：麻黄,桂枝,杏仁,甘草,荆芥,防风,羌活,独活,桔梗,枳壳。

6. 肺表热证

证候定义：符合肺表热证辨证标准的证候称肺表热证。

临床意义：① 外感热邪;② 表热证;③ 肺主呼吸功能受累;④ 有向里发展趋势;⑤ 首选辛凉清热方药。

辨证要点：① 发热;② 恶寒;③ 头痛;④ 咽痛;⑤ 有汗;⑥ 咳嗽;⑦ 舌红;⑧ 脉浮数。

常见疾病：① 感冒;② 各种传染病初期。

治疗决策：辛凉解表。

代表方剂：① 桑菊饮;② 银翘散。

常用药物：桑叶,菊花,桔梗,连翘,杏仁,甘草,薄荷,芦根,金银花,连翘,牛蒡子。

7. 肺凉燥证

证候定义：符合肺凉燥证辨证标准的证候称肺凉燥证。

临床意义：① 外感凉燥之邪;② 表燥证;③ 肺主呼吸功能受累;④ 有向里发展趋势;⑤ 首选辛温润燥方药。

辨证要点：① 恶寒;② 发热;③ 咳嗽;④ 口干;⑤ 咽干;⑥ 唇干;⑦ 痰少;⑧ 苔糙;⑨ 脉浮。

常见疾病：① 感冒;② 各种传染病初期。

治疗决策：辛温润燥。

代表方剂：① 杏苏散;② 紫苏散。

常用药物：紫苏,前胡,杏仁,桔梗,枳壳,橘皮,甘草,大枣。

8. 肺温燥证

证候定义：符合肺温燥证辨证标准的证候称肺温燥证。

临床意义：① 外感温燥之邪;② 表燥证;③ 肺主呼吸功能受累;④ 有向里发展趋势;⑤ 首选辛凉润燥方药。

辨证要点：① 发热;② 恶寒;③ 咳嗽;④ 口干;⑤ 咽干;⑥ 唇干;⑦ 痰少;⑧ 舌红;⑨ 脉浮数。

常见疾病：① 感冒;② 各种传染病初期。

治疗决策：辛凉润燥。

代表方剂：清燥救肺汤。

常用药物：桑叶,麦冬,杏仁,枇杷叶,沙参,麻仁,阿胶,石膏,甘草。

9. 肺寒湿证

证候定义：符合肺寒湿证辨证标准的证候称肺寒湿证。

临床意义：① 外感寒湿之邪；② 表湿证；③ 肺主呼吸功能受累；④ 有向里发展趋势；⑤ 首选苦辛温燥湿方药。

辨证要点：① 恶寒；② 发热；③ 头重；④ 身体沉重；⑤ 骨节酸痛；⑥ 咳嗽；⑦ 苔白；⑧ 脉浮濡。

常见疾病：① 感冒；② 各种传染病初期。

治疗决策：苦温燥湿。

代表方剂：① 羌活胜湿汤；② 九味羌活汤。

常用药物：羌活，独活，藁本，防风，蔓荆子，川芎，防风，细辛，苍术，白芷，甘草。

10. 肺湿热证

证候定义：符合肺湿热证辨证标准的证候称肺湿热证。

临床意义：① 外感热湿之邪；② 表湿证；③ 肺主呼吸功能受累；④ 有向里发展趋势；⑤ 首选苦辛寒燥湿方药。

辨证要点：① 午后发热；② 身热不扬；③ 头重如裹；④ 汗出不解；⑤ 身体沉重；⑥ 咳嗽；⑦ 苔薄黄；⑧ 脉濡数。

常见疾病：① 感冒；② 各种传染病初期。

治疗决策：苦温燥湿。

代表方剂：① 三仁汤；② 甘露消毒丹。

常用药物：杏仁，薏苡仁，蔻仁，半夏，通草，滑石，竹叶，厚朴，黄芩，茵陈，石菖蒲，贝母，藿香，佩兰，连翘，薄荷，射干。

【脾脏辨证】

1. 脾气虚证

证候定义：符合脾气虚证辨证标准的证候称脾气虚证。

临床意义：① 脾主消化功能减退；② 脾主肌肉功能减退；③ 首选健脾益气方药。

辨证要点：① 神疲乏力；② 少气懒言，③ 面色萎黄；④ 食欲不振；⑤ 脘腹胀满；⑥ 大便溏薄；⑦ 消瘦；⑧ 舌淡红；⑨ 苔薄白；⑩ 脉虚细。

常见疾病：① 慢性胃炎；② 消化性溃疡；③ 晚期肿瘤；④ 重症肌无力。

治疗决策：健脾益气。

代表方剂：① 参苓白术散；② 香砂六君丸。

常用药物：人参，黄芪，白术，茯苓，山药，扁豆，甘草，莲子，砂仁，薏苡仁，木香。

2. 脾阳虚证

证候定义：符合脾阳虚证辨证标准的证候称脾阳虚证。

临床意义：① 脾主消化功能减退；② 脾主肌肉功能减退；③ 首选健脾温阳方药。

辨证要点：① 有脾气虚证症状或体征；② 畏寒；③ 四肢不温；④ 腹痛；⑤ 腹水；⑥ 舌淡；⑦ 苔白；

⑧ 脉迟。

常见疾病：① 慢性胃炎；② 消化性溃疡；③ 晚期肿瘤；④ 肝硬化腹水。

治疗决策：温补脾阳。

代表方剂：① 附子理中汤；② 温脾汤。

常用药物：附子，人参，吴茱萸，干姜，肉桂，白术，茯苓，砂仁，木香，甘草。

3. 脾不统血证

证候定义：符合脾不统血证辨证标准的证候称脾不统血证。

临床意义：① 脾主统血功能障碍；② 脾主消化功能受累；③ 首选健脾统血方药。

辨证要点：① 有脾气虚证症状或体征；② 出血；③ 月经过多；④ 崩漏；⑤ 紫癜；⑥ 贫血貌；⑦ 舌淡；⑧ 脉虚细。

常见疾病：① 上消化道出血；② 原发性血小板减少症；③ 消化道恶性肿瘤。

治疗决策：健脾统血。

代表方剂：① 黄土汤；② 温经汤。

常用药物：灶心土，甘草，地黄，白术，附子，阿胶，黄芩，吴茱萸，麦冬，当归，芍药，川芎，人参，桂枝，牡丹皮，生姜，甘草，半夏。

4. 中气下陷证

证候定义：符合中气下陷证辨证标准的证候称中气下陷证。

临床意义：① 脾主升清功能障碍；② 脾主消化功能受累；③ 首选升阳益气方药。

辨证要点：① 有脾气虚证症状或体征；② 发热；③ 头晕；④ 胸闷；⑤ 内脏下垂；⑥ 久泄。

常见疾病：① 慢性疲劳综合征；② 不明原因发热；③ 恶性肿瘤。

治疗决策：升阳举陷。

代表方剂：① 补中益气汤；② 升阳举陷汤。

常用药物：黄芪，党参，升麻，柴胡，葛根，防风，羌活，白术，当归，川芎，甘草，大枣。

5. 寒湿困脾证

证候定义：符合寒湿困脾证辨证标准的证候称寒湿困脾证。

临床意义：① 寒湿积盛；② 脾主运化功能障碍；③ 首选苦温燥湿方药。

辨证要点：① 脘腹痞闷；② 食欲不振；③ 便溏；④ 恶心欲吐；⑤ 口淡不渴；⑥ 头身困重；⑦ 面色晦黄；⑧ 阴疸；⑨ 小便短少；⑩ 舌淡胖；⑪ 苔白腻；⑫ 脉濡缓。

治疗决策：苦温燥湿。

常见疾病：① 病毒性肝炎；② 慢性胃炎。

代表方剂：胃苓汤。

常用药物：苍术，陈皮，厚朴，甘草，泽泻，猪苓，赤苓，白术，桂枝，豆蔻，木香。

6. 湿热蕴脾证

证候定义：符合湿热蕴脾辨证标准的证候称湿热蕴脾证。

临床意义：① 湿热蕴结；② 脾主运化功能障碍；③ 首选苦寒燥湿方药。

辨证要点：① 脘腹痞闷；② 食欲不振；③ 便溏；④ 恶心欲吐；⑤ 腹痛；⑥ 头身困重；⑦ 阳痍；⑧ 小便短赤；⑨ 舌红；⑩ 苔黄腻；⑪ 脉濡数。

常见疾病：① 病毒性肝炎；② 胰腺恶性肿瘤；③ 原发性肝癌。

治疗决策：苦寒燥湿。

代表方剂：① 茵陈蒿汤；② 黄连解毒汤。

常用药物：茵陈，栀子，大黄，黄连，黄芩，厚朴，苍术，泽泻，垂盆草，金钱草，六月雪。

【肝脏辨证】

1. 肝气郁结证

证候定义：符合肝气郁结辨证标准的证候称肝气郁结证。

临床意义：① 肝主疏泄功能障碍；② 肝主谋虑功能障碍；③ 肝主藏血功能障碍；④ 首选疏肝解郁方药。

辨证要点：① 情绪低落；② 胸胁满闷；③ 咽喉如梗；④ 食欲不振；⑤ 乳房胀痛；⑥ 月经不调；⑦ 焦虑烦躁；⑧ 苔白；⑨ 舌红；⑩ 脉弦。

常见疾病：① 抑郁障碍；② 月经不调；③ 非酒精性脂肪肝。

治疗决策：疏肝理气。

代表方剂：① 柴胡疏肝饮；② 逍遥散。

常用药物：柴胡，青皮，香附，川芎，郁金，白芍，枳壳，当归，川楝子，茯苓，白术，薄荷。

2. 肝火热证

证候定义：符合肝火热证辨证标准的证候称肝火热证。

临床意义：① 肝主疏泄功能障碍；② 肝主谋虑功能障碍；③ 肝主藏血功能障碍；④ 火热伤阴可能；⑤ 肝阳上亢可能；⑥ 首选清肝泻火方药。

辨证要点：① 头晕；② 头痛；③ 躁怒；④ 失眠；⑤ 焦虑烦躁；⑥ 尿黄；⑦ 便秘；⑧ 出血；⑨ 舌红；⑩ 苔黄；⑪ 脉弦数。

常见疾病：① 抑郁障碍；② 焦虑障碍；③ 月经不调；④ 高血压病。

治疗决策：清肝泻火。

代表方剂：① 龙胆泻肝汤；② 泻青丸。

常用药物：龙胆草，柴胡，青皮，栀子，黄芩，生地，车前草，牡丹皮，白芍，泽泻，当归。

3. 肝风内动证

证候定义：符合肝风内动辨证标准的证候称肝风内动证。

临床意义：① 肝主筋功能障碍；② 卒中可能；③ 首选镇肝熄风方药。

辨证要点：① 头晕；② 躁怒；③ 失眠；④ 震颤；⑤ 肌张力增高；⑥ 运动障碍；⑦ 舌红；⑧ 脉弦。

常见疾病：① 高血压病；② 睡眠障碍；③ 帕金森病。

治疗决策：镇肝熄风。

代表方剂：① 镇肝熄风汤；② 天麻钩藤饮。

常用药物：龙骨，牡蛎，龟甲，石决明，牛膝，珍珠母，白芍，玄参，天冬，天麻，钩藤，羚羊角。

4. 肝阴虚证

证候定义：符合肝阴虚证辨证标准的证候称肝阴虚证。

临床意义：① 肝主疏泄功能障碍；② 肝阴耗损；③ 首选镇肝熄风方药。

辨证要点：① 胁肋隐痛；② 潮热；③ 失眠；④ 烦躁；⑤ 疲劳；⑥ 抑郁；⑦ 舌红；⑧ 苔少；⑨ 脉弦细。

常见疾病：① 原发性肝癌；② 肝硬化；③ 帕金森病；④ 抑郁障碍。

治疗决策：滋补肝阴。

代表方剂：① 一贯煎；② 滋水清肝饮。

常用药物：地黄，沙参，枸杞，麦冬，当归，天冬，牡丹皮，栀子，酸枣仁，白芍，川楝子，柴胡，茯苓，泽泻，山茱萸，山药。

【肾脏辨证】

1. 肾阳虚证

证候定义：符合肾阳虚证辨证标准的证候称肾阳虚证。

临床意义：① 肾主藏精功能减退；② 肾主命门功能减退；③ 首选温补肾阳方药。

辨证要点：① 畏寒；② 四肢不温；③ 头晕；④ 耳鸣；⑤ 腰酸；⑥ 性欲减退；⑦ 不孕；⑧ 舌淡；⑨ 脉沉虚。

常见疾病：① 肾上腺皮质功能减退；② 慢性肾炎；③ 甲状腺功能减退症；④ 黄体功能减退。

治疗决策：温补肾阳。

代表方剂：① 右归饮；② 鹿茸丸（《袖珍方》卷二引《澹寮方》）。

常用药物：鹿茸，熟地，附子，肉桂，淫羊藿，菟丝子，杜仲，肉苁蓉，沉香，当归，茴香，补骨脂，山药，山茱萸，枸杞，杜仲。

2. 肾阴虚证

证候定义：符合肾阴虚证辨证标准的证候称肾阴虚证。

临床意义：① 肾主藏精功能减退；② 肾作强功能障碍；③ 首选滋补肾阴方药。

辨证要点：① 头晕；② 潮热；③ 耳鸣；④ 腰酸；⑤ 不孕不育；⑥ 口干；⑦ 舌红；⑧ 苔少；⑨ 脉沉虚。

常见疾病：① 肾上腺皮质功能亢进；② 糖尿病；③ 高血压病；④ 甲状腺功能亢进；⑤ 帕金森病。

治疗决策：滋补肾阴。

代表方剂：① 左归饮；② 六味地黄丸。

常用药物：熟地，山药，枸杞，山茱萸，牛膝，菟丝子，鹿角胶，龟胶。

3. 肾气不固证

证候定义：符合肾气不固证辨证标准的证候称肾阴虚证。

临床意义：① 肾主水功能减退；② 肾主固摄功能减退；③ 与泌尿外科疾病相关；④ 首选补肾固摄方药。

辨证要点：① 小便频数；② 余沥不尽；③ 遗尿；④ 小便失禁；⑤ 滑精；⑥ 白带清稀；⑦ 舌淡；⑧ 苔白；⑨ 脉沉虚。

常见疾病：① 前列腺肥大；② 前列腺肿瘤；③ 糖尿病；④ 盆腔炎；⑤ 膀胱炎。

治疗决策：补肾固摄。

代表方剂：① 金匮肾气丸；② 缩泉丸；③ 金锁固精丸。

常用药物：附子，肉桂，熟地，山药，山茱萸，仙茅，淫羊藿，金樱子，芡实，诃子。

4. 肾虚水泛证

证候定义：符合肾虚水泛辨证标准的证候称肾虚水泛证。

临床意义：① 肾主水功能减退；② 肾阳不足；③ 与肾脏内科疾病相关；④ 首选补肾利水方药。

辨证要点：① 水肿；② 腹胀；③ 尿少；④ 畏寒；⑤ 四肢不温；⑥ 面色黧黑；⑦ 舌质淡；⑧ 舌形胖嫩；⑨ 舌苔厚白；⑩ 脉沉细。

常见疾病：① 慢性肾炎；② 慢性肾功能不全；③ 肾病综合征。

治疗决策：补肾利水。

代表方剂：① 真武汤；② 消水圣愈汤；③ 大黄附子汤。

常用药物：附子，桂枝，大黄，细辛，干姜，椒目，人参。

5. 肾不纳气证

证候定义：符合肾不纳气证辨证标准的证候称肾不纳气证。

临床意义：① 肾主纳气功能减退；② 肾阳不足；③ 与呼吸内科疾病相关；④ 首选补肾纳气方药。

辨证要点：① 哮喘；② 咳嗽；③ 胸闷；④ 短气；⑤ 畏寒；⑥ 四肢不温；⑦ 面色紫暗；⑧ 舌质淡；⑨ 舌苔白；⑩ 脉沉细。

常见疾病：① 慢性支气管；② 支气管哮喘；③ 慢性心功能不全。

治疗决策：补肾纳气。

代表方剂：① 参蛤散；② 黑锡丹。

常用药物：人参，蛤蚧，沉香，附子，熟地，当归。

【胃腑辨证】

1. 胃阴虚证

证候定义：符合胃阴虚证辨证标准的证候称胃阴虚证。

辨证要点：① 胃脘隐痛；② 饥不欲食；③ 消瘦；④ 口干；⑤ 便结；⑥ 舌红；⑦ 苔剥；⑧ 脉沉细。

临床意义：① 胃主受纳腐熟功能减退；② 胃阴不足；③ 消化系统疾病相关；④ 外感热病恢复期。

常见疾病：① 慢性胃炎；② 胃恶性肿瘤；③ 各种传染病恢复期；④ 各种晚期恶性肿瘤。

治疗决策：滋补胃阴。

代表方剂：益胃汤。

常用药物：沙参，麦冬，冰糖，生地，玉竹，石斛，知母，玄参，冬虫夏草，扁豆，薏苡仁。

2. 胃火热证

证候定义：符合胃火热证辨证标准的证候称胃火热证。

辨证要点：① 胃脘灼痛；② 渴喜冷饮；③ 消谷善饥；④ 牙龈肿痛；⑤ 口腔溃疡；⑥ 牙龈出血；⑦ 口苦；⑧ 口臭；⑨ 便秘；⑩ 舌红；⑪ 苔黄；⑫ 脉数。

临床意义：① 胃主受纳腐熟功能亢进；② 与消化系统疾病相关；③ 与口腔疾病相关。

常见疾病：① 慢性胃炎；② 胃恶性肿瘤；③ 口腔黏膜病；④ 牙周炎。

治疗决策：清胃泻火。

代表方剂：①《症因脉治》清胃汤；②《小儿药证直诀》泻黄散；③《脾胃论》清胃散。

常用药物：升麻，黄连，生地黄，栀子，葛根，石膏，当归，牡丹皮，藿香，防风，甘草。

【胆腑辨证】

1. 胆汁蕴结证

证候定义：符合胆汁蕴结证辨证标准的证候称胆汁蕴结证。

辨证要点：① 腹胀；② 腹痛；③ 口苦；④ 恶心；⑤ 呕吐；⑥ 舌红；⑦ 苔黄；⑧ 脉弦。

临床意义：① 胆主贮藏胆汁功能障碍；② 与消化系统疾病相关。

常见疾病：① 急性胆囊炎；② 慢性胆囊炎；③ 胆石症；④ 急性胆管炎；⑤ 胆道恶性肿瘤。

治疗决策：清热利胆。

代表方剂：大柴胡汤。

常用药物：柴胡，黄芩，半夏，白芍，枳实，大黄，木香，金钱草，虎杖，乌梅，鸡内金。

2. 胆气郁结证

证候定义：符合胆气郁结证辨证标准的证候称胆气郁结证。

辨证要点：① 头晕；② 目眩；③ 口苦；④ 恶心；⑤ 呕吐；⑥ 虚烦；⑦ 不寐；⑧ 易惊；⑨ 善恐；⑩ 胸闷；⑪ 舌红；⑫ 苔黄；⑬ 脉弦。

临床意义：① 胆主中正之官功能障碍；② 与精神疾病相关；③ 与无形之痰为患相关。

常见疾病：① 抑郁障碍；② 睡眠障碍；③ 躯体化障碍；④ 癔病。

治疗决策：舒胆理气。

代表方剂：① 小柴胡汤；② 温胆汤。

常用药物：柴胡，黄芩，半夏，党参，茯苓，陈皮，枳实，竹茹，香附，郁金，甘草。

【小肠辨证】

小肠湿热证

证候定义：符合小肠湿热证辨证标准的证候称小肠湿热证。

辨证要点：① 腹痛；② 腹泻；③ 尿短黄；④ 尿血；⑤ 便血；⑥ 大便不畅；⑦ 发热；⑧ 舌红；⑨ 苔黄腻；⑩ 脉濡数。

临床意义：① 小肠分清泌浊功能障碍；② 小肠恶性肿瘤；③ 与泌尿系统疾病相关。

常见疾病：① 急慢性肠炎；② 小肠恶性肿瘤；③ 肠梗阻；④ 下消化道出血；⑤ 尿路感染。

治疗决策：清热燥湿。

代表方剂：① 黄连解毒汤；② 白头翁汤。

常用药物：黄连，黄芩，黄柏，栀子，枳实，厚朴，白头翁，白芍，秦皮，苍术，防风。

【大肠辨证】

1. 大肠湿热证

证候定义：符合大肠湿热证辨证标准的证候称大肠湿热证。

辨证要点：① 腹痛；② 腹泻；③ 肛门灼热；④ 便血；⑤ 下痢脓血；⑥ 发热；⑦ 舌红；⑧ 苔黄腻；⑨ 脉濡数。

临床意义：① 大肠传导化物功能障碍；② 湿热蕴毒。

常见疾病：① 急性肠炎；② 非特异性溃疡性结肠炎。③ 大肠恶性肿瘤；④ 下消化道出血。

治疗决策：清热燥湿。

代表方剂：① 葛根黄芩黄连汤；② 木香槟榔丸；③ 枳实导滞丸。

常用药物：黄连，黄芩，黄柏，栀子，大黄，枳实，厚朴，白头翁，白芍，秦皮，苍术，防风，木香，槟榔，青皮，陈皮，香附子，牵牛子。

2. 大肠燥热证

证候定义：符合大肠燥热证辨证标准的证候称大肠燥热证。

辨证要点：① 便秘；② 数日一次；③ 腹痛；④ 口干；⑤ 舌红；⑥ 苔燥；⑦ 脉涩。

临床意义：① 大肠传导化物功能障碍；② 大肠失润。

常见疾病：① 习惯性便秘；② 大肠恶性肿瘤。

治疗决策：润燥通便。

代表方剂：① 麻子仁丸；② 增液汤。

常用药物：火麻仁，苦杏仁，大黄，枳实，厚朴，白芍，玄参，麦冬，生地黄。

【膀胱辨证】

膀胱湿热证

证候定义：符合膀胱湿热证辨证标准的证候称膀胱湿热证。

辨证要点：① 尿频；② 尿急；③ 尿痛；④ 尿灼热感；⑤ 尿血；⑥ 尿浊；⑦ 尿石；⑧ 腹胀；⑨ 发热；⑩ 腰痛；⑪ 舌红；⑫ 苔黄腻；⑬ 脉濡数。

临床意义：① 膀胱气化尿液功能障碍；② 湿热下注膀胱。

常见疾病：① 急性尿路感染；② 膀胱结石；③ 膀胱肿瘤。

治疗决策：清利膀胱。

代表方剂：八正散。

常用药物：车前子，瞿麦，萹蓄，滑石，栀子，甘草，木通，大黄，金钱草，黄柏。

三、六淫辨证

中国医学通过临床辨证认识病因,所谓辨证求因。病因由临床症状而定,可见中国医学所谓病因不是真正意义上的疾病原因。风为百病之长,外感寒热燥湿皆凭风而入机体,风寒在表名表寒,风热在表名表热,风湿在表名表湿,风燥在表名表燥。绝无风寒在里,风热在里,风湿在里,风燥在里之说。寒热燥湿一旦入里,即去风字。因此,外感之风即寒热燥湿在表之意,寒热燥湿在表即外感之风。此时,风即是表,表即是风。

六淫致病特点如下。

风邪致病特点：风邪为百病之长。

寒邪致病特点：① 寒为阴邪,易伤阳气。② 寒主收引,主凝主痛。

暑邪致病特点：① 暑邪为阳,其性炎热。② 暑多挟湿,病情交错。

湿邪致病特点：① 湿性重浊,下易受邪。② 湿性黏滞,病程缠绵。

燥邪致病特点：① 燥胜则干,津液受损。② 燥易伤肺,累及阴精。

火热致病特点：① 火热阳邪,其性炎上。② 生风动血,易致肿疡。

1. 寒邪辨证

(1) 寒邪在表：见本章《辨证纲要》第二节《脏腑辨证》的《肺表寒证》。

(2) 寒邪在里：见本章《辨证纲要》第一节《八纲辨证》的《寒证》。

2. 火热辨证

(1) 热邪在表：见本章《辨证纲要》第二节《脏腑辨证》的《肺表热证》。

(2) 火热在里：见本章《辨证纲要》第一节《八纲辨证》的《热证》。

3. 燥邪辨证

(1) 寒燥在表：见本章《辨证纲要》第二节《脏腑辨证》的《肺表寒燥证》。

(2) 热燥在表：见本章《辨证纲要》第二节《脏腑辨证》的《肺表热燥证》。

(3) 凉燥在里

证候定义：符合凉燥在里证辨证标准的证候称凉燥在里证。

辨证要点：恶寒;发热;咳嗽;口干;咽干;痰少;烦躁失眠;便秘;舌淡苔白;脉涩。

临床意义：秋季外感;津液不足;常挟寒邪。

常见疾病：秋季传染病;脏燥;习惯性便秘。

治疗决策：温润凉燥。

代表方剂：甘麦大枣汤;《太平圣惠方》卷84当归丸。

常用药物：火麻仁,郁李仁,松子仁,当归,白术,川芎。

(4) 温燥在里

证候定义：符合温燥在里证辨证标准的证候称温燥在里证。

辨证要点：发热；恶寒；咳嗽；口干；咽干；痰少；烦躁失眠；便秘；舌红苔糙；脉数。

临床意义：秋季外感；津液不足；常挟热邪。

常见疾病：秋季传染病；肺结核；习惯性便秘。

治疗决策：凉润热燥。

代表方剂：养阴清肺汤；《医宗金鉴》琼玉膏。

4. 湿邪辨证

（1）寒湿在表：见本章《辨证纲要》第二节《脏腑辨证》的《肺表寒湿证》。

（2）湿热在表：见本章《辨证纲要》第二节《脏腑辨证》的《肺表湿热证》。

（3）寒湿在里：见本章《辨证纲要》第二节《脏腑辨证》的《寒湿困脾证》。

（4）湿热在里：见本章《辨证纲要》第二节《脏腑辨证》的《湿热蕴脾证》。

刘河间认为《内经》病机十九条缺少燥淫，因而补充"诸涩枯涸，干劲皴揭，皆属于燥"一条，使《内经》六气病机得为全璧。

5. 暑邪辨证

（1）暑邪在表

证候定义：符合暑邪在表证辨证标准的证候称暑邪在表证。

辨证要点：暑季发热；畏寒；头重；汗出；疲劳乏力；食欲不振；尿短；舌红；苔薄；脉浮。

临床意义：暑季外感；肺主卫表功能障碍；常挟湿邪。

常见疾病：暑季感冒；暑季传染病初起。

治疗决策：解表清暑。

代表方剂：新加香薷饮。

常用药物：香薷，扁豆花，厚朴花，金银花，连翘，藿香，佩兰。

（2）暑邪在里

证候定义：符合暑邪在里证辨证标准的证候称暑邪在里证。

辨证要点：暑季高热；多汗；口渴；烦躁；尿短赤；体倦少气；精神不振，舌红；苔黄；脉数。

临床意义：暑季外感；暑热伤阴；暑热耗气。

常见疾病：暑温；乙型脑炎。

治疗决策：清暑益气。

代表方剂：王孟英清暑益气汤。

常用药物：西洋参，石斛，麦冬，黄连，竹叶，荷梗，石膏，知母，甘草，粳米，西瓜翠衣。

四、六经辨证

六经辨证是张仲景创建的中国医学外感热病辨证方法。张仲景《伤寒论》将外感传染疾病发生发展过程的各种证候，归纳为太阳、阳明、少阳、太阴、厥阴、少阴六大类型，史称六经辨证。

1. 太阳病辨证

（1）太阳中风证

证候定义：符合太阳中风证辨证标准的证候称太阳中风证。

辨证要点：头痛；发热；恶风；汗出；脉浮缓。

临床意义：外感热病初起；营卫不和。

治疗决策：调和营卫。

代表方剂：桂枝汤。

常用药物：桂枝，白芍，生姜，甘草，大枣。

（2）太阳伤寒证

证候定义：符合少阳中风证辨证标准的证候称少阳中风证。

辨证要点：发热；恶寒；无汗；头痛；身痛；骨节疼痛；脉浮紧。

临床意义：外感热病初起；寒遏太阳卫表。

治疗决策：散寒解表。

代表方剂：麻黄汤。

常用药物：麻黄，桂枝，杏仁，甘草。

2. 少阳病辨证

（1）少阳中风证

证候定义：符合少阳中风证辨证标准的证候称少阳中风证。

辨证要点：发热；往来寒热；口苦；咽干；目眩；目赤；两耳无所闻；胸中满而烦；胁下硬满；干呕；不能食。

临床意义：外感热病少阳阶段；风遏少阳机枢。

治疗决策：和解少阳。

代表方剂：小柴胡汤。

常用药物：柴胡，黄芩，半夏，人参，生姜，甘草，大枣。

（2）少阳伤寒证

证候定义：符合少阳伤寒证辨证标准的证候称少阳伤寒证。

辨证要点：发热；往来寒热；口苦；咽干；目眩；头痛；胁下硬满；干呕；不能食；脉细弦。

临床意义：外感热病少阳阶段；寒遏少阳机枢。

治疗决策：和解少阳。

代表方剂：小柴胡汤。

常用药物：柴胡，黄芩，半夏，人参，生姜，甘草，大枣。

3. 阳明病辨证

（1）阳明经证

证候定义：符合阳明经证辨证标准的证候称阳明经证。

辨证要点：壮热；不恶寒；反恶热；口渴引饮；汗出；心烦；小便短赤；苔黄燥；脉洪大；胃家实。

临床意义：外感热病邪实正盛阳明阶段；寒邪化热入于阳明；邪正决战时刻。

治疗决策：清热护胃。

代表方剂：白虎汤。

常用药物：石膏，知母，粳米，甘草。

（2）阳明腑证

证候定义：符合阳明腑证辨证标准的证候称阳明腑证。

辨证要点：壮热；日晡潮热；大便燥结；腹满疼痛；神昏；谵语；烦躁；苔黄燥；脉沉实；胃家实。

临床意义：外感热病邪实正盛阳明阶段；热结阳明；邪正决战时刻；意识障碍。

治疗决策：泻热通腑。

代表方剂：大承气汤。

常用药物：大黄，芒硝，枳实，厚朴。

4. 太阴病辨证

（1）太阴腹满证

证候定义：符合太阴腹满证辨证标准的证候称太阴腹满证。

辨证要点：腹满；腹痛；腹泻；呕吐；食不下；舌淡；苔白；脉沉迟。

临床意义：外感热病由实转虚；外感热病由热转寒；太阴脾胃运化功能受累；邪留正衰。

治疗决策：温脾散寒。

代表方剂：理中汤。

常用药物：人参，干姜，白术，甘草。

（2）太阴黄疸证

证候定义：符合太阴黄疸满证辨证标准的证候称太阴黄疸证。

辨证要点：黄疸；小便不利；手足自温；腹满；腹痛；腹泻；呕吐；食不下；舌淡；苔白；脉沉迟。

临床意义：外感热病由实转虚；外感热病由热转寒；太阴脾胃运化功能受累；邪留正衰；寒湿蕴结发黄。

治疗决策：散寒燥湿。

代表方剂：《医学心悟》茵陈术附汤。

常用药物：茵陈，白术，附子，干姜，甘草，肉桂。

5. 少阴病辨证

（1）少阴阴厥证

证候定义：符合少阴真厥证辨证标准的证候称少阴真厥证。

辨证要点：四肢厥冷；脉微细；但欲寐；下利清谷；腹痛；干呕；舌淡；苔白。

临床意义：外感热病阴寒入里；少阴心肾阳受损；阳虚厥逆。

治疗决策：温阳散寒。

代表方剂：四逆汤。

常用药物：附子，人参，干姜，甘草。

（2）少阴阳厥证

证候定义：符合少阴阳厥证辨证标准的证候称少阴阳厥证。

辨证要点：四肢厥冷；脉微细；嗜睡；咳嗽；心悸；小便不利；腹痛；腹泻；苔白。

临床意义：外感热病气郁少阴；阳气不能通达；气郁厥逆。

治疗决策：理气通脉。

代表方剂：四逆散。

常用药物：柴胡，白芍，枳实，甘草。

6. 厥阴病辨证

厥热胜复证

证候定义：符合厥热胜复证辨证标准的证候称厥热胜复证。

辨证要点：反复厥逆；反复发热；厥多热少；厥少热多；腹泻；烦躁。

临床意义：外感热病邪正交争；厥阴肝胆枢纽受累；厥多热少病进；厥少热多病退。

治疗决策：回阳救逆。

代表方剂：乌梅丸。

常用药物：乌梅，花椒，黄连，细辛，附子，干姜，桂枝，人参，当归。

五、卫气营血辨证

卫气营血辨证是外感温病的辨证方法。卫气营血辨证用卫、气、营、血四大证候认识温病发展过程的由浅入深，由轻而重。叶天士《外感温热篇》曰：辨营卫气血虽与伤寒同，若论治法，则与伤寒大异也。

1. 温病卫分病辨证

（1）卫分热证

证候定义：符合卫分热证辨证标准的证候称卫分热证。

辨证要点：发热；恶寒；汗出；咳嗽；咽痛；头痛。

临床意义：温病初起；向气分发展；可以逆传心包；肺主卫表功能受累。

治疗决策：辛凉清热解表，在卫汗之可也。

代表方剂：桑菊饮；银翘散。

常用药物：桑叶，菊花，薄荷，牛蒡子，金银花，连翘，桔梗。

（2）卫分燥热证

证候定义：符合卫分热燥证辨证标准的证候称卫分热燥证。

辨证要点：发热；恶寒；汗出；咳嗽；咽痛；头痛。

临床意义：温病初起;向气分发展;可以逆传心包;肺主卫表功能受累。

治疗决策：辛凉润燥解表,在卫汗之可也。

代表方剂：桑杏汤;清燥救肺汤。

常用药物：桑叶,杏仁,薄荷,象贝母,沙参,梨皮。

(3)卫分湿热证

证候定义：符合卫分热燥证辨证标准的证候称卫分热燥证。

辨证要点：发热;恶寒;午后身热;汗出不解;胸闷;头重;身体酸痛;苔薄白腻;脉浮濡。

临床意义：温病初起;向气分发展;可以逆传心包;肺主卫表功能受累;病程缠绵。

治疗决策：苦辛凉佐以淡渗,在卫汗之可也。

代表方剂：藿朴夏苓汤。

常用药物：藿香,厚朴,半夏,赤苓,杏仁,薏苡仁,蔻仁,猪苓,豆豉,泽泻,通草。

2. 气分病辨证

(1)气分热燔证

证候定义：符合气分热燔证辨证标准的证候称气分热燔证。

辨证要点：高热;大汗;大渴;脉洪大;烦躁;面赤;舌红;苔黄。

临床意义：温病中期;向营分发展;肺胃功能受累。

治疗决策：辛寒清气,到气才可清气。

代表方剂：白虎汤。

常用药物：石膏,知母,粳米,甘草。

(2)气分热结证

证候定义：符合气分热结证辨证标准的证候称气分热结证。

辨证要点：高热;便结;午后潮热;腹满;腹痛;烦躁;谵语;手足多汗;舌红;苔黄;脉沉数。

临床意义：温病中期;向营分发展;胃腑通降功能受累;中枢神经受累。

治疗决策：苦寒泻腑,到气才可清气。

代表方剂：大承气汤;增液承气汤。

常用药物：大黄,芒硝,枳实,厚朴,黄连,黄芩。

(3)气分湿热证

证候定义：符合气分湿热证辨证标准的证候称气分湿热证。

辨证要点：身热不扬;汗出不解;身重;胸闷;腹满;恶心;食欲不振;尿短赤;大便黏滞;舌红;苔黄厚腻;脉濡数。

临床意义：温病中期;向营分发展;肺脾宣发运化功能受累;湿热胶结。

治疗决策：苦辛寒佐以淡渗,到气才可清气。

代表方剂：甘露消毒丹。

常用药物：豆蔻,藿香,茵陈,滑石,木通,石菖蒲,黄芩,连翘,贝母,射干,薄荷。

3. 营分病辨证

（1）营分热证

证候定义：符合营分热证辨证标准的证候称营分热证。

辨证要点：身热夜甚；昼静夜躁；神志昏迷；谵语；烦燥；渴不欲饮；斑疹隐隐；舌红绛。

临床意义：① 温病中期；② 向血分发展；③ 中枢神经受累。

治疗决策：清营透热，入营犹可透热转气。

代表方剂：清营汤。

常用药物：犀角，生地，金银花，连翘，玄参，黄连，竹叶，丹参，麦冬。

（2）热入心包证

证候定义：符合温病热入心包证辨证标准的证候称温病热入心包证。

辨证要点：神志昏迷；发热；谵语；烦燥；痰壅；舌红绛；脉数。

临床意义：温病中期；向血分发展；中枢神经受累。

治疗决策：清心开窍，入营犹可透热转气。

代表方剂：安宫牛黄丸；至宝丹；紫雪丹。

常用药物：牛黄，雄黄，麝香，安息香，冰片，犀角，羚角，珍珠，玳瑁，琥珀，龙脑，菖蒲，郁金，黄连，黄芩，栀子，金箔，银箔，石膏，寒水石，磁石，滑石，木香，沉香，玄参，升麻，丁香，朴硝，硝石。

4. 血分病辨证

血分热燔证

证候定义：符合温病血热妄行证辨证标准的证候称温病血热妄行证。

辨证要点：出血；发热；谵语；烦燥；昏迷；舌红绛；脉数。

临床意义：温病晚期；血热妄行；凝血功能受累。

治疗决策：凉血散血，入血直须凉血散血。

代表方剂：犀角地黄汤。

常用药物：犀角，生地，牡丹皮，赤芍。

六、募原辨证

募原辨证是用于温疫疾病的辨证体系。吴又可根据温疫疾病特点，创建募原九传辨证体系，影响颇大。

1. 温疫病原学

（1）戾气物质性：温疫病原学在温疫学中占有特殊重要的位置。能否认清病原本质关系到能否揭示病机、正确诊断、有效防治等一系列关键问题。吴又可之前，中医认为温病病原有伏气致温与新感温邪两种。吴又可则认为不是感受自然界的风寒暑湿燥火六淫之气，也不是感寒后过时而发的伏气，而是口鼻吸受存在于自然界的微小物质—戾气。《温疫论》曰：戾气者，非寒，非暑，非暖，非凉，亦非四时交错之气,乃天地别有一种异气。彻底地与千古传统的六淫及伏气病因决裂,为探求温病病原的本质迈出了极为关键的一步。戾气虽以"气"称名,实际上是一类人类肉眼不能看见的细小致病物质。由于当时客观条件的限制,他们无法证实其形态如何,更无法了解其代谢繁殖规律,但他们认识到戾气是实实在在的客观物体。通过类比论证,得出"物者气之化也,气者物之变也,气即是物,物即是气"的结论。

(2)戾气传染性:戾气由一个宿主传播给另一个宿主的性质称传染性温疫病特点是能在人群中传播造成流行。秦汉时期认为气候异常是引起疾病传染的原因。异常的气候是不可能由人来传播的。如果说在异常气候条件下众人患病相似则可,要说异常气候在人群中相互传染则于理不通。可见这种认识是非本质的。温疫学认为"疫者感天地之戾气",戾气伤人,"有天受,有传染,所感虽殊,其病则一"。戾气病原学正确地解答了疾病传染的千古难题,认清了传染的本质。戾气致病力的差异性戾气致病力有强弱,这与戾气的量与质有关。关于传染病发作必须具有多少数量的病原体,尚无一致的见解,但从我们的实验资料看,当注入的病毒或细菌的量大时,潜伏期一般较短,病情一般较为严重;量小时则相反,有时甚至不发病。戾气的质主要表现在毒力与侵袭力。毒力是指戾气战胜机体的抗御功能引起传染的能力。侵袭力是指戾气侵入机体组织内并进行繁殖引起机体阴阳失调的能力。戾气致病,具有发病急骤、病情较重、症状相似、传染性强、易于流行、死亡率高等特点。疫疠传染方式:有从呼吸感受,有从饮食而入,有从肌表内袭。正如《温疫论》所说:邪从口鼻而入,呼吸之间,外邪因而乘之,邪之着人,有自天受之,有传染受之。

(3)戾气特异性:温疫病学认为戾气有专入某脏腑经络、专发为某病的特点,说明戾气在机体内生长繁殖有一定的部位,即特异性定位。每一种戾气能引起相应的一种温疫病。"一气自成一病"这与戾气的特异性定位有关。虽然同种温疫的临床表现会因个体差异而不同,但其基本临床表现则大体相似,如大头瘟的头面浮肿、虾蟆瘟的咽痛咽哑、探头瘟的呕血暴亡、疙瘩瘟的瘰核、烂喉痧的红疹咽肿、暑疫的高热抽搐等。这反映了该种戾气具有特异损伤某脏腑经络作用,说明该戾气与相应脏腑经络存在着特异性的联系。戾气病原学既然有如此众多的优点,为什么不被后世医家广泛接受呢?六淫学说既是非本质的认识,为什么反而被后世医家广泛接受呢?其中最关键的原因是戾气病原观没有直接与药物联系而六淫病原学则能直接与药物挂钩。在本草书籍中,一般没有记载能抗戾气的药物,而散风、祛寒、清暑、化湿、润燥、泻火等药物比比皆是。然而,没有记载并不是没有制戾作用,问题在于如何去发现、研究。如果我们利用现代科学的先进研究手段,不断发现各种制戾的高效速效中药方剂,其科学价值是不言而喻的。

(4)温疫发展五期:温疫病的病因是有生命的病原体,它在人体内的发生发展过程与其他致病因素所造成的疾病有本质的区别。戾气与机体正气的斗争存在于温疫病的全过程,两方力量斗争形成以下几个阶段。

戾气潜伏期:自戾气侵入人体到最初症状出现以前称戾气潜伏期,吴又可指出此期特征是邪自口鼻而感,入于膜原,伏而未发,不知不觉。此期时间的长短决定于戾气的种类、数量、致病力及机体的抗戾功能。

邪正初争期:戾气生长繁殖后出现头痛、发热、恶寒、乏力等轻度全身反应称邪正初争期。此期戾气的致病力开始损伤机体的正常功能活动,正气刚刚应激奋起抗御。吴又可称此期为温疫初起,为时一般 1～2 日。如起病急骤,可不出现此期。此期温热学称为卫分。

邪正决战期:原有的病情由轻变重直至出现温疫病各自的特有症状称邪正决战期。此期邪正双方相争极为激烈,进入决战阶段。由于各种戾气侵犯的病位及其致病力的不同,机体可产生不同脏腑阴阳气血的病理变化,吴又可指出此期特征是"传变不常"。

正胜邪退期:邪正决战结果,如正气战胜戾气,控制感染,病情开始好转,称正胜邪退期。此期身热下降,其形式有骤降、渐降等不同,脉象转为平和,即所谓"脉静身凉"。此期进一步向好的方面发展,则阴阳气血恢复,戾气尽祛,各种功能恢复正常则温疫病告愈。

邪盛正衰期:三期邪正决战结果,如戾气极盛,正不敌邪,病情恶化,称邪盛正衰期。此期除各种温疫病本身严重损伤机体外,还会出现各种变证,如出血、神昏、厥脱、尿闭、喘脱、动风等脏器功能衰竭的严重表现。如进一步发展则正气耗竭而死亡。另外,某些温疫病在第四期末,会因各种原因而使病情突然恶化,进入五期,应该特别注意。

2. 温疫九传辨证　夫疫之传有九,然亦不出乎表里之间而已矣。所谓九传者,病患各得其一,非谓一病而有九传也。盖温疫之来,邪自口鼻而入,感于膜原,伏而未发者,不知不觉。已发之后,渐加发热,脉洪而数,此众人相同,宜达原饮疏之。继而邪气一离膜原,察其传变,众人不同者,以其表里各异耳。

(1)但表不里:头疼身痛发热,而复凛凛,内无胸满腹胀等证,谷食不绝,不烦不渴。此邪气外传,由肌表而出,或自斑消,或从汗解,斑者有斑疹、桃花斑、紫云斑,汗者有自汗、盗汗、狂汗、战汗之异,此病气之使然,不必较论,但求得斑得汗为愈疾耳。凡自外传者为顺,勿药亦能自愈。间有汗出不彻,而热不退者,宜白虎汤;斑出不透,而热不退者,宜举斑汤;有斑汗并行而愈者,若斑出不透,汗出不彻而热不除者,宜白虎合举斑汤。

(2)但里不表:里而不表者,外无头疼身痛,而后亦无三斑四汗,惟胸膈痞闷,欲吐不吐,虽得少吐而不快,此邪传里之上者,宜瓜蒂散吐之,邪从其减,邪尽病已。邪传里之中下者,心腹胀满,不呕不吐,或燥结便闭,或热结旁流,或协热下利,或大肠胶闭,并宜承气辈导去其邪,邪减病减,邪尽病已。上中下皆病者,不可吐,吐之为逆,但宜承气导之,则在上之邪,顺流而下,呕吐立止,胀满渐除。

(3)表而再表:表而再表者,所发未尽,膜原尚有隐伏之邪,或二三日后,四五日后,根据前发热,脉洪而数,及其解也,斑者仍斑,汗者仍汗而愈,未愈者,仍如前法治之,然亦希有。至于三表者,更希有也。

(4)里而再里:有里而再里者,愈后二三日或四五日,根据前之证复发,在上者仍吐之,在下者仍下之,再里者常事,甚其有三里者,希有也。虽有上中下之分,皆为里证。

(5)表里分传:若表里分传者,始则邪气伏于膜原,膜原者,即半表半里也。此传法以邪气平分,半入于里,则现里证,半出于表,则现表证,此疫家之常事。然表里俱病,内外壅闭,既不得汗,而复中气方能达表,向者郁于肌肉之邪,乘势尽发于肌表矣,或斑或吐,盖随其性而升泄之也。诸证悉去,既无表里证而热不退者,膜原尚有已发之邪未尽也,宜三消饮调之。

(6)表里分传再分传:若表里分传而再分传者,照前表里俱病,宜三消饮,复下复汗如前而愈,此亦常事。至有三发者,亦希有也。

（7）表里互胜：若表胜于里者，膜原伏邪发时，传表之邪多，传里之邪少，何以治之？表证多而里证少，当治其表，里证兼之；里胜于表：若里证多而表证少者，但治其里，表证自愈。

（8）先表后里：先表而后里者，始则但有表证而无里证，宜达原饮。有经证者，当用三阳加法。经证不显，但发热者不用加法。继而脉洪大而数，自汗而渴，邪离膜原未能出表耳，宜白虎汤辛凉解散，邪从汗解，脉静身凉而愈。愈后二三日或四五日后，根据前发热，宜达原饮。至后反加胸满腹胀，不思谷食，烦渴，舌上苔刺等证，加大黄微利之。久而不去，在上者宜瓜蒂散吐之，如在下者，宜承气汤导之。

（9）先里后表：先里而后表者，始则发热，渐盖理证，下之里证除，二三日内复发热，反加头疼身痛脉浮者，宜白虎汤。若下后热减不甚，三四日后精神不慧，脉浮者宜白虎汤汗之。服汤后不得汗者，因精液枯竭也，加人参覆卧则汗解。此近表里分传之证，不在此例。

凡此九传，其去病一也。医者不知九传之法，不知邪之所在，如盲者之不任杖，聋者之听宫商，无音可求，无路可适，未免当汗不汗，当下不下，或颠倒误用，或寻枝摘叶，但治其证，不治其邪，同归于误一也。若大下后，大汗后，表里之证悉去，继而一身尽痛，身如被杖，甚则不可反侧，周身骨寒而痛，非表证也，此不必治，二三日内阳气自回，身痛自愈。凡疫邪再表再里，或再表里分传者，医家不解，反责病家不善调理，以致反复，病家不解，每责医家用药有误，致病复起，彼此归咎，胥失之矣！殊不知病势之所当然，盖气性如此，一者不可为二，二者不可为一，绝非医家病家之过也，但得病者向赖精神完固，虽再三反复，随复随治，随治随愈。间有延挨失治，或治之不得其法，日久不除，精神耗竭，嗣后更医，投药固当，现下之邪拔去，因而得效。殊不知膜原尚有伏邪，在一二日内，前证复起，反加循衣摸床，神思昏愦，目中不及矣。病家不咎于前医耽误时日，反咎于后医既生之而又杀之，良可叹也！当此之际，攻之则元气几微，是求速死；补之则邪火益炽，精气枯燥；守之则正不胜邪，必无生理矣。

3. 温疫治疗学　温疫学极其重视温疫病的预防。在《内经》"避其毒气""不治已病治未病"思想影响下，提出一系列行之有效的预防措施。早期发现传染源是预防温疫病传播的重要环节，对患者必须早期隔离和治疗，以制止温疫病的继续蔓延并使患者早日康复。《海录》记载对外来海船实行海港检疫，防止疫病传染我国。切断传播途径对控制温疫病流行有非常重要的意义。天地之戾气从口鼻吸入，故清洁饮食及自然界的空气可以阻断戾气侵入。温疫学对蚊子传播亦相当重视，常用艾、苍术、石菖蒲、苦楝子、木鳖子、雄黄等燃烧熏之。鼠疫流行时，中医主张大力灭鼠，切断传播途径。保护易感人群，更是温疫学着力之处。如《肘后备急方》《千金要方》等每以太一流金散（雄黄、雌黄、矾、鬼箭羽、羚羊角、皂荚、芜荑）等避温断疫，至今仍有研究价值。关于预防接种，温疫学中以种痘术的发明最为突出。清俞茂鲲《痘科金镜赋集解》载种痘术起于明隆庆年间（1567—1572），17世纪种痘术已相当完善，从痘衣法、痘浆法、旱痘法改为水苗法（采取痘痂调湿，用棉花蘸塞鼻孔），比英国人牛痘苗预防早200多年。基于对病原病位病机的认识，温疫学在治疗上形成了独具特色的体系，为有效控制温疫病作出了重要贡献。

（1）力主寻找针对病原的特效药：病原治疗是温疫病治疗学的关键，能否选用直接制伏戾气的药物，决定疗效的高低。温疫学家对这个问题相当重视，他们力主寻找针对戾气的特效药。吴又可认为"知气之可以制物，则知物之可以制气矣。夫物之可以制气者药物也，如蜓蚰解蜈蚣之毒，猫肉治鼠瘘之溃。能知以物制气，一病只有一药之到病已，不烦君臣佐使品味加减之劳矣"。他清楚地意识到，治疗温疫病关键在"以物制气",然限于客观条件,"不知何物之能制",故勉用汗、吐、下三法开门逐邪。现代传染病学的得力之处就在于发明许多"以物制气"的特效药,中医传染病学的吃亏原因也在于没有按吴又可的思想去研究"以物制气"药,这是值得我们认真吸取教训的。当然,在吴又可认为不属"以物制气"之例,汗、吐、下三法可以愈病是一个客观事实,其机制尤待我们发掘。或许亦能"制气",或许能帮助机体抗戾。我们的实验研究表明:大黄、蝉蜕、僵蚕、厚朴、槟榔、草果、黄芩、知母及清瘟败毒饮等都有不同程度的抗菌和抑制病毒繁殖及诱生干扰素作用。这方面的深入研究无疑会提高目前温疫病的治疗水平。

着眼于病位用药:温疫病原为戾气,各种戾气有特异的病位选择性,其发展变化无不以此病位为中心。因此,温疫病学在治疗上非常重视病位用药。如吴又可针对邪客膜原,用槟榔、草果、厚朴三药直达巢穴,破戾气所结,除伏邪盘踞,使戾气溃败,速离膜原病位;刘松峰以为温疫用药,要按其脉症,真知其邪在某处,用药单刀直入批隙导窾。戾气壅遏中道,杨栗山每以大黄、姜黄、蝉蜕、僵蚕等径捣其本营,升上降下,透表通里,犹兵法,击其中坚,首尾自溃。戾气蟠踞于胃,余师愚重用大剂石膏,一趋其敌窝,急急以破垒为要。这种重视病位治疗的学术观点与温热学的在卫汗之可也,到气才可清气,入营犹可清营转气,动血直须凉血散血及治上焦如羽非轻不举,治中焦如衡非平不安,治下焦如权非重不沉的观点大相径庭。笔者认为,从现在角度看,温疫学的病位治疗,对控制全身感染及其病理损害有着极其重要的价值。强调清下祛邪:戾气为外来邪气,应该祛之使外出。戾气致病后的整体"证"的反映是温热,所以宜清热泻火。这是温疫学家擅用清下治温的依据。吴又可再三强调逐邪勿拘结粪,承气本为逐邪而设,非专为结粪而设。他说:"大凡客邪贵乎早逐,乘人气血未乱,肌肉未消,津液未耗,病人不至危殆,投剂不至掣肘,愈后亦易平复","疫邪方张之际,势不可遏,但使邪毒速离膜原便是,治法全在后段工夫"。因此,温疫可下之证虽多但不必悉具,但见舌黄心腹痞满,膜原之邪已有行动之机,在欲离未离之际,便予达原饮加大黄下之,是为开门驱贼之法。他如急证急攻,数日之法,一日行之,下后脉变沉,邪气复聚,下后脉反数,下后身反热等之复再下;因证数攻之下;再下、更下、更宜下等,更显示精湛的攻下功夫。至于攻下治疫的机理,吴氏的阐释更是精辟:疫邪首尾以通行为治,若壅遏闭塞,邪毒何由而泄?攻下逐邪,通利肠胃,一窍通,诸窍皆通,大关通而百关尽通,向之所郁于肠胃之邪由此而下,膜原设有所传不尽余邪方能到胃,乘势而下。譬若河道阻塞,前舟既行,余舟连尾而下矣。说理深入浅出,切中温疫病"不通"的基本病机。戴天章总结温疫病下法特点及其与伤寒下法的区别,足资参悟。认为伤寒下不厌迟,温疫下不厌早;伤寒在下其燥结,温疫在下其有热;伤寒必待表证全罢始下,温疫不论表罢否见里证即下;伤寒一下即已,时疫下法至少三剂,多则有一二十剂。可谓要言不烦。吴又可不重视清热解毒,故乾隆癸丑年(1793)京师大疫,以又可法治之者不验。余师愚认识到专事攻下的片面性,吸取教训,结合临床,创制了大寒解毒之剂清瘟败毒饮,疗效卓越,弥补了吴氏的不足,丰富了温疫治法。杨栗山既重视清热解毒,又不忽视攻下逐邪。认为温疫轻者清之,常用神解散、清化汤、芳香饮、大小清凉饮、大小复苏饮、增损三黄石膏等,几乎均以黄芩、黄连、黄柏、栀子为主,加入龙胆草、金银花、知母等以增解热解毒之功。温疫重者泻之,投增损双解散、加味凉膈散、加味六一顺气汤、增损普济消毒饮、解毒承气汤等,每以清热解毒配伍苦寒攻下。杨氏之法兼又可、余霖之长。清法治疫原理,正如戴天章所说:"温疫为热证未有不当清者也。”

（2）专病专方：综合温疫学家的治疗方法，可以发现一个明显的特征，即他们都以专方为主，结合辨证，治疗温疫病。如吴又可之达原饮，余师愚之清瘟败毒饮，杨栗山虽有 10 余首清下之剂，但组方原则相同，"而升降散其总方也"；朱增籍之芦根方等。专方治疫体现了温疫学的病原、病位、病机等一系列学术思想。温疫病因特殊，病位稳定，病机传变有规律性，所以他们每以专方针对整个疫病，意在针对性治疗，但他们也不忽视辨证。如达原饮加柴胡治邪热溢于少阳胁痛、耳聋、寒热、呕而口苦；加羌活治邪热太阳之腰背项痛；加葛根治邪热溢于阳明之目痛、眉棱骨痛、眼眶痛、鼻干不眠。如感之重者，舌上苔如积粉，满布无隙，服汤后不从汗解而从内陷者，舌根先黄，渐至中央，邪渐入胃即达原饮变方三毒饮。又如余师愚虽以清瘟败毒饮，"不论始终，以此方为主"，治一切大热，表里俱盛，但其加减变化亦非常丰富。如大头天行加石膏、归尾、板蓝根、马勃、紫花地丁、金银花、玄参、姜参、僵蚕、生大黄；瘟毒发疮加石膏、生地、黄连、紫花地丁、蒲公英、金银花、升麻、牛膝、枳壳、皂刺、威灵仙等，其五十二种加减法各具深意。

七、思路拓展

1. 巢元方《诸病源候论·风病诸候》 中风候：中风者，风气中于人也。风是四时之气，分布八方，主长养万物。从其乡来者，人中少死病；不从其乡来者，人中多死病。其为病者，藏于皮肤之间，内不得通，外不得泄。其入经脉，行于五脏者，各随脏腑而生病焉。心中风，但得偃卧，不得倾侧，汗出，若唇赤汗流者可治，急灸心俞百壮；若唇或青或黑，或白或黄，此是心坏为水。面目亭亭，时悚动者，皆不可复治，五六日而死。肝中风，但踞坐，不得低头，若绕两目连额上，色微有青，唇青面黄者可治，急灸肝俞百壮；若大青黑，面一黄一白者，是肝已伤，不可复治，数日而死。脾中风，踞而腹满，身通黄，吐咸汁出者可治，急灸脾俞百壮；若手足青者，不可复治肾中风，踞而腰痛，视胁左右，未有黄色如饼粢大者可治，急灸肾俞百壮；若齿黄赤，鬓发直，面土色者，不可复治。肺中风，偃卧而胸满短气，冒闷汗出，视目下鼻上下两旁下行至口，色白者可治，急灸肺俞百壮；若色黄者，为肺已伤，化为血，不可复治。其人当妄，掇空指地，或自拈衣寻缝，如此数日而死。诊其脉，虚弱者，亦风也；缓大者，亦风也；浮虚者，亦风也；滑散者，亦风也。

风候：风邪之气，若先中于阴，病发于五脏者，其状奄忽不知人，喉里噫噫然有声，舌强不能言。发汗身软者，可治；眼下及鼻人中左右上白者，可治；一黑一赤，吐沫者，不可治；汗不出，体直者，七日死。

口噤候：诸阳经筋，皆在于头。手三阳之筋，并结入颔颊；足阳明之筋，上夹于口。诸阳为风寒所客则筋急，故口噤不开也。诊其脉迟者生。

舌强不得语候：脾脉络胃，夹咽，连舌本，散舌下。心之别脉系舌本。今心、脾二脏受风邪，故舌强不得语。

失音不语候：喉咙者，气之所以上下也。会厌者，音声之户；舌者，声之机；唇者，声之扇。风寒客于会厌之间，故卒然无音。皆由风邪所伤，故谓风失音不语。《养生方》云：醉卧当风，使人发喑。

贼风候：贼风者，谓冬至之日，有疾风从南方来，名曰虚风。此风至能伤害于人，故言贼风也。其伤人也,但痛不可得按抑,不可得转动,痛处体卒无热。伤风冷则骨解深痛,按之乃应骨痛也。但觉身内索索冷,欲得热物熨痛处,即小宽;时有汗。久不去,重遇冷气相搏,乃结成瘰及偏枯;遇风热气相搏,乃变附骨疽也。

风痉候:风痉者,口噤不开,背强而直,如发痫之状。其重者,耳中策策痛;卒然身体痉直者,死也。由风邪伤于太阳经,复遇寒湿,则发痉也。诊其脉,策策如弦,直上下者,风痉脉也。

角弓反张候:风邪伤人,令腰背反折,不能俯仰,似角弓者,由邪入诸阳经故也。

风口候:风邪入于足阳明、手太阳之经,遇寒则筋急引颊,故使口僻,言语不正,而目不能平视。诊其脉,浮而迟者可治。《养生方》云:夜卧,当耳勿得有孔,风入耳中,喜令口。

柔风候:血气俱虚,风邪并入,在于阳则皮肤缓,在于阴则腹里急。柔风之状,四肢不能收,里急不能仰。

风痱候:风痱之状,身体无痛,四肢不收,神智不乱,一臂不随者,风痱也。时能言者可治,不能言者不可治。

风退候:风退者,四肢不收,身体疼痛,肌肉虚满,骨节懈怠,腰脚缓弱,不自觉知是也。由皮肉虚弱,不胜四时之虚风,故令风邪侵于分肉之间,流于血脉之内使之然也。经久不瘥,即变成水病。

偏枯候:风偏枯者,由血气偏虚,则腠理开,受于风湿,风湿客于半身,在分腠之间,使血气凝涩,不能润养,久不瘥,真气去,邪气独留,则成偏枯。其状半身不随,肌肉偏枯,小而痛,言不变,智不乱是也。邪初在分腠之间,宜温卧取汗,益其不足,损其有余,乃可复也。诊其胃脉沉大,心脉小牢急,皆为偏枯。男子则发左,女子则发右。若不喑,舌转者可治,三十日起。其年未满二十者,三岁死。又左手尺中神门以后脉足太阳经虚者,则病恶风偏枯,此由愁思所致,忧虑所为。

四肢拘挛不得屈伸候:此由体虚腠理开,风邪在于筋故也。春遇痹,为筋痹,则筋屈,邪客关机,则使筋挛。邪客于足太阳之络,令人肩背拘急也。足厥阴,肝之经也。肝通主诸筋,王在春。其经络虚,遇风邪则伤于筋,使四肢拘挛,不得屈伸。诊其脉,急细如弦者,筋急足挛也。若筋屈不已,又遇于邪,则移变入肝。其病状,夜卧则惊,小便数。

风身体手足不随候:风身体手足不随者,由体虚腠理开,风气伤于脾胃之经络也。足太阴为脾之经,脾与胃合。足阳明为胃之经,胃为水谷之海也。脾候身之肌肉,主为胃消行水谷之气,以养身体四肢。脾气弱,即肌肉虚,受风邪所侵,故不能为胃通行水谷之气,致四肢肌肉无所禀受;而风邪在经络,搏于阳经,气行则迟,机关缓纵,故令身体手足不随也。诊脾脉缓者,为风痿,四肢不用。又心脉、肾脉俱至,则难以言,九窍不通,四肢不举。肾脉来多,即死也。

风湿痹身体手足不随候:风寒湿三气合而为痹。其三气时来,亦有偏多偏少。而风湿之气偏多者,名风湿痹也。人腠理虚者,则由风湿气伤之,搏于血气,血气不行,则不宣,真邪相击,在于肌肉之间,故其肌肤尽痛。然诸阳之经,宣行阳气,通于身体,风湿之气客在肌肤,初始为痹。若伤诸阳之经,阳气行则迟缓,而机关弛纵,筋脉不收摄,故风湿痹而复身体手足不随也。

风痹手足不随候:风寒湿三气合而为痹。风多者为风痹。风痹之状,肌肤尽痛。诸阳之经,尽起于手足,而循行于身体。风寒之客肌肤,初始为痹,后伤阳经,随其虚处而停滞,与血气相搏,血气行则迟缓,使机关驰纵,故风痹而复手足不随也。其汤熨针石,别有正方,补养宣导,今附于后。《养生方·导引法》云:左右拱两臂,不息九通。治臂足痛,劳倦风痹不随。

半身不随候:风半身不随者,脾胃气弱,血气偏虚,为风邪所乘故也。脾胃为水谷之海,水谷之精化为血气,润养身体。脾胃既弱,水谷之精润养不周,致血气偏虚,而为风邪所侵,故半身不随也。诊其寸口沉细,名曰阳内之阴。病苦悲伤不乐,恶闻人声,少气,时汗出,臂偏不举。又寸口偏绝者,则偏不随;其两手尽绝者,不可治也。

偏风候:偏风者,风邪偏客于身一边也。人体有偏虚者,风邪乘虚而伤之,故为偏风也。其状,或不知痛痒,或缓纵,或痹痛是也。

风曳候:风曳者,肢体弛缓不收摄也。人以胃气养于肌肉经络也。胃若衰损,其气不实,经脉虚,则筋肉懈惰,故风邪搏于筋而使曳也。

风不仁候:风不仁者,由荣气虚,卫气实,风寒入于肌肉,使血气行不宣流。其状,搔之皮肤如隔衣是也。诊其寸口脉缓,则皮肤不仁。不仁,脉虚数者生,牢急疾者死。

风湿痹候:风湿痹病之状,或皮肤顽浓,或肌肉酸痛。风寒湿三气杂至,合而成痹。其风湿气多而寒气少者,为风湿痹也。由血气虚,则受风湿,而成此病。久不瘥,入于经络,搏于阳经,亦变令身体手足不随。

风湿候:风湿者,是风气与湿气共伤于人也。风者,八方之虚风;湿者,水湿之蒸气也。若地下湿,复少霜雪,其山水气蒸,兼值暖,退人腠理开,便受风湿。其状,令人懈惰,精神昏愦。若经久,亦令人四肢缓纵不随,入脏则暗哑,口舌不收;或脚痹弱,变成香港脚。

风痹候:痹者,风寒湿三气杂至,合而成痹。其状:肌肉顽浓,或疼痛。由人体虚,腠理开,故受风邪也。病在阳曰风,在阴曰痹;阴阳俱病,曰风痹。其以春遇痹为筋痹,则筋屈。筋痹不已,又遇邪者,则移入肝。其状:夜卧则惊,饮多,小便数。夏遇痹者为脉痹,则血凝不流,令人萎黄。脉痹不已,又遇邪者,则移入心。其状:心下鼓,气暴上逆,喘不通,嗌干喜噫。长夏遇痹者为肌痹,在肉则不仁。肌痹不已,复遇邪者,则移入脾。其状:四肢懈惰,发咳呕汁。秋遇痹者为皮痹,则皮肤无所知。皮痹不已,又遇邪者,则移入于肺,其状,气奔痛。冬遇痹者为骨痹,则骨重不可举,不随而痛。骨痹不已,又遇邪者,则移入于肾,其状喜胀。诊其脉大而涩者,为痹;脉来急者,为痹。

血痹候:血痹者,由体虚,邪入于阴经故也,血为阴,邪入于血而痹,故为血痹也。其状,形体如被微风所吹。此由忧乐之人,骨弱肌肤盛,因疲劳汗出,卧不时动摇,肤腠开为风邪所侵也。诊其脉自微涩,在寸口、关上小紧,血痹也。宜可针引阳气,令脉和紧去则愈。

风惊邪候:风惊邪者,由体虚,风邪伤于心之经也。心为手少阴之经,心气虚,则风邪乘虚伤其经,入舍于心,故为风惊邪也。其状,乍惊乍喜,恍惚失常是也。

风惊悸候:风惊悸者,由体虚,心气不足,心之腑为风邪所乘;或恐惧忧迫,令心气虚,亦受于风邪。风邪搏于心,则惊不自安。惊不已,则悸动不定。其状,目精不转,而不能呼。诊其脉,动而弱者,惊悸也。动则为惊,弱则为悸。

风惊恐候:风惊恐者,由体虚受风,入乘脏腑。其状,如人将捕之。心虚则惊,肝虚则恐。足厥阴为肝之经，与胆合；足少阳为胆之经，主决断众事。心肝虚而受风邪，胆气又弱，而为风所乘，恐如人捕之。

风惊候：风惊者，由体虚，心气不足，为风邪所乘也。心藏神而主血脉，心气不足则虚，虚则血乱，血乱则气并于血，气血相并，又被风邪所乘，故惊不安定，名为风惊。诊其脉至如数，使人暴惊，三四日自已。《养生方》云：精藏于玉房，交接太数，则失精。失精者，令人怅怅，心常惊悸。

历节风候：历节风之状，短气，自汗出，历节疼痛不可忍，屈伸不得是也。由饮酒腠理开，汗出当风所致也。亦有血气虚，受风邪而得之者。风历关节，与血气相搏交攻，故疼痛。血气虚，则汗也。风冷搏于筋，则不可屈伸，为历节风也。

风身体疼痛候：风身体疼痛者，风湿搏于阳气故也。阳气虚者，腠理易开，而为风湿所折，使阳气不得发泄，而与风湿相搏于分肉之间，相击，故疼痛也。诊其脉，浮而紧者，则身体疼痛。

风入腹拘急切痛候：风入腹拘急切痛者，是体虚受风冷，风冷客于三焦，经于脏腑，寒热交争，故心腹拘急切痛。

风经五脏恍惚候：五脏处于内，而气行于外。脏气实者，邪不能伤；虚则外气不足，风邪乘之。然五脏，心为神，肝为魂，肺为魄，脾为意，肾为志。若风气经之，是邪干于正，故令恍惚。

刺风候：刺风者，由体虚肤腠开，为风所侵也。其状，风邪走遍于身，而皮肤淫跃。邪气与正气交争，风邪击搏，如锥刀所刺，故名刺风也。《养生方》云：触寒来者，寒未解，食热物，亦成刺风。

蛊风候：蛊风者，由体虚受风，其风在于皮肤，淫淫跃跃，若画若刺，一身尽痛，侵伤气血。其动作状如蛊毒，故名蛊风也。

风冷候：风冷者，由脏腑虚，血气不足，受风冷之气。血气得温则宣流，冷则凝涩，然风之伤人，有冷有热。若挟冷者，冷折于气血，使人面青心闷，呕逆吐沫，四肢痛冷，故谓之风冷。

风热候：风热病者，风热之气先从皮毛入于肺也。肺为五脏上盖，候身之皮毛。若肤腠虚，则风热之气先伤皮毛，乃入肺也。其状，使人恶风寒战，目欲脱，涕唾出。候之三日内及五日内，目不精明者是也。七八日，微有青黄脓涕，如弹丸大，从口鼻内出，为善也。若不出，则伤肺，变咳嗽唾脓血也。

风气候：风气者，由气虚受风故也。肺主气，气之所行，循经络，荣脏腑，而气虚则受风。风之伤气，有冷有热，冷则厥逆，热则烦惋。其因风所为，故名风气。

风冷失声候：风冷失声者，由风冷之气，客于会厌，伤于悬痈之所为也。声气通发，事因关户。会厌是音声之户，悬痈是音声之关。风冷客于关户之间，所以失声也。

中冷声嘶候：中冷声嘶者，风冷伤于肺之所为也。肺主气，五脏同受气于肺，而五脏有五声，皆禀气而通之。气为阳，若温暖则阳气和宣，其声通畅。风冷为阴，阴邪搏于阳气，使气道不调流，所以声嘶也。

头面风候：头面风者，是体虚，诸阳经脉为风所乘也。诸阳经脉，上走于头面，运动劳役，阳气发泄，腠理开而受风，谓之首风。病状，头面多汗，恶风，病甚则头痛。又，新沐中风，则为首风。又，新沐头未干，不可以卧，使头重身热，反得风则烦闷。诊其脉，寸口阴阳表里互相乘。如风在首，久不瘥，则风入脑，变为头眩。

风头眩候：风头眩者，由血气虚，风邪入脑，而引目系故也。五脏六腑之精气，皆上注于目，血气与脉并于上系，上属于脑，后出于项中。逢身之虚，则为风邪所伤，入脑则脑转而目系急，目系急故成眩也。

诊其脉,洪大而长者,风眩。又得阳维浮者,暂起目眩也。风眩久不瘥,则变为癫疾。

风癫候:风癫者,由血气虚,邪入于阴经故也。人有血气少,则心虚而精神离散,魂魄妄行,因为风邪所伤,故邪入于阴,则为癫疾。又人在胎,其母卒大惊,精气并居,令子发癫。其发则仆地,吐涎沫,无所觉是也。原其癫病,皆由风邪故也。

五癫病候:五癫者,一曰阳癫,发如死人,遗尿,食顷乃解;二曰阴癫,初生小时,脐疮未愈,数洗浴,因此得之;三曰风癫,发时眼目相引,牵纵反强,羊鸣,食顷方解。由热作汗出当风,因房室过度,醉饮,令心意逼迫,短气脉悸得之;四曰湿癫,眉头痛,身重。坐热沐头,湿结,脑沸未止得之;五曰马癫,发作时时,反目口噤,手足相引,身体皆热。诊其脉,心脉微涩,并脾脉紧而疾者,为癫脉也。肾脉急甚,为骨癫疾。脉洪大而长者,癫疾;脉浮大附阴者,癫疾;脉来牢者,癫疾。三部脉紧急者可治;发则仆地,吐沫无知,若强,起如狂,及遗粪者,难治。脉虚则可治,实则死。脉紧弦实牢者生,脉沉细小者死。脉搏大滑,久久自已。其脉沉小急疾,不治;小牢急,亦不可治。

风狂病候:狂病者,由风邪入并于阳所为也。风邪入血,使人阴阳二气虚实不调,若一实一虚,则令血气相并。气并于阳,则为狂发,或欲走,或自高贤,称神圣是也。又肝藏魂,悲哀动中则伤魂,魂伤则狂忘不精明,不敢正当人,阴缩而挛筋,两胁骨不举。毛瘁色夭,死于秋。皆由血气虚,受风邪,致令阴阳气相并所致,故名风狂。

风邪候:风邪者,谓风气伤于人也。人以身内血气为正,外风气为邪。若其居处失宜,饮食不节,致腑脏内损,血气外虚,则为风邪所伤。故病有五邪:一曰中风,二曰伤暑,三曰饮食劳倦,四曰中寒,五曰中湿。其为病不同。风邪者,发则不自觉知,狂惑妄言,悲喜无度是也。

鬼邪候:凡邪气鬼物所为病也,其状不同。或言语错谬,或啼哭惊走,或癫狂昏乱,或喜怒悲笑,或大怖惧如人来逐,或歌谣咏啸,或不肯语。持针置发中,入病者门,取坥岸水,以三尺新白布覆之,横刀膝上,呼病者前,矜庄观视病者语言颜色。应对不精明,乃以含水之。勿令病者起,复低头视,满三后熟拭之。若病困劣昏冥,无令强起,就视之,昏冥遂不知人,不肯语,以指弹其额,近发际,曰:欲愈乎?犹不肯语,便弹之二七,曰:愈。愈即就鬼,受以情实。若脉来迟伏,或如鸡啄,或去,此邪物也。若脉来弱,绵绵迟伏,或绵绵不知度数,而颜色不变,此邪病也。脉来乍大乍小,乍短乍长,为祸脉。两手脉浮之细微,绵绵不可知,俱有阴脉,亦细绵绵,此为阴跷、阳跷之脉也。此家曾有病痱风死,苦恍惚,亡人为祸也。脉来洪大弱者,社祟。脉来沉沉涩涩,四肢重,土祟。脉来如飘风,从阴阳,风邪也。一来调,一来速,鬼邪也。脉有表无里,邪之祟上得鬼病也。何谓表里?寸尺为表,关为里;两头有脉,关中绝不至也。尺脉上不至关,为阴绝;寸脉下不至关,为阳绝。阴绝而阳微,死不治也。

鬼魅候:凡人有为鬼物所魅,则好悲而心自动,或心乱如醉,狂言惊怖,向壁悲啼,梦寐喜魇,或与鬼神交通。病苦乍寒乍热,心腹满,短气,不能饮食。此魅之所持也。

恶风须眉堕落候:大风病,须眉堕落者,皆从风湿冷得之。或因汗出入水得之,或冷水入肌体得之;或饮酒卧湿地得之;或当风冲坐卧树下及湿草上得之;或体痒搔之,渐渐生疮,经年不瘥,即成风疾。八方之风,皆能为邪。邪客于经络,久而不去,与血气相干,则使荣卫不和,淫邪散溢,故面色败,皮肤伤,鼻柱坏,须眉落。西北方干为老公,名曰金风,一曰黑风,二曰旋风,三曰风,其状似疾。此风奄奄忽忽,不觉得时,以经七年,眉睫堕落。东风震为长男,名曰青风,一曰终风,二曰冲风,三曰行龙风,其状似疾。此风手脚生疮,来去有时,朝发夕发,以经五年,眉睫堕落。东北方艮为小男,名曰石风,一曰春风,二曰游风,三曰乱风,其状似疾。此风体肉顽,斑白如癞,以经十年,眉睫堕落。北风坎为中男,名曰水风,一曰面风,二曰瓦风,三曰敖风,其状似疾。春秋生疮,淫淫习习,类如虫行,走作无常,以经十年,眉睫堕落。西南方坤为老母,名曰穴风,一曰吟风,二曰胪风,三曰脑风,其状似疾。不觉痛痒,体不生疮,真似白癞,以经十年,眉睫堕落。东南方巽为长女,名曰角风,一曰因风,二曰历节风,三曰膀胱风,其状似疾。以此风有虫三色,头赤腹白尾黑,以经三年,眉睫堕落,虫出可治。南方离为中女,名曰赤风,一曰水风,二曰摇风,三曰奸风,其状似疾。此风身体游游奕奕,心不肯定,肉色变异,以经十年,眉睫堕落。西方兑为少女,名曰淫风,一曰缺风,二曰明风,三曰青风,其状似疾。此风已经百日,体内蒸热,眉发堕落。

恶风候:凡风病,有四百四种。总而言之,不出五种,即是五风所摄:一曰黄风,二曰青风,三曰赤风,四曰白风,五曰黑风。凡人身中有八万尸虫,共成人身。若无八万尸虫,人身不成不立。复有诸恶横病,诸风生害于人身,所谓五种风生五种虫,能害于人。黑风生黑虫,黄风生黄虫,青风生青虫,赤风生赤虫,白风生白虫。此五种风,皆是恶风,能坏人身,名曰疾风。入五脏,即与脏食。人虫生,其虫无量,在人身中,乃入骨髓,来去无碍。若食人肝,眉睫堕落;食人肺,鼻柱崩倒;食人脾,语声变散;食人肾,耳鸣啾啾,或如雷声;食人心,心不受触而死。脉来徐去疾,上虚下实,此为恶风。

风瘙隐轸生疮候:人皮肤虚,为风邪所折,则起隐轸。热多则色赤,风多则色白,甚者痒痛,搔之则成疮。

风瘙身体隐轸候:邪气客于皮肤,复逢风寒相折,则起风瘙轸。若赤轸者,由凉湿折于肌中之热,热结成赤轸也。得天热则剧,取冷则灭也。白轸者,由风气折于肌中热,热与风相搏所为。白轸得天阴雨冷则剧,出风中亦剧,得晴暖则灭,着衣身暖亦瘥也。脉浮而洪,浮即为风,洪则为气强。风气相搏,隐轸,身体为痒。《养生方》云:汗出不可露卧及浴,使人身振、寒热、风轸。

风瘙痒候:此由游风在于皮肤,逢寒则身体疼痛,遇热则瘙痒。

风身体如虫行候:夫人虚,风邪中于荣卫,溢于皮肤之间,与虚热并,故游奕遍体,状若虫行也。

风痒候:邪气客于肌肉,则令肌肉虚,真气散去,又被寒搏皮肤,外发腠理,闭毫毛。淫邪与卫气相搏,阳胜则热,阴胜则寒;寒则表虚,虚则邪气往来,故肉痒也。凡痹之类,逢热则痒,逢寒则痛。

风瘰候:夫人阳气外虚则多汗。汗出当风,风气搏于肌肉,与热气并,则生瘰。状如麻豆,甚者渐大,搔之成疮。

诸癞候:凡癞病,皆是恶风及犯触忌害得之。初觉皮肤不仁,或淫淫苦痒如虫行,或眼前见物如垂丝,或隐轸辄赤黑。此皆为疾始起,便急治之,断米谷肴,专食胡麻松术辈,最善也。夫病之生,多从风起,当时微发,不将为害。初入皮肤里,不能自觉。或流通四肢,潜于经脉,或在五脏,乍寒乍热,纵横脾肾,蔽诸毛腠理,壅塞难通,因兹气血精髓乖离,久而不治,令人顽痹;或汗不流泄,手足酸疼,针灸不痛;或在面目,习习奕奕;或在胸颈,状如虫行;或身体遍痒,搔之生疮;或身面肿,痛彻骨髓;或顽如钱大,状如蚝毒;或如梳,或如手,锥刺不痛;或青赤黄黑,犹如腐木之形;或痛无常处!流移非一;或如酸枣,或如悬铃;或似绳缚,拘急难以俯仰,手足不能摇动,眼目流肿,内外生疮,小便赤黄,尿有余沥,面无颜色,恍惚多忘。其间变状多端。毒虫若食人肝者,眉睫堕落。食人肺,鼻柱崩倒,或鼻生肉,孔气不通。若食人脾,语声变散。若食人肾,耳鸣啾啾,或如雷鼓之音。若食人筋脉,肢节堕落。若食人皮肉,顽痹不觉痛痒,或如针锥所刺,名曰刺风。若虫乘风走于皮肉,犹若外有虫行。复有食人皮肉,彻外从头面即起为肉,如桃核、小枣。从头面起者,名曰顺风;病从两脚起者,名曰逆风。令人多疮,犹如癣疥,或如鱼鳞,或痒或痛,黄水流出。初起之时,或如榆荚,或如钱孔,或青或白,或黑或黄,变异无定,或起或灭。此等皆病之兆状。又云:风起之由,皆是冷热交通,流于五脏,彻入骨中。虚风因湿,和合虫生,便即作患。论其所犯,多因用力过度,饮食相违,行房太过,毛孔既开,冷热风入五脏,积于寒热,寒热之风,交过通彻,流行诸脉,急者即患,缓者稍远。所食秽杂肉,虫生日久,冷热至甚暴,虫遂多,食人五脏骨髓,及于皮肉筋节,久久皆令坏散,名曰癞风。若其欲治,先与雷丸等散,服之出虫。见其虫形,青赤黑黄白等诸色之虫,与药治者,无有不瘥。然癞名不一。木癞者,初得先当落眉睫,面目痒,如复生疮,三年成大患。急治之愈,不治患成。火癞者,如火烧疮,或断人支节,七年落眉睫。急治可愈,八年成疾难治。金癞者,是天所为也,负功德祟,初得眉落,三年食鼻,鼻柱崩倒,亟治,良医能愈。土癞者,身体块磊,如鸡子弹丸许。此病宜急治之,六年便成大患,十五年不可治。水癞者,先得水病,因即留停,风触发动,落人眉须。不急治之,经年病成。蟋蟀癞者,虫如蟋蟀,在人身体内,百节头皆欲血出。三年亟治。面癞者,虫如面,举体艾白,难治;熏药可愈,多年亟治。雨癞者,斑驳或白或赤。眉须堕落,亦可治;多年难治。麻癞者,状似癣瘙,身体狂痒。十年成大患,可急治之,愈。风癞者,风从体入,或手足刺疮,风冷痹痴。不治,二十年后便成大患,宜急治之。癞者,得之身体沉重,状似风癞。积久成大患,速治之愈。酒癞者,酒醉卧黍穰上,因汗体虚,风从外入,落人眉须,令人惶惧,小治大愈。养生禁忌云:醉酒露卧,不幸生癞。又云:鱼无鳃,不可食。食之,令人五月发癞。

乌癞候:凡癞病,皆是恶风及犯触忌害所得。初觉皮毛变异,或淫淫苦痒如虫行,或眼前见物如垂丝,言语无定,心常惊恐。皮肉中或如桃李子,隐轸赤黑,手足顽痹,针刺不痛,脚下不得踏地。凡食之时,开口而鸣,语亦如是,身体疮痛,两肘如绳缚,此名黑癞。

白癞候:凡癞病语声嘶破,目视不明,四肢顽痹,支节火燃,心里懊热,手足俱缓,背脊至急,肉如遭劈,身体手足隐轸起,往往正白在肉里,鼻有肉,目生白珠当瞳子,视无所见,此名白癞。

2. 刘全德《考证病源·病因赋》 百病皆因乎六气,诸病莫逃乎四因。伤寒症传遍六经,必须熟认。瘟疫病感冒四气,务要先明。内伤脾胃者辩有余与不足,外感热病者知夏热与春温。卒中风因有四端,治分三中;破伤风原有二种,治别三经。中暑有动静之异,受湿有内外之分;火有七说,痰有十因,气有九论,郁有六名。疟犯暑风更兼痰食,痢因湿热及受积停。呕吐者胃气逆而不下,泄泻者脾气伤而不平。霍乱脾寒伤食所致,痞满脾倦积湿而成。咳逆者胃气之不顺,咳嗽者肺气之不清。嗳气皆由于痰火,咽酸尽为乎食停。中满鼓胀者脾虚不运,噎膈翻胃者气食相凝。喘急有虚有实,痉症有阴有阳。五积六聚总是气凝其痰血,五劳六极皆缘火烁乎天真。吐血出于胃腑,衄血本乎肺经,痰涎血属于脾脏,咯血属于肾经。牙宣者阳明之热极,舌衄者少阴之火升。腹中窄狭而痰火各别,胸中烦热而虚实可分。惊悸痰迷恐惧所致,健忘血少忧郁而成。癫狂者分心肝之热极,痫症者寻痰火之轻重。便浊者有赤浊白浊之异,汗出者有自汗盗汗之名。九种心疼痛在胃脘,七般疝气病在厥阴。肋痛有两边之别,头风有左右之分。

腰痛者肾虚而或闪挫,腰痛者寒气而或食停。痿症不足与湿热,痹症寒湿与风乘。四种遗精心肾不能既济,五般黄疸湿热熏蒸而成。眩晕者无火不生,不寐者痰火旺而血少。多睡者脾胃倦而神昏,大便闭乃血液燥络,小便闭乃气滞不行。痔疾肠风湿热所致发癍瘾疹风热所乘,耳聋者肾虚之故。目疾者肝火之因,齿痛乃胃热虫蛀。喉痹乃火动痰升,口疮者脾火之游行。女人经水不调皆因气逆,寡妇心烦潮热多是郁生。带下沙淋由于湿热,血山崩漏为损冲任。胎孕不安治有二理,产后发热原有七因。

3. 高鼓峰《四明心法》

二十五方总图:

二十五方分图

木主病变见五症用药之法图(图略)

足厥阴肝足少阳胆木主病变见五症用药之法。

肝与胆自病为正邪,用逍遥散泻木中之木。

心病为实邪,用七味饮泻木中之火。

脾病为微邪,用小柴胡汤泻木中之土。

肺病为贼邪,用左金丸泻木中之金。

肾病为虚邪,用滋肾生肝饮泻木中之水。

火主病变见五症用药之法图(图略)

手少阴心手太阳小肠火主病变见五症用药之法。

心小肠自病为正邪,用归脾汤泻火中之火。

脾病为实邪,用远志饮子泻火中之土。

肺病为微邪,用龙骨丸泻火中之金。

肾病为贼邪,用导赤散泻火中之水。

肝病为虚邪,用养荣汤泻火中之木。

包络三焦附

土主病变见五症用药之法图(图略)

足太阴脾足阳明胃土主病变见五症用药之法。

脾与胃自病为正邪,用六君子汤泻土中之土。

肺病为实邪,用四君子汤泻土中之金。

肾病为微邪,用理中汤泻土中之水。

肝病为贼邪,用建中汤泻土中之木。

心病为虚邪,用香连丸泻土中之火。

金主病变见五症用药之法图(图略)

手太阴肺手阳明大肠金主病变见五症用药之法。

肺大肠自病为正邪,用泻白散泻金中之金。

肾病为实邪,用生脉散泻金中之水。

肝病为微邪，用生金滋水饮泻金中之木。

心病为贼邪，用黄芪汤泻金中之火。

脾病为虚邪，用补中益气汤泻金中之土。

水主病变见五症用药之法图（图略）

足少阴肾足太阳膀胱水主病变见五症用药之法。

肾膀胱自病为正邪，用六味饮泻水中之水。

肝病为实邪，用疏肝益肾汤泻水中之木。

心病为微邪，用八味丸泻水中之火。

脾病为贼邪，用右归饮泻水中之土。

肺病为虚邪，用左归饮泻水中之金。

4. 喻嘉言《寓意草·先议病后用药》 从上古以至今时，一代有一代之医，虽神圣贤明，分量不同，然必不能舍规矩准绳以为方圆平直也。故治病必先识病，识病然后议药，药者所以胜病者也。识病则千百药中，任举一二种用之，且通神。不识病则歧多而用眩。凡药皆可伤人，况于性最偏驳者乎。迩来习医者众，医学愈荒，遂成一议药不议病之世界，其夭枉不可胜悼。或以为杀运使然，不知天道岂好杀恶生耶。每见仕宦家，诊毕即令定方，以示慎重。初不论病从何起，药以何应，致庸师以模棱迎合之术，妄为拟议。迨药之不效，诿于无药。非无药也，可以胜病之药，以不识病情而未敢议用也。危哉！《灵枢》《素问》《甲乙》《难经》无方之书，全不考究。而后来一切有方之书，奉为灵宝。如朱丹溪一家之言，其《脉因症治》一书，先论脉，次因次症，后乃论治。其书即不行。而《心法》一书，群方错杂，则共宗之。又《本草》止述药性之功能，人不加嗜。及缪氏《经疏》兼述药性之过劣，则莫不悬之肘后。不思草木之性亦取其偏以适人之用，其过劣不必言也，言之而弃置者众矣。曷不将《本草》诸药，尽行删抹，独留无过之药五七十种而用之乎。其于《周礼》令医人采毒药以供医事之旨，及历代帝王恐《本草》为未备，而博采增益之意，不大刺谬乎？欲破此惑，无如议病精详，病经议明，则有是病即有是药，病千变药亦千变。且勿论造化生心之妙，即某病之以某药为良，某药为劫者，至是始有定名。若不论病，则药之良毒善恶，何从定之哉？可见药性所谓良毒善恶，与病体所谓良毒善恶不同也。而不知者，必欲执药性为去取，何其陋耶。故昌之议病非得已也。昔人登坛指顾，后效不爽前言；聚米如山，先事已饶硕画。医虽小道，何独不然。昌即不能变俗，实欲借此榜样，阐发病机，其能用不能用何计焉。胡卣臣先生曰：先议病，后用药，真《金匮》未抽之论。多将火高不可救药，是能议病者；若药不瞑眩，厥疾不瘳，是能用药者。《寓意草·与门人定议病式》等某年某月，某地某人，年纪若干，形之肥瘦长短若何？色之黑白枯润若何？声之清浊长短若何？人之形志苦乐若何？病始何日？初服何药？次后再服何药？某药稍效，某药不效？时下昼夜孰重？寒热孰多？饮食喜恶多寡，二便滑涩有无？脉之三部九候，何候独异？二十四脉中，何脉独见？何脉兼见？其症或内伤，或外感，或兼内外，或不内外，根据经断为何病？其标本先后何在？汗吐下和寒温补泻何施？其药宜用七方中何方？十剂中何剂？五气中何气？五味中何味？以何汤名为加减和合？其效验定于何时？一一详明，务令纤毫不爽，起众信从，允为医门矜式，不必演文可也。某年者，年上之干支，治病先明运气也。某月者，治病必本四时也。某地者，辨高卑燥湿五方异宜也。某龄某形某声某气者，用之合脉图万全也。形志苦乐者,验七情劳逸也。始于何日者,察久近传变也。历问病症药物验否者,以之斟酌已见也。昼夜寒热者,辨气分血分也。饮食二便者,察肠胃乖和也。三部九候,何候独异,推十二经脉受病之所也。二十四脉见何脉者,审阴阳表里无差忒也。根据经断为何病者,名正则言顺,事成如律度也。标本先后何在者,识轻重次第也。汗吐下和寒温补泻何施者,求一定不差之法也。七方大小缓急奇偶复,乃药之制,不敢滥也。十剂宣通补泄轻重滑涩燥湿,乃药之宜,不敢泛也。五气中何气,五味中何味者,用药最上之法,寒热温凉平,合之酸辛甘苦咸也。引汤名为加减者,循古不自用也。刻效于何时者,逐款辨之不差,以病之新久五行定痊期也。若是则医案之在人者,工拙自定,积之数十年,治千万人而不爽也。胡卣臣先生曰:此如条理始终,然智圣之事已备。

5. 程钟龄《医学心悟·寒热虚实表里阴阳辨》　病有总要,寒、热、虚、实、表、里、阴、阳,八字而已。病情既不外此,则辨证之法亦不出此。一病之寒热,全在口渴与不渴,渴而消水与不消水,饮食喜热与喜冷,烦躁与厥逆,溺之长短、赤白,便之溏结,脉之迟数以分之。假如口渴而能消水,喜冷冻饮料食,烦躁溺短赤,便结,脉数,此热也。假如口不渴,或假渴而不能消水,喜饮热汤,手足厥冷,溺清长,便溏,脉迟,此寒也。病之虚实,全在有汗与无汗,胸腹胀痛与否,胀之减与不减,痛之拒按与喜按,病之新久,禀之浓薄,脉之虚实以分之。假如病中无汗,腹胀不减,痛而拒按,病新得,人禀浓脉实有力,此实也。假如病中多汗,腹胀时减,复如故,痛而喜按,按之则痛止,病久,禀弱,脉虚无力,此虚也。病之表里,全在发热与潮热,恶寒与恶热,头痛与腹痛,鼻塞与口燥,舌苔之有无,脉之浮沉以分之。假如发热恶寒,头痛鼻塞,舌上无苔,脉息浮,此表也。假如潮热恶热,腹痛口燥,舌苔黄黑,脉息沉,此里也。至于病之阴阳,统上六字而言,所包者广。热者为阳,实者为阳,在表者为阳;寒者为阴,虚者为阴,在里者为阴。寒邪客表,阳中之阴;热邪入里,阴中之阳。寒邪入里,阴中之阴;热邪达表,阳中之阳。而真阴、真阳之别,则又不同。假如脉数无力,虚火时炎,口燥唇焦,内热便结,气逆上冲,此真阴不足也;假如脉大无力,四肢倦怠,唇淡口和,肌冷便溏,饮食不化,此真阳不足也。寒、热、虚、实、表、里、阴、阳之别,总不外此。然病中有热证而喜热饮者,同气相求也。有寒证而喜冷冻饮料,却不能饮者,假渴之象也。有热证而大便溏泻者,挟热下利也。有寒证而大便反硬者,名曰阴结也。有热证而手足厥冷者,所谓热深厥亦深、热微厥亦微是也。有寒证而反烦躁,欲坐卧泥水之中者,名曰阴躁也。有有汗而为实证者,热邪传里也。有无汗而为虚证者,津液不足也。有恶寒而为里证者,直中于寒也。有恶热、口渴而为表证者温热之病自里达表也。此乃阴阳变化之理,为治病之权衡,尤辨之不可不早也。

6. 喻嘉言《医门法律·秋燥论》　燥之与湿,有霄壤之殊。燥者,天之气也;湿者,地之气也。水流湿,火就燥,各从其类,此胜彼负,两不相谋。春月地气动而湿胜,斯草木畅茂。秋月天气肃而燥胜,斯草木黄落。故春分以后之湿,秋分以后之燥,各司其政。今指秋月之燥为湿,是必指夏月之热为寒然后可,奈何《内经》病机一十九条,独遗燥气。他凡秋伤于燥,皆谓秋伤于湿,历代诸贤,随文作解,弗察其讹。昌特正之,大意谓春伤于风,夏伤于暑,长夏伤于湿,秋伤于燥,冬伤于寒。觉六气配四时之旨,与五运不相背戾,而千古之大疑始一决也。然则秋燥可无论乎?夫秋不遽燥也,大热之后,继以凉生,凉生而热解,渐至大凉,而燥令乃行焉。《经》谓阳明所至,始为燥终为凉者,亦误文也。岂有新秋月华露湛,星润渊澄,天香遍野,万宝垂实,归之燥政?迨至山空月小,水落石出,天降繁霜,地凝白卤,一往坚急劲切之化,反谓凉生,不谓燥乎？或者疑燥从火化,故先燥而后凉,此非理也。深乎！深乎！《上古脉要》曰：春不沉,夏不弦,秋不数,冬不涩,是谓四塞。谓脉之从四时者,不循序渐进,则四塞而不退也。所以春夏秋冬孟月之脉,仍循冬春夏秋季月之常,不改其度。俟二分二至以后,始转而从本令之王气,乃为平人顺脉也。故天道春不分不温,夏不至不热,自然之运,悠久无疆。使在人之脉,方春即以弦应,方夏即以数应,躁促所加,不三时而岁度终矣。其能长世乎？即是推之,秋月之所以忌数脉者,以其新秋为燥所胜,故忌之也。若不病之人,新秋而脉带微数,乃天真之脉,何反忌之耶？且夫始为燥,终为凉,凉已即当寒矣。何至十月而反温耶？凉已反温,失时之序,天道不几顿乎。不知十月之温,不从凉转,正从燥生,盖金位之下,火气承之,以故初冬常温,其脉之应,仍从乎金之涩耳。由涩而沉,其涩也,为生水之金；其沉也,即为水中之金矣。珠辉玉映,伤燥云乎哉？然新秋之凉,方以却暑也,而夏月所受暑邪,即从凉发。《经》云：当暑汗不出者,秋成风疟。举一疟,而凡当风取凉,以水灌汗,乃至不复汗而伤其内者,病发皆当如疟之例治之矣。其内伤生冷成滞下者,并可从疟而比例矣。以其原来皆暑湿之邪,外内所主虽不同,同从秋风发之耳。若夫深秋燥金主病,则大异焉。《经》曰：燥胜则干。夫干之为害,非遍赤地千里也。有干于外而皮肤皱揭者；有干于内而精血枯涸者；有干于津液而荣卫气衰,肉烁而皮着于骨者。随其大经小络,所属上下中外前后,各为病所,燥之所胜；亦云熯矣。至所伤则更厉,燥金所伤,本摧肝木,甚则自戕肺金。盖肺金主气,而治节行焉,此惟土生之金,坚刚不挠,故能生杀自由,纪纲不紊。若病起于秋而伤其燥,金受火刑,化刚为柔,方圆且随型埴,欲仍清肃之旧,其可得耶？《经》谓咳不止而出白血者死,白血谓色浅红,而似肉似肺者,非肺金自削。何以有此？试观草木菁英可掬,一乘金气,忽焉改容,焦其上首,而燥气先伤上焦华盖,岂不明耶。详此则病机之诸气膹郁,皆属于肺；诸痿喘呕,皆属于上。二条明指燥病言矣。生气通天论谓秋伤于燥,上逆而咳,发为痿厥。燥病之要,一言而终。与病机二条适相吻合。只以误传伤燥为伤湿,解者竟指燥病为湿病,遂至经旨不明。今一论之,而燥病之机,了无余义矣。其左胁痛,不能转侧,嗌干面尘,身无膏泽,足外反热,腰痛惊骇筋挛,丈夫癫疝,妇人少腹痛,目昧眦疮,则燥病之本于肝,而散见不一者也。《内经》燥淫所胜,其主治必以苦温者,用火之气味而制其胜也。其佐以或酸或辛者,临病制宜,宜补则佐酸,宜泻则佐辛也。其下之亦以苦温者,如清甚生寒,留而不去,则不当用寒下,宜以苦温下之。即气有余,亦但以辛泻之,不以寒也。要知金性畏热,燥复畏寒,有宜用平寒而佐以苦甘者,必以冷热和平为方,制乃尽善也。又六气凡见下承之气,方制即宜少变。如金位之下,火气承之,则苦温之属宜减,恐其以火济火也。即用下,亦当变苦温而从寒下也。此《内经》治燥淫之旨,可赞一辞者也。至于肺气膹郁,痿喘呕咳,皆伤燥之剧病,又非制胜一法所能理也。兹并入燥门,细商良治,学人精心求之,罔不获矣。若但以润治燥,不求病情,不适病所,犹未免涉于粗疏耳。《痹论》云：阴气者,静则神藏,躁则消亡。下文但言饮食自倍,肠胃乃伤,曾不及于肺也。其所以致燥而令阴气消亡之故,引而未发也。至《灵枢》云：形寒饮冷则伤肺,始知伤肺关于寒冷矣。可见肺气外达皮毛,内行水道,形寒则外寒从皮毛内入,饮冷则水冷从肺中上溢,遏抑肺气,不令外扬下达。其治节不行,周身之气,无所禀仰,而肺病矣。究竟肺为娇脏,寒冷所伤者,十之二三。火热所伤者,十之七八。寒冷所伤,不过裹束其外。火热所伤,则更消烁其中,所以为害倍烈也。然火热伤肺,以致诸气郁,诸痿喘呕而成燥病,百道方中,率皆依样葫芦。如乌药、香附、紫苏、半夏、茯苓、厚朴、丁、沉、诃、蔻、姜、桂、蓬、棱、槟榔、益智之属,方方取足。只因《内经》脱遗燥证,后之无识者,竞皆以燥治燥,恬于操刃,曾罔顾阴气之消亡耳。虽以东垣之大贤,其治燥诸方,但养荣血,及补肝肾亏损,二便闭结而已,初不论及于肺也。是非谓中下二焦有燥病,而上焦独无也。不过阙经旨伤湿之疑,遂因仍不察耳。夫诸气膹郁之属于肺者,属于肺之燥,非属于肺之湿也。苟肺气不燥,则诸气禀清肃之令,而周身四达,亦胡致膹郁耶。诸痿喘呕之属于上者,上亦指肺,不指心也。若统上焦心肺并言,则心病不主痿喘及呕也。惟肺燥甚,则肺叶痿而不用,肺气逆而喘鸣,食难过膈而呕出,三者皆燥证之极者也。经文原有逆秋气,则太阴不收,肺气焦满之文,其可称为湿病乎。更考东垣治肺消方中,引用白豆蔻、荜澄茄,及治诸气方中,杂用辛香行气之药,觉于伤燥一途,有未悉耳。又如丹溪折衷杂证,为后代所宗,亦无一方一论及于肺燥。但于热郁汤下云:有阴虚而得之者;有胃虚食冷物,抑遏阳气于脾土中而得之者;其治法皆见发热条中,此治非阴虚非阳陷,亦不发热,而常自蒸蒸不解者。夫蒸蒸不解,非肺气为热所内蒸,而不能外达耶。方用连翘、薄荷叶、黄芩、山栀仁、麦门冬、甘草、郁金、瓜蒌皮穰八味,竹叶为引。方后复设为问答云:何不用苍术、香附、抚芎?曰:火就燥,燥药皆能助火,故不用也。似此一方,示不欲以燥助火之意,于热郁之条,其不敢以燥益燥,重伤肺金,隐然可会。何为不立燥病一门,畅发其义耶?又如缪仲醇治病,所用者,无非四君、四物、二冬、二母、沙参、玄参、黄芪、山药、苏子、橘红、桑叶、枇杷叶、杏仁、枣仁、扁豆、莲心、瓜蒌、五味、升、葛、柴、前、芩、莲、栀、柏、滑石、石膏、菊花、枸杞、牛膝、续断、薏苡、木瓜、胡麻、首乌、豆豉、霜梅、胶饴之属,千方一律,不过选择于此。增入对证一二味,自成一家。识者称其不尽用方书所载,投之辄效,盖独开门户者也。又有称其精于本草,择用五六十种无过之药,屡获奇验,无以多为者。昌谓不然,世之患燥病者多,仲醇喜用润剂,于治燥似乎独开门户,然亦聪明偶合,未有发明,可以治内伤之燥,不可以治外感之燥。何况风寒暑湿哉,节取其长可矣!《内经》云:心移热于肺,传为膈消,肺燥之繇来者远矣。苟其人肾水足以上升而交于心,则心火下降而交于肾,不传于肺矣。心火不传于肺,曾何伤燥之虞哉?即肾水或见不足,其肠胃津血足以协济上供,肺亦不致过伤也。若夫中下之泽尽竭,而高源之水,犹得措于不倾,则必无之事矣。所以经文又云:二阳结,谓之消。手阳明大肠,热结而津不润。足阳明胃,热结而血不荣,证成消渴。舌上赤裂,大渴引饮,与心移热于肺,传为膈消,文虽异而义则一也。治膈消者,用白虎加人参汤颛救其肺,以施于诸气郁,诸痿喘呕,罔不合矣。学人可不知引伸触类,以求坐进此道耶?《阴阳别论》云:二阳之病发心脾,有不得隐曲,男子少精,女子不月,其传为风消,其传为息贲,死不治。此亦肺燥所繇来,而未经揭出者,夫燥而令男子精液衰少,女子津血枯闭,亦云极矣。然其始,但不利于隐曲之事耳。其继则胃之燥传入于脾而为风消,风消者,风热炽而肌肉消削也。大肠之燥,传入于肺而为息贲,息贲者,息有音而上奔不下也。是则胃肠合心脾以共成肺金之燥,三藏二府,阴气消亡殆尽,尚可救疗者乎?夫由心之肺,已为死阴之属。然脾气散二阳之精,上输于肺,犹得少苏涸鲋。今以燥之为害,令生我者尽转而浚我之生,故直断为死不治也。从前愦愦,特绎明之。病机十九条内云:诸涩枯涸,干劲皴揭,皆属于燥。燥金虽为秋令,虽属阴经,然异于寒湿,同于火热。火热胜则金衰,火热胜则风炽,风能胜湿,热能耗液,转令阳实阴虚,故风火热之气,胜于水土而为燥也。肝主于筋,风气自甚;燥热加之,则液聚于胸膈,不荣于筋脉而筋燥。故劲强紧急而口噤,或瘛疭昏冒僵仆也。风热燥甚,怫郁在表而里气平者,善伸数欠,筋脉拘急,或时恶寒,或筋惕而搐,脉浮数而弦。若风热燥并郁甚于里,则必为烦满,必为闷结,故燥有表里气血之分也。至于筋缓不收，痿痹不仁，因其风热胜湿，为燥日久，乃燥病之甚者也。至于诸气膹郁，诸痿喘呕，皆属于肺。金从燥化，金且自病，而肺气日见消亡，又何论痿痹乎？五脏五志之火，皆有真液以养之，故凝聚不动，而真液尤赖肾之阴精，胃之津液，交灌于不竭。若肾胃之水不继，则五脏之真阴随耗，五志之火，翕然内动，而下上中三消之病作矣。河间云：燥太甚而脾胃干涸，则成消渴，亦其一也。燥病必渴，而渴之所属各不同，有心肺气厥而渴；有肝痹而渴；有脾热而渴；有肾热而渴；有胃与大肠结热而渴；有小肠痹热而渴；有因病疟而渴；有原素食肥甘而渴；有因醉饮入房而渴；有因远行劳倦，遇大热而渴；有因伤害胃，干而渴；有因风而渴。五脏部分不同，病之所遇各异，其为燥热亡液则一也。另详消渴门。治燥病者，补肾水阴寒之虚，而泻心火阳热之实；除肠中燥热之甚，济胃中津液之衰；使道路散而不结，津液生而不枯，气血利而不涩，则病日已矣。肾恶燥，急食辛以润之。故肾主五液，津则大便如常。若饥饱劳逸，损伤胃气，及食辛热味浓之物，而助火邪，伏于血中，耗散真阴，津液亏少，故大便结燥。仲景云：小便利，大便硬，不可攻下，以脾约丸润之。戒轻下而重伤津液也。然藏结复有阳结阴结之不同，阳结者以辛凉润之，阴结者以辛温润之，其辨又在微芒之间矣。

〖律五条〗

凡秋月燥病，误以为湿治者，操刃之事也。从前未明，咎犹可逭。今明知故犯，伤人必多，擥镜当前，悔之无及。凡治燥病，燥在气而治血，燥在血而治气，燥在表而治里，燥在里而治表，药不适病，医之过也。凡治杂病，有兼带燥证者，误用燥药，转成其燥，因致危困者，医之罪也。凡治燥病，须分肝肺二藏见证。肝藏见证，治其肺燥可也。若肺藏见证，反治其肝，则坐误矣！医之罪也。肝藏见燥证，固当急救肝叶，勿令焦损。然清其肺金，除其燥本，尤为先务。若肺金自病，不及于肝，即颛力救肺。焦枯且恐立至，尚可分功缓图乎？凡治燥病，不深达治燥之旨但用润剂润燥，虽不重伤，亦误时日，只名粗工，所当戒也。

7. 石芾南《医源》 湿气论：盖闻坤土主湿，湿土寄旺四季，而春夏为甚，季夏为尤甚。人知避风寒，不知避湿。能避风寒，不能避湿者，以风寒伤人显而急，湿伤人隐而缓。隐则莫见，而受之也深；缓则不觉，而发之也迟。湿生于土，本气属阴，阴为寒湿，后乃渐化为湿热。然阴气必得阳气而后升，所以盛夏热甚湿生，万物皆润，溽暑蒸淫，自下而上，升于太虚，为云雾雨露，则湿之化气，又为阴中之阳。阴中之阳，为湿热。为温病，湿热、温病，固同气异名者。湿热为病，湿与热犹分为二；温病，湿与热直合为一，湿中有热，热中有湿，浊热粘腻，故谓之温。金之刘守真论温病主三焦，明吴又可又于三焦中揭出膜原。膜原本自《灵枢经》，二公之论，皆独超千古。伏邪往往因风寒而发，得药开通肺气，在经之邪，从汗而解，暂觉病退，而半日一日之间，忽然转重。此无他，膜原湿热互酿之邪，从中而作。斯时也，必视其所传而药之。传表则从汗解；邪气遏伏重者，则从斑疹解；传里则根据附胃肠糟粕，必从大便解。再以内伤寒湿言之。或因于天，或因于人，或外无所因，而湿从内起。因于天者，久雨湿胜，外湿引动内湿；因于人者，夏月纳凉饮冷，或嗜食茶酒瓜果，急者当时为患，缓者秋后乃发；外无所因者，乃水谷之湿，停蓄于中。三者之原，总由阳虚不能输水所致。其病天气也，肺阳伤则水冷，金寒气不化水，有霾雾蔽空之象；肺阳遏，心阳亦为其所掩，有阴云蔽日之象。或水泛高原，为喘满，为痰嗽；或饮邪凌心，为心悸；或上干于头，为眩晕、呕吐。治法以辛淡为主，表轻者六安煎，表重者小青龙汤，有汗小青龙去麻黄，或如苓桂术甘、苓桂术姜、《外台》茯苓饮之类。其阳虚湿重，及喘满多冷汗者，又非参附汤、真武汤回阳胜见脘痞、腹胀、腹痛、肿胀、便溏、洞泄、三阴疟症等证,法宜温中燥湿,如附子理中、真武等汤之类;胃阳伤则见脘胀、呕逆、不饥、不食、不便等证,法宜辛温淡渗,如平胃散、胃苓汤、除湿汤之类。亦有湿郁化热,舌苔先白滑灰滑,而后转黄燥,口渴不饥,小便涩痛,大便坚实,即古称湿火是也。治法又宜苦辛凉淡,如半夏泻心等汤。要之,湿为阴邪,伤人之阳也,得理之常;伤人之阴也,乃势之变。其病地气,而及地中之水、火、木也。肾阳虚,则三焦不能化水渗入膀胱,而见湿痢、滑泄、五更泄泻、腰腿酸痛等证。邪水旺一分,则真水亏一分。治法以温肾阳、泄膀胱为主。温肾阳,即所以生脾土;泄膀胱,即所以安肾阳。温肾阳,如真武汤、《金匮》肾气汤、参茸汤之类。泄膀胱,如五苓散之类。其病肝木者何?所谓风湿交争,风不胜湿之意。治法宜逍遥散、小柴胡汤、补中益气、调中益气等汤,以复其风木之性,则水随气转,由决渎入州都,而泛滥者治矣。此治内伤寒湿之大较也。学人博览群书,自知所论不诬矣。

燥气论:经云燥胜则干。干为涩滞不通之疾。其病有外感、内伤之因,寒燥、燥热之异,伤人气分、血分之次第浅深,皆辨之不可不早辨也。邵新甫曰:外感之燥,首伤上焦气分,气分失治,则延及血分;内伤之燥,乃人之本病,由于精血下夺而成,或因偏饵燥药所致,病从下焦阴分先起,下焦失治,则槁及乎上,喘咳、痿厥、三消、噎膈之萌,总由于此。治法:外感之燥,津液结于上而为患者,结者必使之开解,非辛润流利气机不可;内伤之燥,精血竭于下而为患者,竭者必使之复盈,非柔润静药,及血肉有情者以滋填之不可。大抵是病用药,最忌者苦涩,最善者甘柔。此其大较也。独是外感、内伤宜分,寒燥、燥热尤不可混。夫因寒而燥,为燥之化气;由燥而热,乃燥之本气。人但知燥热为燥之常,而不知寒燥为燥之变,无怪乎其辛燥升散,动辄得咎也。不观诸《内经》乎?《经》曰:阳明司天,燥淫所胜,民病善呕,心胁痛不能转侧,治以苦温。此《内经》治寒燥之正法也。又曰:阳明之胜,清发于中,左胁痛、溏泄,内为嗌塞,外发癀疝,大凉肃杀,华英改容,毛虫乃殃,胸中不便,嗌塞而咳。据此经文,亦指凉燥搏束而言。《性理大全》谓燥属次寒。沈目南曰:盛夏暑热熏蒸,人身汗出,肌肤潮润而不燥,冬月严凝肃杀,人身干槁燥冽,故深秋燥气行,人体肺金应之,肌肤亦燥。此亦指寒燥而言。寒燥如此,温燥可知。

夫干金主燥,于时为秋,然秋不遽燥也,秋分以后,渐至大凉,露寒霜肃,清气搏激,燥乃行令。燥从天降,首伤肺金,肺主一身气化,气为燥郁,清肃不行,机关不利,势必干咳连声、胸胁牵痛、不能转侧、胸膈气逆喘急、干呕。又或气为燥郁,不能行水,水停膈上,则必口渴思饮、饮水则吐、烦闷不宁,气为燥郁,不能布津,则必寒热无汗、口鼻唇舌起燥、嗌喉干疼。又或气为燥郁,内外皆壅,则必一身尽痛;肺主皮毛,甚至皮肤干疼、手不可按、凛凛恶寒、甚而肢厥,虽覆以重裘不温,颇似阴寒之象。又或气为燥郁,治节无权,中宫水饮不能屈曲输于膀胱,而直注于大肠,则必腹痛、泄泻,甚者挥霍撩乱、上吐下泻、脉伏肢凉,又似阴寒寒湿之象。夏受暑燥,亦多病此。但燥气干滞,所泻必艰涩难行,与湿泻、热泻之倾肠滑利者不同。吐泻甚则津液内夺,柔化为刚,肠燥拘急,有似硬梗,按之痛甚,蜷曲难伸,任失荣养,当脐上下按之坚硬,动跃震手;冲失荣养,脐之两旁按之坚硬,动跃震手。此皆燥极见证,切勿认为积滞,误行攻下。又或经络失于荣养,拘挛掣痛,俗名转筋,立时阴亡液涸,目陷肉销,面青肤黑,舌中肉剥,神明昏乱,阴夺于内,阳无根据附,遂至肢厥身冷,汗出如珠,内闭外脱不救。又或肺燥直逼大肠(肺与大肠同属燥金),而成肠澼;燥郁气机,则肠垢下而色白,燥伤血络,则血渗大肠而色红,涩不通、行后稍止、气机终觉不利、糟粕又或结为燥粪。与湿痢之痛缓酸坠,而不里急艰涩,大便溏而多者有别。凡此燥病,多生于阴亏之辈,劳苦之人,夏月炎蒸,液为汗耗,水竭金枯,里气已燥,以燥感燥,同气相求,最为易易。唐代孙思邈制生脉散(人参、麦冬、五味子,合为生脉人立法,周密如此)。使人夏月服之,以保肺金,治未病也。奈何汉唐以后,医道失传,不知人生天地间,外感内伤,千变万化,总不外天地阴阳之气,即不外天地燥湿之气。乃世于湿气,犹多发明,而于燥气,未能详究,所以每遇外感,浑曰风寒,不辨其为风燥、为风湿、为寒燥、为寒湿,至暑燥初起,与寒燥相似,更不之辨。但见寒热、无汗、头身疼痛、咳嗽、呕吐、胸膈气逆等证,辄用辛燥升散,见有胸膈,便曰感寒停滞,并用苦燥破滞,轻则用苏、薄、荆、防,重则用羌、独、芎、芷,在夏月则用香薷、藿香,至青皮、枳壳、山楂等味,亦惯行佐用。试思以上诸药,其为辛润乎? 抑为辛燥乎? 其在夹湿者,用之犹可,若是风燥、寒燥之邪,则以燥治燥,变证必然蜂起,将见燥邪窜入肌肉则发斑,窜入皮肤则发疹,窜入营分则舌赤无苔,神乱谵烦。斯时也,见其邪入营分,又用一派苦寒清火、柔腻滋阴,逼令燥邪深入心包,深入骨髓。入心包则神烦意乱(烦属心肺),轻则多言,重则谵语,闭极则神明昏乱,呓语不休,目睛频转;入肾则燥,循衣摸席,扬手掷足;阴液耗极则口噤齿,身强发痉,内闭外脱,不可救援。又或上焦气分之邪未开,法宜辛润开达,或津液聚于胸膈为痰,阻结气分,正在心下硬痛,法宜苦辛通降,如小陷胸汤、半夏泻心汤、温胆汤、三子汤之类,对病发药,方能获效。乃不用开化,妄用大剂攻下,气为邪搏,不能传送,正粪不行,但行稀水,徒伤气血;又或邪已传里,迁延不下,致成脏结,虽下不行。若是者,始而以燥治燥,致邪走窜;继而苦寒冰伏、阴柔滋腻,致邪闭结;终而误下失下,致邪实正虚,轻者重,重者死。盖不知凡几,其为可慨,不亦甚乎!

第九章 病证辨治

一、病证辨治基本概念

病证辨治是中西结合临床医学体系。1 800 年前,东汉张仲景以辨证论治创建中国医药学临床医学体系。160 年前,德国医学家鲁道夫·魏尔肖以细胞病理创建西方临床医学体系。在中华人民共和国成立 70 周年的今天,我们以病证辨治创建中国中西结合临床医学体系。

病,即病名。病名诊断是现代西方临床医学的学术核心。1858 年,德国医学家鲁道夫·魏尔肖著《细胞病理学》,提出疾病本质是细胞病理性改变的著名论断,将西方现代临床医学疾病病名诊断科学而稳固地建立在细胞病理形态改变之上。如冠状动脉粥样硬化性心脏病、肺栓塞、消化性溃疡、肝硬化、脑梗死、IgA 肾病、淋巴瘤、甲状腺炎、系统性红斑狼疮等。其中虽然有些病名不是以病理命名,但是这些疾病诊断仍然以病理改变为诊断依据。如肺源性心脏病、心肌病、Crohn 病、肾病综合征、甲状腺功能亢进症、白塞病、急性白血病等。西方医学极其重视疾病的诊断,有正确的诊断,才有正确的治疗,才有可能真正征服这个疾病。1817 年英国医生 James Parkinson 毕业论文 *An Essay on the Shaking Palsy* 报道一组以静止性震颤与肌张力增高并存的临床现象,1919 年 Tertiakoff 证实这组临床患者的病理改变特征是为黑质致密部变性,从此这种震颤麻痹定义为帕金森病正式被医学界接受。

证,即证候;辨,即辨别;辨证,即辨别证候。中国医药学认为证候是人体阴阳失衡的疾病临床状态。应用中国医药学的思维方法辨别同一疾病的不同临床状态或不同疾病的相同临床状态,针对疾病临床状态决策治疗原则,在临床决策指导下选择方药治疗。这是中国医药学临床医学体系。这一体系由张仲景创建于公元 150—219 年间。如《伤寒论》治太阳中风发热曰:太阳中风,阳浮而阴弱。阳浮者,热自发;阴弱者,汗自出。啬啬恶寒,淅淅恶风,翕翕发热,鼻鸣干呕者,桂枝汤主之。太阳中风,脉浮紧,发热恶寒,身疼痛,不汗出而烦躁者,大青龙汤主之。中风发热,六七日不解而烦,有表里证,渴欲饮水,水入则吐者名曰水逆。五苓散主之。同为太阳中风,临床状态不同,故方药治疗不同。《伤寒论》第 16 条曰:观其脉证,知犯何逆,随症治之。这是辨证论的经典诠释。

病证辨治的"病"是指现代西方医学的病名,病证辨治的"证"是指中国医药学的证候,病证辨治的"辨"是指辨识诊断现代西方医学的病名与中国医药学的证候,病证辨治的"治"是指针对被辨识诊断的病与证给出中西结合临床医学的综合治疗。病证辨治内涵包括以下要素:① 要求医者对某一患者做出疾病名称以及这一疾病名称临床类型或病理类型的正确诊断;② 要求医者做出符合被诊断疾病名称以及这一疾病名称临床类型或病理类型特点的证候状态正确辨识;③ 要求医者掌握被诊断疾病名称以及这一疾病名称临床类型或病理类型的现代西方临床医学规范化治疗;④ 要求医者选择符合被诊断病证特点的中国医药学方剂药物做出针对性治疗。

病证辨治将现代西方临床医学疾病的临床表现与临床类型以及理化检查等纳入中西结合临床医学诊疗体系并进行中国医药学方药治疗,因而不仅可以丰富现代西方临床医学治疗技术,而且可以扩展中国医药学辨证论治视野。建立病证辨治中西结合临床医学体系以提高临床疗效为目标,故遣方用药之时既要辨病用药,又要辨证遣方。

二、病证辨治思路演变

近代上海中西论争起始于中西两个医学体系对疾病诊断的认识冲突。疾病是病因作用下人体形态或功能的异常。现代病理生理学认为疾病过程是损伤与抗损伤的病理生理过程。1931 年 3 月 17 日中央国医馆成立大会在南京举行,陈立夫为理事长,彭养光、陆渊雷、谢利恒等十人为常务理事,焦易堂为馆长,陈郁、施今墨为副馆长。1933 年中央国医馆学术整理委员会颁布《中央国医馆整理国医药学术标准大纲》与《统一病名凡例》及《审定病名录》,将中医病名统一在西医病名下,招致多数中医的反对。上海中西汇通开山鼻祖恽铁樵认为:统一病名当以中名为主。中西医学基础不同,外国以病灶或细菌定名,中国以藏腑气候或定名,此因中西文化不同之故。当时许多学者认为:天下事物只有一个真是,西医病名既立于科学基础上,新造病名必不能异于西医,能异于西医即不能合于科学。铁樵先生认为科学是进步的,昨日之是可能是今日已非。天下之真是原只有一个,但究此真是之方法则殊途同归,方法却不是一个。譬之算学,用数学求得得数,用代数亦求得得数,方法不同,得数同也。西方科学不是学术唯一之途径,东方医术自有立脚之点。若以西名为主名,不废中国学说,则名实不相副;若废中国学说则中医即破产,不于此则于彼,更无回旋余地。《伤寒》一书包括支气管炎、肋膜炎、腹膜炎、胸水、腹水乃至流行性脑脊髓膜炎、日射病、虎列拉等,假使用此诸名色,《伤寒论》本文将渐次无人研读,《伤寒》方必无人能用,必讲究注射灭菌,如此则中医消灭,中药消灭,是故用中国病名为统一病名。今统一病名而用西名为主体,则与本身之学术冲突,与整理改进之初心相背。

上海中西汇通中流砥柱陆渊雷与乃师恽铁樵相左。陆渊雷代中央国医馆拟定的《国医药学术整理大纲草案》认为西医病名揭示疾病本质,中医以证候为病名,诸病无明确之界说,故统一病名应以西统中。要知一种疾病,只是一种事物,只许有一个理解真是,不容有两个以上俱是。故医学上古今中外种种不同之理解当从实验证明,定其一是,去其众非。例如霍乱,中医书言治法者,或主泻心等黄连剂,或主四逆、白通等姜附剂。夷考其实,则姜附剂所治者虎列拉真性霍乱,黄连剂所治者夏秋间流行之急性胃肠炎耳。又如白喉,或言白喉忌表宜养阴清肺汤,或言白喉当表宜麻杏甘石汤。夷考其实,则麻杏甘石汤所治者为实扶的里,养阴清肺汤所治者为急性喉黏膜炎,急性咽炎,扁桃及周围火等病,亦即《伤寒论》之少阴病咽痛。若二方误用,其病不死即剧。实扶的里误用养阴清肺汤其害尤烈,此皆所谓名同实异也。何为名异实同? 仲景之所谓伤寒,即时师之所谓湿温,亦即西医之所谓肠窒扶斯。仲景之所谓心下痞,即时师之所谓伤食,亦即西医之所谓胃肠扩张、胃肠炎等病。时师之所谓大头瘟,即西医之所谓丹毒。若此者不胜枚举,皆所谓名异实同也。中医病名不但各书互异,简直无有是处,不能成立。若要识病必须研读西医书,识了病有种种便利,例如预后之断定,非识病则不能明确,有时识病既确,治疗上亦大有裨益。如急性肠胃炎只须黄芩、枳实、赤芍消炎燥湿无有不愈。如若痢疾则非白头翁汤除痢毒不可。有一种"小肠性赤痢",亦可名"伤寒型赤痢",病灶在小肠上部而不及直肠,故无里急后重之症,甚有反便秘者,若非验大便中菌,谁也不能识为痢疾。用伤寒治法不能退热亦不能减轻病势,放胆用痢药治之,病即大瘥。恽铁樵的以中统西不能被西医接受,陆渊雷的以西统中不能被中医接受。这是一个深层次的学术难题。鉴于当时中西两大阵营认识上巨大差异,恽铁樵与陆渊雷都认为统一病名不应视为发展中医当务之急,当务之急是引入西医知识,以今日之理释古人之法。

中华人民共和国成立后,中医临床诊断的病名问题再次摆在全国中医与中西医结合学者面前。姜春华在认真学习分析恽铁樵与陆渊雷有关病名统一问题的学术思想后,姜春华创造性地提出西医病名诊断与中医辨证施治相结合即辨病与辨证相结合学说,为中医辨证论治注入现代医学科学新鲜血液,为中医发展做出重大贡献。他带领团队应用补肾法治疗支气管哮喘、无排卵性功能性子宫出血、妊娠中毒症、冠状动脉粥样硬化症、红斑狼疮、神经衰弱症六个西医疾病的肾虚证候获得成功,阐明中医证候具有西医学共同物质基础以及辨证论治的现代科学意义,为中医辨证论治注入西医学科学内涵。西医的不同疾病在发生发展病程中可能会有中医相同证候的表现。如不同急性传染病可有相同的中医卫分证表现,不同的内科疾病可有相同的中医肝气郁结表现,如此等等。"在卫汗之可也""木郁达之",这是中医异病同治的理论基础,也是中西结合科学依据。在此基础上,姜春华冷静指出中医辨证论治的局限性以及西医病名诊断的重要科学性:西医的不同疾病有各自特异性,某一疾病的特异性是这个疾病的本质,是西医定义这一疾病的科学依据。1817 年英国医生 James Parkinson 毕业论文 *An Essay on the Shaking Palsy* 报道一组以静止性震颤与肌张力增高并存的临床现象,1919 年 Tertiakoff 证实这组临床患者的病理改变特征是为黑质致密部变性,从此这种震颤麻痹定义为帕金森病正式被医学界接受。西方医学极其重视疾病的诊断,只有正确的诊断,才有正确的治疗,才有可能真正征服这个疾病。中医的辨证论治重视的是疾病的共性,忽视的是疾病的特性。因此,长期以来招致西医的诟病。姜春华深刻指出:所有不同病种辨别是虚是实、是寒是热,又辨别是哪一脏哪一腑的寒热虚实,不管什么病,不是阴虚就是阳虚,不是心阴虚就是心气虚,或者肾阳虚、肾阴虚,或者肝阳旺、胃府热,或者肝脾两虚,或肺肾两虚。以此二三十个框框统治千百种不同的疾病,可谓至简至易。患者所表现的寒热虚实都有其外来的或内在的致病因素,无病即无这些表现,因此我们在治疗上应该考虑到治疗这些因素所致的疾病,纠正调整那些受到损害的脏腑组织,如果单按脏腑辨证施治是不够全面的。西医重视疾病诊断突出有特性治疗,中医重视疾病辨证突出共性治疗,姜春华认为二者不能偏废,既要为病寻药,又要辨证论治。主张掌握运用现代科学包括现代西医知识,克服中医辨证论治的局限性,提高中医的临床疗效。姜春华对肝炎、肝硬化、胃炎、哮喘、风心、血吸虫病等疾病实践辨病与辨证相结合,颇有建树。如治肝硬化,辨病结合辨证,认为病在藏血之肝而非疏泄之肝,重用活血化瘀,取得较好疗效;治疗肝硬化腹水,用巴漆丸加峻下逐水汤剂以攻为主,少佐补益,收到满意疗效。他举例说,有三位赤痢患者,甲患者一向身体虚弱,得病后一日下痢十余次,虚弱突出;乙患者身体壮实,全身症状较重,下痢脓血较多;丙患者身体一般,全身症状也一般,但下痢次数频繁,日夜达百余次,患者疲极。辨证论治:甲患者先用补法,乙患者先用泻法,丙患者先用涩法;补法可用人参、党参、黄芪;泻法用大黄和槟榔;涩法用乌梅和粟壳。辨病施治:甲乙丙三人大便化验,如果都是菌痢,都可加用黄连、白头翁、白芍等治菌痢的药物。这样既超越了辨证论治,又超越了辨病施治。这就是姜春华辨病与辨证相结合思想。基于辨病与辨证相结合学术思想,姜春华提出截断扭转学说,这是积多年临床实践做出的又一重要学术贡献。《新医药学杂志》1978年第8期发表姜春华《叶天士温病杂病的理论与治疗》,文章指出:叶天士揭示卫气营血温病发生发展四个阶段,正确反映温病发展规律。但是叶天士仅认识温病发展规律,没有在治疗上采用更重要的截断或扭转疾病发展的方药。如果任温病自然发展以至于死亡,那么这种学术观点必须有待完善。陆九芝《世补斋医书·续苏谈防其说》尖锐地批评:即如天下设防之举,盖惟恐其如此,而欲其不如此,故贵于有是防,而使防其如此者必不如此耳!从未有防其东而东,防其西而西,防其来者自来,防其去者竞去,而曰吾以是为防也,则弗如其无防矣。闻吾苏于嘉道年间有所谓防其之医,五六日用生地用石斛,立案书防其昏谵,越日而昏沉谵妄矣;六七日用犀角、羚羊角案,则书曰防其肝风动,防其热入心包,逾时而妄言妄见,手肢瘈动矣;明日必至之状,皆其昨日予防所及,病家不咎其手法之疏,转赞其眼力之高。病家医家都共认为此病本有是天然之节奏者,而不知病本可以不若是也。叶天士虽然认识温病全过程的发展规律,却没有掌握截断扭转的方药。我们不仅要认识温病卫气营血的传变规律,更重要的是掌握这一规律,采取有力措施,采取果断措施,直捣病巢,截断扭转,防止重症传变。如治大叶性肺炎用鱼腥草、鸭跖草之类清热解毒,不用卫分气分之说,疗效很高,过去肠伤寒用银翘、桑菊、三仁等,效果亦差,有人不分卫气营血步骤,开始即用大黄、黄芩、黄连,疗效亦高。此论一出,语惊四座。《新医药学杂志》1978年第11期刊登著名中医沈仲圭《对治疗温病要掌握截断方药的商讨》文章,质疑姜老。《新医药学杂志》1978年第12期再次刊登姜老著名文章《时代要求我们治疗温病要掌握截断方药》,阐明治病不在言论,重在实效。现代的肠伤寒相当于中医的湿温伤寒,过去治疗湿温伤寒,西医用的是待期疗法,中医也相当于待期疗法,两方面无甚高低。可是,近年来西医用氯霉素治疗,效果很好、截断了病势,加速了恢复。大叶性肺炎相当于中医的风温,现在用青链霉素同样扭转截断,不再入营分血分。难道说西医可以用截断扭转的办法,我们中医就不能用吗?大黄对肠伤寒有特效,养明清肺汤治咽白喉疗效较好,青蒿治疟有特效。不拘泥于成规,才能有所发现,有所发明。指出了他们的不足,即这种治法是消极的,被动的,是"尾随疗法",而不是主动的、进攻的,因此他提出了具有独创的"扭转截断"的学术观点。他认为温病必须早期治疗,快速控制病原,必要时可以早期截断卫、气、营、血的传变,而不必因循等待。他根据自己的实践经验,根据温病以热毒为主的特点,提倡"重用清热解毒""早用苦寒泄下""不失时机地清营凉血"……使温病不再传变下去,从而使疾病不再发展,早期治愈。这一观点得到了不少临床单位的验证,证明行之有效,确可减少流行性乙型脑炎、肺炎、流行性出血热等病的病死率。他还把"扭转截断"的观点用于治疗内科其他疾病,如用"止咳方"(百部、马勃、南天竹子)治疗咳嗽;用"定喘方"(金沸草、全瓜蒌、佛耳草、老鹳草、碧桃干、合欢皮、防风)治疗哮喘;用"头痛方"(川芎、白芷、细辛、蔓荆子、全蝎)治头痛。这些有效的经验方结合辨证加减,提高了中医治疗这些疾病的效果。姜老主张中西医结合,提倡中医也要学习西医,他说:只要立足中医,吸收西医的东西起帮助作用,就能做到西为中用,古为今用。对一些西医学较难治疗的疾病勇于探索,走前人未走过的路。

沈自尹《论微观辨证与辨证微观化》发表于《中医杂志》1986年第2期。文章指出:所谓微观辨证,即是在临床上收集辨证素材的过程中引进现代科学,特别是现代医学的先进技术,发挥它们长于在较深入的层次上,微观地认识机体的结构、代谢和功能的特点,更完整、更准确、更本质地阐明证的物质基础,从而为辨证微观化奠定基础,简言之,是试用微观指标认识与辨别证。而辨证微观化,则是综合了多方面微观辨证的信息,结合中医传统的宏观标准,并通过临床方药治疗的反复验证,以期逐步建立辨证的微观标准,并用以进一步指导临床实践,简言之,是探寻各种证的微观标准。从微观辨证到辨证的微观化,是辨病和辨证相结合认识上的一次飞跃和突破。通常认识中医辨证是着重于功能方面的认识,其实功能与结构的统一已是公认的,因此任何功能的改变必然有结构改变的基础。"证"亦必有其微观的表现和物质基础。微观辨证是用在无证可辨,证候不太明显,证候复杂以致辨证困难的情况。辨证微观化所得的资料确有助于证的辨别,亦用于某些疾病的发展过程中有微观的变化而未能形之于外象的所谓隐性的"证",辨证微观化需要对"证"的微观基础进行大量探索性的工作,以求得具有规律性的内容。西医学正运用各种先进的科学技术,进行细胞生物学、分子生物学以至量子生物化学的研究,在更深的层次上探索生命活动的奥秘,这些工作为寻找构成证的宏观改变的微观指标创造了有利的条件。在传统的望闻问切或现代技术装备的四诊的基础上,导入微观的实验诊断内容,如果加以微电脑的处理就能进行更为客观的、科学的辨证。将实验诊断和临床诊断相结合,可以避免现象和本质的不一致,以利去伪存真,有的放矢地用药。辨病是西医之长,辨证是中医之长,取西医辨病之长与中医辨证之长相结合,这样一种在医学里"古为今用,洋为中用"主导思想所形成的思维方法。而如何更深入与进一步地发展,势必有赖于辨证微观化这项工作的努力。辨病不仅是确立病名诊断,还要辨其生理、生化、病理的基础;辨证也不仅是外貌与功能上的认识,也必有其生理、生化、病理的基础,需要逐步找寻与建立辨证微观化具有规律性的科学根据。其实采用微观辨证与探究辨证微观化的目的,就在于实现"证"的本质,在和宏观辨证不断紧密结合的过程(也就是辨病与辨证相结合)中,可以使辨证论治提高到一个新的水平,并使具有特色的中医基本理论得以科学的阐明。

蔡定芳《论机能辨证与形态辨证相结合》发表于《中国中西医结合杂志》1999年第4期。文章指出:中国中西医结合医学在新中国成立后走过了40年艰难而漫长的道路,取得举世瞩目的成绩。回顾过去,从辨病与辨证相结合到宏观辨证与微观辨证相结合,在研究层次不断深入的同时,我们深刻体会到中医学对人体形态结构的重要性未予足够重视。中医学将研究核心集中在人体的功能变化方面。这是中医学发展缓慢的重要原因,也是中医学没能建立在现代科学技术之上的根本原因。过去的中医或中西医结合研究工作可能没有对这个问题予以足够的重视,也可能由于在"扬长避短"思想指导下过分强调"扬长"而没有注意到"补短"的重大意义,以致过去的大量研究工作总在没有形态基础的机能上兜圈圈,很难取得突破性进展。"证"是一种变动的机能异常状态。下丘脑-垂体-肾上腺轴功能低下的"肾阳虚证"、慢性肾炎的"肾阳虚证"、支气管哮喘的"肾阳虚证"等,从中医学角度看也许有某些共同之处,但它们之间的区别之处应该是主要的,特别是它们之间的病理形态改变是完全不同的。如果只着眼共性而不全力寻找其个性,只注意它们外在的机能变化现象而不把握它们内在的形态变化本质,要想达到真正认识疾病治疗疾病是比较困难的。对"证"进行客观化、规范化研究是中医及中西医结合领域投入最大、历时最长的一项工作,虽然取得了许多阶段性成果,但距突破仍有较长路程。现代医学的研究也许能给我们一些启示,Parkinson 虽已在 1817 年就论述帕金森病临床表现,但到医学界真正认识并接受帕金森病是在 100 年以后人们发现其 Lewy 小体及黑质多巴胺神经元变性。形态学的依据竟然如此重要。由于没有形态学,B 超、X 光、CT、MRI、正电子发射体层摄影术(PET)等宏观的现代先进影像学也就无法为中医学所用! 由于没有形态学,细胞、病毒、细菌、激素、递质、基因等微观的科学实验室指标也终究与中医无缘! 造成中西医学对形态看法差异的重要原因与古代东西方自然观有关。东西方自然观对东西方医学产生极其重要的影响。古代东西方都存在原始的自发的唯物主义朴素辩证法的自然观。古代中国五行学说的本体论把木火土金水看作是宇宙万物的共同本原;元气学说认为世界万物都是由"元气"构成;"气聚则成形","散而归之于太虚"。古代希腊对万物本原也有类似看法,认为万物由火气水土四种成分单一的元素生成。Thales 认为水是万物本原,Anaximenes 说是空气,Heraclitus 说是火。Leukippos 与 Democritus 进一步提出原子是本原,并且把原子称为元素,认为宇宙万物都由原子组成。然而,东西方自然观的根本区别在于:东方自然观强调阴阳对立统一五行相生相克理论,其研究的重点在于探索组成世界物质的外部联系如何;西方自然观崇尚物质第一形态可辨思想,研究重点则在于阐明组成世界物质的内部结构如何。这种远自古代的差异,给东西方科学包括东西方医学带来根本性的影响;中医学在自然观影响下的以物质之间的宏观联系作为主要研究对象,进而将研究侧重放在把握机体脏腑气血功能的外在表现及相互联系上。《内经》用取类比象、由表及里的方法,借助阴阳五行理论,把生理功能、病理表现、体表部位归纳在一起,形成以整体、恒动的功能系统为出发点,从此走上不依赖解剖形态、不对人体各器官组织进行结构性研究的道路。西方医学在自然观影响下则将物质内部的微观结构作为主要研究对象,进而将研究侧重位于器官细胞分子的解剖结构及病理形态上。Hippocrates 在主张医学不能缺少哲学的同时,又极力反对抽象的思辨和推理;虽然把人体作为一个整体并认识到机体各部分之间及其环境的协调平衡就是健康,但他对人体各组织器官功能的描述更多的是以具体解剖形态为依据,并不以为哲学能够替代医学。到了公元 2 世纪,中国出现了医圣张仲景,西方出现了医王Galen。Galen 倾心于探索人体的结构,强调解剖学对于医学的重要性,认为医生如果缺乏解剖知识就象建筑师没有设计蓝图。Galen 在研究解剖学的同时,重视人体生理功能的阐释,从单纯解剖学发展到实验生理学。其经久不衰的声誉并不是因为其临床医学的贡献,而在于其奠定了解剖学与生理学的基础。张仲景把医学研究的重点集中在临床经验与哲学理论的联系上,创造了辨证论治的医学原则。他并不以形态解剖研究为己任,更不注重机体局部的结构与功能,而是从整体观出发,对人体进行生理病理动态变化的宏观研究。Galen 开创的重视实验重视疾病局部定位思想预示着西方医学将朝着以还原论为研究指导思想,以实验分析为主要手段的现代科学方向深入发展。尤如两位巨人从山顶下山,虽然两人开始的位置相同,但由于两人下山的途径不同,经过几千年的长途跋涉,结果下山后两人位置相距甚远! 东西方医学未来发展趋势应该是:西方医学在继续重视局部分解不遗余力地纠正局部病理变化的同时完善对功能的调节整合;东方医学在继续强调整体统一尽最大努力调节整体功能活动的同时逐步走上形态研究的道路,最终将中医学建立在人体形态结构学之上。功能辨证是指以中医学生理活动为依据的临床症状辨证,形态辨证是指以西医学正常解剖为依据的病理结构辨证。功能辨证与形态辨证相结合是指将传统中医的证候辨证方法与现代西医病理形态变化结合起来,在针对中医学功能变化处方的基础上,再联系西医学形态病理用药。宏观辨证与微观辨证相结合和功能辨证与形态辨证相结合并非同一概念。前者论述的是中医辨证要结合现代微观的实验室指标,虽然也包括部分形态变化,但其核心仍然在微观的功能变化。后者阐明的是中医功能辨证要结合现代形态结构变化,微观的形态自不必说,宏观的形态改变如甲状腺肿大、关节变形、肌肉萎缩等也包括在内,其意图直指形态结构,目的是逐步将中医学建立在人体形态结构之上。因此,可以说是前者的补充与发展,也可以看成是中西医结合的又一思路与方法。根据功能辨证属"肝气郁结",在用柴胡疏肝饮等方基础上,应该进一步作形态辨证,若属于肝细胞肿胀坏死等则要加麻黄、桑叶、泽泻等(假设);若属于胆囊炎性改变等则应加桂枝、防风、山茱萸(假设);若属于肝纤维化改变则应加地龙、蝉蜕、防风等(假设);若属于肝细胞癌则应加雷公藤、大黄、白术等(假设);到底应该加什么? 要通过实验与临床研究。有一点必须强调,根据形态辨证所选之药的功效再不局限此药原先范围。如加麻黄,并不是取其辛温解表、宣肺平喘、利尿消肿的作用,而仅仅是基于其有改善肝细胞肿胀坏死作用的新认识(假设)。中药的功效原本也是古人在长期的临床过程中被不断摸索、体验而认识的。为什么我们就不能在科学技术现代化的今天予以不断的充实与发展? 西方医学饱尝重视形态的甜头,细胞病理学的问世,将诊断、治疗牢牢扣在形态变化之上,使临床千变万化的外在表现都成为有形可征;细菌、病毒、微生物的发现,有效控制了危害人类的天花、鼠疫、霍乱等烈性传染病;微循环的阐明,使休克治疗得以突破性发展;器官移植,基因转录,等等,无不深深得益于形态结构的研究。

陈可冀院士力推病证结合学说,提出病证结合作为第一次《珠江论坛》主题,影响颇大。病证辨治中西结合临床医学体系必将引领中国中西医结合医学取得更加辉煌的业绩。

三、病证辨治基本内容

1. **病证辨治传染病学**　病毒性肝炎示例。

〖急性病毒性黄疸型肝炎-肝疫湿热证〗

辨识要点:① 符合急性病毒性黄疸型肝炎诊断;② 发热畏寒;③ 食欲减退;④ 恶心呕吐;⑤ 腹胀肝区疼痛;⑥ 黄疸;⑦ 皮肤瘙痒;⑧ ALT 和胆红素升高;⑨ 舌质红;⑩ 舌苔黄腻;⑪ 脉濡数;⑫ 肝炎病毒标记物检测阳性。

临床决策:燥湿解毒。

治疗推荐:①《伤寒论》茵陈蒿汤:茵陈 18 克、栀子 12 克、大黄 6 克,水煎服。②《临证医案医方》黄疸汤:茵陈 30 克、栀子 9 克、金银花 15 克、连翘 15 克、败酱草 15 克、板蓝根 15 克、赤芍 9 克、白芍 9 克、柴胡 6 克、神曲 15 克、苏梗 6 克、桔梗 6 克、大豆黄卷 15 克。③ 急性丙型肝炎早期可用干扰素治疗 24 周,同时加用利巴韦林口服。

常用药物：茵陈，栀子，大黄，黄芩，黄连，黄柏，田基黄，金钱草，车前草，垂盆草，六月雪，平地木，卷柏，板蓝根，蒲公英，紫花地丁。

〖急性病毒性无黄疸型肝炎-肝疫湿浊证〗

辨识要点：① 符合急性病毒性无黄疸型肝炎诊断；② 发热畏寒；③ 食欲减退；④ 恶心呕吐；⑤ 腹胀肝区疼痛；⑥ 全身乏力；⑦ 舌红舌苔白腻；⑧ 脉濡；⑨ 肝功能异常；⑩ 肝炎病毒标记物阳性。

临床决策：燥湿解毒。

治疗推荐：①《太平惠民和剂局方》五积散：白芷、川芎、炙甘草、茯苓、当归、肉桂、芍药、半夏各90克。陈皮、枳壳、麻黄各180克，苍术720克，干姜120克，桔梗360克，厚朴120克。除肉桂、枳壳二味别为粗末外，一十三味同为粗末，慢火炒令色转，摊冷，次入桂、枳壳末令匀。②《丹溪心法》胃苓汤：苍术24克、陈皮15克、厚朴15克、炙甘草9克、泽泻7.5克、猪苓、赤茯苓、白术各4.5克、肉桂3克。上药锉碎，每服15克，加生姜5片，大枣2枚，水煎服。③《肘后备急方》黄连解毒汤：黄连9克、黄芩6克、黄柏6克、栀子9克。上四味切，以水六升，煮取两升，分二服。④ 急性丙型肝炎可早期应用干扰素治疗24周，同时加用利巴韦林口服。

常用药物：苍术、厚朴、枳壳、茯苓、半夏、陈皮、麻黄、桂枝、当归、川芎、芍药、茵陈、垂盆草，六月雪，平地木，卷柏，板蓝根，蒲公英，紫花地丁。

〖慢性病毒性肝炎-肝疫气郁证〗

辨识要点：① 符合慢性病毒性肝炎诊断；② 急性肝炎病程超过半年；③ 疲倦乏力；④ 食欲减退；⑤ 肝功能异常；⑥ 腹胀；⑦ 恶心；⑧ 肝区疼痛；⑨ 舌红苔白；⑩ 脉弦；⑪ 肝掌蜘蛛痣；⑫ 肝炎病毒标记物检测阳性。

临床决策：解毒疏肝。

治疗推荐：①《万氏家抄方》卷四败毒流气饮：木香1钱，独活1钱，紫苏1钱，白芷1钱，芍药1钱，黄芪1钱，羌活2钱，当归2钱，枳壳1钱半，防风8分，厚朴8分，茯苓8分，陈皮8分，肉桂5分，甘草5分。水煎服。②《仁术便览》卷二理气化滞健脾汤：木香2克、陈皮3克、厚朴2.5克、猪苓3克、葶苈子2克、香附3克、枳壳3克、茯苓3克、大腹皮4.5克、白术3克、栀子2克、商陆1.5克、木通1.5克、生姜3片，水煎服。③ 成人慢性乙型肝炎可用普通干扰素5MU/次，皮下或肌内注射，1周3次，疗程半年至1年。

常用药物：木香，独活，紫苏，白芷，芍药，黄芪，羌活，当归，枳壳，防风，厚朴，茯苓，陈皮，猪苓，香附，大腹皮，栀子，商陆。

〖重型病毒性肝炎-肝疫血热证〗

辨识要点：① 符合慢性病毒性肝炎诊断；② 严重消化道症状；③ 极度疲乏；④ 神经精神症状；⑤ 肝功能异常；⑥ 明显出血现象；⑦ 黄疸加深；⑧ 胆-酶分离；⑨ 血氨升高；⑩ 舌质深红；⑪ 舌苔黄燥；⑫ 脉数。

临床决策：清热凉血解毒。

治疗推荐：①《圣济总录·急黄》白鲜皮散：白鲜皮一两、黄连、芍药、茵陈蒿、大青叶、土瓜根各三分,栀子仁半两、柴胡三分、黄芩半两、瓜蒌根三分、大黄一两半、朴硝一两、贝齿一两半。捣罗为散,每服二钱匕。煎茅根汤调下,空心服。取利为度,未利以葱豉粥投之。② 拉米夫定每日 100 毫克顿服或阿德福韦酯每日 10 毫克顿服或恩替卡韦每日 0.5 毫克顿服或替比夫定每日 600 毫克顿服。

常用药物:黑豆,蔓荆子,大黄,白鲜皮,茵陈蒿,大青叶,土瓜根,犀角。

〖淤胆型病毒性肝炎-肝疫血瘀证〗

辨识要点:① 符合淤胆型病毒性肝炎诊断;② 急性起病;③ 梗阻性黄疸持续 3 周以上;④ 肝脏肿大;⑤ 肝功能异常;⑥ 皮肤瘙痒;⑦ 粪色变浅;⑧ 消化道症状较轻;⑨ 舌红苔黄;⑩ 脉数。

临床决策:解毒祛瘀。

治疗推荐:①《圣济总录》卷 5 红雪通中散:赤芍、人参、槟榔、枳壳、竹叶、甘草、木香各二两;羚羊角屑、升麻、黄芩各三两;栀子、葛根、桑白皮、木通、大青、蓝叶各一两半;川朴硝十斤,苏枋六两,朱砂一两,麝香半两。上药除别研丹砂、大青外,余为粗末,用水 1 斗浸一宿,煎至 5 升,去滓,入银石锅,即下消石、丹砂、大青,不住手搅,候减尽水,即成红雪。置瓷器中,三日取出,捣罗为末,用瓷瓶子盛,不得泄气。每服 2 钱匕,小儿半钱匕,临卧用温水调下并温水送服《伤寒论》抵当丸 1 枚。②《伤寒论》抵当丸:大黄三两、水蛭 20 个、虻虫 20 个、桃仁 25 个,捣分四丸,每服一丸。

常用药物:赤芍,皂矾,大黄,茵陈,桃仁,白茅根,半枝莲,大青叶,胡黄连,黄柏,黄连,黄芩,金钱草,苦参,茵陈蒿,郁金,栀子。

〖病毒性肝炎后肝硬化-肝疫癥瘕证〗

辨识要点:① 符合病毒性肝炎后肝硬化诊断;② 疲倦乏力;③ 消化道症状明显;④ 肝质变硬;⑤ 肝功能异常;⑥ 进行性脾脏增大;⑦ 腹水;⑧ 门静脉高压表现;⑨ 面色黎黑;⑩ 舌暗苔少脉弦涩。

临床决策:柔肝软坚。

治疗推荐:①《重庆堂医学随笔》青附金丹:青皮(用消石 5 钱化水浸)、香附(童便浸)4 两,郁金(用生矾 5 钱化水浸)2 两,丹参(姜汁浸)2 两,人参 1 两,当归 1 两,川芎 1 两,白术 2 两,茯苓 2 两,制半夏 2 两,陈皮 5 钱,炙甘草 5 钱。青附金丹 4 味为细末,醋糊为丸如麻子大,晒干洒上阿胶水,摇令光泽。再用归川六君 8 味研细末,以米饮泛在光泽小丸上作外廓,晒干。每服 3 钱开水送下。②《金匮要略》大黄䗪虫丸:大黄十分(蒸)、黄芩二两、甘草三两、桃仁一升、杏仁一升、芍药四两、干地黄十两、干漆一两、虻虫一升、水蛭百枚、蛴螬一升、䗪虫半升,上十二味末之,炼蜜和丸小豆大,酒饮服五丸,日三服。

常用药物:青皮,香附,郁金,丹参,人参,半夏,白术,茯苓,陈皮,当归,川芎,商陆。

2. 病证辨治神经病学 癫痫示例。

〖癫痫简单局灶性发作-风痫证〗

辨识要点:① 符合癫痫简单局灶性发作诊断;② 意识清楚;③ 癫痫持续时间短暂;④ 运动神经性发作症状;⑤ 感觉神经性发作症状;⑥ 自主神经性发作症状;⑦ 精神神经性发作症状;⑧ 舌质红;⑨ 舌苔白;⑩ 脉弦躁。

临床决策:祛风定痫。

治疗推荐:《圣济总录》丹砂丸方:丹砂、腻粉、蛇蜕、兔头灰、铜青、砂、老鸦灰、发灰、金箔、铁粉、银箔、人参、茯神、秦艽、升麻、黄芩、白鲜皮、麦冬、龙齿、木香、枳实、甘草,常规剂量为末,炼蜜为丸如梧桐子大,每次 20 丸,每日两次,温水送服。

常用药物:丹砂、腻粉、蛇蜕、铜青、乌鸦、金箔、铁粉、银箔、人参、秦艽、升麻、龙齿。

〖癫痫复杂局灶性发作-痰痫证〗

辨识要点:① 符合癫痫复杂局灶性发作诊断;② 意识障碍;③ 强直抽搐;④ 痰声辘辘;⑤ 口吐涎沫;⑥ 舌淡红;⑦ 苔白腻;⑧ 脉弦滑。

治疗决策:涤痰定痫。

治疗推荐:《医学心悟》定痫丸。天麻、贝母、半夏、茯苓、茯神、胆南星、石菖蒲、全蝎、僵蚕、琥珀、陈皮、远志、丹参、麦冬、辰砂,常规剂量为末,炼蜜为丸如梧桐子大,每次 20 丸,每日两次,温水送服。

常用药物:礞石,天南星,半夏,贝母,石菖蒲,郁金,竹沥,天麻,钩藤,僵蚕,全蝎,蜈蚣。

〖癫痫全面强直阵挛性发作-肝痫证〗

辨识要点:① 符合癫痫全面强直/阵挛性发作诊断;② 意识障碍;③ 全身强直;④ 抽搐;⑤ 尿失禁;⑥ 窒息;⑦ 舌质红;⑧ 舌苔黄;⑨ 脉弦数。

临床决策:安神定痫。

治疗推荐:①《医宗金鉴》大青膏:天麻、白附子、青黛、蝎尾、朱砂、天竺黄、麝香、乌梢蛇,常规剂量,每日 2 次水煎送服《医宗金鉴》镇惊丸 20 粒。②《医宗金鉴》镇惊丸:茯神、麦冬、辰砂、远志、石菖蒲、酸枣仁、牛黄、黄连、珍珠、胆南星、钩藤、天竺黄、犀角、甘草,常规剂量为末,炼蜜为丸如梧桐子大,每次 20 丸,每日 2 次,温水送服。

常用药物:天麻、白附子、青黛、蝎尾、朱砂、天竺黄、麝香、乌梢蛇、麦冬、辰砂、远志、石菖蒲、牛黄、黄连、珍珠、胆南星、钩藤、天竺黄、犀角、姜黄、僵蚕。

〖癫痫全面失神发作-心痫证〗

辨证要点:① 符合癫痫全面失神发作诊断;② 突发突止;③ 动作中止;④ 凝视;⑤ 叫之不应;⑥ 眨眼;⑦ 自动症状;⑧ 肌群收缩;⑨ 强直发作;⑩ 失肌张力发作;⑪ 舌质淡;⑫ 舌苔白;⑬ 脉细。

临床决策:养心定痫。

治疗推荐:《圣济总录》卷 15 保魂丸:黑锡、铅丹、丹砂、桑螵蛸、铅白霜、王瓜、乌梅,常规剂量为末,炼蜜为丸如梧桐子大,每次 20 丸,每日两次,温水送服。

常用药物:黑锡,铅丹,丹砂,桑螵蛸,乌梅,明矾,党参,茯苓,半夏,制南星,远志。

〖癫痫持续状态-五痫证〗

辨识要点:① 癫痫发作持续 30 分钟以上;② 连续发作之间意识未完全恢复;③ 脑水肿;④ 颅压增高;⑤ 高热;⑥ 循环衰竭;⑦ 舌质红;⑧ 舌苔黄;⑨ 脉洪数。

临床决策:急救定痫。

治疗推荐:①《古今医统大全》五痫神应丹:南星、半夏、乌蛇肉、蜈蚣、全蝎、生白矾、僵蚕、朱砂、雄黄、麝香、白附子、皂角,常规剂量为末,炼蜜为丸如梧桐子大,每次 20 丸,每日两次,温水送服。②《医垒元戎》卷 11 返魂丹:乌犀、水银、天麻、槟榔、僵蚕、硫黄、独活、川乌、干蝎、荜茇、肉桂、防风、沉香、槐胶、当归、细辛、天南星、阿胶、藿香、乌蛇、白花蛇、羌活、白附子、麻黄、半夏、羚羊角、陈皮、天竺黄、木香、人参、干姜、茯苓、蔓荆子、晚蚕砂、藁本、桑螵蛸、白芷、何首乌、虎骨、砂仁、丁香、白术、枳壳、厚朴、蝉蜕、川芎、附子、石斛、肉豆蔻、龙脑、牛黄、朱砂、雄黄、麝香、乌鸡、狐肝、金箔，上炮制如法，杵令细，炼蜜和酥为丸，如梧桐子大，金箔为衣。③ 十一味斑蝥丸(功能主治癫痫)标准编号：WS3－BC－0171－95：斑蝥50克，全蝎100克，天门冬80克，马钱子30克，沉香70克，红花80克，余甘子120克，珍珠母40克，藏木香膏50克，甘草膏60克，杜鹃花80克，每丸重0.3克，一次4～5丸，一日2～3次。

常用药物：天南星、半夏、乌蛇肉、蜈蚣、全蝎、白矾、僵蚕、朱砂、雄黄、麝香、白附子、皂角、姜黄、礞石、石菖蒲、朱砂、天麻。

3. 病证结合内科学　心力衰竭示例。

〔急性心力衰竭-心阳欲绝证〕

辨识要点：① 符合急性心力衰竭诊断；② 疲劳乏力；③ 呼吸困难；④ 高枕睡眠；⑤ 左心室增大；⑥ 急性肺水肿；⑦ 心源性休克；⑧ 尿量减少；⑨ 四肢厥冷；⑩ 舌淡苔白脉微细。

临床决策：益气回阳。

治疗推荐：①《杂病广要》参芪附子回阳汤：人参1两，黄芪1两，当归5钱，附子1两，粉草2钱，水煎送服水正阳丸20丸。②《圣济总录·伤寒厥》正阳丸：硫黄一两，硝石一两，太阴玄精石半两，上三味，细研，入瓷瓶子内，瓦子塞口，黄泥固济阴干，以炭火一斤，养令火尽，放冷出药，研如粉，酒煮面糊和丸，如梧桐子大，每服十五丸至二十丸。热酒下，不计时候。③ 正性肌力药。

常用药物：附子，干姜，人参，炙甘草，正阳丸，黄芪，当归。

〔慢性左心心力衰竭-心阳式微证〕

辨识要点：① 符合慢性左心心力衰竭诊断；② 劳力性呼吸困难；③ 高枕睡眠；④ 左心室增大；⑤ 咳嗽咯血；⑥ 四肢不温；⑦ 畏寒；⑧ 少尿；⑨ 舌淡苔白；⑩ 脉沉细。

临床决策：益气强心。

治疗推荐：①《医门法律》卷2附姜归桂汤：附子、干姜、当归、肉桂各2钱5分。②《温热经解》参茸姜附归桂汤：人参1钱，炮姜5分，附子1钱，黄芪3钱，熟地3钱，鹿茸5分，肉桂5分，当归2钱，炙甘草1钱，每日两次水煎服。③ 神经内分泌抑制剂。

常用药物：附子，干姜，当归，肉桂，人参，黄芪，熟地，鹿茸。

〔慢性右心心力衰竭-阳虚水泛证〕

辨识要点：① 符合慢性右心心力衰竭诊断；② 腹胀；③ 食欲不振；④ 少量蛋白尿；⑤ 肝区疼痛；⑥ 呼吸困难；⑦ 水肿或胸腹水；⑧ 畏寒肢冷；⑨ 舌淡胖苔白；⑩ 脉沉迟。

临床决策：温阳利水。

治疗推荐：①《伤寒论》真武汤：茯苓三两，芍药三两，生姜三两，白术二两，附子一枚，右五味，以水八升，煮取三升，去滓，温服七合，日三服。②《圣济总录·水肿咳逆上气》治水咳逆上气，通身肿满短气，昼夜倚壁不得卧，喉中水鸡声，大小便不通，饮食不下，而不甚渴。白前汤方：白前三两，紫菀四两，半夏五两，生泽漆根三两，桂枝三两，人参一两半，白术五两，干姜炮二两，赤茯苓四两，吴茱萸五两，杏仁三两,葶苈二两,瓜蒌实三两,上一十三味,细锉如麻豆。每服五钱匕,水一盏半,枣三枚劈破,同煎至八分,去滓温服,小便微利,气下肿减。③ 利尿剂与血管紧张素转换酶抑制剂。

常用药物:附子,茯苓,芍药,生姜,白术,白前,紫菀,半夏,生泽漆根,桂枝,人参,干姜,茯苓,杏仁,葶苈,瓜蒌实等。

4. 病证辨治外科学　肠梗阻示例。

〖肠梗阻-热结腑实证〗

辨识要点:① 符合肠梗阻诊断;② 腹痛拒按;③ 大便闭结;④ 呕吐;⑤ 舌质红;⑥ 苔黄腻;⑦ 脉洪大或滑数。

临床决策:泻热通腑。

治疗推荐:《太平圣惠方》卷88甘遂散:甘遂1分、槟榔1分、大黄1分、牵牛子半两、甜葶苈1分,上为细散,每服1字,以温水调下,不拘时候,以利为效。

常用药物:生大黄,枳实,芒硝,厚朴,甘遂,牵牛子。

〖肠梗阻-寒凝腑实证〗

辨识要点:① 符合肠梗阻诊断;② 腹中绞痛;③ 疼痛拒按;④ 恶寒;⑤ 舌质淡暗;⑥ 舌苔白润;⑦ 脉沉紧。

临床决策:散寒通腑。

治疗推荐:《医学衷中参西录》赭遂攻结汤:生赭石二两、朴硝五钱、干姜二钱,水煎送服甘遂末一钱半,不拘时候,以利为效。

常用药物:甘遂,大黄,附子,干姜,细辛,枳实,厚朴,芒硝。

5. 病证辨治妇科学　功能失调性子宫出血示例。

〖黄体功能不足无排卵型功能失调性子宫出血-肾虚不固证〗

辨识要点:① 符合黄体功能不足无排卵型功能失调性子宫出血诊断;② 月经周期不规则;③ 痛经;④ 崩漏或点滴淋漓;⑤ 持续时间与间隔时间长短不一;⑥ 贫血;⑦ 单相基础体温;⑧ 双侧卵巢对称性轻度增大;⑨ 疲倦畏寒;⑩ 舌淡苔白脉细。

临床决策:温阳固经。

治疗推荐:①《伤寒论》真武汤:附子、生姜、白术、茯苓、白芍,常规剂量,每日2次水煎送服《重订严氏济生方》镇宫丸50丸。②《重订严氏济生方》镇宫丸:代赭石、紫石英、禹余粮、附子、阳起石、川芎、鹿茸、茯神、阿胶、蒲黄、当归、血竭,为细末,用艾煎醋汁,打糯米和丸,如梧桐子大,每次50丸,每日两次,空腹时用米饮送下。

常用药物:附子,生姜,白术,白芍,代赭石,紫石英,禹余粮,阳起石,川芎,鹿茸,阿胶,蒲黄,当归,血竭,升麻,白芷,血余炭。

〖子宫内膜脱落不全功能失调性子宫出血-肝郁气滞证〗

辨识要点:① 符合子宫内膜脱落不全功能失调性子宫出血诊断;② 月经周期正常;③ 经期延长;④ 痛经;⑤ 崩漏;⑥ 淋漓数日;⑦ 贫血;⑧ 双侧卵巢对称性轻度增大;⑨ 焦虑烦躁;⑩ 舌淡苔黄脉弦。

临床决策：疏肝举经。

治疗推荐：《博济方》卷 4 大圣散：泽兰、白术、白芷、人参、川椒、厚朴、藁本、桔梗、芜荑、阿胶、细辛、丹参、肉桂、生地、吴茱萸、黄芪、川乌头、卷柏、茯苓、炙甘草、石膏、五味子、柏子仁、防风、当归、芍药、川芎、干姜、白薇，常规剂量，每日两次水煎服。

常用药物：肉桂，白芍，红花，人参，熟地，川芎，独活，附子，羌活，藁本，防风，白术，当归，黄芪，柴胡，桃仁，升麻，白芷，血余炭。

〖黄体萎缩不全功能失调性子宫出血-脾不统血证〗

辨识要点：① 符合黄体萎缩不全功能失调性子宫出血诊断；② 月经周期正常；③ 月经期持续时间延长；④ 痛经；⑤ 崩漏；⑥ 点滴淋漓；⑦ 血块；⑧ 经色暗红；⑨ 疲倦畏寒；⑩ 舌淡苔白脉细。

临床决策：升阳举经。

治疗推荐：《兰室秘藏》升阳举经汤：肉桂、白芍、红花、细辛、人参、熟地、川芎、独活、附子、炙甘草、羌活、藁本、防风、白术、当归、黄芪、柴胡、桃仁，常规剂量，每日两次水煎服。

常用药物：肉桂，白芍，红花，人参，熟地，川芎，独活，附子，羌活，藁本，防风，白术，当归，黄芪，柴胡，桃仁，升麻，白芷，血余炭。

〖排卵期功能失调性子宫出血-肝郁血热证〗

辨识要点：① 符合排卵期功能失调性子宫出血诊断；② 月经周期正常；③ 月经周期第 12～16 日子宫出血；④ 下腹不适；⑤ 腰部酸痛；⑥ 血量点滴淋漓；⑦ 历时数小时或 2～3 日不超过 7 日；⑧ 出血可自行停止；⑨ 可在 4～5 个月经周期都出现排卵期出血；⑩ 焦虑烦躁；⑪ 舌红苔薄黄脉弦。

临床决策：疏肝凉血。

治疗推荐：《竹林女科》卷 1 凉血汤：当归、生地、黄连、黄芩、黄柏、知母、防风、荆芥、细辛、蔓荆子、羌活、藁本、甘草、升麻，常规剂量，每日两次水煎服。

常用药物：肉桂，白芍，红花，人参，熟地，川芎，独活，附子，羌活，藁本，防风，白术，当归，黄芪，柴胡，桃仁，升麻，白芷，血余炭。

6. 病证辨治儿科学　抽动秽语综合征示例。

〖发声性抽动秽语综合征-心风证〗

辨识要点：① 符合发声性抽动秽语综合征诊断；② 单纯性发声性抽动；③ 18 岁前发病；④ 1 日发生多次；⑤ 1 年内几乎每日都有发作或间歇出现；⑥ 从未有连续超过 3 个月的无发声性抽动发作；⑦ 躁动不安；⑧ 学习能力下降；⑨ 注意力缺乏；⑩ 舌红苔黄脉弦。

临床决策：清心熄风。

治疗推荐：①《千金要方》卷 7 防风汤：防风、麻黄、川芎、人参、芍药、当归、茯苓、半夏、甘草、鳖甲、生姜、桂心、杏仁、赤小豆、贝子、乌梅、大枣、吴茱萸、犀角、羚羊角、橘皮、薤白，常规剂量，每日两次水煎送服《奇效良方》牛黄清心丸 20 粒。②《奇效良方》牛黄清心丸：羚羊角、麝香、龙脑、人参、蒲黄、茯苓、川芎、柴胡、杏仁、桔梗、防风、白术、白芍、麦冬、黄芩、神曲、当归、阿胶、大豆黄卷、肉桂、干姜、牛黄、犀角、雄黄、金箔、甘草、山药、白蔹、大枣，常规剂量，炼蜜为丸如梧桐子大，每次 20 粒，每日两次，开水送服。

常用药物：全蝎，僵蚕，牛黄，朱砂，冰片，黄连，天南星，远志，白芍，羚羊角，钩藤，防风。

〖动作性抽动秽语综合征-筋风证〗

辨识要点：① 符合动作性抽动秽语综合征诊断；② 迅速反复刻板不规则抽动；③ 18 岁前发病；④ 1 日发生多次；⑤ 1 年内几乎每日都有发作或间歇出现；⑥ 从未有连续超过 3 个月的无发声性抽动发作；⑦ 躁动不安；⑧ 学习能力下降；⑨ 注意力缺乏；⑩ 舌红苔黄脉弦。

临床决策：平肝熄风。

治疗推荐：《万病回春》卷 7 千金散：全蝎、僵蚕、牛黄、朱砂、冰片、黄连、胆南星、天麻、甘草，常规剂量，每日两次水煎送服《奇效良方》牛黄清心丸 20 粒。

常用药物：全蝎，僵蚕，牛黄，黄连，天麻，白芍，羚羊角，犀角，钩藤，蜈蚣，当归，鳖甲。

四、思路拓展

《中国方药医学·辨病方药》 孙思邈是辨病用药分类第一人。《千金翼方·用药处方》曰：凡人在身感病无穷，而方药医疗有限，由此观之，设药方之篇，是以忮其大意，岂能得之万一。聊举所全，以发后学，此篇凡有六十五章，总摄众病，善用心者，所以触类长之，其救苦亦以博矣，临事处方，可得依之取诀也。治风第一：秦艽、杜蘅、乌头、蹢躅、鬼箭、独活、防风等；湿痹腰脊第二：络石、飞廉、石龙芮、狗脊、石南、杜仲、寄生、天名精等；挛急曳第三：石南、防风、续断、女萎、牛膝；身瘙痒第四：硫黄、牙子、莽草、柳花、水萍、茛草、天鼠矢等；惊痫第五：铅丹、铁精、钩藤、白鲜皮、莨菪子、蛇衔、防葵、羊齿、蚱蝉、白僵蚕、蛇蜕、蛇黄、鼠妇、蜣螂等；鬼魅第六：粉锡、金牙、赤箭、铜镜鼻、升麻、牛黄、蘼芜、徐长卿、蜈蚣、蛇胆、亭长、芫青、斑蝥、野狼毒、鬼臼等；蛊毒第七：方解石、代赭、金牙、卫矛、赤箭、徐长卿等；痰实第八：莱菔、恒山、松萝、旋覆花、半夏等；固冷、积聚、腹痛、肠坚第九：雄黄、曾青、戎盐、硫黄、贝母等；腹痛胀满呕吐第十：厚朴、枳实、槟榔、橘皮、藜芦、生姜等；胸胁满第十一：兰草、杜若、莎草、旋覆花等；补五脏第十二：五石脂、琥珀、石蜜、牛髓、鹿肉、鹅肉、女贞、人参等；益气第十三：玉泉、五石脂、白石英、黄芪、飞廉、五味子、薯蓣、大枣等；长阴阳益精气第十四：羊肾、牛肾、肉苁蓉、蛇床子、白薇等；补骨髓第十五：干漆、地黄、菟丝子、乌麻、淫羊藿等；长肌肉第十六：藁本、白马茎、蠡实、垣衣丝子、石斛、五加皮等；坚筋骨第十七：杜仲、枸杞、戎盐、乌麻、金屑等；阴下湿痒第十八：木兰、槐皮、漏芦、飞廉等；消渴第十九：滑石、凝水石、石膏、理石、枸杞根、马乳、茅根、菰根、生葛汁、王瓜、冬瓜等；消食第二十：大豆屑、莱菔根、槟榔、小蒜等；淋闭第二十一：石胆、瞿麦、鲤鱼齿、发皮等；利小便第二十二：滑石、棘仁、车前子、赤小豆、冬葵子、牵牛子等；止小便利第二十三：王瓜、菰根、鸡肠草、山茱萸等；明目第二十四：空青、马珂、蔓荆子、桑椹子、决明子、茺蔚子等；止泪第二十五：曾青、蕤仁、菊花、菥等；目赤痛第二十六：石胆、矾石、戎盐、菥、蕤仁、荠子、栾花、檗木石、盐等；益肝胆第二十七：酸枣仁、细辛、龙胆、荠菜等；补养心气第二十八：远志、羚羊角、人参等；补养肾气第二十九：六畜肾、栗子、白棘、黑石脂、鹿茸等；补脾第三十：大枣、樱桃、甘蔗、石蜜等；咳逆上气第三十一：款冬、百部根、当归、贝母、紫菀、射干、杏仁、桃仁、瓜丁等；下气第三十二：水苏、苏子、薄荷、秦荻梨、枇杷叶、甘蔗、杏仁、钟乳等；霍乱转筋第三十三：木瓜、鸡屎白、女萎、香薷、扁豆等；肠痔第三十四：水银、殷蘖、石硫黄、孔公蘖、磁石、槐子桐皮、飞廉、败酱、露蜂房、鳗鲡鱼、猬皮等；鼠漏并痔第三十五：连翘、夏枯草、王不留行、鼠尾草、野狼毒、蛇衔草、侧子、地榆、昆布、牡蛎、文蛤、蚺蛇胆、蛇脱皮、斑蝥等；三虫第三十六：粉锡、梓白皮、卫矛、芫菁、蘽芜、雷丸、贯众、鹤虱、榧实、槲皮等；下部第三十七：石硫黄、雄黄、雌黄、苦参、大蒜、盐、马鞭草、蚺蛇胆等；崩中下血第三十八：白磁屑、伏龙肝、败船茹、青石脂、卫矛、紫葳、白蔹、茜根、小蓟根等；女人血闭第三十九：铜镜鼻、铜弩牙、桃仁、乌贼鱼骨、蛴螬虫、䗪虫、水蛭等；女人寒热疝瘕漏下第四十：白垩、干漆、蛇床子、秦椒等；产难胞衣不出第四十一：石燕、弓弩弦、泽泻、王不留行等；女人阴冷肿痛第四十二：松萝、白鲜皮、卷柏等；阴蚀疮第四十三：土阴蘖、蓄、矾石、桐叶、虾蟆、狐茎等；伤寒温疫第四十四：犀角屑、羚羊角、徐长卿、麻黄、大青、柴胡、白薇、知母等；健忘第四十五：远志、菖蒲、人参、茯神、蓍实、茹、白马心、通草等；通九窍第四十六：芥子、远志、菖蒲、细辛、蔓荆等；下部䘌第四十七：榧实、鼠尾草、营实、黄连、黄芩、仓米、五石脂、无食子槲若、地榆等；虚损泻精第四十八：白棘、韭子、菟丝子、白龙骨等；唾黏如胶并唾血第四十九：紫参、旋覆花、槐子、射干、小麦等；吐血第五十：戎盐、柏叶、水苏、败船茹、生地黄汁、艾叶、大小蓟根、羚羊角、马屎等；下血第五十一：青羊脂、赤箭、天名精、蒲黄、茜根、败船茹、白胶等；衄血第五十二：乱发灰、紫参、生地黄汁等；尿血第五十三：龙骨、戎盐、鹿茸、葱涕汁等；耳聋第五十四：磁石、菖蒲、乌鸡脂、鹅脂、通草、王瓜等；止汗第五十五：牡蛎、龙骨、柏实、卫矛等；出汗第五十六：细辛、蜀椒、干姜、葱白须、桂心、葛根、麻黄等；坚齿第五十七：香蒲、蔓荆、秦椒、蜀椒、鼠李根、戎盐等；痈肿第五十八：营实、飞廉、蒺藜子、白棘、木兰皮、白蔹、苦参、败酱等；恶疮第五十九：白及、蛇衔、牙子、野狼毒、营实、苦参、雌黄、松脂、漏芦、蜀羊泉等；热极喘口舌焦干第六十：石膏、麦冬、梅子、大黄等；利血脉第六十一：长石、地黄、通草、芍药、桂心、蜀椒、麻子等；失魂魄第六十二：丹砂、紫石英、琥珀、龙骨、人参、牛黄等；悦人面第六十三：白瓜子、雄黄、丹砂、落葵子、鹿髓等；口疮第六十四：黑石脂、黄连、龙胆、大青、升麻、小檗、苦竹叶等；脚弱疼冷第六十五：石斛、殷蘖、孔公蘖、石硫黄、附子、丹参、大豆、天雄、侧子、木防己、独活、松节、牛膝等。

《太平圣惠方》在《千金翼方》基础上扩大辨病用药分类。卷二《诸疾通用药》风眩：菊花、飞廉、踯躅、虎掌、杜若等；头面风：莽草、辛夷、蜂子、杜若等；中风脚弱：殷蘖、孔公蘖等；久风湿痹：茵芋、天雄等；贼风挛痛：侧子、杜仲等；风瘙痒：蛇床子、乌喙等；伤寒：麻黄、大青等；时气：葱白、石膏等；热病：知母、理石等；大热：凝水石、滑石等；劳热：鳖甲、秦艽等；劳复：龟甲、麦冬等；疟病：恒山、蜀漆等；霍乱：厚朴、肉豆蔻等；转筋：木瓜、鸡舌香等；呕：术、枇杷叶；大腹水肿：大戟、甘遂等；肠下利：云实、陟厘等；大便不通：芒硝、大黄等；小便淋：冬葵子、石韦等；小便利：桑螵蛸、鸡肠草等；溺血：戎盐、蒲黄等；消浊：白石英、羊乳等；黄疸：茵陈、栀子等；上气咳嗽：白前、紫菀等；肺痿：天冬、麦冬等；呕吐：半夏、生姜等；痰饮：茯苓、白术等；宿食：神曲、槟榔等；腹胀满：皂荚、干姜等；心腹冷痛：桂心、蜀椒等；肠鸣：丹参、半夏等；心下满急：枳实、青皮等；虚冷气：荜茇、荜澄茄等；心烦：栀子、知母等；积聚癥瘕：朴硝、硫黄等；中恶：鬼箭、雄黄等；鬼疰：芫青、獭肝等；尸疰病：鹳骨、雄黄等；惊邪：朱砂、蚱蝉等；惊悸：茯神、龙齿等；癫痫：莨菪子、铅丹等；喉痹痛：升麻、射干等；噎病：木通、竹茹等；骨鲠：狸头骨、獭骨等;齿病：细辛、川芎等;口疮：升麻、苦竹叶等;吐唾血：柏叶、艾叶等;鼻衄血：蒲黄、天名精等;鼻病：葖核、熏草等;耳聋：磁石、白颈地龙等;鼻息肉：藜芦、矾石等;目赤热痛：空青、决明等;目肤翳：真珠、鬼臼等;明目：菥子、芜蔚子等;通声：钟乳、麻油等;面：藁本、白附子等;发秃落：寄生、秦椒等;灭瘢：衣中白鱼、密陀僧等;金疮：蔷薇、钓樟根等;骨折：乌鸡骨、自然铜等;瘀血：蒲黄、名精等;火灼：井底泥、醋等;痈疽：白蔹、乌喙等;恶疮：雌黄、松脂等;漆疮：井中苔萍、黄栌木等;瘿瘤：海藻、昆布等;疣：野狼毒、连翘等;五痔：桐叶、槐实等;脱肛：鳖头、卷柏等;蛔虫：楝根、茱萸根等;寸白虫：贯众、雷丸等;虚劳：石斛、沙参等;阴萎：阳起石、蛇床子等;阴：铁精、狸阴茎等;囊湿：槐皮、虎掌等;泄精：韭子、桑螵蛸等;好眠：孔公蘖、沙参等;不得眠：酸枣仁、乳香等;腰痛：杜仲、狗脊等;诸疼痛：骨碎补、没药等;血气：延胡索、麒麟竭等;崩中：赤石脂、阿胶等;月闭：䗪虫、水蛭等;无子：紫石英、紫葳等;安胎：鹿角胶、乌雌鸡等;堕胎：虻虫、蛴螬等;难产：槐子、弓弩弦等;产后腹痛：羊肉、红蓝花等;下乳汁：漏芦、猪四足等;中蛊：鬼臼、鬼督邮等;出汗：麻黄、葱白等;止汗：麻黄根、白术等;吐药：恒山松萝、乌梅等。

第十章　治病求本

治病求本是中国医药学临床防治疾病的最高原则，也是中国医药学治疗决策的理论基础。治疗决策是治疗疾病的策略决定。不同疾病有不同的治疗决策，同一疾病由于病情病势不同亦有不同决策。疾病千变万化治疗决策亦随机应变。决策正确，方药才能不误。指导治疗决策的核心思想是治病必求于。岐伯曰：治之极于一。帝曰：何谓一？岐伯曰：一者因得之。《医门法律·申明内经法律》曰：凡治病者在必求于本。或本于阴，或本于阳。知病之所由生而直取之，乃为善治。若不知根本，则茫如望洋，无可问津矣。《素问·六元正纪大论》：知其要者，一言而终，不知其要，流散无穷。冯楚瞻《冯氏锦囊秘录·治法提纲》曰：夫治病者，当知标本，以身论之，外为标，内为本；阴为标，阳为本；六腑属阳为标，五脏属阴为本；脏腑在内为本，十二经络在外为标。以病论之。人之元气为本，病之邪气为标；先受病机为本，后传病症为标。故治病必求其原，而先治其本。古圣之至论，但急则治其标，缓则治其本。后哲之变迎，然病在阴，毋犯其阳，病在于阳，毋犯其阴，犯之者是谓诛伐无过。病之热也，当察其源，火果实也，苦寒、咸寒以拆之，若其虚也，甘寒、酸寒以摄之。病之寒也，亦察其源，寒从外也，辛热、辛温以散之；动于内也，甘温以益之，辛热、辛温以佐之。《经》曰：五脏者，藏精气而不泄也，故曰满而不能实。是有补而无泻者，此其常也。脏偶受邪，则泄其邪，邪尽即止，是泻其邪，非泻脏也。脏不受邪，毋轻犯也。世谓肝无补法，知其谬也。六腑者，传导化物糟粕者也，故曰实而不能满，邪客之而为病，乃可攻也，中病乃已，毋尽剂也。病在于经，则治其经，病流于络，则及其络，经直络横，相维辅也。病从气分，则治其气，虚者温之，实者调之。病从血分，则治其血，虚则补肝补脾，而心实则为热为瘀，热者清之，瘀者行之。因气病而及血者，先治其气；因血病而及气者，先治其血。因证互异，宜精别之。病在于表，毋攻其里；病在于里，毋虚其表。邪之所在，攻必从之，受邪为本，现症为标，五虚为本，五邪为标。如腹胀由于湿者，其来必速当利水除湿，则胀自止，是标急于本也，当先治其标。若因脾虚渐成胀满，夜剧昼静，病属于阴，当补脾阴，夜静昼剧，病属于阳，当益脾气，是病从本生，本急于标也，当先治其本。举二为例，余可类推矣。病属于虚，宜治以缓，虚者精气夺也。若属沉痼，亦必从缓。治虚无速法，亦无巧法，盖病已沉痼，凡欲施治，宜有次第，如家贫年久，室内空虚，非旦夕间事也。病属于实，宜治以急，实者邪气胜也，邪不速逐，则为害滋蔓，故治实无迟法，亦有巧法，如寇盗在家。宜开门急逐即安，此病机缓急一定之法也。故新病者，阴阳相乖，补偏救弊，宜用其偏。久病者，阴阳渐入，扶元养正，宜用其平。若久病误以重药投之。徒增其竭绝耳。至如药性之温者。于时为春，所以生万物者也；药性之热者，于时为夏，所以长万物者也；药性之凉者，于时为秋，所以肃万物者也；药性之寒者，于时为冬，所以杀万物者也。夫元气不足者，须以甘温之剂补之。如阳春一至,生机勃勃也,元气不足,而至于过极者,所谓大虚必挟寒,须以辛热之剂补之;如时际炎蒸,生气畅遂也,热气有余者,须以甘凉之剂清之;如凉秋一至。溽燔如失也,邪气盛满,血至于过极者,所谓高者抑之,须以苦寒之剂泻之;如时值隆冬,阳气潜藏也。故凡温热之剂,均为补虚;寒凉之剂,均为泻实。然元气既虚,但有秋冬肃杀之气,独少春夏生长之机,虚则不免于热,倘不察虚实,便以寒凉之剂投之,是病方肃杀,而医复肃杀之矣,其能人乎。故无阳,则阴无以生,无阴则阳无以化,盖物不生于阴,而生于阳,如春夏生而秋冬杀也,如向日之草木易荣,潜阴之花卉易萎。《经》曰:阴阳之要,阳密乃而,此言阳密则阴亦固,而所重在阳也。又曰:阳气者,若天与日,失其所则折寿而不彰,故天运当以日光明。此言天之运,人之命,俱以阳为本也。伏羲作《易》,首制一画,此元阳之祖也。文王衍《易》,六十四卦,皆以阳喻君子。乾之象曰:大哉乾元,万物资始。此言阳为发育之首。阳之德也。自古圣人,莫不喜阳而恶阴,即丹溪主于补阴,亦云。实火可泻。芩连之属;虚火可补,参芪之属。今人但知有火,而不分虚实,喜用寒凉者,是欲使秋冬作生长之令,春夏为肃杀之时,令斯民折寿而不彰乎!

一、辨别证候求本决策

寒热燥湿郁气瘀血谓之邪。邪气是否致病,决定于机体阴阳气血是否正常流通。《素问·经脉别论》曰:勇者气行则已,怯者则着而为病。着,即邪着机体局部,此处阴阳气血不通,故祛邪治法的作用原理是消除局部留邪,恢复病灶阴阳气血流通。贼至则祛之,去其所本无着眼于通。

1. 寒者热之　寒邪引起的病证称寒证。寒证的临床表现已如本书《辩证纲要》所述。寒主收引,其性凝聚。《内经》治疗寒邪决策是:治寒以热,寒者热之。辛温辛热方药可以祛除局部寒邪,恢复机体阴阳气血流通。张仲景《伤寒论》重点论述寒邪为患,麻黄汤、大青龙汤、理中汤、真武汤、附子汤、四逆汤、吴茱萸汤等都是寒者热之的经世名方。朱肱《类证活人书》霹雳散、火焰散、丹砂丸、反阴丹、硫黄丸、附子饮子、白术散、附子散、正阳散、肉桂散、回阳丹、返阴丹、天雄散等方药,是寒者热之的治疗决策运用典范。王好古《阴证略例》是中国医学第一部阴寒证治专著。此书辑集《内经》、仲景、朱肱、许叔微、韩祗和、张元素等治寒精华,参以己见,有证有方,有论有辨,审证用药,井然不乱,已故名医赵锡武教授甚为推崇。

热之不热是无火也,益火之源以消阴翳。《素问》所谓热之而寒者取之阳是也。

2. 热者寒之　热邪引起的病证称热证。热证的临床表现已如本书《辨证纲要》所述。热主弛张,其性炎上。《内经》治疗热邪决策是:治热以寒,热者寒之。辛凉苦寒方药可以清除局部热邪,恢复机体阴阳气血流通。六气各一,惟火有二。《素问》病机十九条,火热居其十。火热之为患大矣!刘河间有六气皆可化火的著名论断,防风通圣散、双解散、天水散、凉膈散、犀角汤等都是热者寒之治疗决策的临床体现。叶天士《外感温热篇》更是热者寒之治疗决策指导下的外感热证论治。

寒之不寒,是无水也,壮水之主以制阳光。《素问》所谓寒之而热者取之阴是也。

3. 湿者燥之　湿邪引起的病证称湿证。湿证的临床表现已如本书《辨证纲要》所述。湿主重着,其性黏滞。《内经》治疗湿邪决策是:治湿以燥,湿者燥之。湿分寒热:苦辛温佐以淡渗治寒湿,苦辛寒佐以淡渗治湿热。王冰曰：治湿之病，不下小便，非其法也。罗天益师事东垣而于燥湿独擅焉。《卫生宝鉴》立言独重脾胃而用药主乎温燥。制对金饮子，以平胃散合五苓散加草豆蔻，合乎苦辛温佐以淡渗的原则；制导滞通经汤、无凝丸等，移步换形，深合经义。石芾南《医原》以阴阳六气为百病提纲而概之以燥湿二气，尝谓：湿属地气，地气氤氲黏腻为浊邪。肺主一身之气化，气为邪阻，不能行水，故湿无由化，浊邪归浊道，故必传胃肠；浊中清者，必传膀胱。法当轻开所阻肺气之湿邪，佐以流利肠胃气机，兼通膀胱气化。

燥之不燥是无阳也，温脾之阳以运氤氲。燥之而湿者求之脾，以脾主运化水湿也。

4. 燥者润之　燥邪引起的病证称燥证。燥证的临床表现已如本书《辨证纲要》所述。燥主沽涸，其性干涩。《内经》治疗燥邪决策是：治燥以湿，燥者润之。刘河间认为《内经》病机十九条缺少燥淫，因而补充诸涩沽涸，干劲皴揭，皆属于燥一条，使《内经》六气病机得为全璧。燥亦分寒热：辛温甘润寒燥，辛凉甘润热燥。喻嘉言《医门法律》著秋燥鸿论，自制清燥救肺汤，辛甘凉润热燥，诚为燥者润之功臣。吴鞠通《温病条辨》有秋燥胜气论名篇，自制杏苏散，辛温甘润寒燥，堪称燥者润之名家。

燥之不燥，是无津也，滋肺之液以润枯涸。湿之而燥者责之肺，以肺主宣发布津也。

5. 气郁散之　气机郁结引起的病证称郁证。七情五志贵在舒畅条达。情志因素直解导致气机运行失常，引起郁证。《素问·至真要大论》治疗郁证的决策是：结者散之。散，指疏理气机形散郁气。中国医学根据五脏各自功能特点以及五脏郁证的不同临床表现，在气郁散之治疗决策指导下，分别有五种不同治疗措施。肝郁证又称木郁，木郁达之。赵献可《医贯》有郁病论，曰：予以一方治其木郁，而诸郁皆因而愈。一方者何，逍遥散是也。心郁又称火郁，火郁发之，开发心胸郁气，使心气宣畅，胸阳敷布。代表方剂为李东垣升阳散火汤，仲景瓜蒌薤白白酒汤、瓜蒌薤白半夏汤等亦可借用。脾郁又称土郁，土郁夺之，夺胃下之，令无壅碍，张子和木香槟榔丸是土郁夺之的代表方。肺郁又称金郁，金郁泄之，诸气膹郁皆属于肺。易思兰畅卫舒中汤是金郁泄之代表方。王孟英曰：伸其治节，俾浊气下趋，即是宣达之机。易思兰曰：万病开郁为先而补益后焉。肾郁又称水郁，水郁折之，止逆下气，使结气下降而消散，沈金鳌《杂病源流犀烛》折郁汤是水郁折之代表方剂。

气有余便是火，故行气不忘泻火，泻火常佐行气。

6. 血瘀决之　瘀血引起的病证称瘀血证。血液运行贵在通畅。血液的高凝状态、血液的流速降低以及血管内皮的损害等因素都能导致血液瘀阻脉道。离经之血则导致血液瘀阻脏腑器官或组织。《素问·阴阳应象大论》曰：血实宜决之。《说文》：决，行流也。《管子·君臣下篇》决之则行，塞之则止。中国医学的活血化瘀是针对瘀血的治疗决策。张仲景用桃核承气汤、抵当汤、抵当丸治蓄血，当归四逆汤治寒凝血瘀之厥逆，鳖甲煎丸治瘀血癥瘕，大黄䗪虫丸治干血五劳，大黄牡丹汤治瘀血肠痈，下瘀血汤治产妇干血着脐下，桂枝茯苓丸治瘀血癥瘤等。张隐庵曰：血实者决之使行，行血以祛邪。人皆知百病生于气，而不知血为百病之始也。王清任《医林改错》对血瘀决之治疗决策有独到见解，创制通窍活血汤治头面四肢周身血管瘀血证，血腑逐瘀汤治胸中血府瘀血证，膈下逐瘀汤治肚腹瘀血证。少腹逐瘀汤，通经逐瘀汤、会厌逐瘀汤、身痛逐瘀汤等亦制方精巧，移步换形，别出心裁。唐容川指出离经之血瘀阻体内，新血不能安行无恙，终必妄走外溢。凡治血者，必先以去瘀为要。推崇葛可久《十药神书》中的花蕊石散,誉其为化瘀妙药。他对瘀血攻心乘肺,瘀血在上焦、中焦、下焦及在皮腠、肌肉、经络、脏腑等的证治,作了全面而深入的论述,足资领悟。

血有余便是水,故活血不忘利水,利水常佐活血。

中国医学认为气血阴阳是构成人体组织结构及维持人体生命活动的基本物质。及维持人体生命活动的基础物质。《素问·五藏别论》曰说:五脏者,藏精气而不泻也,故满而不能实。满,指气血阴阳生命物质盈满。生命物质时刻升降出入代谢更新,不断消耗又随时补充,故曰满而不能实。《素问·通评虚实论》:黄帝问曰:何谓虚实?岐伯对曰:邪气盛则实,精气夺则虚。阴阳气血量的不足即是虚证。阴阳气血不足是否致病,决定于整体阴阳是否平衡。《素问·阴阳应象大论》曰:阴平阳秘精神乃治。虚,即机体局部生命物质不足;平,即因虚而阴阳平衡失调。补虚治法的作用原理是补充局部阴阳气血的数量,恢复阴阳平衡。子逆则安之,复其所固有立意在平。

7. 气虚煦之   气是构成人体组织结构及维持人体生命活动的基本物质之一。气的数量不足引起的病证称气虚证。《难经·二十二难》曰:气主煦之。

气虚临床表现:① 疲劳;② 乏力;③ 声低;④ 懒言;⑤ 面色㿠白;⑥ 舌淡;⑦ 苔白;⑧ 脉细。

气虚治疗决策:气虚煦之。

气虚代表方剂:① 四君子汤;② 补中益气汤。

补气常用药物:人参,党参,黄芪,黄精,白术,山药,甘草。

五脏气虚证治见本书第六章。《素问·五藏生成》曰:诸气者,皆属于肺。《素问·六节藏象论》曰:肺者,气之本。肺主一身之气,宗气、卫气皆与肺脏密切相关,故气虚以补益肺气为先务。

8. 血虚濡之   血是构成人体组织结构及维持人体生命活动的基本物质之一。血的数量不足引起的病证称血虚证。《难经·二十二难》曰:血主濡之。

血虚临床表现:① 心悸;② 健忘;③ 面无血色;④ 头晕;⑤ 月经量少;⑥ 舌淡;⑦ 苔白;⑧ 脉细。

血虚治疗决策:血虚濡之。

血虚代表方剂:① 四物汤;② 当归补血汤。

补血常用药物:熟地,当归,阿胶,白芍。

五脏血虚证治见本书第六章。《素问·五藏生成》云:人卧血归于肝,肝受血而能视,足受血而能步,掌受血而能握,指受血而能摄。王冰曰:肝藏血,心行之。人动则血运于诸经,人静则血归于肝脏。何也?肝主血海故也。肝主一身之血,故血虚以补肝血为先务。

9. 阴虚滋之   阴是构成人体组织结构及维持人体生命活动的基本物质之一。阴的数量不足引起的病证称阴虚证。阴虚临床表现:① 低热;② 午后潮热;③ 手足心热;④ 盗汗;⑤ 口燥;⑥ 咽干;⑦ 烦燥;⑧ 舌红;⑨ 少苔;⑩ 脉细数。

阴虚治疗决策:阴虚滋之。

血虚代表方剂:① 六味地黄丸;② 左归丸;③ 大补阴丸。

补血常用药物:生地,枸杞,龟甲,鳖甲,山茱萸。

五脏阴虚证治见本书第六章。

《素问·阴阳应象大论》曰：精不足者补之以味。精者阴也，补阴当取味厚的阴药，如地黄、枸杞、天冬、龟甲、鳖甲、紫河车、猪脊髓等。临床单纯阴虚证较为少见。阴虚及阳，阴阳互根之理，张景岳制左归丸、左归饮，善补阴者必于阳中求阴。阴虚阳亢，阴阳消长之理，朱丹溪制大补阴丸，王太仆所谓壮水之主以制阳光。朱丹溪据此提出著名的阴常不足阳常有余论，足资启迪。

10. 阳虚温之 阳是构成人体组织结构及维持人体生命活动的基本物质之一。阳的数量不足引起的病证称阳虚证。阳虚临床表现：① 畏寒；② 四肢不温；③ 口淡；④ 喜热；⑤ 自汗；⑥ 小便清长；⑦ 面色淡白；⑧ 舌淡胖嫩；⑨ 苔白滑；⑩ 脉沉细。

阳虚治疗决策：阳虚温之。

阳虚代表方剂：① 大补阴丸；② 右归丸；③ 真武汤。

补阳常用药物：鹿茸，紫河车，冬虫夏草，肉苁蓉，淫羊藿，杜仲，巴戟天，补骨脂，菟丝子。

《素问·阴阳应象大论》曰：形不足者温之以气。形者阳也，补阳当取气温的阳药，如鹿茸、紫河车、肉苁蓉、淫羊藿、杜仲、巴戟天、补骨脂、菟丝子等。临床单纯阳虚证较为少见。阳虚及阴，阴阳互根之理，张景岳制右归丸、右归饮，善补阳者必于阴中求阳。张景岳曰据此提出著名的阳非有余阴常不足论，曰天之大宝只此一丸红日，人之大宝只此一息真阳。阳虚阴盛，阴阳消长之理，张仲景有真武汤，王太仆所谓益火之源以消阴翳。

二、审察病情求本决策

喻嘉言《医门法律》阐明了临证观察病情的重要性：凡治病不问患者所便，不得其情，草草诊过，用药无据，多所伤残，医之过也。病情千变万化复杂错综，务须清思静虑，以求治疗决策之是。

1. 标本之辨缓急其要 《素问·标本病传论》曰：病发而有余，本而标之，先治其本，后治其标；病发而不足，标而本之，先治其标，后治其本。王冰注：本先病，标后病，必谨察之。本而标之，谓有先病复有后病，以其有余，故先治其本，后治其标也。标而本之，谓先发轻微缓者，后发重大急者，以其不足，故先治其标，后治其本也。"病"均指标病；"有余""不足"指机体对标病的适应能力。凡机体对标病的适应力较本病强时（病发而有余），当先治本后治标；凡机体对标病的适应力较本病弱时（病发而不足），应先治标后治本。后世医家据此提出的"急则治标，缓则治本"的原则，可谓是经文的最善注脚。

(1) 病发有余本而标之（缓则治本）：权衡标本之间病情缓急，如果标病缓而不急，当先本后标。理由有二：一是标病缓，相对说本病急，先主后次，治序井然；二是多数情况下本病往往是标病的因，先因后果，疗效常佳。《素问·标本病传论》举例说：先病而后逆者或先逆而后病者治其本；先寒而后生病者或先病而后生寒者治其本；先病而后泄者或先泄而后生他病者治其本；先中满而后烦心者治其本；先小大不利而后生病者治其本。《素问·至真要大论》亦曰："从内之外盛于外者，先调其内而后治其外；从外之内而盛于内者，先治其外而后调其内。"前人治验，如许叔微治一人营虚伤寒，发热头痛，脉浮数而无力，尺脉迟而弱者。先用建中加当归、黄芪，翌日脉尚尔。其家人索发汗药，言几不逊，许忍之，只用建中调营治本而已。至五日，尺部方应，遂投麻黄汤治标，二服而愈（《本事方》）。又如喻嘉言治周倍川。周年七十三岁,平素体壮,不觉其老。秋月病痢,久而不愈,至冬月成休息痢。日夜十余行,面目浮肿,肌肤晦黑,脉沉数有力。此阳邪陷入于阴之证也。病从外之里盛于里,以外为本,以里为标,标虽急而对机体生命无危急影响。依经旨先本后标,投活人败毒散,病大减,再与补中益气汤不旬日而愈(《寓意草》)。张景岳《类经》引用了王应震对本条经文的深刻阐述:"见痰休治痰,见血休治血,无汗不发汗,有热莫攻热,喘生休耗气,精遗不涩泄,明得个中越,方是医中杰。"

(2)病发不足标而本之(急则治标):揆度标证与本证之间病情缓急,如果标证急而不缓,应先标后本。理由有二:一是标病急,相对说本病缓,标证由次要地位转为主要地位,即《内经》所谓"标本相移";二是转为主要地位的标病往往影响本病向好的方面发展,治疗标病,有利于本病好转。《素问·标本病传论》对此也有例示:先病而后生中满者治标,小大不利治其标。张仲景应用标本学说非常娴熟,尝谓:"伤寒,医下之,续得下利清谷不止,身疼痛者急当救里;后身疼痛,清便自调者,急当救表。救里宜四逆汤,救表宜桂枝汤。""夫病痼疾,加以卒病,当先治其卒病,后乃治其痼疾也。"这都是对"病发而不足,标而本之"的深切体会。罗谦甫治一七旬老人,老人先病腹痛肠鸣自利,日夜五十余行,继则咽嗌疼痛,耳前后肿赤,舌本强,语言艰难,反侧闷乱,夜不能卧。虽仲景有先里后表之训,然下痢较先砭刺肿上,紫黑血出,并以桔梗、甘草、连翘、牛蒡子、黄芩、升麻、防风治标,后以神应丸辛热之剂以散中寒治本,复以异功散收功(《卫生宝鉴》)。此案病症寒热错杂、表里相互影响,罗氏辨证以治标为急,治本为缓,可谓深得标本精义。再加临床常见的瘀血引起的大出血,痰浊引起的厥证,热极引起的内风等,当阳气欲脱时,必先以参附辈固脱治标,然后或祛瘀止血,或化痰宣窍,或清热熄风,足见经旨实用价值甚高。

(3)间者并行甚者独行:谨察间甚,以意调之,间者并行,甚者独行。这条经文给我们指明了孰标本同治,孰标本分治。在病变过程中,如果是标本俱急,治标不可以不治本,治本不可以不治标时,必须"并行"。特别在治标有利于本,治本有利于标时,"并行"就显得更为重要。如李东垣以清暑益气汤治暑热兼气虚,清暑与益气并行;朱丹溪以大补阴丸治阴虚兼火旺,滋阴与泻火并行;薛立斋以三生饮加人参治中风脱证,化痰与固脱并行;吴鞠通以增液承气汤治热结津亏,通腑与增液并行。都是"间者并行"的具体体现,值得效法。如果标本之间仅有一方急,那就无须并行,只宜独行,否则主次不突出,影响疗效。所谓并行总比独行稳当,这是错误的。应当独行反以并行,不但不会增强疗效,反会影响疗效。"甚者独行"还意味着用药要"少而精"。柯韵伯对此深有体会,谓:"一人而系一世之安危者,必重其权而专任之;一物而系一人之死生者,当大其服而独用之。故先哲予气几息,血将脱之证,独用人参二两,浓煎顿服,能挽回性命于瞬息之间……恐或补住邪气,姑少少试之;或加消耗之味以监制之,其权不重,力不专,人何赖以得生乎?如古方霹雳散(单味附子)、大补丸(单味黄柏),皆用一物之长而取效最捷,于独参汤何疑耶!"(《名医方论》)我们品味斯言而深然之。

2. 逆从之用真假其要 《素问·至真要大论》"微者逆之,甚者从之",极其关键地点明了逆从法则的应用规律。《素问·至真要大论》"同者逆之,异者从之……气相得者逆之,不相得者从之"这条经文,可作为微、甚的注脚。气相得,指疾病的本质与现象相一致,即同;不相得,指疾病的本质与现象相反,即异。《类经》说:"病有微甚者以证有真假也。"一语切中要害。微者逆之法则告诉我们:当疾病的本质与现象相一致的时候,必须采用违逆病象的方法治疗(治病象就是治本质)。如热邪表现出热象,治以寒凉清热;寒邪表现为寒象,治以温热散寒;湿邪表现为湿象,治以苦温燥湿;津液虚表现为燥象,治以甘凉滋润等等。这是通常的治疗规律。逆治又称正治,《素问·至真要大论》说:"逆者正治。"甚者从之法则告诉我们:当疾病的本质与现象相反的时候,必须采用顺从病象的方法治疗。《素问·至真要大论》举例说明了从治法则的具体运用。

(1)热因热用:原文"寒用"当是"热用"之误。前一热字指症状,后一热字指治法。寒邪在病变过程中有时会表现出若干个假热症,如发热、面赤、不恶寒等。《伤寒论》第11条:"病人身大热,反欲得近衣者,热在皮肤,寒在骨髓也。"第317条:"少阴病,下利清谷,里寒外热,脉微欲绝,身反不恶寒,其人面色赤。"对于这种真寒假热证,切不可迷于假象而用寒凉助寒损阳,而应透过现象看本质,遵循"甚者从之"法则,用温热法顺从假象违逆本质而敌其寒。李士材治一人发热,昏乱闷绝,时索冷水,手扬足蹈,脉大无伦,按之如丝。医者十辈至,不曰柴胡、承气,则曰竹叶、石膏。李曰:阴证似阳也,温剂犹生,凉剂立毙矣。投附子理中汤,二剂即安(《续名医类案》)。

(2)寒因寒用:原文"热用"当是"寒用"之误。前一寒字指症状,后一寒字指治法。热邪在病变过程中有时会表现出若干假寒症,如恶寒、肢冷、面色白等。《伤寒论》第11条:"病人身大寒,反不欲近衣者,寒在皮肤,热在骨髓也。"第350条:"伤寒脉滑而厥者,里有热,白虎汤主之"。对于这种真热假寒证,必须用清法。徐灵胎治洞庭卜夫人恶寒,前医进参附,十年来服附子数十斤而恶寒愈剧。徐曰:此热邪并于内,当散其热使达于外。用芦根数两、煎清凉疏散之药饮之,三剂而去火,十剂而减衣(《洄溪医案》)。

(3)塞因塞用:前一塞字指症状,诸如脘腹胀满,大便不通,小便癃闭,月经不至,无汗等。后一塞字指补益法。张景岳说:"凡有邪、有滞、有胀、有痛为实。"一般来说,塞症是实证的主症,应用泻法。但为什么用补呢?因为这里的塞症是一种假象,是虚损的另一特殊表现。只有在从治法则指导下采用补法才能奏效。孙一奎曾治一位六旬老者,老者为人多怒多欲,胸膈痞胀。时医治以平胃散、枳术丸、香砂丸,不效;复以槟榔、莪术、三棱之类日消之,病益甚。孙诊之,脉沉而濡弱,曰:此气虚中满也,法当温补兼升提,进加减补中益气汤,二十剂而安(《赤水玄珠》)。所谓"塞因塞用",不能拘泥字面、狭义地理解为壅塞而用补法,应该从大处、本质着眼,作"实因实用"理解。李士材从本条经文结合实践,得出"至虚有盛候"的体会。我们认为,体虚出现实象是临床常见,但不一定"至虚"才出现"盛候"。

(4)通因通用:前一通字指症状,如热结旁流、血瘀崩漏、湿热带下、火热遗精等。后一通字指泻实法。通症的原因在于邪气留着不通,故当顺病象逆本质而用祛邪法,俾邪去精气流通而通症得除。张仲景以大小承气汤治"少阴病,自利清水,色纯青,心下必痛,口干燥者""下利谵语者,有燥屎"等,都属"通因通用"之法。又如张子和治剂仓使事:剂仓使大便少而频,日七八十次,常于两股间悬半枚瓠芦,如此十余年。张见而笑曰:君患通病,欲通而不得,何不大下之,此通因通用也。予药大下之,三十余行顿止(《儒门事亲》)。将"通因通用"作"虚因虚用"解更全面。虽然未必"大实"才能有"羸状",但实有虚象是客观的,必须重视。

3. 三因之制症象其要 《素问·气交变大论》:"夫道者,上知天文,下知地理,中知人事。"指出治病必须综合考虑天时、地理、人事等因素。

(1)因时制宜:《素问·五常政大论》指出,治病要必先岁气,无伐天和。如治不本四时,不知日月,就会导致故病未已,新病复起。《内经》因时制宜的内容就是研究气候—证候—治候三者之间的关系。同一疾病在不同的气候季节中可表现为不同的症候(同病异症的原因很多,气候是其中之一)。外感发热性疾病更是如此。例如感冒,于春季多见表热,夏季多见表暑,长夏多见表湿,秋季多见表燥,冬季多见表寒。所以,临床治疗感冒,春季常用辛凉疏散表热,夏季常用辛寒清解表暑,长夏常用辛苦芳香化表湿浊,秋季常用辛甘柔润滋表燥,冬季常用辛温疏散表寒。再如麻疹,发于春季多表现为热症,发于夏季多表现为暑症或湿症,发于秋季多表现为燥症,发于冬季多表现为寒症。叶天士尝谓:(麻疹)"四时各有区别,如春令发痧,从风温,夏季从暑风或从暑湿,秋令从热铄燥气,冬月从风寒或从冬温。"在治疗时,辛凉透疹虽为大法,但须结合时令而有所变化。已故名医蒲辅周对此深有体会。一九四五年夏,成都大雨连绵。将近立秋,小儿发烧,麻疹皮下隐伏不透,宣透无功。蒲老以为暑季多雨,热从泓化,遵因时制宜之旨,投通阳利湿法,果然湿干热越,疹毒豁然而出,热退神清。诸医从之,皆称疗效满意。足证因时制宜的重要性。

(2)因地制宜:《素问·异法方宜论》指出:医之治病也,一病而治各不同,皆愈,何电?岐伯对曰:地气使然也。圣人杂合以治,各得其所宜。故治所以异而病皆愈者,得病之情、知治之大体也。"一病"二字是经文的关键所在。杨上善将"一病"作异病解,王冰、张景岳、张隐庵、姚止庵等均持此说。我们认为,"一病"是指同一种疾病,是前提,同病之所以治法可各不同,是因为"地气使然"。同病发生于异地,可因地气的影响而表现为不同证,故治疗亦因之有别。清代余听鸿之师费兰泉治曹秋霞之母,曹母年过六旬,庚申移居太平洲,发热不休,面红耳赤,医投芩连栀子等不解;再服生地石斛其热更甚。费曰:治病宜察气候土宜。此处四面临江,低隆之乡,掘地不及三尺即有水出,阴雨日久,江雾上腾,证由受湿化热。遂进以茅术二钱、干姜一钱、厚朴一钱、赤苓一两、薏仁一两、黄柏一钱半、猪苓三钱、桂枝一钱、车前二钱、滑石五钱,天明热退身安(《余听鸿医案》)。湿温之病,清热燥湿本属的治,所以不效者,在于医者不明因地制宜。

(3)因人制宜:《灵枢·通天篇》指出:古之善用针艾者(用药亦然)视人五态而治之。徐灵胎治病很重视因人制宜,于《医学源流论·病同人异论》中说:天下有同此一病,而治此则效,治彼则不效,且不惟不效,而反有大害者,何也?则以病同而人异也。夫七情六淫之感不殊而受感之人各殊,或气体有强弱,质性有阴阳,生长有南北,性情有刚柔,筋骨有坚脆,肢体有劳逸,年龄有老少,奉养有膏粱黎藿之殊,心境有忧劳和乐之别,更加天时有寒暖之不同,受病有深浅之各异,一概施治,则病证虽中,而于人之气质迥乎相反,则利害亦相反也……故凡治病者皆当如是审察也。这是对《内经》因人制宜的重要补充和发挥。以人的体质言,有强弱、阴阳等不同(体质的强弱不等于病症的虚实。体质弱者同样可得单纯实证,体质强者照样可得单纯虚证。体质的强弱不会因病症的不同而改变)。同一实证,体弱者用药宜少而频,体强者用药宜多而疏。仲景制抵当丸、汤,前者宜用丸,后者宜用汤。同一虚证,体强者轻补即能奏功,体弱者重补才可获效。同一热证,体质偏寒者清热宜轻用,体质偏热者清热当重投。同一寒证,体质偏热者宜温寒宜轻服,体质偏寒者温寒可重进,等等。仲景治伤寒用汗法时,告诫我们淋家、疮家、衄家、亡血家、汗家等不可发汗。叶天士治湿温用清利法指出,面白湿胜阳微之人,用药十分六七即不可再用;面苍热胜阴微之人,用药须顾其津液。这些都是因人制宜典型例子,值得我们认真学习。

《景岳全书》开卷便谓：万事不能外乎理，而医之于理为尤切，散之则理为万象，会之则理归一心。故医之临证，必期以我之一心，洞病者之本，以我之一对彼之一，即得其真，万疑但释。纵使病情纷繁多端，苟能明此"三要"，庶已求得其是。《经》曰：知其要者，一言而终，不知其要，流散无穷。

三、揆度病势求本决策

疾病是损伤与抗损伤的病理生理过程，任何机体都存在天然的抵抗疾病能力。中国医学将人体抵抗疾病能力分为抗邪力与护正力，邪盛正衰则病进，正胜邪减则病退。揆度病势治疗决策是根据机体抗邪力与护正力的趋势而确定的治疗决策。人体的生命形式表现为升降出入，疾病的趋势也表现为升降出入。抗邪力趋势向外宜汗散，护正力趋势向里宜收敛，抗邪力趋势聚中宜攻消，护正力趋势向里宜补益，抗邪力趋势向上宜吐越，护正力趋势向下宜肃降，抗邪力趋势向下宜通泻，护正力趋势向上宜升提。

1. 揆度病势出入求本决策

（1）抗邪力趋势向外宜汗散：病位在表。邪气由外入里，正气由里向外，治疗决策：汗法。邪气留着体表而欲向内发展，机体的抗邪力则应激由内向外抵御，这时，治疗必须用发散法协助抗邪力外达排邪。《内经》对此有较多论述。《素问·热论》指出，邪气未入于藏者可汗而已，《素问·阴阳应象大论》也说：其在皮者，汗而发之，因其轻而扬之，《素问·刺热篇》说：诸当汗者，至其所胜日，汗大出也。经文揭示，发散法的适应证是邪在肌表，病情轻，病位浅；作用机制是协助抗邪力向外祛邪。张仲景治太阳伤寒，反复教诲无汗用麻黄汤，有汗用桂枝汤，即是运用经义实例。前者抗邪力不碍发泄，邪无以外出，故以麻黄汤因势发散，俾势达邪出，一汗而解；后者抗邪力部分得以发泄，部分未泄，用桂枝伍芍药，一助未泄的抗邪力，一敛已泄的抗邪力，恰如其分地使未尽之邪外散。再如《伤寒论》十五条说：太阳病，下之后，其气上冲者，可与桂枝汤，方用前法；若不上冲者，不得与之。太阳病抗邪力趋势向外，误下则挫伤抗邪力而使之内陷。若病人抗邪力较强，不因下而势内陷，仍能向上（外）发泄，治当用桂枝汤原法；下后抗邪力趋势内陷，桂枝汤便无能为力。又如二十一条说：太阳病下之后，脉促胸满者，桂枝去芍药汤主之。胸满反映了抗邪力趋势有内陷之象，故去芍药之敛。此类例子，在《伤寒论》中屡见不鲜。陆渊雷先生非常重视抗邪力趋势。其《伤寒论今释·卷一》说：观察证候可以测知正气抗病趋势，于是选用方药，以利导匡救，而达到治疗目的。发散法还广泛地被应用于杂病。《素问·汤液醪醴论》治水肿有"开鬼门"的方法。《金匮要略》发挥经义，谓"腰以上肿当发其汗"；《素问·五常政大论》谓"汗之则疮已"。后世治疡名方仙方活命饮、阳和汤等均有发散药物。还有两个问题值得指出。一是发散法不一定要通过发汗才能起作用。因为汗出仅是发散法发挥作用的一个常见现象，不是目的。抗邪力外达不一定会汗出，临床常见到发散后没有汗出但已邪去病愈。另一个是发散法不只限于表证，凡抗邪力有向外趋势者都可配合发散法。叶天士治温病入营谓"犹可透热转气"，盖病邪虽在营然抗病趋势仍有向气、卫，故在清营的基础上配伍透达法，使热邪外出内消。

（2）护正力趋势向里宜收敛：病位在表。正气由里向外而脱，护正力由外向里而固，治疗决策：收法。机体固有的生命物质阴阳气血等向外逸脱，机体的护正力就由外向内固护，治疗上当顺从护正力趋势而用收敛法。《素问·阴阳应象大论》指出：其慓悍者按而收之。慓悍，指阴阳气血外脱的病情比较猛急。合参散者收之经义，则知收敛治法于此刻不容缓。参附龙牡汤，景岳六味回阳饮等治亡阳，生脉散等治亡阴，即是散证慓悍而用收之者。《素问·藏气法时论》结合脏腑生理特点作了举例：心苦缓，急食酸以收之，肺欲收，急食酸以收之。心缓是指心神驰逸不守，神浮气散，须护正力敛而固之。沈尧封《女科辑要》谓一妇产后病喜笑不休，一老妪以乌梅肉二枚煎汤服而愈之。费伯雄制大安汤治惊恐伤神，心神缓散，方以五味、白芍、木瓜、枣仁、龙齿、牡蛎酸收固外，参、苓、地黄、柏子补心之虚。此方堪称酸固敛治心缓的代表方。肺主卫表，肺卫失同，阴津阳气得以外脱，机体的护正力应激而欲向内固敛，即所谓欲收，治当因势收敛，固之使不外散。《局方》牡蛎散、危亦林《世医得效方》之玉屏风散等，即是收敛固卫治肺散的经世名方。固与敛略有区别：固是固守体表，不使阴阳气血外泄；敛是敛束体内，使阴阳气血内居而不外脱。但两者都是协助护正力趋势向内，故均可属收法。

（3）抗邪力趋势聚中宜攻消：病位在里。邪气蕴遏，抗邪力向里，治疗决策：消法。《易·泰卦》：小人道消。《广雅》：消，减也。《说文》：消，尽也。张衡《西京赋》：消，散也。消法即消散破削体内有形积聚。邪气聚而成形，为癥瘕，为积聚，为血瘀，为痰凝，不一而足。此时人体抗邪力聚集于里，祛之，除之，歼之，灭之，大法消恶务尽。张之和《儒门事亲》曰：夫病之一物，非人身素有之也。或自外而入，或由内而生，皆邪气也。邪气加诸身，速攻之可也，速去之可也，揽而留之，何也？虽愚夫愚妇，皆知其不可也。及其闻攻则不悦，闻补则乐之。今之医者曰：当先固其元气，元气实，邪自去。世间如此妄人，何其多也！夫邪之中人，轻则传久而自尽，颇甚则传久而难已，更甚则暴死。若先论固其元气，以补剂补之，真气未胜，而邪已交驰横骛而不可制矣。惟脉脱、下虚、无邪、无积之人，始可议补；其余有邪积之人而议补者，皆鲧堙洪水之徒也。今予先论攻其邪，邪去而元气自复也。况予所论之法，谙练日久，至精至熟，有得无失，所以敢为来者言也。圆机活法，道尽攻消真谛，醍醐灌顶，顽石点头。

（4）护正力趋势向里宜补益：病位在里。正气衰惫，护正力向里，治疗决策：补法。补，补充，填补，弥补。《战国策·赵策》：愿令得补黑衣之数。《诗·大雅·烝民》：维仲山甫补之。诸葛亮《出师表》：必能裨补阙漏。《齐民要术·种谷》：稀穊之处，锄而补之。《荀子·王制》：收孤寡，补贫穷。《庄子·外物》：静然可以补病。《老子》：天之道，损有余而补不足。补法即补益人体气血阴阳生命物质的不足。五脏赢而不满，精气夺而为虚，为早衰，虚劳，为消瘦，为衰惫，不一而足。此时人体护正力聚集于里，补之，填之，益之，荣之，大法补虚务满。

2. 揆度病势升降求本决策

（1）抗邪力趋势向上宜越：病位在上。邪气由上而下，抗邪力由下而上，治疗决策：越法。邪气蕴遏上部，抗邪力应激向上抵御欲将其从上排出，治疗应因势越之。《素问·阴阳应象大论》：其高者因而越之。高，指病位；越，指治则。病邪在上，抗邪力趋势向上，若治以下夺，则违势而不适宜，内消亦缓慢而费时日，顺势越之是最好的治法。越，包括吐和宣两法。吐法是运用药物或其他方法催发病人呕吐，达到病邪涌出的目的，作用机制是通过呕吐反射，协助抗邪力向上。吐方始于《伤寒论》之瓜蒂散，并有宿食在上脘，当吐之等论。此后，《千金》有烧盐探吐方，《外台》有霹雳散，孙兆有稀涎散，张子和有三圣散，丹溪有通关散，景岳有萝卜子吐法，都是经医案139则，用吐法占30%。吐法传至日本，有奥村南山善用吐法,其徒永富独啸《吐方考》,狄野合州《吐方论》,则是三百年前的国际经验。宣法能协助抗邪力向上宣提,以排除蕴遏于上焦的邪气,一般用于邪阻肺经证。肺为清虚之脏,功能宣发,邪阻肺经,宣发失司,常见咳嗽、胸闷等。投宣法后能使抗邪力向上排邪,解除邪气之蕴遏,恢复正常的宣发功能。徐之才"宣可去壅"即此意。麻黄、杏仁、桔梗、豆豉、栀子、石菖蒲等都有宣提作用。张仲景重用桔梗开提排脓治肺痈,叶天士治咳嗽微辛以宣通,都是其高者因而越之的具体运用。

(2)护正力趋势向下宜降:病位在上。正气由下而上忤逆,护正力由上而下,治疗决策:降法。阴阳气血向上浮逆,机体的护正力向下固摄时,治疗则宜因势降摄。《素问·气交变大论》说:"高者抑之。"高,指阴阳气血向上部浮越;抑,指顺护正力向下摄守。抑有两层含义:一指由上向下抑制,不使上出,如潜镇法是;一指由上向下摄纳,不使上行,如纳气法是。临床应用如紫菀、款冬、百部、白前、旋覆花等降肺气;沉香、五味、蛤蚧等纳肾气;乌梅、诃子、银杏、罂粟壳等敛肺气;龙骨、牡蛎、磁石、琥珀、朱砂、生铁落等镇心神;珍珠母、代赭石、石决明、玳瑁等潜肝阳;丁香、柿蒂、竹茹等降胃气,都是常用的镇降药。前人经验,《内经》治神浮癫狂用生铁落;徐之才谓"重能镇怯",程钟龄发挥经义而制生铁落饮;喻嘉言治阳气上越善用介类潜阳,尝谓"畜鱼千头者,必置介类于池中,不则其鱼乘雷雨而冉冉腾散……故治真阳之飞腾屑越,不以龟鳖之类引之下伏,不能也"。张锡纯在喻氏启发下,制镇肝熄风汤等,确有妙义。他如张仲景用麦门冬汤降肺胃逆气;缪仲淳治吐血谓"宜降气",王节斋治火浮于肺之咳嗽,谓"宜加五味子、五倍子、诃子敛而降之"。这些都是因护正势向下而采用的降法,可师可法。

(3)抗邪力趋势向下宜泻:病位在下。邪气蕴遏,抗邪力向下,治疗决策:下法。当邪气阻滞机体的中、下部,抗邪力应激向下时,治疗应宜因势攻下。《素问·阴阳应象大论》指出:中满者,泻之于内;其下者,引而竭之。《素问·至真要大论》说:暴者夺之、下之。中、下指病位,满、暴指病证,泻、竭、夺、下指治法。邪气蕴结中、下部,抗邪力向下抵御,欲将其从下部二阴排出,故下法应包括通大便、利小便二法。但是,是否一定要邪在中、下部才可用下法呢?许多病证虽邪在上部,但它不利于或不可能从上部排出,而机体的抗邪力向下趋行,治疗仍可用下法。《内经》治外感热病指出其满是因势攻下的典型治例,实践证明有很高的疗效。又如用五苓散治邪入太阳之腑的蓄水证,既下太阳水道之邪,又利潴留不行之水,更是"引而竭之"的常法。即使是水饮停滞上部的结胸、悬饮等证,但因抗邪力向下,故仲景亦用十枣汤、大陷胸汤峻下祛邪。刘河间的凉膈散、桂苓甘露饮等移步换形,亦各有深意。张子和生平善用下法,尝谓:"热客下焦,在下之病,可泄而出之",并以大量治验印证了经义。吴又可在前人启发下,认识到温疫之邪最宜从肠道排出,他遵循经旨,大胆攻下,为温疫治疗作出极大贡献。

(4)护正力趋势向上宜升:病位在下,正气下滑,护正力由下而上,治疗决策:升法。在气血阴阳向下泄脱、护正力趋势向上时,治疗应当因势升举。《素问·气交变大论》说下者举之。《素问·至真要大论》说上之。下,指阴阳气血向下泄脱的病症;举、上,指升提治法。升举的含义有二:一指中流砥柱,从中立极,不使下出,如固涩法;一指由下向上提举,不使下陷,且使已陷者重新上行。二者的总旨都是协助护正力向上固护,故均属"升"法范畴。在历代医家中,对升法运用最有心得者首推李东垣。李氏为脾胃学说的创始人,所著《脾胃论》,发明脾胃之气升发的重要生理意义以及脾胃之气下陷的病变广泛性,从而强调升举中气的重要性。《脾胃论·天地阴阳生杀之理在升降浮沉之问论》指出脾胃之气或下泄而久不能升,是有秋冬而无春夏,乃生长之机陷于殒杀之气,而百病皆起。他遵下者举之的经旨,因护正力趋势而用升法,常用升、柴、羌、防、葛根等遂其升提之性。他创造了许多著名的升举阳气方剂,如补中益气汤、升阳散火汤等。李氏补中益气法的成就,很大程度上得力于《内经》下者举之之论。继李氏之后,近代张锡纯对升法亦深造有得。张氏认为胸中大气能撑持全身,为诸气之纲领,包举肺外,司呼吸之枢机,若大气下陷,则诸病丛生。他学步东垣,制升陷汤(黄芪、升麻、柴胡、桔梗、知母)治疗大气下陷引起的气短不足以息,或努力呼吸有似乎喘,或气息将停,或寒热往来、咽干作渴、满闷怔忡、神昏健忘等,均收到满意疗效。另外,如肾气不固的尿频失禁、遗精,肠虚不约的腹泻、久痢以及冲任不约的带下等,也都宜因护正势而用固涩法。大小便等虽属糟粕,但二便过多则水谷精微、津液气血随之下漏,当同涩之。仲景以桃花汤治下痢,黄土汤治便血,诃黎勒散治气痢;寇宗奭《本草衍义》以桑螵蛸散、陈自明《妇人良方》以缩尿丸治尿频失禁等,都是因护正力趋势向上而治的常法。

四、思路拓展

1. 孙武《孙子兵法》 始计篇:孙子曰兵者,国之大事,死生之地,存亡之道,不可不察也。故经之以五事,校之以计,而索其情:一曰道,二曰天,三曰地,四曰将,五曰法。道者,令民与上同意也,故可以与之死,可以与之生,而不畏危。天者,阴阳、寒暑、时制也。地者,远近、险易、广狭、死生也。将者,智、信、仁、勇、严也。法者,曲制、官道、主用也。凡此五者,将莫不闻,知之者胜,不知者不胜。故校之以计,而索其情,曰:主孰有道? 将孰有能? 天地孰得? 法令孰行? 兵众孰强? 士卒孰练? 赏罚孰明? 吾以此知胜负矣。将听吾计,用之必胜,留之;将不听吾计,用之必败,去之。计利以听,乃为之势,以佐其外。势者,因利而制权也。兵者,诡道也。故能而示之不能,用而示之不用,近而示之远,远而示之近;利而诱之,乱而取之,实而备之,强而避之,怒而挠之,卑而骄之,佚而劳之,亲而离之。攻其无备,出其不意。此兵家之胜,不可先传也。夫未战而庙算胜者,得算多也;未战而庙算不胜者,得算少也。多算胜,少算不胜,而况于无算乎? 吾以此观之,胜负见矣。

作战篇:孙子曰凡用兵之法,驰车千驷,革车千乘,带甲十万,千里馈粮,则内外之费,宾客之用,胶漆之材,车甲之奉,日费千金,然后十万之师举矣。其用战也胜,久则钝兵挫锐,攻城则力屈,久暴师则国用不足。夫钝兵挫锐,屈力殚货,则诸侯乘其弊而起,虽有智者,不能善其后矣。故兵闻拙速,未睹巧之久也。夫兵久而国利者,未之有也。故不尽知用兵之害者,则不能尽知用兵之利也。善用兵者,役不再籍,粮不三载;取用于国,因粮于敌,故军食可足也。国之贫于师者远输,远输则百姓贫。近于师者贵卖,贵卖则百姓财竭,财竭则急于丘役。力屈、财殚,中原内虚于家。百姓之费,十去其七;公家之费,破车罢马,甲胄矢弩,戟楯蔽橹,丘牛大车,十去其六。故智将务食于敌。食敌一钟,当吾二十钟;芑秆一石,当吾二十石。故杀敌者,怒也;取敌之利者,货也。故车战,得车十乘已上,赏其先得者,而更其旌旗,车杂而乘之,卒善而养之,是谓胜敌而益强。故兵贵胜,不贵久。故知兵之将,生民之司命,国家安危之主也。

谋攻篇:孙子曰夫用兵之法,全国为上,破国次之,全军为上,破军次之;全旅为上,破旅次之;全卒为上,破卒次之;全伍为上,破伍次之。是故百战百胜,非善之善者也;不战而屈人之兵,善之善者也。故上兵伐谋，其次伐交，其次伐兵，其下攻城。攻城之法为不得已。修橹轒辒，具器械，三月而后成，距堙，又三月而后已。将不胜其忿而蚁附之，杀士三分之一而城不拔者，此攻之灾也。故善用兵者，屈人之兵而非战也，拔人之城而非攻也，毁人之国而非久也，必以全争于天下。故兵不顿而利可全，此谋攻之法也。故用兵之法，十则围之，五则攻之，倍则分之，敌则能战之，少则能逃之，不若则能避之。故小敌之坚，大敌之擒也。夫将者，国之辅也。辅周，则国必强；辅隙，则国必弱。故君之所以患于军者三：不知军之不可以进而谓之进，不知军之不可以退而谓之退，是谓"縻军"；不知三军之事，而同三军之政者，则军士惑矣；不知三军之权，而同三军之任，则军士疑矣。三军既惑且疑，则诸侯之难至矣，是谓"乱军引胜"。故知胜有五：知可以战与不可以战者胜，识众寡之用者胜，上下同欲者胜，以虞待不虞者胜，将能而君不御者胜。此五者，知胜之道也。故曰：知彼知己者，百战不殆；不知彼而知己，一胜一负，不知彼，不知己，每战必殆。

军形篇：孙子曰昔之善战者，先为不可胜，以待敌之可胜。不可胜在己，可胜在敌。故善战者，能为不可胜，不能使敌之可胜。故曰：胜可知，而不可为。不可胜者，守也；可胜者，攻也。守则不足，攻则有余（竹简为：守则有余，攻则不足）。善守者，藏于九地之下，善攻者，动于九天之上，故能自保而全胜也。见胜不过众人之所知，非善之善者也；战胜而天下曰善，非善之善者也。故举秋毫不为多力，见日月不为明目，闻雷霆不为聪耳。古之所谓善战者，胜于易胜者也。故善战者之胜也，无智名，无勇功。故其战胜不忒，不忒者，其所措必胜，胜已败者也。故善战者，立于不败之地，而不失敌之败也。是故胜兵先胜而后求战，败兵先战而后求胜。善用兵者，修道而保法，故能为胜败之政。兵法：一曰度，二曰量，三曰数，四曰称，五曰胜。地生度，度生量，量生数，数生称，称生胜。故胜兵若以镒称铢，败兵若以铢称镒。胜者之战民也，若决积水于千仞之溪者，形也。

兵势篇：孙子曰凡治众如治寡，分数是也；斗众如斗寡，形名是也；三军之众，可使必受敌而无败者，奇正是也；兵之所加，如以碫投卵者，虚实是也。凡战者，以正合，以奇胜。故善出奇者，无穷如天地，不竭如江海。终而复始，日月是也。死而更生，四时是也。声不过五，五声之变，不可胜听也；色不过五，五色之变，不可胜观也；味不过五，五味之变，不可胜尝也；战势不过奇正，奇正之变，不可胜穷也。奇正相生，如循环之无端，孰能穷之哉！激水之疾，至于漂石者，势也；鸷鸟之疾，至于毁折者，节也。故善战者，其势险，其节短。势如扩弩，节如发机。纷纷纭纭，斗乱而不可乱；浑浑沌沌，形圆而不可败。乱生于治，怯生于勇，弱生于强。治乱，数也；勇怯，势也；强弱，形也。故善动敌者，形之，敌必从之；予之，敌必取之。以利动之，以卒待之。故善战者，求之于势，不责于人故能择人而任势。任势者，其战人也，如转木石。木石之性，安则静，危则动，方则止，圆则行。故善战人之势，如转圆石于千仞之山者，势也。

虚实篇：孙子曰凡先处战地而待敌者佚，后处战地而趋战者劳，故善战者，致人而不致于人。能使敌人自至者，利之也；能使敌人不得至者，害之也，故敌佚能劳之，饱能饥之，安能动之。出其所不趋，趋其所不意。行千里而不劳者，行于无人之地也。攻而必取者，攻其所不守也；守而必固者，守其所不攻也。故善攻者，敌不知其所守；善守者，敌不知其所攻。微乎微乎，至于无形。神乎神乎，至于无声，故能为敌之司命。进而不可御者，冲其虚也；退而不可追者，速而不可及也。故我欲战，敌虽高垒深沟，不得不与我战者，攻其所必救也；我不欲战，画地而守之，敌不得与我战者，乖其所之也。故形人而我无形，则我专而敌分。我专为一,敌分为十,是以十攻其一也,则我众而敌寡;能以众击寡者,则吾之所与战者,约矣。吾所与战之地不可知,不可知,则敌所备者多;敌所备者多,则吾所与战者,寡矣。故备前则后寡,备后则前寡,备左则右寡,备右则左寡,无所不备,则无所不寡。寡者,备人者也;众者,使人备己者也。故知战之地,知战之日,则可千里而会战。不知战地,不知战日,则左不能救右,右不能救左,前不能救后,后不能救前,而况远者数十里,近者数里乎?以吾度之,越人之兵虽多,亦奚益于胜败哉?故曰:胜可为也。敌虽众,可使无斗。故策之而知得失之计,作之而知动静之理,形之而知死生之地,角之而知有余不足之处。故形兵之极,至于无形。无形,则深间不能窥,智者不能谋。因形而错胜于众,众不能知;人皆知我所以胜之形,而莫知吾所以制胜之形。故其战胜不复,而应形于无穷。夫兵形象水,水之形,避高而趋下,兵之形,避实而击虚。水因地而制流,兵因敌而制胜。故兵无常势,水无常形,能因敌变化而取胜者谓之神。故五行无常胜,四时无常位,日有短长,月有死生。

军争篇:孙子曰凡用兵之法,将受命于君,合军聚众,交和而舍,莫难于军争。军争之难者,以迂为直,以患为利。故迂其途,而诱之以利,后人发,先人至,此知迂直之计者也。军争为利,军争为危。举军而争利则不及,委军而争利则辎重捐。是故卷甲而趋,日夜不处,倍道兼行,百里而争利,则擒三将军,劲者先,疲者后,其法十一而至;五十里而争利,则蹶上将军,其法半至;三十里而争利,则三分之二至。是故军无辎重则亡,无粮食则亡,无委积则亡。故不知诸侯之谋者,不能豫交;不知山林、险阻、沮泽之形者,不能行军;不用乡导者,不能得地利。故兵以诈立,以利动,以分和为变者也。故其疾如风,其徐如林,侵掠如火,不动如山,难知如阴,动如雷震。掠乡分众,廓地分利,悬权而动。先知迂直之计者胜,此军争之法也。《军政》曰:"言不相闻,故为之金鼓;视不相见,故为之旌旗。"夫金鼓旌旗者,所以一民之耳目也。民既专一,则勇者不得独进,怯者不得独退,此用众之法也。故夜战多金鼓,昼战多旌旗,所以变人之耳目也。三军可夺气,将军可夺心。是故朝气锐,昼气惰,暮气归。善用兵者,避其锐气,击其惰归,此治气者也。以治待乱,以静待哗,此治心者也。以近待远,以佚待劳,以饱待饥,此治力者也。无邀正正之旗,勿击堂堂之阵,此治变者也。故用兵之法,高陵勿向,背丘勿逆,佯北勿从,锐卒勿攻,饵兵勿食,归师勿遏,围师遗阙,穷寇勿迫,此用兵之法也。

九变篇:孙子曰凡用兵之法,将受命于君,合军聚众。圮地无舍,衢地交合,绝地无留,围地则谋,死地则战,途有所不由,军有所不击,城有所不攻,地有所不争,君命有所不受。故将通于九变之利者,知用兵矣;将不通九变之利,虽知地形,不能得地之利矣;治兵不知九变之术,虽知五利,不能得人之用矣。是故智者之虑,必杂于利害,杂于利而务可信也,杂于害而患可解也。是故屈诸侯者以害,役诸侯者以业,趋诸侯者以利。故用兵之法,无恃其不来,恃吾有以待之;无恃其不攻,恃吾有所不可攻也。故将有五危,必死可杀,必生可虏,忿速可侮,廉洁可辱,爱民可烦。凡此五者,将之过也,用兵之灾也。覆军杀将,必以五危,不可不察也。

行军篇:孙子曰凡处军相敌:绝山依谷,视生处高,战隆无登,此处山之军也。绝水必远水;客绝水而来,勿迎之于水内,令半济而击之,利;欲战者,无附于水而迎客;视生处高,无迎水流,此处水上之军也。绝斥泽,惟亟去无留;若交军于斥泽之中,必依水草而背众树,此处斥泽之军也。平陆处易,而右背高,前死后生,此处平陆之军也。凡此四军之利,黄帝之所以胜四帝也。凡军好高而恶下,贵阳而贱阴,养生而处实，军无百疾，是谓必胜。丘陵堤防，必处其阳，而右背之。此兵之利，地之助也。上雨，水沫至，欲涉者，待其定也。凡地有绝涧、天井、天牢、天罗、天陷、天隙，必亟去之，勿近也。吾远之，敌近之；吾迎之，敌背之。军行有险阻、潢井、葭苇、山林、蘙荟者，必谨覆索之，此伏奸之所处也。敌近而静者，恃其险也；远而挑战者，欲人之进也；其所居易者，利也。众树动者，来也；众草多障者，疑也；鸟起者，伏也；兽骇者，覆也；尘高而锐者，车来也；卑而广者，徒来也；散而条达者，樵采也；少而往来者，营军也。辞卑而益备者，进也；辞强而进驱者，退也；轻车先出居其侧者，陈也；无约而请和者，谋也；奔走而陈兵车者，期也；半进半退者，诱也。杖而立者，饥也；汲而先饮者，渴也；见利而不进者，劳也；鸟集者，虚也；夜呼者，恐也；军扰者，将不重也；旌旗动者，乱也；吏怒者，倦也；粟马肉食，军无悬瓿，不返其舍者，穷寇也；谆谆翕翕，徐与人言者，失众也；数赏者，窘也；数罚者，困也；先暴而后畏其众者，不精之至也；来委谢者，欲休息也。兵怒而相迎，久而不合，又不相去，必谨察之。兵非益多也，惟无武进，足以并力、料敌、取人而已。夫惟无虑而易敌者，必擒于人。卒未亲附而罚之，则不服，不服则难用也。卒已亲附而罚不行，则不可用也。故令之以文，齐之以武，是谓必取。令素行以教其民，则民服；令不素行以教其民，则民不服。令素行者，与众相得也。

地形篇：孙子曰地形有通者，有挂者，有支者，有隘者，有险者，有远者。我可以往，彼可以来，曰通；通形者，先居高阳，利粮道，以战则利。可以往，难以返，曰挂；挂形者，敌无备，出而胜之；敌若有备，出而不胜，难以返，不利。我出而不利，彼出而不利，曰支；支形者，敌虽利我，我无出也；引而去之，令敌半出而击之，利。隘形者，我先居之，必盈之以待敌；若敌先居之，盈而勿从，不盈而从之。险形者，我先居之，必居高阳以待敌；若敌先居之，引而去之，勿从也。远形者，势均，难以挑战，战而不利。凡此六者，地之道也；将之至任，不可不察也。故兵有走者，有弛者，有陷者，有崩者，有乱者，有北者。凡此六者，非天之灾，将之过也。夫势均，以一击十，曰走；卒强吏弱，曰弛，吏强卒弱，曰陷；大吏怒而不服，遇敌怼而自战，将不知其能，曰崩；将弱不严，教道不明，吏卒无常，陈兵纵横，曰乱；将不能料敌，以少合众，以弱击强，兵无选锋，曰北。凡此六者，败之道也；将之至任，不可不察也。夫地形者，兵之助也。料敌制胜，计险厄远近，上将之道也。知此而用战者必胜，不知此而用战者必败。故战道必胜，主曰无战，必战可也；战道不胜，主曰必战，无战可也。故进不求名，退不避罪，唯人是保，而利合于主，国之宝也。视卒如婴儿，故可与之赴深溪；视卒如爱子，故可与之俱死。厚而不能使，爱而不能令，乱而不能治，譬若骄子，不可用也。知吾卒之可以击，而不知敌之不可击，胜之半也；知敌之可击，而不知吾卒之不可以击，胜之半也；知敌之可击，知吾卒之可以击，而不知地形之不可以战，胜之半也。故知兵者，动而不迷，举而不穷。故曰：知彼知己，胜乃不殆；知天知地，胜乃不穷。

九地篇：孙子曰用兵之法，有散地，有轻地，有争地，有交地，有衢地，有重地，有圮地，有围地，有死地。诸侯自战其地，为散地。入人之地不深者，为轻地。我得则利，彼得亦利者，为争地。我可以往，彼可以来者，为交地。诸侯之地三属，先至而得天下之众者，为衢地。入人之地深，背城邑多者，为重地。行山林、险阻、沮泽，凡难行之道者，为圮地。所由入者隘，所从归者迂，彼寡可以击吾之众者，为围地。疾战则存，不疾战则亡者，为死地。是故散地则无战，轻地则无止，争地则无攻，交地则无绝，衢地则合交，重地则掠，圮地则行，围地则谋，死地则战。所谓古之善用兵者，能使敌人前后不相及，众寡不相恃，贵贱不相救，上下不相收，卒离而不集，兵合而不齐。合于利而动，不合于利而止。敢问："敌众整而将来，待之若何？"曰："先夺其所爱，则听矣。"兵之情主速，乘人之不及，由不虞之道，攻其所不戒也。凡为客之道：深入则专，主人不克；掠于饶野，三军足食；谨养而勿劳，并气积力，运兵计谋，为不可测。投之无所往，死且不北，死焉不得，士人尽力。兵士甚陷则不惧，无所往则固。深入则拘，不得已则斗。是故其兵不修而戒，不求而得，不约而亲，不令而信，禁祥去疑，至死无所之。吾士无余财，非恶货也；无余命，非恶寿也。令发之日，士卒坐者涕沾襟。偃卧者涕交颐。投之无所往者，诸、刿之勇也。故善用兵者，譬如率然；率然者，常山之蛇也。击其首则尾至，击其尾则首至，击其中则首尾俱至。敢问："兵可使如率然乎？"曰："可。"夫吴人与越人相恶也，当其同舟而济，遇风，其相救也如左右手。是故方马埋轮，未足恃也；齐勇若一，政之道也；刚柔皆得，地之理也。故善用兵者，携手若使一人，不得已也。将军之事：静以幽，正以治。能愚士卒之耳目，使之无知。易其事，革其谋，使人无识；易其居，迂其途，使人不得虑。帅与之期，如登高而去其梯；帅与之深入诸侯之地，而发其机，焚舟破釜，若驱群羊，驱而往，驱而来，莫知所之。聚三军之众，投之于险，此谓将军之事也。九地之变，屈伸之利，人情之理，不可不察。凡为客之道：深则专，浅则散。去国越境而师者，绝地也；四达者，衢地也；入深者，重地也；入浅者，轻地也；背固前隘者，围地也；无所往者，死地也。是故散地，吾将一其志；轻地，吾将使之属；争地，吾将趋其后；交地，吾将谨其守；衢地，吾将固其结；重地，吾将继其食；圮地，吾将进其涂；围地，吾将塞其阙；死地，吾将示之以不活。故兵之情，围则御，不得已则斗，过则从。是故不知诸侯之谋者，不能预交；不知山林、险阻、沮泽之形者，不能行军；不用乡导者，不能得地利。四五者，不知一，非霸王之兵也。夫霸王之兵，伐大国，则其众不得聚；威加于敌，则其交不得合。是故不争天下之交，不养天下之权，信己之私，威加于敌，故其城可拔，其国可隳。施无法之赏，悬无政之令，犯三军之众，若使一人。犯之以事，勿告以言；犯之以利，勿告以害。投之亡地然后存，陷之死地然后生。夫众陷于害，然后能为胜败。故为兵之事，在于顺详敌之意，并敌一向，千里杀将，此谓巧能成事者也。是故政举之日，夷关折符，无通其使；厉于廊庙之上，以诛其事。敌人开阖，必亟入之。先其所爱，微与之期。践墨随敌，以决战事。是故始如处女，敌人开户，后如脱兔，敌不及拒。

火攻篇：孙子曰凡火攻有五：一曰火人，二曰火积，三曰火辎，四曰火库，五曰火队。行火必有因，烟火必素具。发火有时，起火有日。时者，天之燥也；日者，月在箕、壁、翼、轸也。凡此四宿者，风起之日也。凡火攻，必因五火之变而应之。火发于内，则早应之于外。火发兵静者，待而勿攻，极其火力，可从而从之，不可从而止。火可发于外，无待于内，以时发之。火发上风，无攻下风。昼风久，夜风止。凡军必知有五火之变，以数守之。故以火佐攻者明，以水佐攻者强。水可以绝，不可以夺。夫战胜攻取，而不修其功者凶，命曰费留。故曰：明主虑之，良将修之。非利不动，非得不用，非危不战。主不可以怒而兴师，将不可以愠而致战；合于利而动，不合于利而止。怒可以复喜，愠可以复悦；亡国不可以复存，死者不可以复生。故明君慎之，良将警之，此安国全军之道也。

用间篇：孙子曰凡兴师十万，出征千里，百姓之费，公家之奉，日费千金；内外骚动，怠于道路，不得操事者，七十万家。相守数年，以争一日之胜，而爱爵禄百金，不知敌之情者，不仁之至也，非人之将也，非主之佐也，非胜之主也。故明君贤将，所以动而胜人，成功出于众者，先知也。先知者，不可取于鬼神，不可象于事,不可验于度,必取于人,知敌之情者也。故用间有五:有因间,有内间,有反间,有死间,有生间。五间俱起,莫知其道,是谓神纪,人君之宝也。因间者,因其乡人而用之。内间者,因其官人而用之。反间者,因其敌间而用之。死间者,为诳事于外,令吾间知之,而传于敌间也。生间者,反报也。故三军之事,莫亲于间,赏莫厚于间,事莫密于间。非圣智不能用间,非仁义不能使间,非微妙不能得间之实。微哉!微哉!无所不用间也。间事未发,而先闻者,间与所告者皆死。(莫亲于间:指没有比间谍更应成为亲信了。赏莫厚于间:指没有比间谍更应该得到丰富的奖赏了。事莫密于间:没有经间谍的事更应该保守机密了。间事未发:用间之事还没有开始进行。间与所告者皆死:间谍和告知用间之事的人都要处死。)凡军之所欲击,城之所欲攻,人之所欲杀,必先知其守将,左右,谒者,门者,舍人之姓名,令吾间必索知之。必索敌人之间来间我者,因而利之,导而舍之,故反间可得而用也。因是而知之,故乡间、内间可得而使也;因是而知之,故死间为诳事,可使告敌。因是而知之,故生间可使如期。五间之事,主必知之,知之必在于反间,故反间不可不厚也。昔殷之兴也,伊挚在夏;周之兴也,吕牙在殷。故惟明君贤将,能以上智为间者,必成大功。此兵之要,三军之所恃而动也。

2. 徐灵台《医学源流论》　用药如用兵论:圣人之所以全民生也,五谷为养,五果为助,五畜为益,五菜为充。而毒药则以之攻邪,故虽甘草、人参,误用致害,皆毒药之类也。古人好服食者,必生奇疾,犹之好战胜者,必有奇殃。是故兵之设也以除暴,不得已而后兴;药之设也以攻疾,亦不得已而后用,其道同也。故病之为患也,小则耗精,大则伤命,隐然一敌国也。以草木偏性,攻脏腑之偏胜,必能知彼知己。多方以制之,而后无丧身殒命之忧。是故传经之邪,而先夺其未至,则所以断敌之要道也;横暴之疾,而急保其未病,则所以守我之岩疆也。挟宿食而病者,先除其食,则敌之资粮已焚;合旧疾而发者,必防其并,则敌之内应既绝。办经络而无泛用之药,此之谓向导之师;因寒热而有反用之方,此之谓行间之术。一病而分治之,则用寡可以胜众,使前后不相救,而势自衰;数病而合治之,则并力捣其中坚,使离散无所统,而众悉溃。病方进,则不治其太甚,固守元气,所以老其师;病方衰,则必穷其所之,更益精锐,所以捣其穴。若夫虚邪之体,攻不可过,本和平之药,而以峻药补之,衰敝之日不可穷民力也;实邪之伤,攻不可缓,用峻厉之药,而以常药和之,富强之国可以振威武也。然而选材必当,器械必良,克期不愆,布阵有方,此又不可更仆数也。孙武子十三篇,治病之法尽之矣。

第十一章　经络腧穴

　　经络是经和络的总称。经络是人体经络系统的组成、循行分布、生理功能、病理变化，以及与脏腑、气血等相互关系的中医学理论，是中国基础医学重要组成部分。经，又称经脉，有路径之意。经脉贯通上下，沟通内外，是经络系统中纵行的主干。故曰：经者，径也。经脉大多循行于人体的深部，且有一定的循行部位。络，又称络脉，有网络之意。络脉是经脉别出的分支，较经脉细小。故曰：支而横出者为络。络脉纵横交错，网络全身，无处不至。经络相贯，遍布全身，形成一个纵横交错的联络网，通过有规律的循行和复杂的联络交会，组成了经络系统，把人体五脏六腑、肢体官窍及皮肉筋骨等组织紧密地联结成统一的有机整体，从而保证了人体生命活动的正常进行。所以说，经络是运行气血，联络脏腑肢节，沟通内外上下，调节人体功能的一种特殊的通路系统。

一、十二经脉

　　1. 肺手太阴之脉　起于中焦，下络大肠，还循胃口，上膈属肺，从肺系横出腋下，下循臑内，行少阴心主之前，下肘中，循臂内上骨下廉，入寸口，上鱼，循鱼际，出大指之端；其支者，从腕后直出次指内廉出其端。是动则病肺胀满，膨胀而喘咳，缺盆中痛，甚则交两手而瞀，此为臂厥。是主肺所生病者，咳上气，喘渴，烦心，胸满，臑臂内前廉痛厥，掌中热。气盛有余，则肩背痛，风寒汗出中风，小便数而欠。气虚则肩背痛，寒，少气不足以息，溺色变。为此诸病，盛则泻之，虚则补之，热则疾之，寒则留之，陷下则灸之，不盛不虚，以经取之。盛者，寸口大三倍于人迎，虚者，则寸口反小于人迎也。手太阴气绝，则皮毛焦。太阴者，行气温于皮毛者也。故气不荣，则皮毛焦；皮毛焦，则津液去皮节；津液去皮节者，则爪枯毛折；毛折者，则毛先死。两笃丁死，火胜金也。

　　2. 大肠手阳明之脉　起于大指次指之端，循指上廉，出合谷两骨之间，上入两筋之中，循臂上廉，入肘外廉，上臑外前廉，上肩，出髃骨之前廉，上出于柱骨之会上，下入缺盆，络肺，下膈，属大肠。其支者，从缺盆上颈，贯颊，入下齿中，还出挟口，交人中，左之右，右之左，上挟鼻孔。是动则病齿痛，颈肿。是主津液所生病者，目黄，口干，鼽衄，喉痹，肩前臑痛，大指次指痛不用，气有余则当脉所过者热肿；虚则寒栗不复。为此诸病，盛则泻之，虚则补之，热则疾之，寒则留之，陷下则灸之，不盛不虚，以经取之。盛者，人迎大三倍于寸口；虚者，人迎反小于寸口也。

　　3. 胃足阳明之脉　起于鼻之交頞中，旁纳太阳之脉，下循鼻外，入上齿中，还出挟口环唇，下交承浆,却循颐后下廉,出大迎,循颊车,上耳前,过客主人,循发际,至额颅;其支者,从大迎前下人迎,循喉咙,入缺盆,下膈,属胃,络脾;其直者,从缺盆下乳内廉,下挟脐,入气冲中;其支者,起于胃口,下循腹里,下至气冲中而合,以下髀关,抵伏兔,下膝膑中,下循胫外廉,下足跗,入中指内间;其支者,下廉三寸而别下入中趾外间;其支者,别跗上,入大趾间出其端。是动则病洒洒振寒,善呻,数欠,颜黑,病至则恶人与火,闻木声则惕然而惊,心欲动,独闭户塞牖而处。甚则欲上高而歌,弃衣而走,贲向腹胀,是为骭厥。是主血所生病者,狂疟温淫,汗出,鼽衄,口喎,唇胗,颈肿,喉痹,大腹水肿,膝膑肿痛,循膺乳、气冲、股、伏兔、骭外廉、足跗上皆痛,中趾不用,气盛则身以前皆热,其有余于胃,则消谷善饥,溺色黄;气不足则身以前皆寒栗,胃中寒则胀满。为此诸病,盛则泻之,虚则补之,热则疾之,寒则留之,陷下则灸之,不盛不虚,以经取之。盛者,人迎大三倍于寸口,虚者,人迎反小于寸口也。

4. 脾足太阴之脉　起于大趾之端,循趾内侧白肉际,过核骨后,上内踝前廉,上踹内,循胫骨后,交出厥阴之前,上膝股内前廉,入腹,属脾,络胃,上膈,挟咽,连舌本,散舌下;其支者,复从胃,别上膈、注心中。是动则病舌本强,食则呕,胃脘痛,腹胀,善噫,得后与气,则快然如衰,身体皆重。是主脾所生病者,舌本痛,体不能动摇,食不下,烦心,心下急痛,溏瘕泄,水闭,黄疸,不能卧,强立,股膝内肿厥,足大趾不用。为此诸病,盛则泻之,虚则补之,热则疾之,寒则留之,陷下则灸之,不盛不虚,以经取之。盛者,寸口大三倍于人迎,虚者,寸口反小于人迎。足太阴气绝者,则脉不荣肌肉。唇舌者,肌肉之本也。脉不荣,则肌肉软;肌肉软,则舌萎人中满;人中满,则唇反;唇反者,肉先死。甲笃乙死,木胜土也。

5. 心手少阴之脉　起于心中,出属心系,下膈,络小肠;其支者,从心系,上挟咽,系目系;其直者,复从心系却上肺,下出腋下,下循臑内后廉,行太阴心主之后,下肘内,循臂内后廉,抵掌后锐骨之端,入掌内后廉,循小指之内,出其端。是动则病嗌干,心痛,渴而欲饮,是为臂厥。是主心所生病者,目黄,胁痛,臑臂内后廉痛厥,掌中热痛。为此诸病,盛则泻之,虚则补之,热则疾之,寒则留之,陷下则灸之,不盛不虚,以经取之。盛者,寸口大再倍于人迎,虚者,寸口反小于人迎也。手少阴气绝,则脉不通;脉不通,则血不流;血不流,则发色不泽,故其面黑如漆柴者,血先死。壬笃癸死,水胜火也。

6. 小肠手太阳之脉　起于小指之端,循手外侧,上腕,出踝中,直上循臂骨下廉,出肘内侧两筋之间,上循臑外后廉,出肩解,绕肩胛,交肩上,入缺盆,络心,循咽,下膈,抵胃,属小肠;其支者,从缺盆循颈上颊,至目锐眦,却入耳中;其支者,别颊上䪼,抵鼻,至目内眦,斜络于颧。是动则病嗌痛,颔肿,不可以顾,肩似拔,臑似折。是主液所生病者,耳聋、目黄,颊肿,颈、颔、肩、臑、肘、臂外后廉痛。为此诸病,盛则泻之,虚则补之,热则疾之,寒则留之,陷下则灸之,不盛不虚,以经取之。盛者,人迎大再倍于寸口,虚者,人迎反小于寸口也。

7. 膀胱足太阳之脉　起于目内眦,上额,交巅;其支者,从巅至耳上角;其直者,从巅入络脑,还出别下项,循肩髆内,挟脊,抵腰中,入循膂,络肾,属膀胱;其支者,从腰中下挟脊,贯臀,入腘中;其支者,从髆内左右,别下,贯胛,挟脊内,过髀枢,循髀外,从后廉,下合腘中,以下贯踹(腨)内,出外踝之后,循京骨,至小趾外侧。是动则病冲头痛,目似脱,项如拔,脊痛,腰似折,髀不可以曲,腘如结,踹(腨)如裂,是为踝厥。是主筋所生病者,痔、疟、狂、癫疾、头囟项痛,目黄、泪出,鼽衄,项、背、腰、尻、腘踹(腨)、脚皆痛,小趾不用。为此诸病,盛则泻之,虚则补之,热则疾之,寒则留之,陷下则灸之,不盛不虚,以经取之。盛者,人迎大再倍于寸口，虚者，人迎反小于寸口也。

8. **肾足少阴之脉**　起于小趾之下，邪走足心，出于然谷之下，循内踝之后，别入跟中，以上踹（腨）内，出腘内廉，上股内后廉，贯脊，属肾，络膀胱；其直者，从肾上贯肝膈，入肺中，循喉咙，挟舌本；其支者，从肺出络心，注胸中。是动则病饥不欲食，面如漆柴，咳唾则有血，喝喝而喘，坐而欲起，目（䀮䀮）如无所见，心如悬若饥状。气不足则善恐，心惕惕如人将捕之，是为骨厥。是主肾所生病者，口热，舌干，咽肿，上气，嗌干及痛，烦心，心痛，黄疸，肠澼，脊股内后廉痛，痿厥，嗜卧，足下热而痛。为此诸病，盛则泻之，虚则补之，热则疾之，寒则留之，陷下则灸之，不盛不虚，以经取之。灸则强食生肉，缓带披发，大杖重履而步。盛者，寸口大再倍于人迎，虚者，寸口反小于人迎也。足少阴气绝，则骨枯。少阴者，冬脉也，伏行而濡骨髓者也，故骨不濡，则肉不能着也；骨肉不相亲，则肉软却；肉软却，故齿长而垢，发无泽；发无泽者，骨先死。戊笃己死，土胜水也。

9. **心主手厥阴心包络之脉**　起于胸中，出属心包络，下膈，历络三焦；其支者，循胸出胁，下腋三寸，上抵腋下，循臑内，行太阴、少阴之间，入肘中，下臂，行两筋之间，入掌中，循中指，出其端；其支者，别掌中，循小指次指，出其端。是动则病手心热，臂肘挛急，腋肿，甚则胸胁支满，心中憺憺大动，面赤，目黄，喜笑不休。是主脉所生病者，烦心，心痛，掌中热。为此诸病，盛则泻之，虚则补之，热则疾之，寒则留之，陷下则灸之，不盛不虚，以经取之。盛者，寸口大一倍于人迎，虚者，寸口反小于人迎也。

10. **三焦手少阳之脉**　起于小指次指之端，上出两指之间，循手表腕，出臂外两骨之间，上贯肘，循臑外，上肩，而交出足少阳之后，入缺盆，布膻中，散落心包，下膈，循属三焦；其支者，从膻中上出缺盆，上项系耳后，直上出耳上角，以屈下颊至𫳭，其支者，从耳后入耳中，出走耳前，过客主人前，交颊，至目锐眦。是动则病耳聋浑浑焞焞，嗌肿，喉痹。是主气所生病者，汗出，目锐眦痛，颊痛，耳后、肩、臑、肘、臂外皆痛，小指次指不用。为此诸病，盛则泻之，虚则补之，热则疾之，寒则留之，陷下则灸之，不盛不虚，以经取之。盛者，人迎大一倍于寸口，虚者，人迎反小于寸口也。

11. **胆足少阳之脉**　起于目锐眦，上抵头角下耳后，循颈行手少阳之前，至肩上却交出手少阳之后，入缺盆；其支者，从耳后入耳中，出走耳前，至目锐眦后；其支者，别锐眦，下大迎，合于手少阳，抵于𫳭下，加颊车，下颈，合缺盆，以下胸中，贯膈，络肝，属胆，循胁里，出气冲，绕毛际，横入髀厌中；其直者，从缺盆下腋，循胸，过季胁下合髀厌中，以下循髀阳，出膝外廉，下外辅骨之前，直下抵绝骨之端，下出外踝之前，循足跗上，入小趾次趾之间；其支者，别跗上，入大指之间，循大指歧骨内，出其端，还贯爪甲，出三毛。是动则病口苦，善太息，心胁痛，不能转侧，甚则面微有尘，体无膏泽，足外反热，是为阳厥。是主骨所生病者，头痛，颔痛，目锐眦痛，缺盆中肿痛，腋下肿，马刀侠瘿，汗出振寒，疟，胸、胁、肋、髀、膝外至胫、绝骨、外踝前及诸节皆痛，小趾次趾不用。为此诸病，盛则泻之，虚则补之，热则疾之，寒则留之，陷下则灸之，不盛不虚，以经取之。盛者，人迎大一倍于寸口，虚者，人迎反小于寸口也。

12. **肝足厥阴之脉**　起于大趾丛毛之际，上循足跗上廉，去内踝一寸，上踝八寸，交出太阴之后，上腘内廉，循股阴，入毛中，过阴器，抵小腹，挟胃，属肝，络胆，上贯膈，布胁肋，循喉咙之后，上入颃颡，连目系，上出额，与督脉会于巅；其支者，从目系下颊里，环唇内；其支者，复从肝，别贯膈，上注肺。是动则病腰痛不可以俛仰，丈夫㿗疝，妇人少腹肿，甚则嗌干，面尘，脱色。是主肝所生病者，胸满，呕逆，飧泄，狐疝,遗溺,闭癃。为此诸病,盛则泻之,虚则补之,热则疾之,寒则留之,陷下则灸之,不盛不虚,以经取之。盛者,寸口大一倍于人迎,虚者,寸口反小于人迎也。足厥阴气绝,则筋绝。厥阴者,肝脉也,肝者,筋之合也,筋者,聚于阴气,而脉络于舌本也。故脉弗荣,则筋急;筋急则引舌与卵,故唇青舌卷卵缩,则筋先死。庚笃辛死,金胜木也。

二、十二别经

经脉十二者,伏行分肉之间,深而不见;其常见者,足太阴过于外踝之上,无所隐故也。诸脉之浮而常见者,皆络脉也。六经络,手阳明少阳之大络,起于五指间,上合肘中。饮酒者,卫气先行皮肤,先充络脉,络脉先盛。故卫气已平,营气乃满,而经脉大盛。脉之卒然动者,皆邪气居之,留于本末,不动则热,不坚则陷且空,不与众同,是以知其何脉之动也。

雷公曰:何以知经脉之与络脉异也? 黄帝曰:经脉者,常不可见也,其虚实也,以气口知之。脉之见者,皆络脉也。

雷公曰:细子无以明其然也。黄帝曰:诸络脉皆不能经大节之间,必行绝道而出入,复合于皮中,其会皆见于外。故诸刺络脉者,必刺其结上甚血者。虽无结,急取之,以泻其邪而出其血。留之发为痹也。凡诊络脉,脉色青,则寒,且痛;赤则有热。胃中寒,手鱼之络多青矣;胃中有热,鱼际络赤。其暴黑者,留久痹也。其有赤、有黑、有青者,寒热气也。其青短者,少气也。凡刺寒热者,皆多血络,必间日而一取之,血尽而止,乃调其虚实。其小而短者,少气,甚者,泻之则闷,闷甚则仆,不得言,闷则急坐之也。

手太阴之别,名曰列缺。起于腕上分间,并太阴之经,直入掌中,散入于鱼际。其病实则手锐掌热;虚则欠欱,小便遗数。取之去腕寸半。别走阳明也。

手少阴之别,名曰通里。去腕一寸半,别而上行,循经入于心中,系舌本,属目系。其实则支膈,虚则不能言。取之掌后一寸,别走太阳也。

手心主之别,名曰内关。去腕二寸,出于两筋之间,循经以上,系于心包络。心系实则心痛,虚则为头强。取之两筋间也。

手太阳之别,名曰支正。上腕五寸,内注少阴;其别者,上走肘,络肩髃。实则节弛肘废,虚则生疣,小者如指痂疥。取之所别也。

手阳明之别,名曰偏历。去腕三寸,别入太阴;其别者,上循臂,乘肩髃,上曲颊偏齿;其别者,入耳,合于宗脉。实则龋聋;虚则齿寒痹隔。取之所别也。

手少阳之别,名曰外关。去腕二寸,外绕臂,注胸中,合心主。病实则肘挛,虚则不收。取之所别也。

足太阳之别,名曰飞扬。去踝七寸,别走少阴。实则鼽窒,头背痛;虚则鼽衄。取之所别也。

足少阳之别,名曰光明,去踝五寸,别走厥阴,下络足跗。实则厥,虚则痿躄,坐不能起。取之所别也。

足阳明之别,名曰丰隆。去踝八寸。别走太阴;其别者,循胫骨外廉,上络头项,合诸经之气,下络喉嗌。其病气逆则喉痹瘁瘖。实则狂巅,虚则足不收,胫枯。取之所别也。

足太阴之别,名曰公孙。去本节之后一寸,别走阳明;其别者,入络肠胃,厥气上逆则霍乱,实则肠中切痛;虚则鼓胀。取之所别也。

足少阴之别,名曰大钟。当踝后绕跟,别走太阳;其别者,并经上走于心包下,外贯腰脊。其病气逆则烦闷,实则闭癃,虚则腰痛。取之所别者也。

足厥阴之别,名曰蠡沟。去内踝五寸,别走少阳;其别者,经胫上睾,结于茎。其病气逆则睾肿卒疝。实则挺长,虚则暴痒。取之所别也。

任脉之别,名曰尾翳。下鸠尾,散于腹。实则腹皮痛,虚则痒搔。取之所别也。

督脉之别,名曰长强。挟膂上项,散头上,下当肩胛左右,别走太阳,入贯膂。实则脊强,虚则头重,高摇之,挟脊之有过者。取之所别也。

脾之大络,名曰大包。出渊腋下三寸,布胸胁。实则身尽痛,虚则百节尽皆纵。此脉若罢络之血者,皆取之脾之大络脉也。

凡此十五络者,实则必见,虚则必下。视之不见,求之上下。人经不同,络脉亦所别也。

十二经别:十二经别是十二经脉别出的正经,它们分别起于四肢,循行于体内,联系脏腑,上出颈项浅部。阳经的经别从本经别出而循行体内,上达头面后,仍回到本经;阴经的经别从本经别出而循行体内,上达头面后,与相为表里的阳经相合。为此,十二经别不仅可以加强十二经脉中相为表里的两经之间的联系,而且因其联系了某些正经未循行到的器官与形体部位,从而补充了正经之不足。

十二经筋:十二经筋是十二经脉之气"结、聚、散、络"于筋肉、关节的体系,是十二经脉的附属部分,是十二经脉循行部位上分布于筋肉系统的总称,它有联缀百骸,维络周身,主司关节运动的作用。

十二皮部:十二皮部是十二经脉在体表一定部位上的反应区。全身的皮肤是十二经脉的功能活动反映于体表的部位,所以把全身皮肤分为十二个部分,分属于十二经,称为"十二皮部"。

奇经:奇经有八,即督脉、任脉、带脉、阴跷脉、阳跷脉、阴维脉、阳维脉,合称奇经八脉。奇经八脉有统率、联络和调节全身气血盛衰的作用。

络脉系统:络脉有别络、孙络、浮络之分。

十五别络:别络有本经别走邻经之意,共有十五支,包括十二经脉在四肢各分出的络,躯干部的任脉络、督脉络及脾之大络。十五别络的功能是加强表里阴阳两经的联系与调节。

孙络:孙络是络脉中最细小的分支。

浮络:浮络是浮行于浅表部位而常浮现的络脉。

三、奇经八脉

1. 奇经八脉的概念　奇经八脉是指十二经脉之外的八条经脉,包括任脉、督脉、冲脉、带脉、阴跷脉、阳跷脉、阴维脉、阳维脉。奇者,异也。因其异于十二正经,故称"奇经"。它们既不直属脏腑,又无表里配合。其生理功能,主要是对十二经脉的气血运行起着溢蓄、调节作用。

2. 奇经八脉的生理特点　① 奇经八脉与脏腑无直接络属关系。② 奇经八脉之间无表里配合关系。③ 奇经八脉的分布不像十二经脉分布遍及全身，人体的上肢无奇经八脉的分布。其走向也与十二经脉不同，除带脉外，余者皆由下而上地循行。

3. 奇经八脉的共同生理功能　① 进一步加强十二经脉之间的联系：如督脉能总督一身之阳经；任脉联系总任一身之阴经；带脉约束纵行诸脉。二骄脉主宰一身左右的阴阳；二维脉维络一身表里的阴阳。即奇经八脉进一步加强了机体各部分的联系。② 调节十二经脉的气血：十二经脉气有余时，则蓄藏于奇经八脉；十二经脉气血不足时，则由奇经"溢出"及时给予补充。③ 奇经八脉与肝、肾等脏及女子胞、脑、髓等奇恒之府有十分密切的关系，相互之间在生理、病理上均有一定的联系。

4. 奇经八脉循行　督脉循行部位：督脉起于小腹内，下出会阴，向后至尾骶部的长强穴，沿脊柱上行，经项部至风府穴，进入脑内，属脑，沿头部正中线，上至巅顶的百会穴，经前额下行鼻柱至鼻尖的素髎穴，过人中，至上齿正中的龈交穴。分支：第一支，与冲、任二脉同起于胞中，出于会阴部，在尾骨端与足少阴肾经、足太阳膀胱经的脉气会合，贯脊，属肾。第二支，从小腹直上贯脐，向上贯心，至咽喉与冲、任二脉相会合，到下颌部，环绕口唇，至两目下中央。第三支，与足太阳膀胱经同起子眼内角，上行至前额，于巅顶交会，入络于脑，再别出下项，沿肩胛骨内，脊柱两旁，到达腰中，进入脊柱两侧的肌肉，与肾脏相联络。生理功能：① 调节阳经气血，为阳脉之海：督脉循身之背，背为阳，说明督脉对全身阳经脉气具有统率、督促的作用。另外，六条阳经都与督脉交会于大椎穴，督脉对阳经有调节作用，故有"总督一身阳经"之说。② 反映脑、肾及脊髓的功能：督脉属脑，络肾。肾生髓，脑为髓海。督脉与脑、肾、脊髓的关系十分密切。③ 主生殖功能：督脉络肾，与肾气相通，肾主生殖，故督脉与生殖功能有关。

任脉循行部位：任脉起于胞中，下出于会阴，经阴阜，沿腹部正中线上行，经咽喉部（天突穴），到达下唇内，左右分行，环绕口唇，交会于督脉之龈交穴，再分别通过鼻翼两旁，上至眼眶下（承泣穴），交于足阳明经。分支：由胞中贯脊，向上循行于背部。生理功能：① 调节阴经气血，为"阴脉之海"：任脉循行于腹部正中，腹为阴，说明任脉对一身阴经脉气具有总揽、总任的作用。另外，足三阴经在小腹与任脉相交，手三阴经借足三阴经与任脉相通，因此任脉对阴经气血有调节作用，故有"总任诸阴"之说。② 调节月经，妊养胎儿：任脉起于胞中，具有调节月经，促进女子生殖功能的作用，故有"任主胞胎"之说。

冲脉循行部位：起于胞宫，下出于会阴，并在此分为二支。上行支：其前行者（冲脉循行的主干部分）沿腹前壁挟脐（脐旁五分）上行，与足少阴经相并，散布于胸中，再向上行，经咽喉，环绕口唇；其后行者沿腹腔后壁，上行于脊柱内。下行支：出会阴下行，沿股内侧下行到大趾间。生理功能：① 调节十二经气血：冲脉上至于头，下至于足，贯串全身，为总领诸经气血的要冲。当经络脏腑气血有余时，冲脉能加以涵蓄和贮存；经络脏腑气血不足时，冲脉能给予灌注和补充，以维持人体各组织器官正常生理活动的需要。故有"十二经脉之海""五脏六腑之海"和"血海"之称。② 主生殖功能：冲脉起于胞宫，又称"血室""血海"。冲脉有调节月经的作用。冲脉与生殖功能关系密切，女性"太冲脉盛，月事以时下，故有子"。"太冲脉衰少，天癸竭地道不通"。这里所说的"太冲脉"，即指冲脉而言。另外，男子或先天冲脉未充，或后天冲脉受伤，均可导致生殖功能衰退。③ 调节气机升降：冲脉在循行中并于足少阴，隶属于阳明，又通于厥阴，及于太阳。冲脉有调节某些脏腑（主要是肝、肾和胃）气机升降的功能。

带脉循行部位：带脉起于季胁，斜向下行，交会于足少阳胆经的带脉穴，绕身一周，并于带脉穴处再向前下方沿髋骨上缘斜行到少腹。生理功能：约束纵行的各条经脉，司妇女的带下。

阴跷脉循行部位：阴跷脉起于足跟内侧足少阴经的照海穴，通过内踝上行，沿大腿的内侧进入前阴部，沿躯干腹面上行，至胸部入于缺盆，上行于喉结旁足阳明经的人迎穴之前，到达鼻旁，连属眼内角，与足太阳、阳跷脉会合而上行。生理功能：控制眼睛的开合和肌肉的运动。

阳跷脉循行部位：阳跷脉起于足跟外侧足太阳经的申脉穴，沿外踝后上行，经下肢外侧后缘上行至腹部。沿胸部后外侧，经肩部、颈外侧，上挟口角，到达眼内角。与足太阳经和阴跷脉会合，再沿足太阳经上行与足少阳经会合于项后的风池穴。生理功能：控制眼睛的开合和肌肉运动。

阴维脉循行部位：阴维脉起于足内踝上五寸足少阴经的筑宾穴，沿下肢内侧后缘上行，至腹部，与足太阴脾经同行到胁部，与足厥阴肝经相合，再上行交于任脉的天突穴，止于咽喉部的廉泉穴。生理功能：维脉的"维"字，有维系、维络的意思。阴维具有维系阴经的作用。

阳维脉循行部位：阳维脉起于足太阳的金门穴，过外踝，向上与足少阳经并行，沿下肢外侧后缘上行，经躯干部后外侧，从腋后上肩，经颈部、耳后，前行到额部，分布于头侧及项后，与督脉会合。生理功能：维系阳经。

四、思路拓展

1. 翟良《经络汇编》 原始：万物生于造化之中，必赖元气累积，渐次而成形。儿在母腹之中，亦赖气血滋长，渐次而成体。人物之生，皆有所本云，何也？太极乃一气耳，太极生两仪，两仪生四象，四象生五行，五行备而万物生矣。当两仪未判之先，总一太极也。太极如卵然，内则阴阳混沌也，至开辟而分天地，轻清为天，重浊为地。天垂象而有日月星辰，地奠形而有山川土石，此两仪生四象也。四象具而五行彰，一生水，水全清，未有渣滓；二生火，火则薰灼溷浊而将凝也；三生木，木则半刚半柔，而体质成矣，四生金，全至刚而体质坚矣；五生土，土则重大，质浓而成形，是五行备矣。五行既备，则阴阳交合，而化生万物也。人得天地之正气而生，既有阴阳，即分男女，故禀干道之粹者为男，禀坤道之粹者为女，乃钟五行之秀，得气化之全者也。故头圆象天，足方象地，两目以象日月，四肢以象四时，五脏以象五行，六腑以象六气，呼吸以象气机，寤寐以象昼夜，血脉以象江河，毛发以象草木，骨节以象周天之度。一身之中，无不肖乎天地，天地间最灵于物者也。上以治历明时，下以分州画野，中以立纲陈纪。辅相天地之不及，裁成天地之太过，所以参天地而为三才也。其物之动而为兽者，禀阴阳之偏，头体横，四肢皆足而走。其物之动而为禽者，禀阴阳之盛，头向上，而有翼能飞。其物之动而为水族者，禀阴阳之至，无翼足而沉水。植物本乎地，故根入于地，枝叶向乎天，此皆造化自然之妙也。今以人之形化言之。《易》曰：男女媾精，万物化生，盖精血会聚，胎孕乃成。其胎一月如珠露，二月如桃花，三月男女分，四月形象具，五月筋骨成，六月毛发生。七月游其魂而能动左手，八月游其魄而能动右手，九月三转身，十月满足而生也。又曰：一月为胞，精血凝也。二月为胎，形兆胚也。三月阳神为主魂，动生灵也（三魂：一曰爽灵，二月胎胱，三曰幽精）。四月阴灵为七魄，静镇形也（七魄：一名尸狗，二名伏矢，三名雀阴，四名吞贼，五名非毒，六名除秽，七名臭肺）。五月五行分脏，以安神也。六月六律定腑，用滋灵也。七月七精开窍，通光明也。八月八景神具，降真灵也。九月宫室罗布，以定精也。十月气足，万象成也。又有云：其脏腑生成之次第，若阴包阳者为男，先生左肾；阳包阴者为女，先生右肾。其次肾生脾，脾生肝，肝生肺，肺生心，以生其胜己者。肾属水，故五赃由是为阴。其次心生小肠，小肠生大肠，大肠生胆。胆生胃，胃生膀胱，膀胱生三焦，以生其已胜者。小肠属火，故六腑由是为阳。其次三焦生八脉，八脉生十二经，十二经生十五络。十五络生一百八十系络，系络生一百八十缠络，缠络生三万四千孙络，孙络生三百二十五骨节，骨节生三百二十五大穴，大穴生八万四千毛窍，则耳、目、口、鼻、四肢、百骸之身，皆备矣。且妇人怀孕，其各经逐月滋养胎元，皆有次第。一月足厥阴肝脉养，二月足少阳胆脉养，三月手厥阴心包络脉养，四月手少阳三焦脉养，五月足太阴脾脉养，六月足阳明胃脉养，七月手太阴肺脉养，八月手阳明大肠脉养，九月足少阴肾脉养，十月足太阳膀胱脉养，诸阴阳各养儿三十日，惟手太阳小肠，与手少阴心脉，二脉不养者。以其下主月水，上为乳汁故也。若孕妇病而胎不安，就子所养月分，详其气血多寡，察其有余不足而调之。

脏腑联系分合详说：人生而百骸俱备，九窍皆灵，惟口之一窍，乃饮食之所从入，气息呼吸之道路，门户之首称也。如口之上下口唇，名为飞门，言其动运开张，如物之飞摇也。上下牙齿，名为户门，言其能司出入，如户之启闭也。虽属足阳明经，其本又从肾生，肾主骨，故曰牙齿者骨之余。牙齿以内，则舌居焉。舌乃心之苗，其本又兼脾肾二经，舌上隐窍曰廉泉，舌动而津液涌出，穴在结喉下。又有云：舌根下近牙处一小穴，名玉池穴，下通肾经，舌动而清水出，即肾水上潮，仙家谓之赤龙搅海。上之后，如小舌而下垂者，曰悬雍，乃发声之机也。悬雍之下，舌之后，有咽、喉二窍，同出一脘，异涂施化，二道并行，各不相犯。喉在前，主出纳，名吸门；其管坚空，其硬若骨，连接肺本，为气息之路，呼吸出入，下通心肺之窍，以激诸脉之行，此气管也。咽在后，主吞咽，名咽门；其管柔空，其软若皮，下接胃本，为饮食之路，水食同下，并归胃中，此食管也。吸门、咽门之间，又有会厌，其形非肉非骨，由似肉似骨，如钱之大，覆于吸门之上，为声音之关，薄则易于启发，音出快而利便，浓则启发迟，音出慢而声重。吸门气出，则会厌开张，若饮食自口入咽，必由吸门而过，会厌即垂，紧盖吸门，饮食由会厌之上而入咽门，毫不犯喉，言语呼吸，则会厌开张。若当食之时，偶有言语，会厌因之而开张，覆盖不严，则饮食乘气逆入喉门而呛矣。气管九节，重十二两，长一尺二寸，广二寸，内有十二小孔，孔不外透，乃气息之路，谓之十二重楼，仙家谓之十二等级。下联肺本，以肺乃相传之官，又为华盖，居诸脏之上，以覆盖诸脏，统一身之气，六叶两耳，中有二十四空，虚如蜂窠，下无透窍，故吸之则满，呼之则虚，一呼一吸，消息自然，无有穷也。主藏魄，重三斤三两，附着于脊之第三椎。肺之下而心系焉。心乃君主之官，形如未放莲花，中有七孔三毛。又有云：其象尖长扁圆，其色黑赤黄，其中窍数，多寡各异，迥不相同，上通于舌，下无透窍，统一身之血。主藏神，重十二两，藏精汁三合，附着于脊之第五椎。外有脂膜包裹，赤黄色为心包络，在心下横膜之上，竖膜之下，与横膜相联，共成一片，周回斜着于脊胁，俗名谓之罗膈。遮隔肠胃浊气，使不得上熏心肺。所谓膻中也。膻在两乳之间，为气之海，清气所居之地，主呼吸而条贯百脉者。包络罗膈，与诸脏腑所联之脂膜，俱系于脊之上下。而包络罗膈，则系于脊之第七节，诸脏系皆于此而通于心，而心亦于是而通诸脏。《经》云：七节之傍，中有小心，乃神灵之官也，禁不可刺。心有四系：一系上通于肺，肺受清气，下乃灌注，以朝百脉。一系循脊，从左透膈而通于肝。肝乃将军之官，如木甲折之象，左三叶，右四叶，凡七叶，亦有系上络心肺，为血之海，上通于目，下亦无透窍。主藏魂，重四斤四两，附着于脊之第九椎。胆即系于肝之短叶。胆者中正之官，决断出焉，重三两三铢，藏汁三合，一名谓之青肠。一系循脊，近右透膈而通于脾。脾在肝下，乃仓廪之官，与胃同膜而附其上。其色如鸟脾赤紫，其形如刀镰。闻声则动，动则磨胃，食乃消化。主藏意与智，重三斤三两，长五寸，广三寸，有散膏半斤，主裹血而藏荣，附着于脊之第十椎。一系入肺两大叶间，由肺叶而下，曲折后向，并连脊膂细络，贯脊髓，透膈而通于肾。肾在脾下，肾乃作强之官，形如豇豆，色紫黑，有二枚相并，而附着于脊之十四椎，两傍各一寸五分，右为阳水，左为阴水，相对有横管一条相通，中间有一穴，是命门，乃相火也。经云：两个一般无两样，中间一点是真明，正此之谓也。主藏精与志，外有黄脂包裹，内裹淡白，各有带二条，上条系于心，下条过屏翳穴后，趋脊骨下，有大骨在脊之端，如半手许，中有两窍，是肾经带脉过处，上行夹脊，至脑中，是谓髓海。五脏之真，惟肾为根，上下有窍，谷味之液，化为气血，气血壮盛，化生精脉，精脉满足，人乃久生。盖五脏皆有精，而肾乃其聚处，所以谓肾乃精之舍。若肾精绝，则五脏之气血无余，岂能久生乎？所以人当调和饮食，以养后天之气血；保摄精脉，以养先天之元气。此喉之一窍，脏相联系者如此。食管自咽门至胃，长一尺六寸，透膈而通于胃。胃之上口，即食管下口，名为贲门，言其如物之奔而不返也。胃乃仓禀之官，水谷之海，号曰太仓，又谓之黄肠。重三斤十二两，纡曲屈伸；长二尺六寸，广一尺五寸，径五寸；容谷二斗，水一斗五升，为受纳之府，腐化水谷。胃之下口，即小肠上口，名为幽门，言其幽暗隐秘之处，水谷由此而入小肠。小肠乃承受之官，化物出焉。重二斤十四两，长三丈二尺，广二寸半，径八分分之少半，左回叠积，盘十六曲，容谷二斗四升，水六升三合之大半，又谓之赤肠。小肠下口，即大肠上口，名为阑门，言其阑约水谷，从此泌别清浊。其清之如水者，渗入膀胱而为溺。膀胱与小肠，以脂膜相联，有下口，无上口，承受阑门之清而为溺者，亦藉此脂膜以相通也。为其内空，善受湿气，湿气入始化而为溺，为州都之官，津液藏焉，气化则能出矣。重九两二铢，纵广九寸，盛溺九升三合。又谓之黑肠，其浊之滓秽者，传入大肠。大肠乃传导之官，变化出焉，重二斤十二两，长二丈一尺，广四寸，径一寸、寸之少半，右回叠积，盘十六曲，盛谷一斗，水七升半，又名回肠。大肠下口，即直肠上口，名为魄门。直肠下口，名为肛门，滓秽之物，从此出焉。此咽之一窍，腑相联系者如此（胆在肝中，无窍通腑；三焦无形，借形为形，所以不曾续于腑之联系中。详说在各脏腑图论内）。脏腑有相合者、有不相合者，有大相悬绝者。脏与脏相合者，心肺也；脏与脏相悬绝者，肺肾也；脏与腑相合者，肝胆也、脾胃也。腑与腑相合者，胃与小肠，小肠与大肠也。膀胱虽附于小肠，非有孔道贯通者，是脂膜与小肠相联而淡渗耳。项中有二窍，前则喉，后则咽，玉茎亦有二窍，上则溺管，下则精管。妇人牝漏之内，亦有二窍，其溺孔在上，小便从此而生，或病淋浊，亦从此出；其行经旋精，或崩漏遗泄，皆从下管而出。妇人下管，又名庭孔、血室、子宫。知此，则知淋浊、遗泄、崩带，不一源矣。五脏六腑，俱相联系，而着于脊，又不可不知。耳者肾之窍，眼者肝之窍，口者脾之窍，舌者心之窍，鼻者肺之窍。肾主骨，牙者骨之余。肝主筋，指甲筋之余。脾主肌肉，凡肉之尽处皆属脾（如上下眼皮、上下唇皮、耳垂，并周遭之边，指甲周遭之边之类是也）。心主血，发者血之余。肺主皮毛，遍身毛孔皆其余。

手太阴经肺：肺者，相傅之官，治节出焉。统一身之气，主藏魄，与大肠为表里。其母脾土，其子肾水。其克肝木，其贼心火。其华在毛，其充在皮。其位西，其时秋，其色白，其脉涩而短，其音商，其数九，其臭腥，其恶寒，其液涕，其声哭，其味辛。在五行属金，其外候窍通于鼻。其形四垂如盖，六叶两耳，凡八叶，附着于脊之第三椎，中有二十四空，虚如蜂窠，下无透窍，故吸之则满，呼之则虚，一呼一吸，消息自然。司清浊之运化，为人身之橐龠，行列分布以行诸脏之气。其经多气而少血，寅时气血注此。其不足则太息，其有余则喘嗽。其平脉浮短，其贼脉洪。其死丙丁日。其畜马，其谷稻，上为太白星。其见证也，善嚏，悲愁欲哭，洒淅寒热，缺盆中痛，腹痛，肩背痛，脐右少腹胀痛，小便数，溏泄，皮肤痛及麻木，喘、少气，颊上气见。形寒饮冷则伤肺。实则梦兵戈竞扰，虚则梦田野平原。忧伤肺，喜胜忧，热伤皮毛，寒胜热，辛伤皮毛，苦胜辛。辛走气，气病毋多食辛。多食苦，则皮肤槁而毛拔。其经之脉，起于中焦，受足厥阴之交，下络大肠，复行本经之外，还循胃口，迤逦上膈，而会属于肺脏。从肺系出而横行胸博四行之中府、云门，以出腋下；下循内，历天府、侠白，行少阴心经、手厥阴心主包络两经之前，下入肘中，抵尺泽，循臂内上骨之下，历孔最、列缺穴，入寸口之经渠、太渊，以上循鱼际，出大指之端少商穴；而络脉之支行者，从腕后列缺穴，达次指内出其端，而交于手阳明经，由合骨二间三间以至于商阳穴，又自商阳而上行也。

手阳明经大肠：大肠者，传导之官，变化出焉。其体长二丈一尺，广四寸，径一寸，当脐右回十六曲，受谷一斗，水七升半，其上口接小肠之下口。在干为庚，在支司酉，在五行属金，在八卦为兑，与太阴肺为表里。其经气血俱多，卯时气血注此。其见证也，齿痛颊肿，目黄口干，鼻衄喉痹，肩前痛，大指次指难用，耳聋辉辉，耳肺嘈嘈，耳后、肩、肘臂外皆痛。气满，皮肤坚而不痛；气盛，则脉太过而热肿；虚则脉不给而寒。其经之脉，起于大指次指之端商阳穴，受手太阴之交，行阳之分。由是循次指之上廉，历二间、三间以出合谷两骨之风复上入阳溪两筋之中；自阳溪而上，循臂上廉之偏历、温溜、下廉、上廉、三里，入肘外廉之曲池，循膀外前廉，历肘、五里、臂，络手少阳之会，上肩至本经之肩；出肩之前廉，循巨骨上行，会督之大椎，由大椎而下，入足阳明之缺盆，循足阳明之外络，绕肺脏，复下膈，当胃经天枢之分会属于大肠；其支者，自缺盆上行于颈，循天鼎、扶突上贯于颊，入下齿缝中，由齿缝复出侠口两吻，相交于人中之内，左脉之右，右脉之左，上侠鼻孔，循禾、迎香，以交于足之阳明经，而由承泣、四白、巨髎、地仓至头维，又自头维而下行也。

足阳明经胃：胃者，水谷之海，六腑之大源。其体大一尺五寸，纡曲屈申长二丈六寸，容谷二斗，水一斗五升，位居中焦。在五行属土，与足太阴为表里。其经气血俱多，官与脾同，辰时气血注此。其见证也，洒然振寒，善呻数欠，颜黑，病至则恶人与火；闻木音，则惕然而惊，心欲动，独闭户塞牖而处，甚则欲上高而歌，弃衣而走，贲响腹胀，是为厥。是主血所生病者，狂疟，湿淫汗出，鼽衄，口唇胗，头肿喉痹，大腹水肿，膝膑肿痛，循膺乳、气冲、股伏兔、外廉、足跗上皆痛，中指不用。气盛则身前热，其有余于胃，则消谷善饥，溺色黄；气不足则色皆寒，胃中塞则胀满。其经之脉，受手阳明之交，起于鼻两旁手阳明之迎香穴。由是而上，左右交于额中，过足太阳睛明之分，下循鼻外，历本经承泣、四白、巨髎，入上齿缝中，复出循地仓，挟两口吻，环绕唇下，左右相交于承浆之分，由承浆循颐后之下廉，出大迎，循颊车，上耳前，过胆之客主人，循发际，会足少阳之悬厘、颔厌之分，循下关、头维，会于胆之悬颅，督之神庭：分支络，从大迎前，下人迎，循喉咙，历水突、气舍，入缺盆，行足少阴俞府之外，下膈当上脘、中脘之分，属胃络脾；于此分支，从缺盆下乳内廉，循气户、库房、屋翳、膺窗、乳中、乳根、不容、承满、梁门、关门、太乙、滑肉，下挟脐，历过天枢、外陵、大巨、水道、归来诸穴，入气冲中（即气冲）；其支行者，自属胃处起于胃之下口，循腹里，过足少阴肓愈之外，本经之里，下至气冲，于前直行入气冲者相合。自此而行髀关，抵伏兔、历阴市、梁丘，下入膝膑中；于此又分正支，经犊鼻，下循外之三里、上巨虚、条口、下巨虚、丰隆、解溪，下足附之冲阳、陷谷，入中指外间之内庭，至历兑而终。其抽支自膝下三寸，循三里穴之外；别行而下入中指外间，与前入内庭、历兑正支合。又一小支自附上冲阳穴，别行入大指间，斜出足厥阴行间穴之外，循大指下出其端，以交于足之太阴经，由隐白、大都、太白、公孙、商丘而上行也。

足太阴经脾：脾者，仓廪之官，五味出焉，乃荣之居也。主藏意与智，主一身之肌肉，为五脏之本。其母心火，其子肺金。其克肾水，其贼肝木。其华在唇四白，其充在肉。其位中央，其时长夏，其脉缓，其色黄，其音宫，其数五，其臭香，其声歌，其味甘，其恶湿，其液涎。在五行属土。其外窍通于口，其形广三寸，长五寸，掩候于太仓，附着子脊之第十一椎，与胃为表里。其经多气而少血，巳时气血注此。其不足则少气，其有余胀满。其平脉缓，其贼脉弦。其死甲乙日。其畜牛，其谷稷，上为镇星。其见证也，五泄，二便闭，面黄，舌本强，口甘，食则呕，胃脘痛，腹胀肠鸣，善噫善饥；后出余气则快，身体四肢倦怠，食不下咽，烦心，心下急痛，寒疟，溏瘕泄，水闭，黄疸，不能卧，强立，股膝内肿，足大指不为用。饮食劳倦则伤脾。实则梦欢歌快乐，虚则梦饮食相争。思伤脾，怒胜思，湿伤肉，风胜湿，甘伤肉，酸胜甘。甘走肉，肉病毋多食甘。多食酸，则肉胝而唇揭。其经之脉，起于足大指之端隐白穴，受足阳明之交。由是循大指内侧白肉际大部穴，过核骨后，历太白、公孙、商丘，上内踝前廉之三阴交，上内，循骨后之漏谷，上行二寸，交出足厥阴中都穴之前，至地机、阴陵泉；自阴陵泉上循膝骨内之前廉，血海、箕门迤逦入腹，经冲门、府舍，会任脉之中极、关元，复循腹结、大横，会任脉之下脘；历腹哀，过足少阳之日月，足厥阴之期门，复循本经腹哀之里，下至任之中脘、下脘之际，属脾而络于胃。再由腹哀上膈，循食窦、天溪、胸乡、周荣，由周荣外，曲折向下至大包，由大包外曲折向上，会于肺之中府，上行交胃经人迎穴之里，挟咽连舌，散舌本而终；其支者，循腹哀行至胃部，会任脉之中脘外，上膈，注于任之膻中之里，而交于手少阴心经，文自极泉而下行也。

手少阴经心：心者，君主之官，神明出焉。统一身之血，主藏神，以膻中为腑，与小肠为表里。其母肝木，其子脾土。其克肺金，其贼肾水。其时夏，其色赤，其脉洪而钩，其位南，其卦为离，其音徵，其恶热，其数七，其味苦，其臭焦。其华面，其液汗其声笑。在五行属火。其经多气而少血，午时气血注此。其形如未放莲花，中有七孔三毛。又有云：其象尖长扁圆，其色黑赤黄，其中窍数多寡各异。其外候窍通于舌，重十二两，盛精汁三合，居肺下膈上，附着于脊之第五椎，有四系；一系上通于肺；一系循脊从左透膈而通于肝；一系循脊近右没透于脾：一系入肺两大叶间，由肺叶而下，曲折后向，正连脊膂细络，贯脊髓，与肾相通。于七节之间，而诸脏系皆于此而通于心，而心亦于是而通于诸脏。其不足则忧，其有余则笑不休。其平脉洪，其贼脉沉。其死壬癸曰。其畜羊，其谷黍。上为荧惑星。其见证也，消渴，两肾内痛，后廉腰背痛，浸淫善笑，善惊善忘，上咳吐，下气泄，眩仆身热，腹痛而悲。忧愁思虑则伤心。实则梦忧惊恐怖，虚则梦烟火焰明。喜伤心，恐胜喜；热伤气，寒胜热；苦伤气，酸胜苦。苦走血，血病毋多食苦。多食咸，则脉凝位而变色。其经之脉，受足太阴之交，起于心中，循任脉之外，属心系下膈，当脐二寸之分而络小肠；其支者，从心系上挟咽，系目；其直者，复从心系直上，至肺脏之分，出循腋下，抵极泉；自极泉下循内后廉,行手太阴、心主两经之后,历青灵穴,下时内廉,抵少海,手腕下踝为兑骨。自少海而下,循臂内廉,循历灵道、通里,至掌兑骨之端,循阴、神门,入掌内廉至少府,循小指端之少冲穴而终,以交于下太阳经。又由少泽、前谷、后溪而上行也。

手太阳经小肠:小肠者,受盛之官,化物出焉。其体长三丈二尺,左回叠十六曲。其上口接胃之下口,其下口按大肠之上口,在脐上一寸水分穴,至是泌别清浊;其水液清者入膀胱,渣滓浊者入大肠。在五行属火,在八卦为离,与手少阴为表里。其经多血而少气,未时气血注此。其见证也,嗌痛,额颔肿痛,不可以顾,腰似折,耳聋目黄,颊肿,颈、颔、肩、臑、肘、臂外后廉痛。其经之脉,起于小指之端外侧少泽穴,受手少阴心经之交。由是循手指外侧之前谷、后溪上腕,出踝中历腕骨、阳谷、养老;自养老直上,循臂骨下廉支正穴,出时内侧两筋之间,历小海穴,上循外后廉,行手阳明、少阳之外,出肩解,绕肩髃上肩,循肩贞、俞、天宗、秉风、曲垣、肩外俞、肩中俞诸穴,上会于督之大椎,分左右相交于两肩之上;由此入足阳明之缺盆,循肩向腋下行,当任脉膻中之分,络心,循胃系下膈,过任之上脘、中脘,抵胃下行任脉之外,当脐上二寸之分,属小肠;其支者,从胃之缺盆,循颈之天窗、天容,上颊抵颧,上至目外角之锐,过足少阳之瞳子,却入耳中,循听宫而终;其支者,别循颊上,抵鼻,至目内睛明穴,以斜络于颧,而交于足之太阳经。足太阳起睛明、通天,自通天斜行,左右相交于巅上之百会,分支而下行也。

足太阳经膀胱:膀胱者,州都之官,津液藏焉,气化则能出矣。注曰:位当孤腑,故谓都官。居下内空,善受湿气,故藏津液,若得气海之气施化,则溲便注泄;气海之气不及,则隐闭不通,故曰气化则能出矣。所谓孤腑者,诸腑俱有口,上下相通,惟胆与膀胱、与诸腑无相通之口。胆与肝为表里,胆在肝内,脏腑合一,亦为不孤。膀胱与肾,虽是表里,气血相通,形不合一,独居于脏腑之下,孤腑之所由称也。膀胱之体,重九两二铢,纵横二寸,居肾下之前,大肠之侧,当脐上一寸水分穴之所。小肠下口,乃膀胱之上际也。膀胱有下口,无上口,实与小肠无口相接,惟有脂膜相连。其脂膜包裹膀胱,如绵球之状,其脂膜与脾之大络,各脏腑之脂膜,俱相联,所以谓脾之湿气,亦能渗入膀胱,而化为溺。但不若脂膜中之络系,上通于小肠之下、大肠之上口,相交会处而为阑门者,阑约水谷,清浊从此泌别。浊之浊者,传入大肠;浊之清者,由脂膜之络系渗入膀胱。膀胱实无上口,所谓有上口者,非也,方书有云:饮食之味,气入于胃,禀脾之运化,而胥为湿气,若炊甑然。蒸蒸布敷,充拓于郛廓之内。其轻清者,上而为荣血,为清气,为津液;其悍者,为卫气。浊中浊者,传入小肠、大肠而为屎;浊中清者,渗入膀胱而为溺。未入之先,尚是湿气,既入始化而成溺,一管直达前阴而出矣。又有精管,循腰脊,绕大肠之右,而同出于前阴,但精管在溺管之下,至玉茎龟头,挽归一口。其经多血而少气,申时气血注此。其见证也,头苦痛,目似脱,头两边痛,泪出,脐反出,下肿,便脓血,肌肉痿,项似拔,小腹胀,按之欲小便不得。其经之脉,起于目内睛明穴,受手太阳之交也,上额循攒竹,过督之神庭,历曲差、五处、承光、通天;自通天斜行,左右相交于巅上督脉之百会,由此分一支抵耳上角,过足少阳之率谷、浮白、窍阴,散养于诸经;其直者,由通天穴,循络却、玉枕入络脑,复出下项抵天柱,自天柱而下,通督之大椎、陶道,却循肩膊内,挟脊两旁,相去各一寸半下行、历大杼、风门、肺俞、厥阴俞、心俞、膈俞、肝俞、胆俞、脾俞、胃俞、三焦俞、肾俞、大肠俞、小肠俞、膀胱俞、中膂俞、白环俞,由是抵腰中,入循膂,络肾属膀胱;由腰中又分支,循腰髀,下挟脊,历上、次、中、下,出会阳,下贯臀,至承扶、殷门、浮、委阳,入中之委中穴;又一正支,自天柱而下,从膊左右别行,下贯胛膂,历附分、魄户、膏肓、神堂、噫嘻、膈关、魂门、阳纲、意舍、胃仓、肓门、志室、胞肓、秩边,下历尻臀,过足阳明之髀枢,循髀外后廉,髀骨之里,承扶之外一寸五分之间而下,与前之入者相合;正支者下行,循合阳下贯内,历承筋、承山、飞扬、附阳,出外踝后之昆仑、仆参、申脉、金门,循京骨、束骨、通谷,至小指外侧端之至阴穴,以交于足少阴之经,由涌泉、然谷而上行也。

足少阴经肾:肾者,作强之官,伎巧出焉,蛰藏之本,精之居也。五脏皆有精,而肾乃其聚处,所以谓肾者,精之舍也,以膀胱为腑。其母肺金,其子肝木。其克心火,其贼脾土。其华在发,其充在骨。其位北,其藏志,其旺冬,其色黑,其脉沉而滑,其音羽,其数六,其臭腐,其恶燥,其声呻。在七情为恐,在六气为寒,在五味为咸,在干为癸,在支司子,在八卦为坎,在五行属水。其外候耳。其形如豇豆,色紫黑,有二枚,并入脊膂,附着于脊之第十四椎,两旁各一寸五分,外有黄脂包裹,内里淡白,两肾相通,有横管一条,中间一穴,乃命门也,前与脐平。其经多气而少血,酉时气血注此。其不足则厥,其有余则肠泄。其平脉沉,其贼脉缓。其死戊巳日。其畜彘,其谷豆,上为辰星。其见证也,面如漆,眇中清,面黑如炭,口渴舌干,咽肿干痛,咳唾多血,胸中满,大小腹痛,大便难,脐、左胁下、背、肩、髀间痛,饥不饮食,心悬如饥,腹大胫肿,咳嗽,脊臀股后痛,脐下气逆,小腹急痛泄,足痿厥,下肿,足寒而逆,肠癖,阴下湿,四指黑,手指青厥,足下热,嗜卧,坐而欲起,冻疮下痢,善思善恐,四肢不收,四肢不举。久坐湿地,强力入水则伤肾。实则梦腰脊解软,虚则梦涉水恐惧。恐伤肾,思胜恐;寒伤血,燥胜寒;咸伤血,甘胜咸。咸走骨,骨病毋多食咸,多食甘则骨疼痛而齿落。其经之脉,受足太阳膀胱经之交,起于足小指之下,斜趋足心之涌泉穴。由涌泉转出足内踝前,起大骨下然谷之下,循内踝之后太溪,别入跟中之大钟、照海、水泉,循内踝,行厥阴、太阴两经之后,历本经复溜、交信穴,过足太阴脾经之三阴交,上内,循筑宾,出内廉,抵阴谷;由阴谷上股内后廉,贯脊会督脉之长强,环出于前,循本经横骨、大赫、气穴、四满、中注、肓俞,当肓俞之所,脐之左右,属肾下脐,过任脉之关元、中极而络膀胱;其直者,从肓俞属肾之所上行,循商曲、石夫、阴都、通谷等穴,贯肝,上循幽门,上膈历步廊,入肺;循本经神封、灵墟、神藏、彧中、俞府而上循喉咙,并足阳明胃经之人迎,挟舌本而终;其支者,自神藏别出绕心注胸,会任之膻中,以交于手厥阴心包络之经,自天池、天泉而下行也。

手厥阴心胞络:一名心主,即膻中也。膻中者,臣使之官,喜乐出焉。或问手厥阴一经,曰心主,曰心包络,又曰膻中者,何也?盖心,君火也;包络,相火也。君火以名,相火以位,相火代君火行事。以用而言,故曰心主,以经而言,则曰心包络。又曰膻中者,《灵兰秘典篇》云:膻中者臣使之官,喜乐出焉。盖喜笑心火所司,喜乐之意,正与心应也。独称臣使者,君主之亲臣也。由是推之,则包络即膻中也,膻中即心主也,总一经而各异其名耳。其形质在心下横膜之上,竖膜之下,与横膜相连,而黄脂裹者,心也;其脂膜之外,细筋膜如丝,与心肺相连者,心包络也。然包络非止于心联系而包之己也,其实一脂膜,罗膈相联,与脾之大络,腹内之脂膜,遍彻腔中,统系于脊,脏腑藉此以相联。脏腑之气血,即藉此以相通。既系于脊,则脏腑与躯壳相联必藉此;脏腑之气血,与躯壳相灌,亦必藉此,则包络实脏腑之总司也。有名有形,所谓无形者非也。其经多血而少气,与三焦为表里,戌时气血注此。其见证也,笑不休,手心热,臂肘挛急,腋肿,甚则胸胁肢满,面赤烦心。其经之脉,起于胸中,出属心下之包络,受足少阴肾经之交也。由是下膈,络于三焦之上脘、中脘;其支者,自属心包,上循胸,出胁,下腋三寸天池穴,上行抵腋下,下循内之天泉，以界乎手太阴、手少阳两经之中间，入肘中之曲泽穴。又由肘中下臂，行臂两筋之间，循门、间使、内关、大陵，入掌中劳宫，循中指出其端之中冲；其支别者，从掌中，循无名指出其端，而交于手少阳三焦经，自关冲、液门而上行也。

手少阳经三焦：三焦者，决渎之官，水道出焉。上焦在胃上口，其治在膻中；中焦在中脘，其治在脐旁，下焦在膀胱之上，其治在脐下一寸。上焦如雾，中焦如沤，下焦如渎。虽有上、中、下，其实彻上、彻下皆肾间真阳之气也。膈膜脂膏之内，五脏六腑之隙，水谷流化之关，其气融会于其间，熏蒸膈膜，腐化水谷，发达皮肤分肉，营运四旁，实元气之别使也。为元气之别使者，以元气赖其导引，潜行默运于一身之中，所以谓活命之根也。曰上、中、下者，各随所属之部分，而脏腑脂膜之空处皆是也。是故虽无其形，倚内外之形而得名，虽无其实，合内外之实而为位者也。所谓借形以为形者也，是此经本有名有形，后世以为无状有名者，非也。其经多气而少血，与手厥阴为表里，亥时气血注此。其见证也，耳聋浑浑，咽痛喉痹，目锐角痛，耳后、肩、时臂外皆痛，小指次指不为用。其经之脉，受手厥阴心包络经之交，起于小指次指之端关冲穴，上出次指之间，历液门、中渚，循手表腕之阳池，出臂外两骨之间；循外关、支沟、会宗、三阳、四渎，上贯肘，抵天井穴；从天井上行，循臂之外，历清冷渊、消泺，行手太阳之里、手阳明之外，上肩，循会、肩、天，交出足少阳之后，过手太阳之秉风、足少阳之肩井，下入阳明之缺盆，复由足阳明之外，而交会于膻中，散布络绕于心包络，下膈，当胃上口，以属上焦；于中脘，以属中焦；于下脘，以属下焦，其支者，从任之膻中而出缺盆，上项挟耳后，过督之大椎，循天髎上抵耳后，经翳风、瘛脉、颅息，直上出耳上角之角孙，过足少阳之悬厘、颔厌、阳白，及太阳睛明之分，屈曲下颊至，会手太阳颧，其又支者，自翳风入耳之分中，过手太阳之听宫，历耳门行禾，却出至目锐，会足少阳之瞳子，循丝竹空，而交于足少阳之胆经，自瞳子、听会而下行也。

足少阳经胆：胆者，中正之官，决断出焉。又曰：胆者澹也，清净之府，无所受无所输，淡淡然也。其体重三两三铢，包精汁三合，居肝之短叶间，与肝形质相合，在干为甲，在支司寅，在八卦为震，与肝为表里。其经多气而少血，子时气血注此。其见证也，口苦，善太息，心胁痛不能转侧，甚则面微尘，体无膏，足外反热，头角颔痛，目锐角痛，缺盆肿痛，马刀挟瘿，小指次指不为用。其经之脉，受手少相之交，起于目外之瞳子，由听会、客主人，上抵头角，历颔厌，下悬颅、悬厘，外循耳，上发际，至曲鬓、率谷；由率谷外折，下耳后，循天冲、浮白、窍阴、完骨；又自完骨外折，上会于少阳三焦之角孙，循本神，会足太阳膀胱之曲差下行，循本经之阳白，复会膀胱之睛明上行，循本经之临位、目窗、正营、承灵、脑空、风池；由风池循颈，会于手少阳三焦之天髎，下至肩上，以循本经之肩井，左右相交，出手少阳之后，会督之大椎、膀胱之大杼、小肠之秉风（盖秉风乃手太阳、阳明、少阳及足少阳四经之所会也），前入足阳明之缺盆，下腋循胸，历渊液、辄筋、日月，会带脉之季胁，循本经京门、帝脉、五枢、维道、居髎，上髀中，横过折下，循环跳而下，历髀外，行太阳、阳明之间，循中渎、阳关，出膝外廉，抵阳陵泉，由阳陵泉下行外辅骨，历阳交、外丘、光明，直下抵绝骨之端，循阳辅、悬钟而下，出外踝之前，至丘墟，循足面之临位、地五会、侠溪，上入小指次指之间窍阴穴而终；其支别者，自足跗面临位穴别行，入大指，循大指本节后岐骨内，出大指端，贯爪甲后之三毛，入爪甲而交于足厥阴之肝经，由大敦、行间、太冲而上行也。按：此经颈部有三曲折，图难尽其形状，故为之详说，以便观览。自瞳子至风池，凡二十六，作三折，向外而行，始于瞳子至完骨为一折；自完骨外折，上至阳明会睛明为一折；自睛明上行，循临位、风池为一折。缘其穴曲折，不可旁注，乃作一至二十，次第以该之：一瞳子、二听会、三容主人、四颔厌、五悬颅、六悬厘、七曲鬓、八率谷、九天冲、十浮白、十一窍阴、十二完骨、十三本神、十四阳白、十五临位、十六目窗、十六正营、十八承灵、十九脑空、二十风池。

足厥阴经肝：肝者，将军之官，谋虑出焉。主纳血，为血海，魂之居也。其华在爪，其充在筋。其位东，其时春，其色青，其脉弦而长，其臭臊，其声呼。在七情为怒，在六气为风，在五味为酸，在干为乙，在支司卯，在八卦为巽，在五行属木。其母肾水，其子心火。其克脾土，其贼肺金。其外候阴器，与胆为表里。其经少气而多血，丑时气血注此。其不足则悲，其有余则怒。其平脉弦，其贼脉涩。其死庚辛日。其畜鸡，其谷麦，上为岁星。其见证也，头痛，脱色，善洁，耳无闻，颊肿，肝逆面青，目赤肿痛，两胁下痛，引小腹胸痛，胁肿，妇人小腹肿，腰痛不可俯仰，四肢满闷挺长，热呕逆，睾疝暴痒，足逆寒，善瘛，遗溺，淋溲便难，癃狐疝，冒眩转筋，阴缩筋挛，善恐，胸中喘，骂詈。血在胁下，喘。恚怒气逆，上而不下，则伤肝。实则梦山林大树虚则梦细草苔藓。怒伤肝，悲胜怒；风伤筋，燥胜风；酸伤筋，辛胜酸，酸走筋，筋病毋多食酸。多食辛，则筋挛急而爪枯。其经之脉，受足少阳之交，起于足大指聚毛之大敦，循足附上廉，历行间、太冲，抵内踝前一寸之中封；自中封上踝，过足太阴脾经之三阴交，历蠡沟、中都，复上一寸，交出太阴之后，上内廉，以至膝关、曲泉上行循股内之阴包、五里、阴廉，遂当足太阴冲门、府舍之分，入任脉之阴毛中，左右相交，环绕阴器，抵小腹而上，会于任脉曲骨、中极、关元之穴，循本经之章门，至期门之所，挟胃属肝，下足少阳胆经日月之分，络于胆。由期门上贯膈，行足太阴脾经食窦之外、大包之里，散布胁下。上手太阴肺经之云门、足少阳渊腋之间，足阳明胃人迎之外，循喉咙之后，上入颃颡，再行足阳明胃经地仓、人迎、四白之外，连目系，上出额，行胆经临泣之里，与督脉会与巅顶之百会；其支者，从目系，下行任脉之外、本经之中，下颊里，交环于唇口之内；其又支者，从期门属肝处，别贯膈，行足太阴脾经食窦之外、本经之里，上注肺，下行至中焦，挟任之中脘之分，以交于手太阴之经，由中府、云门、天府而下行也。

2. 李时珍《奇经八脉考》 阴维脉：阴维起于诸阴之交，其脉发于足少阴筑宾穴，为阴维之，在内踝上五寸肉分中。上循股内廉，上行入小腹，会足太阴、厥阴、少阴、阳明于腑舍。上会足太阴于大横、腹哀。循胁肋会足厥阴于期门。上胸膈挟咽，与任脉会于天突、廉泉，上至顶前而终。凡一十四穴。

阳维脉：阳维起于诸阳之会，其脉发于足太阳金门穴，在足外踝下一寸五分。上外踝七寸会足少阳于阳交，为阳维之。循膝外廉，上髀厌，抵少腹侧，会足少阳于居。循胁肋，斜上肘上，会手阳明、手足太阳于臂。过肩前，与手少阳会干会、天。却会手足少阳、足阳明于肩井。入肩后，会手太阳、阳跷于。上循耳后，会手足少阳于风池。上脑空、承灵、正营、目窗、临泣。下额与手足少阳、阳明，五脉会于阳白。循头，入耳，上至本神而止。凡三十二穴。

一维为病：越人曰阳维、阴维者，维络于身，溢蓄不能环流，灌溉诸经者也。故阳维起于诸阳之会，阴维起于诸阴之交。阳维维于阳，阴维维于阴，阴阳不能自相维，则怅然失志，溶溶不能自收持。又曰：阳维为病苦寒热，阴维为病苦心痛。张洁古曰：卫为阳，主表，阳维受邪为病在表，故苦寒热；营为阴，主里，阴维受邪为病在里，故苦心痛。阴阳相维，则营卫和谐矣；营卫不谐，则怅然失志，不能自收持矣。何以知之？仲景云：病常自汗，是卫气不与营气和也，宜桂枝汤和之。又云：服桂枝反烦不解，先刺风池、风府,却与桂枝汤。此二穴,乃阳维之会也,谓桂枝后,尚自汗发热恶寒,其脉寸浮尺弱而反烦,为病在阳维,故先针此二穴。仲景又云:脏无他病时,发热自汗出而不愈,此卫气不和也,桂枝汤主之。又曰:阴维为病苦心痛,治在三阴之交。太阴证则理中汤,少阴证则四逆汤,厥阴证则当归四逆汤、吴茱萸汤主之。李濒湖曰:阳维之脉,与手足三阳相维,而足太阳,少阳,则始终相联附者。寒热之证,惟二经有之,故阳维为病亦苦寒热。盖卫气昼行于阳,夜行于阴,阴虚则内热,阳虚则外寒,邪气在经,内与阴争而恶寒,外与阳争而发热。则寒热之在表而兼太阳证者,有汗当用桂枝、无汗当用麻黄;寒热之在半表半里而兼少阳证者,当用小柴胡加减治之。若夫营卫卑,而病寒热者,黄建中及八物汤之类主之。洁古独以桂枝一证属之阳维,似未扩充。至于阴维为病主心痛,洁古独以三阴温里之药治之,则寒中二阴者宜矣,而三阴热厥作痛,似未备矣。盖阴维之脉,虽交三阴而行,实与任脉同归,故心痛多属少阴、厥阴、任脉之气上冲而然。暴痛无热,久痛无寒,按之少止者为虚,不可接近者为实。凡寒痛,兼少阴及任脉者,四逆汤;兼厥阴者,当归四逆汤;兼太阴者,理中汤主之。凡热痛,兼少阴及任脉者,金铃散、延胡索散;兼厥阴者,失笑散。兼太阴者,承气汤主之。若营血内伤,兼夫任、冲、手厥阴者,则宜四物汤、养营汤、妙香散之类。因病药之,如此则阴阳虚实,庶乎其不瘥矣。王叔和《脉经》曰:寸口脉,从少阴斜至太阳,是阳维脉也,动苦肌肉痹痒,皮肤痛,下部不仁,汗出而寒;又苦颠仆羊鸣,手足相引,甚者失音不能言,宜取客主人。又曰:寸口脉,从少阳斜至厥阴,是阴维脉也。动苦癫僵仆羊鸣,又苦僵仆失音,肌肉痹痒,应时自发汗出,恶风身洗洗然也。取阳白、金门、仆参。濒湖曰:王叔和以癫属阴维阳维,《灵枢经》以癫属阴跷阳跷,二说义异旨同。盖阳维由外踝而上,循阳分而至肩肘,历耳额而终行于卫分诸阳之会;阴维由内踝而上,循阴分而上胁至咽,行于营分诸阴之交。

阳跷脉:阳跷起于跟中,循外踝上行于股外,至胁肋肩,行于一身之左右,而终于目内;阴跷起于跟中,循内踝上行于股内、阴器,行于一身之左右,至咽喉,会任脉,而终于目内。邪在阴维、阴跷,则发癫邪;在阳维、阳跷,则发。动而属阳,阳脉主之。癫静而属阴,阴脉主之。大抵二疾当取之四脉之穴,分其阴阳而已。王叔和曰:诊得阳维脉浮者,暂起目眩,阳盛实者,苦肩息,洒洒如寒。诊得阴维脉沉大而实者,苦胸中痛,胁下支满,心痛。其脉如贯珠者,男子两胁下实,腰中痛;女子阴中痛,如有疮状。《素问·腰痛论》曰:阳维之脉,令人腰痛,痛上怫然肿。刺阳维之脉与太阳合间,去地一尺。王启玄曰:阳维起于阳,则太阳之所生,并行而上至,下复与太阳合而上也。去地一尺,乃承山穴也。在锐之下,分肉间陷中,可刺七分。肉里之脉,令人腰痛,不可以咳。咳则筋缩急。刺肉里之脉为二,在太阳之外、少阳绝骨之后。王启玄曰:肉里之脉,少阳所生,阳维脉气所发,绝骨之后,阳维所过分肉穴也。在足外踝直上绝骨之端,如后二分筋肉分间,刺可五分。飞阳之脉,令人腰痛,痛拂拂然,甚则悲以恐。启玄曰:此阴维之脉也,去内踝上五寸分中,并少阴经而上也,刺飞阳之脉,在内踝上一寸,少阴之前,与阴维之会,筑宾穴也。《甲乙经》云,太阳之络,别走少阴者,名曰飞阳。

阴跷脉:阴跷者,足少阴之别脉,其脉起于跟中,足少阴然谷穴之后,同足少阴循内踝下照海穴,上内踝之上二寸,以交信为。直上循阴股入阴,上循胸里入缺盆,上出人迎之前,至咽咙,交贯冲脉,入内廉,上行属目内,与手足太阳、足阳明、阳跷,五脉,会于睛明而上行。凡八穴。张紫阳八脉经云:八脉者:冲脉在风府穴下,督脉在脐后,任脉在脐前,带脉在腰,阴跷脉在尾闾前阴囊下,阳跷脉在尾闾后二节,阴维脉在顶前一寸三分,阳维脉在顶后一寸三分。凡人有此八脉,俱属阴神,闭而不开,惟神仙以阳气冲开,故能得道。八脉者,先天大道之根,一气之祖。采之惟在阴跷为先,此脉才动,诸脉皆通。次督、任、冲三脉,总为经脉造化之源。而阴跷一脉,散在丹经,其名颇多:曰天根、曰死户、曰复命关、曰酆都鬼户、曰死生根,有神主之,名曰桃康,上通泥丸,下透涌泉。倘能知此,使真气聚散,皆从此关窍,则天门常开,地户永闭,尻脉周流于一身,贯通上下,和气自然上朝,阳长阴消,水中火发,雪里花开。所谓天根月窟闲来往,三十六宫都是春。得之者,身体轻健,容衰返壮,昏昏默默,如醉如痴,此其验也。要知西南之乡乃坤地,尾闾之前,膀胱之后,小肠之下,灵龟之上,此乃天地逐日所生,气根产铅之地也,医家不知有此。濒湖曰:丹书论及阳精河车。皆往往以任、冲、督脉、命门、三焦为说,未有专指阴跷者。而紫阳八脉经所载经脉,稍与医家之说不同。然内景隧道,惟返观者能照察之,其言必不谬也。

二跷为病:秦越人《难经》曰:阴络者,阴跷之络;阴络者,阳跷之络。阴跷为病,阳缓而阴急;阳跷为病,阴缓而阳急。王叔和《脉经》曰:阴跷脉急,当从内踝以上急,外踝以上缓;阳跷脉急,当从外踝以上急,内踝以上缓。又曰:寸口脉前部左右弹者,阳跷也。动苦腰背痛,又为癫痫僵仆羊鸣,恶风偏枯、痹、身体强。又曰:微涩为风痫,并取阳跷,在外踝上三寸,直绝骨是穴。又曰:寸口脉后部左右弹者,阴跷也。动苦癫痫、寒热,皮肤淫痹,又为少腹痛,里急,腰及髋下相连,阴中痛,男子阴疝,女子漏下不止。又曰:癫痫瘈疭,不知所苦,两跷之下,男阳女阴。张洁古曰:跷者,捷疾也。二脉起于足,使人跷捷也。阳跷在肌肉之上,阳脉所行,通贯六腑,主持诸表,故名为阳跷之络;阳跷在肌肉之下,阴脉所行,通贯五脏,主持诸里,故名为阴跷之络。阴跷为病,阴急则阴厥胫直,五络不通,表和里病;阳跷为病,阳急则狂走目不昧,表病里和。阴病则热,可灸照海、阳陵泉,阳病则寒,可针风池、风府。又曰:在阳表者当汗之,在阴里者当下之。又曰:癫痫昼发灸阳跷,夜发灸阴跷。《素问·腰痛论》曰:腰痛不可举者,申脉、仆参举之。又曰:会阴之脉,令人腰痛,痛上漯漯然汗出,汗干令人欲饮,饮已欲走,刺直阳之脉上三。在跷上下五寸横居,视其盛者,出血。王启玄云:足太阳之脉,循腰下会于后阴,故曰会阴。直阳之脉,挟脊下行,贯臀至,循,过外踝之后,条直而行者,故曰直阳之脉也。跷,为阳跷所生,申脉穴也。跷上下,乃承筋穴也,即中央如外陷者中也。太阳脉气所发,禁针刺,但视其两中央有血络盛满者,乃刺之出血。又曰:昌阳之脉,令人腰痛,痛引膺,目䀮䀮然,甚则反折,舌卷不能言。刺内筋为三,在内踝上,大筋前,太阴后,上踝二寸所。王启玄云:阴跷起于然谷之后,上内踝之上,循阴股入阴,而循腹入胸里、缺盆,上出人迎之前,入内廉,属目内,会于太阳、阳跷而上行,故病状如此。内筋,即阴跷之,交信穴也。《素问·缪刺论》曰:邪客于足阳跷之脉,令人目痛,从内始。刺外踝之下半寸所各二,左刺右,右刺左,如人行十里顷而已。《灵枢经》曰:目中赤痛,从内始,取之阴跷。又曰:风痉反折,先取足太阳及中及血络出血,若中有寒邪,取阴跷及三毛上及血络出血。李濒湖曰:足太阳,京骨穴也。在足外侧小指本节后大骨下,赤白际陷中,针三分,灸七壮。中,委中穴也。在曲膝后横文中,针三分。阴跷取交信穴,见前。三毛,大敦穴也。在足大指外侧三毛中,肝脉之井也。针三分,灸三壮。血络者,视其处有络脉盛满者,出其血。又曰:阴跷、阳跷,阴阳相交,阳入阴,阴出阳,交于目锐。阳气盛则目,阴气盛则瞑目,热厥取足太阳、少阳。《甲乙经》曰:人病目闭不得视者,卫气留于阴,不得行于阳,留于阴则阴气盛,阴气盛则阴跷满,不得入于阳则阳气虚,故目闭也。病目不得瞑者,卫气不得入于阴,常留于阳,留于阳则阳气满,阳气满则阳跷盛，不得入于阴则阴气虚，故目不瞑也。《灵枢》曰：五谷入于胃也，其糟粕、津液、宗气为三隧。故宗气积于胸中，出于喉咙，以贯心肺而行呼吸焉。营气者，泌其津液，注之于脉，化而为血，以荣四末，内注五脏六腑，以应刻数焉。卫气者，出其悍气之疾，而先于四末分肉皮肤之间，而不休焉。昼日行于阳，夜行于阴，常从足少阴分间，行于五脏六腑。今厥气客于五脏六腑，则卫气独卫其外，行于阳不得入于阴，行于阳则阳气盛，阳气盛则阳跷陷，不得入于阴则阴气虚，故目不瞑。治当补其不足，泻其有余，以通其道而去其邪，饮以半夏汤一荆，阴阳已通，其卧立至。其方用流水千里以外者八升，扬之万遍，取其清五升煮之，炊以苇薪火，沸，置秫米一升、治半夏五合，徐炊令至一升半，去其滓，饮汁一小杯，日三，稍益以知为度。故其病新发者。复杯则卧，汗出则已，久者三饮而已。李濒湖云：《灵枢》有云，足太阳之筋为目上纲，足阳明之筋为目下纲，寒则筋急目不合，热则筋纵目不开。又云：壮者血气盛、肌肉滑，营卫不失其常，故昼精而夜瞑。老人气血衰、气道涩，卫气内伐，故昼不精而夜不瞑。又云：多卧者，肠胃大而皮肤涩，分肉不解，卫气行迟故也。张子和云：思气所至为不眠、为嗜卧。巢元方云：脾病困倦而嗜卧，胆病多烦而不眠。王叔和《脉经》云：水流夜疾有声者，土休故也，人亦应之。人夜卧，则脾不动摇，脉为之数疾也。一云：脾之候在睑，睑动则知脾能消化也。脾病则睑涩嗜卧矣。数说皆论目闭目不瞑，虽不言及二跷，盖亦不离乎阴阳营卫虚实之理。可互考者也。

　　冲脉：冲为经脉之海，又曰血海，其脉与任脉，皆起于少腹之内胞中。其浮而外者，起于气冲。并足阳明、少阴二经之间，循腹上行至横骨。挟脐左右各五分，上行历大赫、（横骨上一寸，去腹中行一寸半）气穴、四满、中注、肓俞、商曲、石关、阴都、通谷、幽门，至胸中而散，凡二十四穴。《灵枢经》曰：冲、任皆起于胞中，上循背里，为经络之海。其浮而外者，循腹右上行，会于咽喉，别而络唇口。血气盛则充肤热肉，血独盛则淡渗皮肤，生毫毛。妇人有余于气，不足于血，月下数脱血，任冲并伤，脉不荣其口唇，故髭须不生。宦者去其宗筋，伤其冲任，血泻不复，皮肤内结，唇口不荣，故须亦不生。天宦不脱于血，而任冲不盛，宗筋不强，有气无血，唇口不荣，故须亦不生。《素问·水热穴论》曰：三阴之所交，结于脚也。踝上各一行者，此肾脉之下行也。名曰太冲。王启玄曰：肾脉与冲脉并下行循足，合而盛大，故曰太冲。一云冲脉起于气冲，冲直而通，故谓之冲。《素问·阴阳离合论》曰：圣人南面而立，前曰广明，后曰太冲。太冲之地，名曰少阴，其冲在下，名曰太阴。启玄曰：心脏在南，故前曰广明，冲脉在北，故后曰太冲。足少阴肾脉与冲脉合而盛大，故曰太冲。两脉相合为表里也。冲脉在脾之下，故曰其冲在下，名曰太阴。《灵枢经》帝曰：少阴之脉独下行。何也？岐伯曰：不然。夫冲脉者，五脏六腑之海也。其上者出于颃颡，渗诸阳，灌诸精。其下者注于少阴之大络，起于肾下，出于气街，循阴股内廉，斜入中，伏行骨内廉，并少阴之经，下入内踝之后，入足下；其别者并于少阴，渗三阴，斜入踝，伏行出属跗，属下，循跗上，入大指之间，渗诸络而温足胫肌肉。故其脉常动，别络结则跗上不动，不动则厥，厥则寒矣。王海藏曰：手少阳三焦相火为一腑，右肾命门为相火，心包主亦名相火，其脉同诊。肾为生气之门，出而治脐下，分三歧，上冲夹脐过天枢，上至膻中两乳间，元气所系焉。又足太阳之别，并足太阳正路入络膀胱，约下焉。三焦者，从头至心、心至脐、脐至足，为上中下三焦，其实真元一气也。故曰有脏无腑。《脉诀》云：三焦无状空有名，寄在胸中膈相应。一云：其腑在气街中。上焦在胃上口，治在膻中；中焦在胃管，治在脐旁；下焦在脐下膀胱上口，治在脐。《经》曰：原气者，三焦之别使也。肾间动气者，真元一气，分为三路，人之生命也，十二经之根本也。李濒湖曰：三焦即命门之用。与冲、任、督相通者，故附着于此。

冲脉为病：越人《难经》曰冲脉为病，逆气而里急。《灵枢经》曰气逆上，刺膺中陷下者，与下胸动脉。腹痛，刺脐左右动脉，按之立已。不已刺气街，按之立已。李东垣曰：秋冬之月，胃脉四道为冲脉所逆，胁下少阳脉二道而反上行，名曰厥逆。其证：气上冲，咽不得息而喘息有音，不得卧。宜调中益气汤加吴茱萸五分，随气多少用之。夏月有此，乃大热之证，用黄连、黄柏、知母各等分，酒洗炒为末，白汤和丸，每服一二百丸，空心白汤下，即以美膳压之，不令停留胃中，直至下元，以泻冲脉之邪也。盖此病随四时寒热温凉治之。又曰：凡逆气上冲，或兼里急，或作躁热，皆冲脉逆也。若内伤病此，宜补中益气汤加炒、炒连、知母，以泄冲脉。凡肾火旺，及任、督、冲三脉盛者，则宜用酒炒黄、知母，亦不可久服，恐妨胃也。或腹中刺痛，或里急，宜多用甘草，或虚坐而大便不得者，皆属血虚，血虚则里急，宜用当归。逆气里急，膈咽不通，大便不行者，宜升阳泻热汤主之。麻木，厥气上冲，逆气上行，妄闻妄见者，宜神功丸主之。孙真人《千金方》云：咳唾手足厥逆，气从小腹上冲胸咽，其面翕热如醉，因复下流阴股，小便难，时复冒者，寸脉沉，尺脉微，宜茯苓五味子汤，以治其气冲。其方用茯苓、五味子桂心、甘草，水煎服。胸满者去桂。程篁墩曰：太平侯病膻中痛，喘呕吞酸，脐上一点气，上至咽喉如冰，每子后申时辄发，医以为大寒，不效。祝橘泉曰：此得之大醉及浓味过多，子后申时相火自下腾上，故作痛也。以二陈加芩、连、栀子、苍术，数饮而愈。《素问·痿论》曰：治痿独取阳明者何也？曰：阳明者，五脏六腑之海也，主润宗筋，宗筋主束骨而利机关。冲脉者，经脉之海，主渗灌溪谷，与阳明合于宗筋，会于气街，而阳明为之长，皆属于带脉，而络于督脉。故阳明虚则宗筋纵、带脉不引，故足痿不用。治之当各补其营而通其，调其虚实，和其逆顺，筋、脉、骨、肉各以其时受月，则病已。李东垣曰：暑月病甚，则传肾肝为痿厥。痿，乃四肢痿软。厥，乃四肢如火，或如冰，心烦。冲脉气逆上，甚则火逆，名曰厥逆。故痿厥二病，多相须也。《经》曰：下气不足，则痿厥心。宜以清燥去湿热之药，或生脉散合四苓散。加酒洗黄、知母，以泄其湿热。李濒湖曰：湿热成痿，乃不足中有余也。宜渗泄之药。若精血枯涸成痿，乃不足中之不足也，全要峻补之药。《灵枢经》曰：胸气有街、腹气有街、头气有街、胫气有街。故气在头者止之于脑；气在胸者止之膺与背，气在腹者止之背与冲脉于脐之左右之动脉；气在胫者。止之于气街与承山踝上以下。取此者，用毫针，先按在上，久应手乃刺而与之。所治者，头痛眩仆，腹痛中满暴胀，及有新积作痛。《素问·举痛论》曰：寒气客于冲脉，冲脉起于关元，随腹直上。寒气客则脉不通，脉不通则气因之，故喘动应手。王叔和《脉经》曰：两手脉浮之俱有阳，沈之俱有阴，阴阳皆盛，此冲、督之脉也。冲、督之脉，为十二经之道路也。冲、督用事。则十二经不复朝于寸口，其人若恍惚狂痴。又曰：脉来中央坚实，径至关者，冲脉也。动苦少腹痛上抢心，有瘕疝遗溺，胁支满烦，女子绝孕。又曰：尺寸俱牢，直上直下，此乃冲脉，胸中有寒疝也。张仲景曰：伤寒动气在右不可发汗，汗之则衄而渴，心苦烦，饮水即吐；不可下，下之则津液内竭，头眩咽燥，鼻干心悸。动气在左不可发汗，汗之则头眩汗不止，筋惕肉眴，此为难治；不可下，下之则腹里拘急不止，动气反剧，身虽有热反欲拳。动气在上不可发汗，汗之则气上冲，正在心端，不可下，下之则掌握热烦，身热汗泄，欲水自灌。动气在下不可发汗，汗之则无汗，心中大烦，骨节疼、头痛目运，恶寒吐谷；不可下，下之则腹满，卒起头眩，食则下清谷，心下痞坚。李濒湖曰：此乃脐之左右上下，有气筑筑然牢而痛，正冲、任、足少阴、太阴四经病也。成无己注文，以为左肝右肺，上心下脾，盖未审四脏乃兼邪耳。岐伯曰：海有东西南北，人亦有四海以应之。胃者水谷之海，其输上在气街，下至三里；冲脉为十二经之海，其输上在于大杼，下出于巨虚之上下廉；膻中者为气之海，其输上在于柱骨之上下，前在人迎。脑为髓之海，其输上在于盖，下在风府。气海有余，气满胸中息面赤；气海不足，则气少不足以言。血海有余，则常想其身大，怫然不知其所病；血海不足，亦常想其身小，狭然不知其所病。水谷之海有余，则腹满，水谷之海不足，则饥不受食。髓海有余，则轻劲多力，自过其度；髓海不足，则脑转耳鸣，胫酸眩冒，目无所见，懈怠安卧。

任脉：任为阴脉之海，其脉起于中极之下，少腹之内，会阴之分。上行而外出，循曲骨，上毛际，至中极，同足厥阴、太阴、少阴并行腹里，循关元，历石门气海，会足少阳、冲脉于阴交。循神阙、水分，会足太阴于下脘。历建里，会手太阳、少阳、足阳明于中脘。上上脘、巨阙、鸠尾、中庭、膻中、玉堂、紫宫、华盖、璇玑，上喉咙，会阴维于天突、廉泉。上颐，循承浆，与手足阳明、督脉会。环唇上，至下交，复出分行，循面，系两目下之中央，至承泣而终。凡二十七穴。难经、甲乙经，并无循面以下之说。任脉之别络，名曰尾翳。下鸠尾，散于腹。实则腹皮痛，虚则痒搔。《灵枢经》曰：缺盆之中任脉也，名曰天突。其侧动脉人迎，足阳明也。

任脉为病：《素问》曰：任脉为病，男子内结七疝，女子带下瘕聚。又曰：女子二七而天癸至，任脉通，太冲脉盛，月事以时下，七七任脉虚，太冲脉衰，天癸竭，地道不通，故形坏而无子。又曰：上气有音者，治其缺盆中（谓天突穴也，阴维、任脉之会，刺一寸，灸三壮）。《脉经》曰：寸口脉来紧细实，长至关者，任脉也。动苦少腹绕脐，下引横骨、阴中切痛，取关元治之。又曰：横寸口边，脉丸丸者，任脉也。苦腹中有气如指，上抢心不得俯仰，拘急。

督脉：督乃阳脉之海，其脉起于肾下胞中，至于少腹，乃下行于腰、横骨围之中央，系溺孔之端，男子循茎下至篡；女子络阴器，合篡间。俱绕篡后屏翳穴。别绕臀至少阴，与太阳中络者，合少阴上股内廉，由会阳贯脊，会于长强穴。在骨端与少阴会，并脊里上行。历腰、阳关、命门、悬枢、脊中、中枢、筋缩、至阳、灵台、神道、身柱、陶道、大椎，与手足三阳会合。上门，会阳维，入系舌本。上至风府，会足太阳、阳维同入脑中。循脑户、强间、后顶、上巅，历百会、前顶、囟会、上星，至神庭，为足太阳、督脉之会。循额中至鼻柱，经素、水沟、会手足阳明，至兑端，入龈交，与任脉、足阳明交会而终。凡三十一穴。督脉别络，自长强走任脉者，由少腹直上，贯脐中央，上贯心，入喉，上颐，环唇，上系两目之下中央，会太阳于目内睛明穴。上额，与足厥阴同会于巅。入络于脑，又别自脑下项，循肩胛，与手足太阳、少阳会于大杼第一椎下两旁，去脊中一寸五分陷中，内挟脊抵腰中，入循膂络肾。《难经》曰：督脉、任脉四尺五寸，合共九尺。《灵枢经》曰：颈中央之脉，督脉也，名曰风府。张洁古曰：督者，都也，为阳脉之都纲。任者，妊也，为阴脉之妊养。王海藏曰：阴跷、阳跷同起跟中，乃气并而相连，任脉、督脉同起中极之下，乃水沟而相接。滑伯仁曰：任、督二脉，一源而二岐，一行于身之前，一行于身之后，人身之有任、督，犹天地之有子、午，可以分可以合，分之以见阴阳之不离，合之以见浑沦之无间，一而二二而一者也。李濒湖曰：任、督二脉，人身之子、午也。乃丹家阳火阴符升降之道，坎水离火交媾之乡。故魏伯阳参同契云：上闭则称有，下闭则称无，无者以奉上，上有神德居，此两孔穴法，金气亦相须。崔希范天元入药镜云：上鹊桥，下鹊桥，天应星，地应潮；归根窍，复命关，贯尾闾，通泥丸。大道三章直指云：修丹之士，身中一窍，名曰玄牝。正在干之下、坤之上、震之西、兑之东、坎离交媾之地，在人身天地之正中，八脉、九窍、十二经、十五络联辏，虚间一穴，空悬黍珠，医书谓之任、督二脉。此元气之所由生，真息之所由起，修丹之士，不明此窍，则真息不生，神化无基也。俞琰注参同契云：人身血气，往来循环，昼夜不停，医书有任、督二脉，人能通此二脉，则百脉皆通。黄庭经言：皆在心内运天经，昼夜存之自长生。天经乃吾身之黄道，呼吸往来于此也。鹿运尾闾，能通督脉；龟纳鼻息，能通任脉，故二物皆长寿。此数说，皆丹家河车妙旨也。而药物火候，自有别传。王海藏曰：张平叔言铅乃北方正气，一点初生之真阳，为丹母，其虫为龟，即坎之二阴也，地轴也。一阳为蛇，天根也。阳生于子脏之命门，元气之所系，出入于此，其用在脐下，为天地之根，玄牝之门，通厥阴，分三岐为三车，一念之非降而为漏，一念之是守而成铅。升而接离，补而成干，阴归阳化，是以还元。至虚至静，道法自然，飞升而仙。

督脉为病：《素问·骨空论》云督脉生疾，从少腹上冲心而痛，不得前后，为冲疝，女子为不孕、癃痔、遗溺、嗌干。治在骨上，甚者在脐下营。王启玄曰：此乃任冲二脉之病，不知何以属之督脉。李濒湖曰：督脉虽行于背，而别络自长强走任脉者，则由少腹直上贯脐，中贯心，入喉，上颐，环唇，而入于目之内。故显此诸证，启玄盖未深考尔。《素问》曰：督脉实则脊强反折，虚则头重高摇之，挟骨之有过者，取之所别也。秦越人《难经》曰：督脉为病，脊强而厥。王海藏曰：此病宜用羌活、独活、防风、荆芥、细辛、藁本、黄连、大黄、附子、乌头、苍耳之类。张仲景《金匮》云：脊强者，五之总名。其证卒口噤背反张而瘛。诸药不已，可灸身柱、大椎、陶道穴。又曰：家脉，筑筑而弦直上下行。王叔和《脉经》曰：尺寸俱浮，直上直下，此为督脉。腰背强痛，不得俯仰，大人癫病，小儿风痫。又曰：脉来中央浮直，上下动者，督脉也。动苦腰背膝寒，大人癫，小儿痫，宜灸顶上三壮。《素问·风论》曰：风气循风府而上，则为脑风。风入系头，则为目风眼寒。王启玄云：脑户乃督脉、足太阳之会故也。

带脉：带脉者。起于季胁足厥阴之章门穴，同足少阳循带脉穴，围身一周，如束带然。又与足少阳会于五枢、维道，凡八穴。《灵枢经》曰：足少阴之正，至中，别走太阳而合，上至肾，当十四椎，出属带脉。杨氏曰：带脉总束诸脉，使不妄行，如人束带而前垂，故名。妇人恶露，随带脉而下，故谓之带下。

带脉为病：秦越人曰：带之为病，腹满，腰溶溶如坐水中。《明堂》曰：带脉二穴，主腰腹纵溶溶如囊水之状。妇人少腹痛，里急后重，瘛，月事不调，赤白带下，可针六分，灸七壮。张洁古曰：带脉之病，太阴主之，宜灸章门二穴，三壮。《素问》曰：邪客于太阴之络，令人腰痛引小腹控，不可以养息。张仲景曰：大病瘥后，腰以下有水气，牡蛎泽泻散主之。若不已，灸章门穴。王叔和曰：带脉为病，左右绕脐，腰脊痛，冲阴股也。王海藏曰：小儿疝，可灸章门三壮而愈，以其与带脉行于厥阴之分，而太阴主之。又曰：女子经病血崩，久而成枯者，宜涩之益之。血闭久而成竭者，宜益之破之。破血有三治，始则四物入红花，调黄、肉桂。次则四物入红花，调鲮鲤甲、桃仁、桂，童子小便，利酒煎服。末则四物入红花，调易老没药散。张子和曰：十二经与奇经七脉，皆上下周流，惟带脉起少腹之侧，季胁之下，环身一周，络腰而过，如束带之状。而冲、任二脉，循腹胁，夹脐旁，传流于气冲，属于带脉，络于督脉，冲、任、督三脉，同起而异行，一源而三岐，皆络带脉。因诸经上下往来，遗热于带脉之间，客热郁抑，白物满溢，随溲而下，绵绵不绝，是为白带。《内经》云：思想无穷，所愿不得，意淫于外，入房太甚，发为筋痿，及为白淫。白淫者，白物淫衍，如精之状，男子因溲而下，女子绵绵而下也，皆从湿热治之，与治痢同法。赤白痢乃邪热传于大肠,赤白带乃邪热传于小肠,后世皆以赤为热、白为寒,流误千载,是医误之矣。又曰:资生经载一妇人患赤白带下,有人为灸气海未效,次日为灸带脉穴,有鬼附耳云,昨日灸亦好,只灸我不着,今灸着我,我去矣,可为酒食祭我。其家如其言祭之,遂愈。予初怪其事,因思晋景公膏肓二鬼之事,乃虚劳已甚,鬼得乘虚居之。此妇亦或劳心虚损,故鬼居之。灸既着穴,不得不去。自是凡有病此者,每为之按此穴,莫不应手酸痛,令归灸之,无有不愈。其穴,在两胁季肋之下一寸八分,若更灸百会穴尤佳。内经云:上有病下取之,下有病,上取之。又曰:上者下之,下者上之,是矣。刘宗浓曰:带下多本于阴虚阳竭,营气不升,经脉凝涩,卫气下陷,精气积滞于下焦奇经之分,蕴酿而成。以带脉为病得名,亦以病形而名,白者属气,赤者属血,多因醉饱房劳,服食燥热所致。亦有湿痰流注下焦者,肾肝阴淫湿胜者;或惊恐而木乘土位,浊液下流;或思慕无穷,发为筋痿,所谓二阳之病发心脾也;或余经湿热,屈滞于少腹之下,或下元虚冷,子宫湿淫。治之之法,或下或吐,或发中兼补,补中兼利,燥中兼升发,润中兼温养,或温朴,或收涩,诸例不同,亦病机之活法也。巢元方《病源》曰:肾着病,腰痛冷如冰,身重腰如带五千钱,不渴,小便利,因劳汗出,衣里冷湿而得,久则变为水也。千金用肾着汤,三因用渗湿汤,东垣用独活汤主之。

第十二章　性　味　主　治

一、性味主治基本概念

性，指药物的性能，分寒、热、温、凉四种药性，又称四气；味，指药物的气味，分苦、酸、甘、辛、咸五种药味，又称五味；主治，指药物主要治疗的疾病或症状。《神农本草经》以性味主治创建中国药物医学体系，性味主治是中国医药学药物医学理论基础。《神农本草经·黄连》：性味苦寒。主热气目痛、眦伤泣出，明目，肠澼腹痛下利，妇人阴中肿痛。久服令人不忘。一名王连。生川谷。《神农本草经·人参》：性味甘微寒。主补五脏，安精神，定魂魄，止惊悸，除邪气，明目、开心、益智。久服轻身延年。一名人衔，一名鬼盖。生山谷。《神农本草经》：五味子性味酸温。主益气，咳逆上气，劳伤羸瘦，补不足，强阴，益男子精。生山谷。中国医药学最早药物医学专著《神农本草经》是托名神农之作。《淮南子·修务训》曰：古者民茹草饮水，采树木之实，食蠃蚌之肉，时多疾病毒伤之害。于是神农乃始教民播种五谷，相土地宜，燥湿肥硗高下，尝百草之滋味，水泉之甘苦，令民知所辟就。当此之时，一日而遇七十毒。神农是三皇之一，新石器时代中国上古时期姜姓部落首领。《尚书大传》曰：燧人以火纪阳也，阳尊，故托燧皇于天。伏羲以人纪事，故托羲皇于人。盖天非人不因，人非天不成也。神农悉地力植谷，故托农皇于地。天地人之道备而三五之运兴矣。《神农本草经》三卷分上、中、下三品，载药 365 种。《隋书·经籍志》最早著录《神农本草》四卷，雷公集注。《神农本草经》原书早佚。三国时期华佗弟子李当之有《本草经》一卷，公元 3 世纪初期华佗弟子吴普撰《吴普本草》六卷载药 441 种，两书均佚。公元 502—557 年南朝梁国陶弘景着《本草经集注》七卷，保留《神农本草经》大部内容。《本草经集注》序曰：此书应与《素问》同类，但后人多更修饰之耳。秦皇所焚，医方、卜术不预，故犹得全录。而遭汉献迁徙，晋怀奔进，文籍焚靡，千不遗一。今之所存，有此四卷，是其本经。所出郡县，乃后汉时制，疑仲景、元化等所记。又有《桐君采药录》，说其华叶形色。《药对》四卷，论其佐使相须。魏、晋以来，吴普、李当之等，更复损益。或五百九十五，或四百卅一，或三百一十九。或三品混糅。冷热舛错，草石不分，虫兽无辨，且所主治，互有多少。医家不能备见，则识智有浅深。今辄苞综诸经，研括烦省。以《神农本经》三品，合三百六十五为主，又进名医副品，亦三百六十五，合七百卅种。精粗皆取，无复遗落，分别科条，区甄物类，兼注名世用，土地所出及仙经道术所须，并此序录，合为三卷。虽未足追踵前良，盖亦一家撰制。吾去世之后，可贻诸知音尔。惜《本草经集注》久佚，有敦煌出土残卷。公元 1616 年明代万历丙辰卢复辑佚《神农本经》，为现存最早《神农本草经》辑本。此后，1799 年清代嘉庆己未孙星衍有《神农本草经》辑佚本，1844 年清朝道光甲辰顾观光有《神农本草经》辑佚本，1854 年日本国嘉永甲寅森立之有《神农本草经》辑佚本，各有千秋，流传亦广。

二、性味主治基本内容

中国医药学药物分类最早见于《神农本草经》。《神农本草经》载药 365 种，将药物分为上品、中品、下品三类，各品又分为玉石、草、木、人、兽、禽、鱼、果、米谷、菜 10 部。此后，历代治本草者皆宗其法。魏朝吴普《吴普本草》、南北朝陶弘景《本草经集注》、唐朝苏敬等《新修本草》、唐代李珣《海事本草》、唐代孙思邈《千金翼方》等皆如此，他如宋代苏颂《本草图经》、宋朝刘翰等《开宝本草》，宋代掌禹锡《嘉祐本草》，宋代唐慎微《类证本草》，明代刘文泰《本草品汇精要》，清代张璐《本经逢原》，清代张志聪《本草崇原》，清代汪昂《本草备要》，清代吴仪洛《本草从新》，清代严西亭《得配本草》，清代赵学敏《本草纲目拾遗》，等亦无不如此。明代李时珍《本草纲目》在《神农本草经》药物分类基础上增加水、火、土、金、介、鳞、服器共 7 部，药物从《神农本草经》365 种增加到 1 892 种。

1. 辨证药物　唐代陈藏器《本草拾遗》10 卷有《十剂》之说，可能是有别于《神农本草经》药物分类的另外一种分类的最早记载。《本草拾遗》撰于公元 739 年。《序例》一卷、《拾遗》6 卷、《解纷》3 卷，总曰《本草拾遗》。原书已佚，其文多见于《医心方》《开宝本草》《嘉祐本草》《证类本草》引录。李时珍称其"博极群书，精核物类，订绳谬误，搜罗幽隐"。自本草以来，一人而已。元代王海藏《汤液本草》在陈藏器十剂基础上补充寒热二剂。《汤液本草·十剂》曰：宣可以去壅，生姜、橘皮之属是也；通可以去滞，木通、防己之属是也；补可以去弱，人参、羊肉之属是也；泻可以去闭，葶苈、大黄之属是也；轻可以去实，麻黄、葛根之属是也；重可以去怯，磁石、铁浆之属是也；滑可以去着，冬葵子、榆白皮之属是也；涩可以去脱，牡蛎、龙骨之属是也；燥可以去湿，桑白皮、赤小豆之属是也；湿可以去枯，白石英、紫石英之属是也。药有宣、通、补、泻、轻、重、滑、涩、燥、湿。此十剂，今详之，惟寒、热二种，何独见遗，今补二种，以尽厥旨。寒可以去热，大黄、朴硝之属是也；热可以去寒，附子、官桂之属是也。只如此体，皆有所属。凡用药者，审而详之，则靡所失矣。李时珍《本草纲目·序例》曰：壅者塞也，宣者布也散也。郁塞之病，不升不降，传化失常，或郁久生病，或病久生郁。必药以宣布敷散之，如承流宣化之意，不独涌越为宣也。是以气郁有余，则香附、抚芎之属以开之；不足则补中益气以运之。火郁微则山栀、青黛以散之；甚则升阳解肌以发之。湿郁微则苍术、白芷之属以燥之，甚则风药以胜之；痰郁微则南星、橘皮之属以化之，甚则瓜蒂、藜芦之属以涌之；血郁微则桃仁、红花以行之，甚则或吐或利以逐之；食郁微则山楂、神曲以消之，甚则上涌下利以去之，皆宣剂也。滞者留滞也。湿热之邪留于气分而为痛痹癃闭者，宜淡味之药，上助肺气下降，通其小便。而泄气中之滞，木通、猪苓之类是也。湿热之邪留于血分而为痹痛肿注、二便不通者，宜苦寒之药下引，通其前后。而泄血中之滞防己之类是也。《经》曰味薄者通，故淡味之药谓之通剂。《经》云不足者补之，又云虚则补其母。生姜之辛补肝，炒盐之咸补心，甘草之甘补脾，五味子之酸补肺，黄柏之苦补肾。又如茯神之补心气，生地黄之补心血；人参之补脾气，白芍药之补脾血；黄之补肺气，阿胶之补肺血；杜仲之补肾气，熟地黄之补肾血；芎之补肝气，当归之补肝血之类，皆补剂。不特人参、羊肉为补也。泻可去闭当作泻可去闭去实。《经》云实者泻之,实则泻其子是矣。五脏五味皆有泻,不独葶苈、大黄也。肝实泻以芍药之酸,心实泻以甘草之甘,脾实泻以黄连之苦,肺实泻以石膏之辛,肾实泻以泽泻之咸是矣。轻可以去实当作轻可去闭。有表闭、里闭、上闭、下闭。表闭者,风寒伤营,腠理闭密,阳气怫郁,不能外出,而为发热、恶寒、头痛、脊强诸病,宜轻扬之剂发其汗,而表自解也。里闭者,火热郁抑,津液不行,皮肤干闭,而为肌热、烦热、头痛、目肿、昏瞀、疮疡诸病,宜轻扬之剂以解其肌,而火自散也。上闭有二:一则外寒内热,上焦气闭,发为咽喉闭痛之证,宜辛凉之剂以扬散之,则闭自开。一则饮食寒冷抑遏阳气在下,发为胸膈痞满闭塞之证,宜扬其清而抑其浊,则痞自泰也。下闭亦有二:有阳气陷下,发为里急后重,数至圊而不行之证,但升其阳而大便自顺,所谓下者举之也。有燥热伤肺,金气郁,窍闭于上,而膀胱闭于下,为小便不利之证,以升麻之类探而吐之,上窍通而小便自利矣,所谓病在下取之上也。重剂凡四:有惊则气乱而魂气飞扬、如丧神守者,有怒则气逆而肝火激烈、病狂善怒者,并铁粉、雄黄之类以平其肝。有神不守舍而多惊健忘、迷惑不宁者,宜朱砂、紫石英之类以镇其心。有恐则气下精志失守而畏如人将捕者,宜磁石、沉香之类以安其肾。大抵重剂压浮火而坠痰涎,不独治怯也。故诸风掉眩及惊痫痰喘之病,吐逆不止及反胃之病,皆浮火痰涎为害,俱宜重剂以坠之。著者有形之邪,留着于经络脏腑之间也,便尿、浊带、痰涎、胞胎、痈肿之类是矣。皆宜滑药以引去其留着之物。此与木通、猪苓通以去滞相类而不同。木通、猪苓,淡泄之物,去湿热无形之邪;葵子、榆皮,甘滑之类,去湿热有形之邪。故彼曰滞,此曰着也。大便涩者,菠薐、牵牛之属;小便涩者,车前、榆皮之属;精窍涩者,黄柏、葵花之属;胞胎涩者,黄葵子、王不留行之属;引痰涎自小便去者,则半夏、茯苓之属;引疮毒自小便去者,则五叶藤、萱草根之属,皆滑剂也。半夏、南星皆辛而涩滑,能泄湿气、通大便,盖辛能润、能走气、能化液也。或以为燥物,谬矣。湿去则土燥,非二物性燥也。滑则气脱,如开肠洞泄、便溺遗失之类,必涩剂以收敛之。脱者气脱也,血脱也,精脱也,神脱也。脱则散而不收,故用酸涩温平之药,以敛其耗散。汗出亡阳,精滑不禁,泄痢不止,大便不固,小便自遗,久嗽亡津,皆气脱也。下血不已,崩中暴下,诸大亡血,皆血脱也。牡蛎、龙骨、海螵蛸、五倍子、五味子、乌梅、榴皮、诃黎勒、罂粟壳、莲房、棕灰、赤石脂、麻黄根之类,皆涩药也。气脱兼以气药,血脱兼以血药及兼气药,气者血之帅也。脱阳者见鬼,脱阴者目盲,此神脱也,非涩药所能收也。湿有外感,有内伤。外感之湿,雨露岚雾,地气水湿,袭于皮肉筋骨经络之间;内伤之湿,生于水饮酒食,及脾弱肾强,固不可一例言也。故风药可以胜湿,燥药可以除湿,淡药可以渗湿,泄小便可以引湿,利大便可以逐湿,吐痰涎可以祛湿。湿而有热,苦寒之剂燥之;湿而有寒,辛热之剂燥之;不独桑皮、小豆为燥剂也。湿去则燥,故谓之燥。湿剂当作润剂。枯者燥也,阳明燥金之化,秋令也,风热怫甚,则血液枯涸而为燥病。上燥则渴,下燥则结,筋燥则强,皮燥则揭,肉燥则裂,骨燥则枯,肺燥则痿,肾燥则消。凡麻仁、阿胶膏润之属,皆润剂也。养血,则当归、地黄之属;生津,则麦门冬、瓜蒌根之属;益精,则苁蓉、枸杞之属。若但以石英为润药则偏矣,古人以服石为滋补故尔。虽然,历代相关本草著作均无根据十剂或十二剂进行分类论述。

李时珍阐释并发挥十剂深义,《本草纲目·序例》曰:宣可去壅。壅者塞也,宣者布也,散也。郁塞之病,不升不降,传化失常,或郁久生病,或病久生郁。必药以宣布敷散之,如承流宣化之意,不独涌越为宣也。滞者留滞也。湿热之邪留于气分,而为痛痹癃闭者,宜淡味之药上助肺气下降,通其小便而泄气中之滞,木通、猪苓之类是也。湿热之邪留于血分,而为痹痛肿注、二便不通者,宜苦寒之药下引,通其前后,而泄血中之滞,防己之类是也。《经》曰味薄者通,故淡味之药谓之通剂。补可去弱,《经》云不足者补之,又云虚则补其母,生姜之辛补肝,炒盐之咸补心,甘草之甘补脾,五味子之酸补肺,黄柏之苦补肾。又如茯神之补心气,生地黄之补心血;人参之补脾气,白芍药之补脾血;黄之补肺气,阿胶之补肺血;杜仲之补肾气,熟地黄之补肾血;川芎之补肝气,当归之补肝血之类,皆补剂。不特人参、羊肉为补也。泄可去闭当作去实。《经》云实则泻之,实则泻其子是矣。五脏五味皆有泻,不独葶苈、大黄也。肝实泻以芍药之酸,心实泻以甘草之甘,脾实泻以黄连之苦,肺实泻以石膏之辛,肾实泻以泽泻之咸是矣。轻可去实当作轻可去闭。有表闭、里闭、上闭、下闭。表闭者,风寒伤营,腠理闭密,阳气怫郁,不能外出,而为发热、恶寒、头痛、脊强诸病,宜轻扬之剂发其汗,而表自解也。里闭者,火热郁抑,津液不行,皮肤干闭,而为肌热、烦热、头痛、目肿、昏瞀、疮疡诸病,宜轻扬之剂以解其肌,而火自散也。上闭有二:一则外寒内热,上焦气闭,发为咽喉闭痛之证,宜辛凉之剂以扬散之,则闭自开。一则饮食寒冷抑遏阳气在下,发为胸膈痞满闭塞之证,宜扬其清而抑其浊,则痞自泰也。下闭亦有二:有阳气陷下,发为里急后重,数至圊而不行之证,但升其阳而大便自顺,所谓下者举之也。有燥热伤肺,金气郁,窍闭于上,而膀胱闭于下,为小便不利之证,以升麻之类探而吐之,上窍通而小便自利矣,所谓病在下取之上也。重可去怯。重剂凡四,有惊则气乱而魂气飞扬如丧神守者,有怒则气逆而肝火激烈病狂善怒者,并铁粉、雄黄之类以平其肝。有神不守舍而多惊健忘、迷惑不宁者,宜朱砂、紫石英之类以镇其心。有恐则气下精志失守而畏如人将捕者,宜磁石、沉香之类以安其肾。大抵重剂压浮火而坠痰涎,不独治怯也。故诸风掉眩及惊痫痰喘之病,吐逆不止及反胃之病,皆浮火痰涎为害,俱宜重剂以坠之。滑可去着,着者有形之邪留着于经络脏腑之间也,便尿、浊带、痰涎、胞胎、痈肿之类是矣。皆宜滑药以引去其留着之物。此与木通、猪苓通以去滞相类而不同。木通、猪苓,淡泄之物,去湿热无形之邪;葵子、榆皮,甘滑之类,去湿热有形之邪。故彼曰滞,此曰着也。大便涩者,菠薐、牵牛之属;小便涩者,车前、榆皮之属;精窍涩者,黄柏、葵花之属;胞胎涩者,黄葵子、王不留行之属;引痰涎自小便去者,则半夏、茯苓之属;引疮毒自小便去者,则五叶藤、萱草根之属,皆滑剂也。半夏、南星皆辛而涩滑,能泄湿气、通大便,盖辛能润、能走气、能化液也。或以为燥物,谬矣。湿去则土燥,非二物性燥也。涩可去脱,脱者气脱也,血脱也,精脱也,神脱也。脱则散而不收,故用酸涩温平之药,以敛其耗散。汗出亡阳,精滑不禁,泄痢不止,大便不固,小便自遗,久嗽亡津,皆气脱也。下血不已,崩中暴下,诸大亡血,皆血脱也。牡蛎、龙骨、海螵蛸、五倍子、五味子、乌梅、榴皮、诃黎勒、罂粟壳、莲房、棕灰、赤石脂、麻黄根之类,皆涩药也。气脱兼以气药,血脱兼以血药及兼气药,气者血之帅也。脱阳者见鬼,脱阴者目盲,此神脱也,非涩药所能收也。燥可去湿。湿有外感,有内伤。外感之湿,雨露岚雾,地气水湿,袭于皮肉筋骨经络之间;内伤之湿,生于水饮酒食,及脾弱肾强,固不可一例言也。故风药可以胜湿,燥药可以除湿,淡药可以渗湿,泄小便可以引湿,利大便可以逐湿,吐痰涎可以祛湿。湿而有热,苦寒之剂燥之;湿而有寒,辛热之剂燥之;不独桑皮、小豆为燥剂也。湿去则燥,故谓之燥。湿可去枯。湿剂当作润剂。枯者燥也,阳明燥金之化,秋令也,风热怫甚,则血液枯涸而为燥病。上燥则渴,下燥则结,筋燥则强,皮燥则揭,肉燥则裂,骨燥则枯,肺燥则痿,肾燥则消。凡麻仁、阿胶膏润之属,皆润剂也。养血,则当归、地黄之属;生津,则麦门冬、瓜蒌根之属;益精,则苁蓉、枸杞之属。若但以石英为润药则偏矣，古人以服石为滋补故尔。此后，历代相关本草著作大多据十剂而分类。中华人民共和国成立后，1964 年成都中医学院主编第一版全国中医学院统一教材《常用中药学》将中药分为解表类、涌吐类、泻下类、清热类、芳香化湿类、利水渗湿类、祛风湿类、温里类、芳香开窍类、安神类、平肝息风类、理气类、理血类、补益类、消导类、化痰止咳类、收涩类、驱虫类、外用类等 19 类，一直沿用至今。其间虽有细微变化，然大同而小异。

清代蒋介繁《本草择要纲目》初刊于 1679 年康熙十八年，收药 356 种。凡例：本草分玉石草木上中下诸品，其药性即注于各味之下。此遵前贤所定寒热温平四种，以类求之即得。本草药味颇多，此择必用要药凡 356 种，其怪异难购者不复赘及。寒性药品：黄连、黄芩、黄柏、知母、大黄、天冬、麦冬、牡丹皮、栀子、石膏等凡 99 味药物；热性药品：附子、干姜、草豆蔻、白豆蔻、肉豆蔻、吴茱萸、肉桂、麻黄、续断、鹿茸等凡 64 味药物；温性药品：谷精草、白芥子、木香、半夏、苍术、威灵仙、细辛、白芷、羌活、秦艽等凡 95 味药物；平性药品：天麻、朱砂、覆盆子、牛膝、人参、酸枣仁、远志、没药、茯苓、大枣等凡 106 味药物。清代黄宫绣《本草求真》初刊于 1769 年乾隆三十四年。《本草求真》首次采用药物功效分类法，按药物之品性分为补、涩、散、泻、血、杂、食物七类，各类又分为若干子目。黄宫绣，号锦芳，江西宜黄人。生于清雍正庚戌 1730 年，卒于清嘉庆丁丑 1817 年，享年 87 岁。其父名鹗，系当时名医，着有《理解体要》等书。宫绣幼承庭训，博览群书，中年于医研究有素，能阐真摘要，订伪辨讹。着有《医学求真录》《脉理求真》《本草求真》《锦芳医案》诸书，而以《本草求真》影响最大。《本草求真》卷一补剂。温中：人参、黄芪、当归、白术、龙眼、大枣、荔枝、饴糖、鸡肉、牛肉、鲫鱼、蜜；平补：葳蕤、黄精、甘草、桑寄生、柏子仁、冬青、合欢、陈仓米、山药、扁豆、鸭肉、鸽肉、阿胶、羊肉、燕窝、蜡；补火：附子、仙茅、胡芦巴、淫羊藿、蛇床子、远志、肉桂、沉香、石硫黄、阳起石、石钟乳、鹿茸、鲫鱼、蛤蚧、雄蚕蛾；滋水：干地黄、冬葵子、牛膝、枸杞、楮实、榆白皮、胡麻、火麻仁、黑铅、猪肉、龟板、龟胶、桑螵蛸、人乳；温肾：熟地、何首乌、肉苁蓉、锁阳、菟丝、巴戟天、续断、杜仲、覆盆子、狗脊、胡桃、灵砂、鹿胶、海狗肾、獭、犬肉、紫河车。卷二收涩。温涩：肉豆蔻、补骨脂、没石子、莲子、莲须、葡萄、阿芙蓉、禹余粮；寒涩：五倍子、百药煎、御米壳、龙骨、牡蛎、蛤蜊粉；收敛：白芍、五味、酸枣仁、金樱子、诃子、山茱萸、赤石脂、木瓜、乌梅；镇虚：金、铁粉、磁石、代赭石、云母、密陀僧。卷三散剂。散寒：麻黄、细辛、紫苏、桔梗、上党、生姜、葱叶；驱风：羌活、独活、防风、荆芥、川芎、白芷、薄荷、藁本、白附子、天麻、天南星、威灵仙、白蒺藜、决明子、草乌头、茵芋、桂枝、辛夷、冰片、海桐皮、皂角、肥皂荚、虎骨、山甲、麝香、白花蛇、蛇蜕、全蝎、蜈蚣、蝉蜕；散湿：苍术、厚朴、秦艽、蔓荆子；散热：升麻、葛根、柴胡、香薷、淡豆豉；吐散：常山、藜芦、木鳖、胡桐泪、甜瓜蒂、莱菔子、胆矾；温散：草豆蔻、草果、使君子、白豆蔻、缩砂、木香、香附、荜茇、艾叶、大茴香、小茴、益智仁、山奈、甘松、高良姜、干姜、藿香、熏香、石菖蒲、半夏、烟草、延胡索、丁香、白檀香、苏合香、安息香、乌药、吴茱萸、樟脑、川椒、胡椒、松脂、麦芽、大蒜、薤、胡荽、白芥子、雄黄、锻石、伏龙肝；平散：木贼、苍耳子、夏枯草、青木香、野菊花、浮萍、甘菊、款冬花、马兜铃、白及、槟榔、腹皮、蕤核、芫荽、五加皮、石南叶、橘皮、青皮、荷叶、神曲、炉甘石、白石英、紫石英、僵蚕、蚕沙。卷四泻剂。渗湿：通草、土茯苓、茯苓、茯神、鲤鱼；泻湿：泽泻、木通、车前子、灯草、萹蓄、萆薢、海金沙、防己、茵陈、地肤子、白鲜皮、苦参、琥珀、猪苓、赤小豆、滑石、刺猬皮；泻水：大戟、芫花、芫花叶苗茎、甘遂、商陆、海藻、葶苈、白前、续随子、瞿麦、石韦、紫贝、田螺、蟛蚏;降痰:瓜蒌仁、天花粉、贝母、竹沥、白果、礞石、白矾、蓬砂、牛黄;泻热:牵牛、大黄、连翘、前胡、白薇、白蔹、紫菀、芦根、贯众、青葙子、竹茹、竹叶、天竺黄、秦皮、川楝子、密蒙花、柿蒂、梨、西瓜、铜青、海石、空青、石膏、青盐、盐、朴硝、玄明粉、寒水石、雪水、孩儿茶、熊胆、鳢鱼胆、石决明、珍珠、金汁、秋石;泻火:黄芩、黄连、胡黄连、知母、青黛、龙胆草、玄参、射干、天冬、牡丹皮、黄柏、桑白皮、栀子、地骨皮、枇杷叶、茶茗、犀角、羚羊角、人中白、童便;下气:三棱、旋复花、旋复花、枳壳、枳实、荞麦;平泻:沙参、薏苡仁、麦冬、百部、百合、石斛、石斛、茅根、青蒿、萱草、山楂、粳米、米醋、阴阳水、鳖甲。卷五血剂。温血:鸡苏、泽兰、大小蓟、沙糖、谷精草、王不留行、天仙藤、骨碎补、桂心、乳香、酒、韭菜、墨、百草霜、兔屎、海螵蛸;凉血:生地、红花、紫草、墨旱莲、赤芍、地榆、卷柏、银柴胡、蒲公英、凌霄花、槐角、侧柏叶、辰砂、兔肉、鱼胆、夜明沙、血余;下血:三七、茜草、紫参、郁金、莪术、姜黄、蒲黄、丹参、益母草、刘寄奴、苏木、没药、郁李、干漆、血竭、桃仁、莲藕、自然铜、花蕊石、皂矾、五灵脂、瓦楞子、斑蝥、水蛭、虻虫、䗪虫、螃蟹。卷六杂剂。杀虫:鹤虱、雷丸、芦荟、阿魏、大枫子、榧实、水银、银朱、谷虫;发毒:蓖麻子、芙蓉花、枫香、象牙、蟾酥、人牙;解毒:牛蒡子、金银花、山豆根、荠、白头翁、漏芦、山慈菇、绿豆、蚯蚓、蜗牛、人中黄;毒物:凤仙子、巴豆、砒石、砂。卷七食物。面、稻米、稷、粟米、黑大豆、黄大豆、蚕豆、白豆、豌豆、豇豆、豆腐、豆酱、芹菜、胡萝卜、芥菜、茼蒿、蕹菜、油菜、白菘菜、苋菜、菠、苦菜、白苣、莴苣、菜、匏瓠、南瓜、茄子、胡瓜、苦瓜、越瓜、甜瓜、丝瓜、冬瓜、酱瓜、芋子、诸笋、李、青桃、青梅、杨梅、栗、橄榄、枇杷、花生、乌芋、橘穰、菱角、香薷、木耳、蘑菇、雉、雁、鹅、凫、鹧鸪、竹鸡、斑鸠、猫、鲥鱼、鲢鱼、鱼、鲩鱼、鲦鱼、鳜鱼、白鱼、青鱼、鲨鱼、纸鱼、石斑鱼、鳅鱼、鲛鱼、乌贼鱼、鳝鱼、鲍鱼、鳗鲡鱼、海、蛏、蛙、鳖肉。清代凌晓五《本草害利》初刊于1862年。自序曰:弃诸子业从我郡吴古年夫子游,将历代名医着述书籍,探本穷源,随时就正,读破万卷,讲论偏见错谬之处,或自昏黄达旦。先生年届古稀,日逐临症,得有余暇,犹不辞倦,且谆谆训曰:医关性命,不可苟且,一病有一经所发,若察脉辨证,尤宜加谨,恐失之毫厘,谬于千里也。先生袖出一帙曰:本草分队。取其用药如用兵之意。盖脏腑,即地理也,处方如布阵也,用药如用兵将也。病本在于何经,即以君药主将标于何经。为臣使之药,即所以添兵弁。识得地理,布成阵势,一鼓而战,即能殄灭贼氛,即所谓病退也。然后调摄得宜,起居如常,即兵家善后事宜,民得安居乐业也。苟调度不精,一或失机,一败涂地,即用药不审,草菅人命也。奈近时医者,一到病家,不先看脉审证,遂听病家自述病情,随即写药数味,曰:某汤主治。粗知大略,用某药能除某病,如此治病,则仁人必深虑而痛恨之。虽业医临症,有望闻问切四诊之说,然望是观其气色,如经云:青欲如苍碧之泽,不欲如蓝也。闻是听其声音清浊高低,即宫商角徵羽五者,属五脏也。问是问其老少男女,平素劳逸喜恶,起患何时,始得何病,曾服何药,问病源也。切是最要之事,诊得浮沉迟数滑涩大小长短诸脉,见于左右寸关尺部,辨明虚实表里寒热。何证发于何经,应用寒热温凉之药,定方进药,君臣佐使,配合得宜,如汤沃雪,诸恙若失,方能起死回生,岂有害哉!凡药有利必有害,但知其利,不知其害,如冲锋于前,罔顾其后也。余业是道,二十余年,遇证则慎思明辨,然后下笔,补偏救弊,贻误者少。审识药品出产形状,亲尝气味,使药肆中不敢伪充而误人耳。先生之分队一书,尚未刊行于世。遂集各家本草,补入药之害于病者,逐一加注,更曰《本草害利》,欲求时下同道,知药利必有害,断不可粗知大略,辨证不明,信手下笔,枉折人命。用是不揣固陋,集古今名医之说,删繁就简,撰述成书,以付剞劂,公诸同好,并就正于海内明眼,亦慎疾之一端云尔。心部药队：补心猛将北五味、酸枣仁、柏子仁、远志肉、丹参、龙眼肉、麦冬、当归；补心次将白芍药、茯苓神、猪心血、琥珀、淮小麦、合欢皮、龙角；泻心猛将牛黄、石菖蒲、黄连、木通、辰砂、犀角；泻心次将山栀仁、连翘、通草、车前子、竹叶卷心、灯心、莲子心、石莲子、安息香、乳香、金银箔、山豆根、天竺黄、黄丹、象牙、真珠、赤小豆、郁金、白茅根、人中黄。肝部药队：补肝猛将枸杞子、乌梅、白梅；补肝次将山茱萸肉、菟丝子、何首乌、沙苑蒺藜、鳖甲、龙骨、龙齿、金毛狗脊、川续断、冬瓜子、鸡、牛筋、羊肝、吐铁、血余胶、五加皮、海螵蛸、桑寄生、紫石英；泻肝猛将左顾牡蛎、海蛤蜊壳、木瓜、青橘皮、蓬莪术、沉香；泻肝次将香附、木香、延胡索、柴胡、川芎、金铃子、赤芍药、瓜蒌、白蒺藜、佛手柑、钩藤、合欢皮、血竭、玫瑰花、木蝴蝶、铁落、铜绿、绿矾、泽兰、明天麻、花蕊石、青礞石、蜈蚣、全蝎、水蛭、虻虫、猪肝、穿山甲、王不留行；凉肝猛将龙胆草、胡黄连；凉肝次将羚羊角、夏枯草、石决明、青蒿、菊花、青黛、芦荟；温肝猛将肉桂、桂枝、吴茱萸、细辛、胡椒、骨碎补；温肝次将菟丝子、艾叶、山茱萸、茴香。脾部药队：补脾猛将白术、黄精；补脾次将、山药、白扁豆、薏苡仁、大枣、甘草、枳实、莱菔子；泻脾次将六神曲、麦芽、山楂、枳壳、大腹皮、厚朴、使君子、白芷、鸡内金、橘皮、槟榔；凉脾猛将大黄、黄芩、栝蒌；凉脾次将黄柏、栀子、知母、金银花、武夷茶；温脾猛将制附子、干姜、巴豆霜、肉豆蔻、草果、草豆蔻、苍术、胡椒；温脾次将木香、煨姜、乌药、藿香、益智仁、砂仁、白豆蔻、米谷、焦谷芽、蜀椒。肺部药队：补肺猛将黄芪、人参；补肺次将党参、西洋参、百合、燕窝、阿胶、山药、诃子、麦冬、冰糖；泻肺猛将葶苈、麻黄、白芥子、桔梗、胆星；泻肺次将紫苏、牛蒡子、杏仁、前胡、紫菀、桑白皮、僵蚕、竹茹、川贝母；凉肺猛将石膏、黄芩、竹沥、马兜铃、山慈菇；凉肺次将西洋参、玄参、栀子、天花粉、天门冬、地骨皮、知母、麦冬、薄荷、海浮石；温肺猛将麻黄、天南星、五味子、温肺次将苏梗、款冬花、制半夏、生姜、烟。肾部药队：补肾猛将大熟地、枸杞子、淫羊藿、北五味；补肾次将干地黄、巴戟天、何首乌、杜仲、龟甲、女贞子、黑大豆、胖海参；泻肾猛将猪苓；泻肾次将泽泻、知母、赤茯苓、生米仁；凉肾猛将朴硝、芒硝、苦参；凉肾次将鲜生地、牡丹皮、知母、滑石；温肾猛将补骨脂、鹿茸、鹿角、麋茸、麋角；温肾次将山茱萸、菟丝子、大茴香、艾叶；胃部药队：补胃猛将白术、绵、大枣；补胃次将白扁豆、山药、炙甘草、龙眼肉、红枣；泻胃猛将石菖蒲、枳实、雷丸、白芥子、莱菔子、神曲、次将苏梗、枳壳、蔓荆子、麦芽；凉胃猛将石膏、犀角；凉胃次将天花粉、葛根、香薷、石斛、草薢、知母、芦根、竹叶；温胃猛将高良姜、干姜、益智仁、肉豆蔻、草果、丁香、木香、胡椒、辛夷；温胃次将藿香、砂仁、白豆蔻、制半夏、乌药、川椒、煨姜、厚朴；膀胱部药队：泻膀胱猛将羌活、独活、麻黄、汉防己、木通、葶苈、猪苓；泻膀胱次将独活、防风、蒲黄、川楝子、前胡、藁本、泽泻、葱白、甘遂；凉膀胱猛将龙胆草；凉膀胱次将车前子、绵茵陈、海金沙、黄柏；温膀胱猛将吴茱萸；温膀胱次将乌药、茴香；胆部药队：补胆猛将乌梅、酸枣仁；泻胆猛将桔梗、青皮、香附；泻胆次将秦艽、川芎、火麻仁、升麻、紫草茸。大肠部药队：泻大肠次将秦艽、旋复花、郁李仁、杏仁、大腹皮、白芷；凉大肠猛将黄芩、黄柏、梨子、地榆炭、槐角、知母、连翘；温大肠猛将胡椒、补骨脂、枸杞子、当归。小肠部药队：补小肠猛将牛地；泻小肠猛将木通、瞿麦、海金沙、川楝子、薏苡仁、赤芍、茯苓、灯心草。三焦部药队：补三焦猛将淫羊藿、嫩黄；泻三焦猛将青皮、木香；泻三焦次将柴胡、香附；凉三焦次将栀子、麦冬、黄柏、地骨皮、青蒿、连翘；温三焦次将乌药、白豆蔻、紫衣胡桃。中华人民共和国成立后，1964年成都中医学院主编第一版全国中医学院统一教材《常用中药学》将中药分为解表类、涌吐类、泻下类、清热类、芳香化湿类、利水渗湿类、祛风湿类、温里类、芳香开窍类、安神类、平肝息风类、理气类、理血类、补益类、消导类、化痰止咳类、收涩类、驱虫类、外用类等 19 类，一直沿用至今。其间虽有细微变化，然大同而小异。根据《神农本草经》365 味药物的功能与主治，拙著《中国方药医学》将药物分为辩证药物与辩病药物两篇。辩证药物分散寒药物、清热药物、润燥药物、渗湿药物、调气药物、理血药物、燮阴药物、和阳药物八类。《景岳全书》有表、里、寒、热、虚、实、阴、阳证候八纲，此寒、热、燥、湿、气、血、阴、阳乃中国方药医学辩证方药之八纲也。

（1）寒证辩证药物：寒证有表寒证与里寒证之分，散寒药物有发散表寒与温散里寒之别。表寒证辩证要点：① 恶寒；② 发热；③ 头痛；④ 身痛；⑤ 无汗；⑥ 咳嗽；⑦ 苔白；⑧ 脉浮紧。多见于现代医学各种传染病初期。发散表寒药物治疗表寒证，发散表寒常用药物有麻黄、桂枝、细辛、生姜、荆芥、防风、羌活、独活、香薷、葱白、辛夷、苍耳、芫荽、豆豉、葛根等。治疗表寒证的临床决策是发散表寒。《素问·至真要大论》曰：寒者热之。《素问·阴阳应象大论》曰：其有邪者，渍形以为汗。其在皮者，汗而发之。体若燔炭，汗出而散。《素问·热论》曰：未满三日，可汗而已。凡此四者，言寒邪在表不可使之深入，要当以汗法去之。《圣济总录·汗》曰：汗有起于过用而为常者，有忽于畏护而为患者。有汗之太过遂漏不止者，阳气虚而表弱也。有汗之不及者，则邪气复与正气交争。昔人论汗出不彻因转属阳明是也。如此则阴阳不得平均，营卫不得调和矣。虽然，病有表里，汗有宜否。若不须汗而强与汗之者，将耗其津液。须汗而不与汗之者，使邪气深而经络传变，势如风雨，何可当也。载诸方籍其类多矣，大概可汗之证，则身热脉浮，太阳与阳明证是也。其不可汗之证，在经则少阳与厥阴，在病则厥与逆，以至血衄疮淋之属，皆为不可汗。或邪气在表而脉沉迟者，虽汗之亦不能解矣，非特此也。太阳固可汗也，有因发汗而为痉者，脉浮体痛，固当以汗解也。假令尺中脉迟，则亦不可汗，是又不可不知也。《医方集解》曰：发者升之散之汗之也。表者，对里而言也。三阳为表，三阴为里，而太阳为表之表，阳明为表之里，少阳为半表半里也。邪之伤人，先中于表，以渐而入于里，始自太阳，以及阳明，少阳，乃入阴经，由太阴少阴以及厥阴，六经乃尽也。治病者当及其在表而汗之散之，使不至于传经入里，则病易已矣，若表邪未尽而遽下之，则表邪乘虚入里，或误补之，则内邪壅闭不出，变成坏证者多矣。《经》曰：善治者治皮毛，其次治肌肤，其次治筋脉，其次治六腑，其次治五脏，治五脏者，半死半生也。里寒证辩证要点：① 畏寒；② 喜温；③ 口淡不渴；④ 腹痛；⑤ 腹泻；⑥ 尿清；⑦ 舌质淡；⑧ 舌苔白；⑨ 脉迟。多见于西医学消化系统传染病及消化系统慢性疾病。温散里寒方药治疗里寒证。温散里寒常用药物有附子、乌头、天雄、肉桂、吴茱萸、干姜、草乌、高良姜、蜀椒、椒目、胡椒、荜茇等。治疗里寒的临床决策是温散里寒。《素问·至真要大论》曰：寒淫于内，治以甘热，佐以苦辛。王好古《阴证略例》是中医第一部寒证专著。此书辑集《内经》、仲景、朱肱、许叔微、韩祗和、张元素等治寒精华，参以己见，有证有方，有论有辨，审证用药，井然不乱，已故名医赵锡武教授甚为推崇。《医方集解·祛寒之剂》曰：寒中于表宜汗，寒中于里宜温。盖人之一身以阳气为主，《经》曰：阳气者若天与日，失其所则折寿而不彰。寒者阴惨肃杀之气也，阴盛则阳衰，迨至阳竭阴绝则死矣。仲景著书先从伤寒以立论，诚欲以寒病为纲而明其例也。其在三阳者则用桂麻柴葛之辛温以散之。其在三阴者非假姜附桂萸之辛热，参术甘草之甘温则无以祛其阴冷之邪渗而复其若天与日之元阳也。诸伤寒湿者皆视此为治矣。

（2）热证辩证药物：热证有表热里热之分，清热药物有疏散表热与清泄里热之别。疏散表热药物治疗表热证。表热证辨证要点：① 发热；② 恶寒；③ 头痛；④ 咽痛；⑤ 有汗；⑥ 咳嗽；⑦ 舌红；⑧ 脉浮数。多见于西医学感冒或各种传染病初期。治疗表热证的临床决策是疏散表热。《素问·至真要大论》曰：热者寒之。《素问·阴阳应象大论》曰：其有邪者，渍形以为汗。其在皮者，汗而发之。体若燔炭，汗出而散。《素问·热论》曰：未满三日，可汗而已。凡此四者，亦言热邪在表不可使之深入，要当以汗法去之。疏散表热常用药物有桑叶、菊花、薄荷、牛蒡子、柴胡、升麻、蝉蜕、浮萍等。《医经溯洄集·伤寒温病热病说》明言温病热病怫热郁其腠理，无寒在表，故非辛凉或苦寒或酸苦之剂不足以解之。叶天士《外感温热篇》指出温邪上受首先犯肺，始初解表用辛凉，须避寒凝之品，恐遏其邪。不尔，风挟温热而燥生，清窍必干，两阳相劫也。吴鞠通《温病条辨》曰凡病温者始于上焦，在手太阴，而为咳嗽、自汗、口渴、头痛、身热、尺热等证。清泄里热药物治疗里热证。里热证辨证要点：① 恶热；② 喜冷；③ 面赤；④ 口渴；⑤ 口苦；⑥ 出血；⑦ 昏迷；⑧ 尿黄；⑨ 苔黄；⑩ 舌质红；⑪ 脉数。多见于西医学各种感染性疾病或各种传染病极期。治疗里热证临床决策是清泄里热。《素问·至真要大论》曰：热淫于内，治以咸寒，佐以甘苦。清泄里热常用药物有金银花、连翘、石膏、知母、黄连、黄芩、黄柏、栀子、龙胆草、白薇、青蒿、大青叶、板蓝根、白花蛇舌草、牡丹皮、玄参、白英、紫草、赤芍药、地骨皮、寒水石、淡竹叶、射干等。《景岳全书·寒略》曰：火有阴阳，热分上下。据古方书，咸谓黄连清心，黄芩清肺，石斛、芍药清脾，龙胆清肝，黄柏清肾。今之用者，多守此法，是亦胶柱法也。大凡寒凉之物皆能泻火，岂有凉此而不凉彼者，但当分其轻清重浊，性力微甚，用得其宜则善矣。夫轻清者宜以清上，如黄芩、石斛、连翘、天花之属是也。重浊者宜于清下，如栀子、黄柏、龙胆、滑石之属也。性力之浓者能清大热，如石膏、黄连、芦荟、苦参、山豆根之属也。性力之缓者能清微热，如地骨皮、玄参、贝母、石斛、童便之属也。本书分热证为表里，景岳分热证为上下。他山之石可以攻玉。

（3）燥证辨证药物：燥证有凉燥与温燥之分，润燥药物有温润凉燥与凉润温燥之别。温润凉燥药物治疗凉燥证。凉燥证辨证要点：① 恶寒；② 发热；③ 咳嗽；④ 口干；⑤ 咽干；⑥ 唇干；⑦ 痰少；⑧ 苔糙；⑨ 脉浮；⑩ 习惯性便秘。多见于西医学感冒等呼吸系统疾病及习惯性便秘等消化系统疾病。治疗凉燥证的临床决策是温润凉燥。《素问·至真要大论》曰：燥者濡之。燥淫于内，治以苦温，佐以甘辛。温润凉燥常用药物有紫苏、杏仁、火麻仁、胡麻仁、郁李仁、松子仁、蜂蜜等。石芾南《医原·燥气论》曰：人但知燥热为燥之常，而不知寒燥为燥之变。无怪乎其辛燥升散，动辄得咎也。秋分以后渐至大凉，露寒霜肃，清气搏激，燥乃行令。燥从天降，首伤肺金，气为燥郁，清肃不行，机关不利，势必干咳连声、胸胁牵痛、不能转侧、胸膺气逆喘急干呕。气为燥郁，不能布津，则必寒热无汗、口鼻唇舌起燥、嗌喉干疼。病有燥湿药有燥润，病有风燥、寒燥、暑燥、燥火、燥郁夹湿之分，药有辛润、温润、清润、咸润、燥润兼施之别。必用轻药乃可开通，汗出而解。对病发药使之开通，邪一开通，津液流行，而汗自解，何必泥定风药发汗耶？且上焦邪气开通，天气下降，地气自随之以营运，又何必缓下为能乎？此治外燥之大法也。凉润温燥药物治疗温燥证。温燥证辨证要点：① 发热；② 恶寒；③ 咳嗽；④ 口干；⑤ 咽干；⑥ 唇干；⑦ 痰少；⑧ 舌红；⑨ 脉数。多见于各种呼吸系统传染病初期或习惯性便秘等。温燥证临床治疗决策是凉润温燥。《素问·至真要大论》曰：燥者濡之。凉润温燥常用药物有沙参、天冬、麦冬、枇杷叶、百合、玉竹、石斛等。《医原·燥气论》曰：干金主燥于时为秋。凡此燥病，多生于阴亏之辈，劳苦之人，夏月炎蒸，液为汗耗,水竭金枯,里气已燥,以燥感燥,同气相求,最为易易。孙思邈制生脉散,使人夏月服之以保肺金,治未病也。人生天地间总不外天地燥湿之气。乃世于燥气未能详究。但见寒热、无汗、头身疼痛、咳嗽、呕吐、胸膈气逆等证,辄用辛燥升散,见有胸膈,便曰感寒停滞,并用苦燥破滞,轻则用苏、薄、荆、防,重则用羌、独、芎、芷。试思以上诸药,其为辛润乎?抑为辛燥乎?以燥治燥变证必然蜂起,燥邪窜入肌肉则发斑,窜入皮肤则发疹,窜入营分则舌赤无苔神乱谵烦。轻者重,重者死。盖不知凡几,其为可慨,不亦甚乎!汪昂《医方集解·润燥之剂》曰:诸涩枯涸干劲皴揭皆属于燥,乃肺与大肠阳明燥金之气也。金为生水之源,生化之源绝不能溉灌周身,荣养百骸,故枯槁而无润泽也。燥在外则皮肤皴揭,在内则津少烦渴,在上则咽焦鼻干,在下则肠枯便秘,在手足则痿弱无力,在脉则细涩而微,皆阴血为火热所伤也。治宜甘寒滋润之剂,甘能生血,寒能胜热,润能去燥,使金旺而水生,则火平而燥退矣。盖物之化从于生,物之成从于杀,造化之道,生杀之气,犹权衡之不可轻重也。生之重杀之轻则气殚散而不收,杀之重生之轻则气敛濇而不通。敛涩则伤其分布之政,不惟生气不得升而杀气亦不得降,经曰逆秋气则太阴不收,肺气焦满。

(4)湿证辨证药物:湿证有寒湿与湿热之分,渗湿药物有温渗寒湿与寒渗湿热之别。温渗寒湿药物治疗寒湿证。寒湿证辨证要点:① 脘腹痞闷;② 食欲不振;③ 便溏;④ 恶心欲吐;⑤ 口淡不渴;⑥ 头身困重;⑦ 黄疸;⑧ 小便短少;⑨ 舌胖苔白腻;⑩ 脉濡缓。多见于西医学消化系统疾病。治疗寒湿证临床决策是温渗寒湿。《素问·至真要大论》曰:湿淫所胜平以苦热,佐以酸辛,以苦燥之,以淡泄之。温渗寒湿常用药物有藿香、佩兰、豆蔻、苍术、半夏、茯苓、厚朴、砂仁、豆卷、草豆蔻、草果等。《景岳全书·湿证》曰:湿之为病,有出于天气者,雨雾之属是也。多伤人脏气。有出于地气者,泥水之属是也。多伤人皮肉筋脉。有由于饮食者,酒酪之属是也。多伤人六腑。有由于汗液者,以大汗沾衣,不皇解换之属是也。多伤人肤腠;有湿从内生者,以水不化气,阴不从阳而然也。悉由乎脾肾之亏败。其为证也,在肌表则为发热,为恶寒,为自汗。在经络则为痹,为重,为筋骨疼痛,为腰痛不能转侧,为四肢痿弱酸痛。在肌肉则为麻木,为胕肿,为黄胆,为按肉如泥不起。在脏腑则为呕恶,为胀满,为小水秘涩,为黄赤,为大便泄泻,为腹痛,为后重、脱肛、瘑疝等证。凡肌表经络之病,湿由外而入者也。饮食血气之病,湿由内而生者也。此其在外者为轻,在内者为甚,是固然矣。然及其甚也,则未有表湿而不连脏者,里湿不连经者,此其湿病之变,不为不多。故凡治此者,必当辨表里,察虚实,而必求其本也。石芾南《医原·湿气论》曰:坤土主湿,湿土寄旺四季而春夏为甚,季夏为尤甚。湿伤人隐而缓。隐则莫见,而受之也深;缓则不觉而发之也迟。湿为浊邪,以浊归浊,故传里者居多。治法总以轻开肺气为主,气化则湿自化,即有兼邪,亦与之俱化。湿气弥漫本无形质,宜用体轻而味辛淡者治之,辛如杏仁、蔻仁、半夏、厚朴、藿梗,淡如薏苡仁、通草、茯苓、猪苓、泽泻之类。启上闸,开支河,导湿下行以为出路,湿去气通,布津于外,自然汗解。贾真孙曰治湿不利小便,非其治也。在里之寒湿宜利而不宜下,法宜辛温淡渗,如平胃散、胃苓汤、除湿汤之类。此治内伤寒湿之大较也。学人博览群书,自知所论不诬矣。寒渗湿热药物治疗湿热证。湿热证辨证要点:① 脘腹痞闷;② 食欲不振;③ 便溏;④ 恶心欲吐;⑤ 腹痛;⑥ 头身困重;⑦ 黄疸;⑧ 小便短赤;⑨ 舌红苔黄腻;⑩ 脉濡数。多见于病毒性肝炎等消化系统传染病及大肠癌等消化系统恶性肿瘤或泌尿系统感染等疾病。治疗湿热证临床决策是寒渗湿热。寒渗湿热常用药物有茵陈、车前子、金钱草、苦参、白头翁、泽泻、薏苡仁等。石芾南《医原·湿气论》曰：湿之化气为阴中之阳，阴中之阳为湿热。肺气为湿热郁蒸，不能敷布水精外达下行。湿热清肺如溽暑炎蒸，金风骤起，顷刻湿收热退，如登清凉界中。黄芩滑石汤、杏仁滑石汤、黄连温胆汤均可选用。《景岳全书》曰：湿证虽多，而辨治之法其要惟二：则一曰湿热，一曰寒湿而尽之矣。盖湿从土化，而分旺四季，故土近东南，则火土合气，而湿以化热。土在西北，则水土合德，而湿以化寒，此土性之可以热，可以寒。故病热者谓之湿热，病寒者谓之寒湿。湿热之病，宜清宜利，热去湿亦去也；寒湿之病，宜燥宜温，非温不能燥也。知斯二者，而湿无余义矣。何今之医家，动辄便言火多成热，而未闻知有寒多生湿者，其果何也？岂寒热之偏胜，原当如是耶。

（5）气证辨证药物：气证有气虚证与气实证之分，调气药物有补气与行气之别。补气药物治疗气虚证。气虚证辨证要点：① 形体衰惫；② 心悸气短；③ 神疲乏力；④ 面色无华；⑤ 咳嗽气喘；⑥ 声低懒言；⑦ 食欲不振；⑧ 舌淡苔白；⑨ 脉虚结代。多见于西医学心律失常等循环系统疾病及慢性阻塞性肺病等呼吸系统疾病。《素问·阴阳应象大论》曰：形不足者温之以气。治疗气虚证临床决策是甘温益气。《景岳全书·治形论》：老子曰吾所以有大患者，为吾有身。使吾无身，吾有何患？余则曰吾所以有大乐者，为吾有形。使吾无形，吾有何乐？是可见人之所有者唯吾，吾之所赖者唯形耳！无形则无吾矣，谓非人身之首务哉。第形之为义，其义甚微，如言动视听，非此形乎？俊丑美恶，非此形乎？勇怯愚智，非此形乎？死生安否，非此形乎？人事之交，以形交也。功业之建，以形建也。此形之为义，从可知也。奈人昧养形之道，不以情志伤其府舍之形，则以劳役伤其筋骨之形。内形伤则神气为之消靡，外形伤则肢体为之偏废。甚至肌肉尽削，其形可知，其形既败，其命可知。然则善养生者，可不先养此形，以为神明之宅，善治病者，可不先治此形，以为兴复之基乎。甘温益气常用药物有人参、党参、黄芪、白术、大枣、甘草、饴糖等。行气方药治疗气实证。气实证即气结证。气结证辨证要点：① 情绪低落；② 胸胁满闷；③ 咽喉如梗；④ 食欲不振；⑤ 乳房胀痛；⑥ 月经不调；⑦ 焦虑烦躁；⑧ 苔白；⑨ 舌红；⑩ 脉弦。多见于抑郁障碍等精神疾病或月经不调等妇科疾病及慢性胃炎等消化系疾病。《素问·至真要大论》曰：结者散之。治疗气实证临床决策是行气散结。《丹溪心法》曰气血冲和，百病不生；一经佛郁，诸病生焉。故人身诸病，多生于郁。苍术、川芎，总解诸郁，随证加入诸药。凡郁皆在中焦，以苍术、川芎开提其气以升之。假如食在气上，提其气则食自降矣。戴思恭云：郁者，结聚而不得发越也。当升者不得升，当降者不得降，当变化者不得变化也，传化失常。六郁之病见矣。气郁者，胸胁痛，脉沉涩；湿郁者，周身走痛，或关节痛，遇寒则发，脉沉细；痰郁者，动则喘，寸口脉沉滑；热郁者，瞀闷，小便赤，脉沉数；血郁者四肢无力，能食便红，脉沉；食郁者，嗳酸，腹饱不能食，人迎脉平和，气口脉繁盛者是。行气散结常用药物有陈皮、枳实、香附、木香、乌药、薤白、大腹皮、川楝子、旋覆花等。

（6）血证辨证药物：血证有血虚证与血瘀证之分，理血药物有养血与活血之别。养血药物治疗血虚证。血虚证辨证要点① 心悸；② 失眠；③ 健忘；④ 头晕；⑤ 面色无华；⑥ 舌淡；⑦ 苔白；⑧ 脉虚。多见于西医学再生障碍性贫血等血液系统疾病及月经不调等妇产科疾病。《素问·阴阳应象大论》曰：精不足者补之以味。血亦精也。《素问·调经论》曰：气之所并为血虚，血之所并为气虚。有者为实，无者为虚。故气并则无血，血并则无气。今血与气相失，故为虚焉。《金匮要略·血痹虚劳病脉证并治第六》

曰：男子面色薄者，主渴及亡血，卒喘悸，脉浮者，里虚也。夫失精家，少腹弦急，阴头寒，目眩，发落，脉极虚芤迟，为清谷，亡血失精。脉芤者为血虚。养血补虚常用药物有熟地黄、当归、白芍、阿胶、何首乌、桑椹子、桂圆肉等。《圣济总录·补虚益血》曰：气为阳，血为阴，阴阳和平，诸疾不生。一或衰弱，则有偏阴偏阳之疾，故虚损之人。营血不足，津液涸少，不能充养，肌肉枯槁。髭发黄瘁，手足多寒，面颜少色，补虚治法，当加以益血之剂。活血药物治疗瘀血证。瘀血证辨证要点：① 舌质紫暗或舌体瘀斑；② 固定性疼痛；③ 病理性肿块；④ 内脏肿大或组织增生；⑤ 血管痉挛或血栓形成或血管阻塞；⑥ 出血后瘀血；⑦ 皮下瘀斑；⑧ 行经腹痛血块；⑨ 面色紫暗；⑩ 脉涩。多见于淋巴瘤等血液循环疾病或各种恶性肿瘤。瘀血证即血实证。《素问·阴阳应象大论》曰：血实宜决之。《灵枢·小针解》曰：菀陈则除之者去血脉也。李梴《医学入门》尝谓：人皆知百病生于气，而不知血为百病之始也。唐容川《血证论》进一步充实血实决之内容，指出凡出血之后，离经之血瘀阻体内，若不祛除，新血不能安行无恙，终必妄走外溢。故凡治血者，必先以去瘀为要。活血化瘀常用药物有丹参、川芎、桃仁、红花、三棱、莪术、牛膝、乳香、没药、益母草、水蛭、虻虫、地鳖虫、卷柏等。

(7) 阴证辨证药物：阴证有阴虚证与水盛证之分，燮阴方药有壮水滋阴与逐水抑阴之别。滋阴壮水药物治疗阴虚证。阴虚证辨证要点① 潮热；② 颧红；③ 五心烦热；④ 盗汗；⑤ 消瘦；⑥ 苔少；⑦ 舌红；⑧ 脉虚。多见于乙型脑炎等传染病恢复期或原发性肝癌等各种疑难疾病晚期。《素问·阴阳应象大论》曰：精不足者补之以味。《素问·至真要大论》曰：有病热者寒之而热，有病寒者热之而寒，二者皆在，新病复起，奈何治？岐伯曰：诸寒之而热者取之阴，热之而寒者取之阳，所谓求其属也。王冰注曰：寒之不寒是无水也，壮水之主以制阳光。壮水滋阴常用药物有生地、枸杞、龟甲、鳖甲、山茱萸、黄精、女贞子、墨旱莲等。《圣济总录·补益》曰：常人之情，知补养为益，而不知阴阳欲其平均。故言补者必专以金石灸炳为务。名曰补之，适以燥之也，是岂知补虚扶羸之道哉。夫男子肾虚，水不足也。凡补虚多以燥药，是不知肾恶燥也。女子阴虚，血不足也。凡补虚多以阳剂，是不知阳胜而阴愈亏也。其补各有其味，非通乎天地阴阳消息盈虚之道者，未易语此。朱丹溪《格致余论·阳有余阴不足论》曰：年至四十阴气自半而起居衰矣。男子六十四岁而精绝，女子四十九岁而经断。夫以阴气之成止供得三十年之视听言动，已先亏矣。人之情欲无涯，此难成易亏之阴气，若之何而可以供给也？故阳道实阴道虚。主闭藏者肾也，司疏泄者肝也。二脏皆有相火而其系上属于心。心动则相火亦动，动则精自走，相火翕然而起，虽不交会，亦暗流而疏泄矣。所以圣贤只是教人收心养心，其旨深矣。《景岳全书·补略》精虚者宜补其下，熟地、枸杞之属是也。阴虚者宜补而兼清，麦冬、芍药、生地之属是也。又有阳失阴而离者，不补阴何以收散亡之气？水失火而败者，不补火何以苏垂寂之阴？此又阴阳相济之妙用也。故善补阳者必于阴中求阳，则阳得阴助而生化无穷；善补阴者必于阳中求阴，则阴得阳升而源泉不竭。余故曰：以精气分阴阳，则阴阳不可离；以寒热分阴阳，则阴阳不可混，此又阴阳邪正之离合也。故凡阴虚多热者，宜补以甘凉，而辛燥之类不可用。逐水药物治疗阴盛水积证。阴盛水积证辨证要点：① 水肿；② 臌胀；③ 胸水；④ 痰饮结聚；⑤ 喘满壅实；⑥ 大便不通；⑦ 苔厚；⑧ 脉大。多见于西医学各种胸腹积液及肠梗阻或恶性肿瘤。《素问·阴阳应象大论》曰：积阳为天，积阴为地。寒气生浊，热气生清。水为阴，火为阳。阴胜则阳病，阳胜则阴病。阳胜则热，阴胜则寒。北方生寒，寒生水。其在天为寒，在地为水。根据阴阳对立统一原则,火为阳则水为阴,阳盛则火而阴盛则水。故阴虚则壮水而阴盛则逐水。逐水抑阴常用药物有甘遂、大戟、芫花、商陆、牵牛子、巴豆、续随子等。《圣济总录·水肿统论》曰:《内经》谓肾者胃之关也。关闭不利,故聚水而从其类,上下溢于皮肤而为肿。肿者聚水而生病也。其状目窠上微肿,若新卧起然,颈脉微动,时作咳嗽,股冷肤肿,口苦舌干,不得正偃,偃则咳清水;不得卧,卧则惊而咳,甚则小便黄涩,以手按肿处,随手而起,如裹水之状是也。以脉别之,脉沉者水病也。洪大者可治,微细者难医。水病有不可治者五,唇黑伤肝,一也;缺盆平伤心,二也;脐出伤脾,三也;足下平满伤肾,四也;背平伤肺,五也。

(8) 阳证辨证药物:阳证有阳虚证与火盛证之分,和阳药物有益火温阳与泻火制阳之别。益火温阳药物治疗阳虚证。阳虚证辨证要点:① 脏器功能不全;② 畏寒;③ 四肢不温;④ 性欲减退;⑤ 不孕不育;⑥ 腰膝酸软;⑦ 自汗大汗;⑧ 舌淡;⑨ 苔白;⑩ 脉虚。多见于西医学多脏器障碍等难治性疾病晚期或不孕不育等生殖医学疾病。《素问·阴阳应象大论》曰:形不足者温补之以气。《素问·至真要大论》曰:有病热者寒之而热,有病寒者热之而寒,二者皆在,新病复起,奈何治? 岐伯曰:诸寒之而热者取之阴,热之而寒者取之阳,所谓求其属也。王冰注曰:热之不热是无火也,益火之原以以消阴翳。益火温阳常用药物有鹿茸、鹿角、鹿角胶、鹿角霜、紫河车、肉苁蓉、淫羊藿、杜仲、巴戟天、补骨脂、菟丝子、续断、阳起石等。《类经图翼·大宝论》曰:天之大宝,只此一丸红日;人之大宝,只此一息真阳。《景岳全书·命门余义》曰:命门者,诸神精之所舍,原气之所系,男子以藏精,女子以系胞也。命门为精血之海,脾胃为水谷之海,均为五脏六腑之本。然命门为元气之根,为水火之宅。五脏之阴气,非此不能滋。五脏之阳气,非此不能发。而脾胃以中州之土,非火不能生,然必春气始于下,则三阳从地起,而后万物得以化生。岂非命门之阳气在下,正为脾胃之母乎? 吾故曰:脾胃为灌注之本,得后天之气也;命门为化生之源,得先天之气也,此其中固有本末之先后。观东垣曰补肾不若补脾,许知可曰补脾不若补肾。此二子之说亦各有所谓,固不待辨而可明矣。《医贯》将阳氙譬之元宵之鳌山走马灯:拜者舞者飞者走者无一不具,其中间惟是一火耳! 火旺则动速,火微则动缓,火熄则寂然不动。而拜者舞者飞者走者,躯壳未尝不存也。故曰汝身非汝所有是天地之委形也。余所以谆谆必欲明此论者,欲世之养身者治病者,的以命门为君主而加意于火之一字。夫既曰立命之门,火乃人身之至宝,何世之养身者不知保养节欲,而日夜戕贼此火。既病矣,治病者不知温养此火而日用寒凉,以直灭此火,焉望其有生气耶。泻火制抑阳方药治疗阳盛火炽证。阳盛火炽证辨证要点:① 壮热;② 体实;③ 癥瘕;④ 积聚;⑤ 便结;⑥ 腹水;⑦ 鼓胀;⑧ 苔厚;⑨ 脉实。多见于西医学脓毒血症等各种急性感染疾病极期及急性肠梗阻等外科疾病。《素问·阴阳应象大论》曰:积阳为天,积阴为地。火为阳,水为阴。阳胜则热,阴胜则寒。南方生热,热生火。在天为热,在地为火。根据阴阳对立统一原则,火为阳则水为阴,阳盛则火而阴盛则水。故阳虚则益火而阳盛则泻火。泻火制阳常用药物有大黄、芒硝、硝石、硝石、番泻叶、芦荟等。《素问·阴阳应象大论》曰:心志为喜,肝志为怒,脾志为思,肺志为忧,肾志为恐,内伤五志皆能化火。《格致余论·相火论》曰:水、火、木、金、土各一其性,惟火有二:曰君火人火也,曰相火天火也。凡动皆属火。天非此火不能生物,人非此火不能有生。谓之动者即《内经》五火也。《经》曰百病皆生于风、寒、暑、湿、燥、火之动而为变者。岐伯历举病机十九条而属火者五,此非相火之为病之出于脏腑者乎?《原病式》曰:诸风掉眩属于肝,火之动也;诸气膹郁病痿属于肺,火之升也;诸湿肿满属于脾,火之胜也;诸痛痒疮疡属于心,火之用也。是皆火之为病,出于脏腑者然也,注文未之发耳!

2. 辨病药物　病即疾病名称,如癫痫病、中风病、瘰疬病、痈疽病等。《金匮要略》树立辨病论治的典范。《金匮要略》对所例痉病、湿病、暍病、百合病、狐惑病、阴阳毒病、疟病、中风病、历节病、血痹病、虚劳病、肺痿病、肺痈病、咳嗽上气病、奔豚气病、胸痹病、心痛病、短气病、腹满病、寒疝病、宿食病、五藏风寒积聚病、痰饮病、咳嗽病、消渴病、小便不利病、淋病、水气病、黄疸病、惊悸病、吐血病、下血病、胸满病、瘀血病、呕吐病、哕病、下利病、疮痈病、肠痈病、浸淫病、趺蹶病、手指臂肿病、转筋病、阴狐疝、疝病、蛔虫病、妊娠病、产后病、妇人杂病等49个病种,逐一示范证治:瓜蒌桂枝汤治柔痉病,葛根汤治刚痉病,麻黄加术汤治湿病,白虎加人参汤治暍病,百合知母诸汤治白合病,苦参汤与雄黄熏方治狐惑,升麻鳖甲汤治阴阳毒病,鳖甲煎丸治疟母病,侯氏黑散与风引汤治中风病,乌头汤治历节病,黄芪桂枝五物汤治血痹病,桂枝加龙骨牡蛎汤与天雄散治疗虚劳失精病,薯蓣丸治虚劳风气病,酸枣汤治虚劳失眠病,大黄䗪虫丸治虚劳羸瘦病,甘草干姜汤治肺痿病,射干麻黄汤治咳而上气病,葶苈大枣泻肺汤治肺痈病,奔豚汤治奔豚气病,瓜蒌薤白半夏汤治胸痹病,乌头赤石脂丸与九痛丸治心痛病,厚朴七物汤治腹满病,大乌头煎治寒疝病,大承气汤治宿食病,旋覆花汤治肝着病,甘姜苓术汤治肾着病,麻子仁丸治脾约病,苓桂术甘汤治痰饮病,小青龙汤治咳嗽病,肾气丸治消渴病,五苓散治小便不利病,瓜蒌瞿麦丸治淋病,麻黄附子汤治水气病,茵陈汤治黄疸病,桂枝救逆汤治惊悸病,柏叶汤治衄血病,黄土汤治下血病,泻心汤吐血病,吴茱萸汤治呕吐病,橘皮竹茹汤治哕逆病,四逆汤治下利病,薏苡附子败酱散治肠痈病,王不留行散治金疮病,黄连粉浸淫疮主之,藜芦甘草汤治手指臂肿病,鸡屎白散治转筋病,蜘蛛散治阴狐疝病,乌梅丸蛔厥病,桂枝茯苓丸治漏胎下血病,当归芍药散治妊娠腹痛病,葵子茯苓散治妊娠水气病,当归生姜羊肉汤治产后腹痛病,下瘀血汤治妇人干血病,甘麦大枣汤治妇人脏躁,温经汤治月经不调病,狼牙汤治妇人阴中蚀疮病。

《备急千金要方》是继《伤寒杂病论》后中国第一部临床医学巨著。《备急千金要方》内科类的病名有:风毒、贼风、偏风、风痱、风懿、角弓反张、风痹、肝劳、筋极、坚癥积聚、吐血、心劳、脉极、心腹痛、胸痹、头面风、风眩、风癫、惊悸、好忘、脾劳、肉极、肉虚实、秘涩、热痢、冷痢、疳湿痢、反胃、呕吐、哕逆、噎塞、胀满、痼冷、积热、肺劳、气极、积气、肺痿、肺痈、飞尸、鬼疰、皮虚实、咳嗽、痰饮、九虫、肾劳、精极、骨极、骨虚实、腰痛、霍乱、消渴、淋闭、溺血,等等。《外台秘要》内科类病名有心痛、腹痛、腹胀、胸胁痛、寒疝、痰饮、胃反、噎膈、咳嗽、肺痿、肺痈、上气、消渴、癖结、癥癖、胸痹、胸痛、贲豚气、虚劳、骨蒸、传尸、遁疰、盗汗、中风、贼风、历节、角弓反张、风口噤、瘫痪、偏风、风狂、风癫、头风、头痛、瘾疹、风疹、白癜风、肝劳、筋极、心劳、脉极、脾劳、肉极、肺劳、气极、肾劳、骨极、精极、梦泄精、腰痛、虚劳、香港脚、风毒脚弱痹、风湿痹、水肿、鼓胀、水痢、冷痢、白痢、热毒痢、赤痢、血痢、蛊注痢、肠蛊痢、脓血痢、疳痢、休息痢、远血、近血、肠滑、长虫病、蛔虫病、寸白虫病、蛲虫病、石淋、血淋、热淋、劳淋、气淋、膏淋、大便难、大便不通、大便失禁、关格、小便不通、小便难、小便不利、遗尿、尿血、胞转、小便血、小便不禁、小便数多、尿床,等等。公元960年至1279年,两宋319年间,中国医药学临床医学承袭秦汉晋唐遗风而有发展。公元978年北宋太平兴国戊寅至公元992年北宋淳化壬辰,历时14年,王怀隐等奉敕编写《太平圣惠方》,全书

100 卷，1 670 门，汇录两汉晋唐迄于宋初各代名方 16 834 首，宋太宗赵光义序曰：凡诸论证并该其中，品药功效悉载其内。凡候疾之深浅，先辨虚实，次察表理，然后依方用药，则无不愈也。庶使天高地浓，明王道之化成；春往秋来，布群黎之大惠。昔炎帝神农氏，长于姜水，始教民播种，以省杀生；尝味百草，区别药性，救夭伤之命，延老病之生，黔首日用而不知，圣人之至德也。夫医道之难，昔贤犹病。设使诵而未能解，解而未能别，别而未能明，明而未能尽，穷此之道者其精勤明智之士欤！朕尊居亿兆之上，常以百姓为心，念五气之或乖，恐一物之失所，不尽生理，朕甚悯焉！所以亲阅方书，俾令撰集，冀溥天之下，各保遐年，同我生民，跻于寿域。今编勒成一百卷，命曰《太平圣惠方》，仍令雕刻印版，遍施华夷。凡尔生灵，宜知朕意。公元 1078 年北宋元丰戊午宋太医局初刊《太平惠民和剂局方》，10 卷，14 门，载方788 首，《四库全书总目提要》曰：《和剂局方》乃当时精集诸家名方，凡几经名医之手，至提领以从官内臣参校，可谓精矣。公元 1111 年北宋政和辛卯至 1117 年北宋政和丁酉 7 年间，宋徽宗赵佶敕撰《圣济总录》，全书 200 卷，66 门，录方近 20 000 首，内容极其丰富，堪称宋代医学全书。

不难看出，中国医药学的病名有的与西医学病名含义相吻合，如疟病与疟疾、肺痈与肺脓疡、肠痈与阑尾炎，等等。有的病名从西医学角度看是症状，如咳嗽、失眠、腹痛、下利，等等。受《金匮要略》影响，秦汉至今，中国医药学将咳嗽、失眠、腹痛、腹泻、呕吐、吐血、心痛、胸痹等作为独立临床病名。因此，《中国方药医学》下篇所谓辨病用药，也可理解为针对病名或症状用药。针对病名或针对状用药可以极大扩展我们临床的制方遣药思路，是提高临床疗效的关键技术。病证结合是中西结合医学的临床医学体系。针对病名或针对症状用药将丰富与促进中西结合临床医学体系的内涵建设。

孙思邈是辨病用药分类第一人。《千金翼方·用药处方》曰：凡人在身感病无穷，而方药医疗有限，由此观之，设药方之篇，是以忮其大意，岂能得之万一。聊举所全，以发后学，此篇凡有六十五章，总摄众病，善用心者，所以触类长之，其救苦亦以博矣，临事处方，可得依之取诀也。治风第一：秦艽、杜蘅、乌头、蹯躅、鬼箭、独活、防风等；湿痹腰脊第二：络石、飞廉、石龙芮、狗脊、石南、杜仲、寄生、天名精等；挛急曳第三：石南、防风、续断、女萎、牛膝等；身瘙痒第四：硫黄、牙子、莽草、柳花、水萍、茛草、天鼠矢等；惊痫第五：铅丹、铁精、钓藤、白鲜皮、莨菪子、蛇衔、防葵、羊齿、蚱蝉白僵蚕、蛇蜕、蛇黄、鼠妇、蜣螂等；鬼魅第六：粉锡、金牙、赤箭、铜镜鼻、升麻、牛黄、蘼芜、徐长卿、蜈蚣、蛇胆、亭长、芫青、斑蝥、野狼毒、鬼臼等；蛊毒第七：方解石、代赭、金牙、卫矛、赤箭、徐长卿等；痰实第八：莱菔、恒山、松萝、旋覆花、半夏等；固冷、积聚、腹痛、肠坚第九：雄黄、曾青、戎盐、硫黄、贝母等；腹痛胀满呕吐第十：厚朴、枳实、槟榔、橘皮、藜芦、生姜等；胸胁满第十一：兰草、杜若、莎草、旋覆花等；补五脏（五脏虚，笔者注）第十二：五石脂、琥珀、石蜜、牛髓、鹿肉、鹅肉、女贞、人参等；益气（气虚，笔者注）第十三：玉泉、五石脂、白石英、黄芪、飞廉、五味子、薯蓣、大枣等；长阴阳益精气（阴阳精气不足，笔者注）第十四：羊肾、牛肾、肉苁蓉、蛇床子、白薇等；补骨髓（骨髓虚，笔者注）第十五：干漆、地黄、菟丝子、乌麻、淫羊藿等；长肌肉（肌萎，笔者注）第十六：藁本、白马茎、蠡实、垣衣丝子、石斛、五加皮等；坚筋骨（筋骨弱，笔者注）第十七：杜仲、枸杞、戎盐、乌麻、金屑等；阴下湿痒第十八：木兰、槐皮、漏芦、飞廉等；消渴第十九：滑石、凝水石、石膏、理石、枸杞根、马乳、白茅根、菰根、生葛汁、王瓜、冬瓜等；消食（食积，笔者注）第二十：大豆屑、莱菔根、槟榔、小蒜等；淋闭第二十一：石胆、瞿麦、鲤鱼齿、发皮等；利小便（小便不利，笔者注）第二十二：滑石、棘仁、车前子、赤小豆、冬葵子、牵牛子等；止小便利（小便频数，笔者注）第二十三：王瓜、菰根、鸡肠草、山茱萸等；明目（视物不明，笔者注）第二十四：空青、马珂、蔓荆子、桑椹子、决明子、茺蔚子等；止泪（多泪，笔者注）第二十五：曾青、蕤仁、菊花、薪等；目赤痛第二十六：石胆、矾石、戎盐、薪、蕤仁、荠子、栾花、檗木石、盐等；益肝胆（肝胆虚，笔者注）第二十七：酸枣仁、细辛、龙胆、荠菜等；补养心气（心气虚，笔者注）第二十八：远志、羚羊角、人参等；补养肾气（肾气虚，笔者注）第二十九：六畜肾、栗子、白棘、黑石脂、鹿茸等；补脾（肾气虚，笔者注）第三十：大枣、樱桃、甘蔗、石蜜等；咳逆上气第三十一：款冬花、百部根、当归、贝母、紫菀、射干、杏仁、桃仁、瓜丁等；下气（气上逆，笔者注）第三十二：水苏、苏子、薄荷、秦荻梨、枇杷叶、甘蔗、杏仁、钟乳等；霍乱转筋第三十三：木瓜、鸡屎白、女萎、香薷、扁豆等；肠痔第三十四：水银、殷孽、石硫黄、孔公孽、磁石、槐子桐皮、飞廉、败酱、露蜂房、鳗鲡鱼、猬皮等；鼠漏并痔第三十五：连翘、夏枯草、王不留行、鼠尾草、野狼毒、蛇衔草、侧子、地榆、昆布、牡蛎、文蛤、蚺蛇胆、蛇脱皮、斑蝥等；三虫第三十六：粉锡、梓白皮、卫矛、芜荑、藜芦、雷丸、贯众、鹤虱、楝实、槲皮等；下部（下部疾病，笔者注）第三十七：石硫黄、雄黄、雌黄、苦参、大蒜、盐、马鞭草、蚺蛇胆等；崩中下血第三十八：白磁屑、伏龙肝、败船茹、青石脂、卫矛、紫葳、白蔹、茜根、小蓟根等；女人血闭第三十九：铜镜鼻、铜弩牙、桃仁、乌贼鱼骨、蛴螬虫、䗪虫、水蛭等；女人寒热疝瘕漏下第四十：白垩、干漆、蛇床子、秦椒等；产难胞衣不出第四十一：石燕、弓弩弦、泽泻、王不留行等；女人阴冷肿痛第四十二：松萝、白鲜皮、卷柏等；阴蚀疮第四十三：土阴孽、蓄、矾石、桐叶、虾蟆、狐茎等；伤寒温疫第四十四：犀角屑、羚羊角、徐长卿、麻黄、大青、柴胡、白薇、知母等；健忘第四十五：远志、石菖蒲、人参、茯神、薯蓣、茄、白马心、通草等；通九窍第四十六：芥子、远志、石菖蒲、细辛、蔓荆等；下部痢第四十七：楝实、鼠尾草、营实、黄连、黄芩、仓米、五石脂、无食子槲若、地榆等；虚损泻精第四十八：白棘、韭子、菟丝子、白龙骨等；唾粘如胶并唾血第四十九：紫参、旋覆花、槐子、射干、小麦等；吐血第五十：戎盐、柏叶、水苏、败船茹、生地黄汁、艾叶、大小蓟根、羚羊角、马屎等；下血第五十一：青羊脂、赤箭、天名精、蒲黄、茜根、败船茹、白胶等；衄血第五十二：乱发灰、紫参、生地黄汁等；尿血第五十三：龙骨、戎盐、鹿茸、葱涕汁等；耳聋第五十四：磁石、石菖蒲、乌鸡脂、鹅脂、通草、王瓜等；止汗（自汗盗汗，笔者注）第五十五：牡蛎、龙骨、柏实、卫矛等；出汗第五十六：细辛、蜀椒、干姜、葱白须、桂心、葛根、麻黄等；坚齿（牙齿不固，笔者注）第五十七：香蒲、蔓荆、秦椒、蜀椒、鼠李根、戎盐等；痈肿第五十八：营实、飞廉、蒺藜子、白棘、木兰皮、白蔹、苦参、败酱等；恶疮第五十九：白及、蛇衔、牙子、野狼毒、营实、苦参、雌黄、松脂、漏芦、蜀羊泉等；热极喘口舌焦干第六十：石膏、麦冬、梅子、大黄等；利血脉（血脉不利，笔者注）第六十一：长石、地黄、通草、芍药、桂心、蜀椒、麻子等；失魂魄第六十二：丹砂、紫石英、琥珀、龙骨、人参、牛黄等；悦人面第六十三：白瓜子、雄黄、丹砂、落葵子、鹿髓等；口疮第六十四：黑石脂、黄连、龙胆、大青、升麻、小檗、苦竹叶等；脚弱疼冷第六十五：石斛、殷孽、孔公孽、石硫黄、附子、丹参、大豆、天雄、侧子、木防己、独活、松节、牛膝等。

《太平圣惠方》在《千金翼方》基础上扩大辨病用药分类。卷二《诸疾通用药》风眩：菊花、飞廉、踯躅、虎掌、杜若等；头面风：莽草、辛夷、蜂子、杜若等；中风脚弱：殷孽、孔公孽等；久风湿痹：茵芋、天雄等；贼风挛痛：侧子、杜仲等；风瘙痒：蛇床子、乌喙等；伤寒：麻黄、大青等；时气：葱白、石膏等；热病：知母、理石等；大热：凝水石、滑石等；劳热：鳖甲、秦艽等；劳复：龟甲、麦冬等；疟病：恒山、蜀漆等；霍乱：厚朴、肉豆蔻等；转筋：木瓜、鸡舌香等；呕：术、枇杷叶；大腹水肿：大戟、甘遂等；肠下利：云实、陟厘等；大便不通：芒硝、大黄等；小便淋：冬葵子、石韦等；小便利：桑螵蛸、鸡肠草等；溺血：戎盐、蒲黄等；消浊：白石英、羊乳等；黄疸：茵陈、栀子等；上气咳嗽：白前、紫菀等；肺痿：天冬、麦冬等；呕吐：半夏、生姜等；痰饮：茯苓、白术等；宿食：神曲、槟榔等；腹胀满：皂荚、干姜等；心腹冷痛：桂心、蜀椒等；肠鸣：丹参、半夏等；心下满急：枳实、青皮等；虚冷气：荜茇、荜澄茄等；心烦：栀子、知母等；积聚癥瘕：朴硝、硫黄等；中恶：鬼箭、雄黄等；鬼疰：芫青、獭肝等；尸疰病：鹳骨、雄黄等；惊邪：朱砂、蚱蝉等；惊悸：茯神、龙齿等；癫痫：莨菪子、铅丹等；喉痹痛：升麻、射干等；噎病：木通、竹茹等；骨鲠：狸头骨、獭骨等；齿病：细辛、川芎等；口疮：升麻、苦竹叶等；吐唾血：柏叶、艾叶等；鼻衄血：蒲黄、天名精等；鼻病：蕤核、熏草等；耳聋：磁石、白颈地龙等；鼻息肉：藜芦、矾石等；目赤热痛：空青、决明等；目肤翳：真珠、鬼臼等；明目：菥子、茺蔚子等；通声：钟乳、麻油等；面：藁本、白附子等；发秃落：寄生、秦椒等；灭瘢：衣中白鱼、密陀僧等；金疮：蔷薇、钓樟根等；骨折：乌鸡骨、自然铜等；瘀血：蒲黄、名精等；火灼：井底泥、醋等；痈疽：白蔹、乌喙等；恶疮：雌黄、松脂等；漆疮：井中苔萍、黄栌木等；瘿瘤：海藻、昆布等；疮：野狼毒、连翘等；五痔：桐叶、槐实等；脱肛：鳖头、卷柏等；蛔虫：楝根、茱萸根等；寸白虫：贯众、雷丸等；虚劳：石斛、沙参等；阴痿：阳起石、蛇床子等；阴：铁精、狸阴茎等；囊湿：槐皮、虎掌等；泄精：韭子、桑螵蛸等；好眠：孔公孽、沙参等；不得眠：酸枣仁、乳香等；腰痛：杜仲、狗脊等；诸疼痛：骨碎补、没药等；血气：延胡索、麒麟竭等；崩中：赤石脂、阿胶等；月闭：䗪虫、水蛭等；无子：紫石英、紫葳等；安胎：鹿角胶、乌雌鸡等；堕胎：虻虫、蛴螬等；难产：槐子、弓弩弦等；产后腹痛：羊肉、红蓝花等；下乳汁：漏芦、猪四足等；中蛊：鬼臼、鬼督邮等；出汗：麻黄、葱白等；止汗：麻黄根、白术等；吐药：恒山松萝、乌梅等。

邹润安《本经序疏要》八卷，初刊于1840年清道光庚子。按风眩等92项病名或症状分类用药，卷一：疗风通用、风眩、头面风、中风脚弱、久风湿痹、贼风挛痛、暴风瘙痒、伤寒、大热、劳复、温疟；卷二：中恶、霍乱、转筋、呕、大腹水肿、肠澼下痢、大便不通、小便淋、小便利、溺血；卷三：消渴、黄疸、上气咳嗽、呕吐、痰饮、宿食、腹胀满、心腹冷痛、肠鸣。卷四：心下满急、心烦、积聚癥瘕、鬼疰尸疰、惊邪、癫痫、喉痹痛、噎病；卷五：鲠、齿痛、口疮、吐唾血、鼻衄血、鼻齆、耳聋、鼻息肉、目赤热痛、目肤、声喑哑、面皯疱、须秃落、灭瘢、金创。卷六：踒折、瘀血、火灼、痈疽、恶疮、漆疮、瘿瘤、瘘疮、五痔、脱肛、蛔虫、寸白；卷七：虚劳、阴痿、阴、囊湿、泄精、好眠、不得眠、腰痛、妇人崩中、月闭、无子、安胎、堕胎、难产；卷八：产后病：下乳汁、中蛊、出汗、止汗、惊悸心气、肺痿、下气、蚀脓、女人血闭腹痛、女人血气历腰痛、女人腹坚胀。每个病名或症状后均有精简扼要阐述，读后使人豁然开朗。如卷四论癫痫用药曰：龙齿角性平，齿主大人小儿惊痫，癫疾，狂走；角主惊痫，瘛疭，身热如火。牛黄性平，主小儿诸痫热，口不开，大人狂癫。防葵性寒，主咳逆，温疟，癫痫，惊邪，狂走。白蔹性平或微寒，主小儿惊痫、温疟。丹皮性寒或微寒。惊痫，邪气。莨菪子性寒，疗癫狂，风痫，颠倒拘挛。雷丸性寒或微寒，主癫痫，狂走。钩藤性微寒，主小儿寒热，十二惊痫。白僵蚕性平，小儿惊痫，夜啼。蛇床子性平，主癫痫，恶疮，温中，下气。蛇蜕性平，主小儿百二十种惊痫，瘛疭，癫疾，寒热。蜣蜋性寒，主小儿惊痫，瘛疭，腹胀，寒热，大人癫疾狂易。白马目性平，主惊痫，腹满，疟疾。铅丹性微寒，主惊痫，癫疾，除热，下气。蚱蝉性寒，主小儿惊痫夜啼，癫病，寒热。白狗血性温，主癫疾发作。豚卵性温，主惊痫，癫疾。人有生而病癫者，得之在母腹。时母有所大惊，气上而不下，精气并居，故令子发为癫疾也。小儿有癫，则大人不可有痫乎！凡卒仆无知，痰涎涌出者，无论瘛疭与否，皆谓之痫。《病源》所载痫证如摇头弄舌，睡中惊掣，数啮齿，屈指如数，背脊强直，颈项反折等，与痰绝不相同，痫之与癫岂果难分耶！遑定本末于由来，并治之物，急所当需，特苦仅得四味耳。就四味而言，如龙齿角摄水火于土而不使相逐，牛黄除蓄热于土而兼清内外，蛩蜋纳秽浊于土而扑火之焰，防葵出土最早而得水能沉，均无论内伤外感，皆可施用者，又何阳化风，风煽阳之别，而有所隔碍耶！

《神农本草经》365 味药物有以辨证用药为主者，如人参主补五脏，安精神，定魂魄，止惊悸，除邪气，明目，开心益智；如大黄主下瘀血，血闭，寒热，破癥瘕积聚，留饮，宿食，荡涤肠胃，推陈致新，通利水杀，调中化食，安和五脏。有以辨病用药为主者，如茺蔚子主明目益精，除水气。如漏芦主皮肤热，恶创，疽痔，湿痹，下乳汁。更多的药物既辨证用药又辨病用药，如黄连主热气，目痛，眦伤，泣出，明目，肠澼，腹痛，下利，妇人阴中肿痛；桑螵蛸主伤中，疝瘕，阴痿，益精生子，女子血闭，腰痛，通五淋，利小便水道。拙著《中国方药医学·下篇》辨病方药分为十三章：第一章醒脑开窍药物治疗意识障碍疾病，第二章镇心安神方药治疗睡眠障碍疾病，第三章治疗化痰平喘治疗咳嗽哮喘疾病，第四章祛风除痹方药治疗风湿疾病，第五章止血方药治疗出血疾病，第六章平肝潜阳方药治疗头晕头痛疾病，第七章熄风定痫方药治疗癫痫抽搐疾病，第八章清痢止泻方药治疗腹泻痢疾疾病，第九章消肿明目方药治疗目赤肿痛疾病，第九章缩尿固精方药治疗尿频失精疾病，第十章消瘰散结方药治疗瘰疬痰核疾病，第十二章杀虫方药治疗诸虫疾病，第十三章解毒清疡方药治疗疮疡疾病。需要指出的是，在辨病用药时必须淡化药性的寒热温凉而着眼药物的主治病名或主治症状。

（1）意识障碍辨病药物：意识是个体对外界环境与自身状况以及它们相互联系的确认障碍。意识活动包括觉醒和意识内容两方面。上行网状激活系统和大脑皮质的广泛损害可导致不同程度觉醒水平的障碍，而意识内容变化则主要由大脑皮质病变造成。醒脑开窍方药治疗意识障碍疾病。意识水平障碍辨识要点：① 嗜睡；② 昏睡；③ 昏迷。意识内容障碍辨识要点：① 意识模糊；② 谵妄状态；③ 类昏迷状态。闭锁综合征又称失传出状态、持久性植物状态、无动性缄默症、意志缺乏症、紧张症、假昏迷。意识障碍多见于① 中枢神经感染；② 急性脑血管疾病；③ 颅内肿瘤；④ 颅脑外伤；⑤ 脑水肿；⑥ 脑变性及脱髓鞘性病变；⑦ 癫痫发作；⑧ 肝性脑病或肾性脑病或肺性脑病；⑨ 糖尿病性昏迷；⑩ 乳酸酸中毒。治疗意识障碍常用药物有麝香、冰片、苏合香、石菖蒲、犀角、牛黄等。《景岳全书·神气存亡论》曰：得神者昌，失神者亡。善乎神之为义，此死生之本，不可不察也。以脉言之，则脉贵有神。以形证言之，则目光精彩，言语清亮，神思不乱，肌肉不削，气息如常，大小便不脱。若此者，虽其脉有可疑，尚无足虑，以其形之神在也。若目暗睛迷，形羸色败，喘急异常，泄泻不止，或通身大肉已脱，或两手寻衣摸床，或无邪而言语失伦，或无病而虚空见鬼，或病胀满而补泻皆不可施，或病寒热而温凉皆不可用，或忽然暴病，即沉迷烦躁，昏不知人，或一时卒倒，即眼闭口开，手撒遗尿。若此者，虽其脉无凶候，必死无疑，以其形之神去也。再以治法言之，凡药食入胃，所以能胜邪者，必赖胃气施布药力，始能温吐汗下以逐其邪。若邪气胜胃气竭者，汤药纵下，胃气不能施化，虽有神丹其将奈之何哉。所以有用寒不寒用热不热者，有发其汗而表不应行其滞而里不应者,有虚不受补实不可攻者,有药食不能下咽或下咽即呕者。若此者,呼之不应,遣之不动,此以脏气元神尽去,无可得而使也,是又在脉证之外亦死无疑者。虽然,脉证之神若尽乎此,然有脉重证轻而知其可生者,有脉轻证重而知其必死者,此取证不取脉也。有证重脉轻而必其可生者,有证轻脉重而谓其必死者,此取脉不取证也。取舍疑似之间,自有一种玄妙。甚矣,神之难言也。能知神之缓急者其即医之神者乎。

(2)睡眠障碍辨病药物:是睡眠和觉醒节律交替紊乱疾病。睡眠障碍包括睡眠时间不足与睡眠中异常行为两方面。睡眠障碍识辨识要点:① 每周睡眠障碍至少三次并持续一月以上;② 入睡困难;③ 中途觉醒;④ 早醒;⑤ 多梦;⑥ 疲劳乏力;⑦ 心悸怔忡;⑧ 梦游;⑨ 梦呓;⑩ 夜惊;⑪ 梦魇。镇心安神药物治疗睡眠障碍疾病。镇心安神常用药物有朱砂、磁石、龙骨、琥珀、酸枣仁、柏子仁、远志等。《灵枢·大惑论》认为病不得卧者乃卫气不得入于阴使然。《灵枢·邪客》有半夏汤通其道而去其邪治疗目不瞑不卧出者。《景岳全书·不寐》:寐本乎阴,神其主也。神安则寐,神不安则不寐。有邪者多实证,无邪者皆虚证。常多不寐者总属其阴精血之不足,阴阳不交,而神有不安其室耳。凡卫气入阴则静,静则寐,正以阳有所归,故神安而寐也。

(3)咳嗽气喘辨病药物:咳嗽是声门开张喷射肺内空气的呼吸系统症状。气喘是呼吸困难的症状。止咳平喘药物治疗咳嗽气喘疾病。咳嗽辨识要点:① 咳嗽;② 咳痰;③ 咽痒。气喘辨识要点:① 呼吸困难;② 张口抬肩;③ 不能平卧。咳嗽气喘多见于支气管炎等呼吸系统疾病及心功能不全等循环系统疾病。中国医药学将咳嗽与气喘作为独立疾病。止咳平喘常用药物有紫菀、款冬花、百部、前胡、桔梗、白前、贝母、石钟乳、白石英、紫石英等。《圣济总录·咳嗽统论》曰:腑脏皆有咳非独肺也。肺咳之状,咳而喘息有音,甚则唾血;心咳之状,咳而心痛,喉中介介如梗状,甚则咽肿喉痹;肝咳之状,咳而两胁下痛,甚则不可以转,转则两胁下满;脾咳之状,咳而右胁下痛,阴引肩背,甚则不可以动,动则咳剧;肾咳之状,咳而腰背相引痛,甚则咳涎。五脏之咳久而不已,各以其合,移于六腑。故脾移于胃,肝移于胆,肺移于大肠,心移于小肠,肾移于膀胱。其终则又移之于三焦。胃咳之状咳而呕,甚则长虫出是也。胆咳之状咳而呕胆汁是也。大肠咳之状咳而遗失是也。小肠咳之状咳而失气。气与咳俱失是也,膀胱咳之状咳而遗溺是也。三焦之咳则咳而腹满不欲食饮,使人多涕唾而面目浮肿。要之不离于五脏六腑而已。

(4)风湿痹病辨病药物:风湿病是侵犯关节、骨骼、肌肉、血管及有关软组织或结缔组织的疾病,其中多数为自身免疫性疾病。风湿病中国医药学称为风寒湿痹或风湿痹病。治疗风寒湿痹药物治疗风湿病。风湿病辨识要点:① 关节肿胀疼痛;② 关节活动障碍;③ 四肢僵硬;④ 发热;⑤ 肌肉疼痛;⑥ 皮疹;⑦ 相关自身抗体阳性。治疗风寒湿痹常用药物秦艽、桑寄生、威灵仙、防己、络石藤、雷公藤、五加皮等。《素问·痹论》曰:风寒湿三气杂至合而为痹也。其风气胜者为行痹,寒气胜者为痛痹,湿气胜者为着痹。

(5)出血辨病药物:出血是血液自血管或心脏外流。止血药物治疗各种出血疾病。外出的血液进入组织间隙或体腔内称内出血,流出体表外称外出血。出血疾病辨识要点:① 腹腔积血;② 心包积血;③ 脑血肿;④ 皮下血肿等;⑤ 瘀斑;⑥ 鼻衄;⑦ 咯血;⑧ 呕血;⑨ 便血;⑩ 尿血。止血常用药物有三七、仙鹤草、大蓟、小蓟、白茅根、地榆、蒲黄、牛角鰓、槐花、侧柏叶、茜草、白及等。《先醒斋医学广笔记》

治吐血有著名三鉴：宜行血不宜止血；宜补肝不宜伐肝；宜降气不宜降火。唐容川治血证有四法：一曰止血，二曰消瘀，三曰宁血，四曰补血。

（6）眩晕头痛辨病药物：中国医药学将头痛、眩晕定义为独立病名。治疗眩晕药物兼有治疗头痛之功，治疗头痛药物亦有定眩作用，故合并论述。治疗眩晕头痛常用药物有羚羊角、天麻、石决明、白蒺藜、白芷、藁本、槐实、云母等。眩晕是空间定位障碍的位置性错觉症状。目视发黑谓之眩，头感旋转谓之晕。《杂病广要》曰：眩者玄也，谓忽然眼见黑花昏乱，少顷方定。晕者运也，谓头目若坐舟车而旋转也，甚有至于卒倒而不知者。头痛是头颅上半部位疼痛的症状。国际头痛协会2004年版《头痛疾患的国际分类》将头痛分为三大类：① 原发性头痛：包括偏头痛、紧张型头痛、丛集性头痛等；② 继发性头痛：包括头颈部外伤、颅颈部血管性因素、颅内非血管性疾病、感染、药物戒断、精神性因素等多种原因所致的头痛；③ 颅神经痛、中枢性和原发性面痛，以及其他颜面部结构病变所致头痛及其他类型头痛。

（7）眼目疾病辨病药物：中国方药医学有专治眼科疾病方药。常用药物有决明子、青葙子、谷精草、密蒙花、夜明砂、白青、扁青、空青、曾青、铜青、蓍实、茺蔚子、析蓂子等。中国医药学常见眼目疾病临床症状有：① 胬肉攀睛；② 白睛溢血；③ 白膜侵睛；④ 白翳包睛；⑤ 赤脉传睛；⑥ 风赤疮痍；⑦ 风火眼痛；⑧ 高风雀目；⑨ 花翳白陷；⑩ 绿风内障；⑪ 天行赤目；⑫ 云翳；等等。《古今医统大全目门别类药例》记载眼科用药大略。退热药：黄连、黄芩、黄柏、栀子、石膏、连翘、玄参、赤芍、玄明粉、地骨皮、牛蒡子、龙胆草、柴胡、大黄、朱砂、犀角、甘草、朴硝。散风药：蜂房、蝉蜕、荆芥、防风、薄荷、菊花、白芷、升麻、细辛、独活、皂角、天麻、羌活、藁本、蔓荆子、紫苏、夏枯草。凉血药：当归、生地、郁金、黄连、地骨皮、牡丹皮、羚羊角、犀角、赤芍、黄芩。行血散血药：川芎、牛膝、丹参、紫草、赤芍、当归、红花、苏木、牡丹皮、玄胡索、茺蔚子、大黄、桃仁、香附、夏枯草、朴硝、青皮、肉桂。退翳药：白蒺藜、木贼、密蒙花、蛇蜕、青葙子、石决明、草决明、蝉蜕、夜明砂。明目药：菊花、青葙子、菟丝子、草决明、谷精草、玄明粉、茺蔚子、夜明砂、石决明、枸杞子、羚羊角。消肿药：大黄、玄明粉、朴硝、枳壳、槟榔、香附、赤芍、桑白皮。止泪药：夏枯草、五倍子、青盐、食盐、苍术、龙胆草、香附、枯矾、皮硝、诃子。止痛药：乳香、没药。上二味总为定痛之药，要兼审其痛之由源而佐之以乳、没，则其效速也。如有风而痛者，用散风药中加乳香、没药，则痛可止。如血滞而痛者，当用行血药中加乳、没，而痛即止。如热郁而痛者，当用清热药中加乳、没，而痛即止。今人不工于此，而惟恃乳、没定痛。服之而痛不止者，不知治痛之所由也，乳香、没药其能奈之何哉？而徒嗟其药之不效，弗思甚欤！

（8）腹泻痢疾辨病药物：腹泻是每日排便次数增多及排便量超过200克并伴有未消化食物或脓血黏液的消化系统症状。急性腹泻发病急剧，病程在2～3周之内，大多系感染引起。慢性腹泻指病程在两个月以上或间歇期在2～4周内的复发性腹泻，可为感染性或非感染性因素所致。痢疾是中国医药学病名，以下痢赤白脓血伴腹痛里急后重为临床特征。多见于现代医学细菌性痢疾、阿米巴肠病等消化系统疾病。治疗腹泻痢疾常用药物有白头翁、秦皮、禹余粮、太乙余粮、赤石脂、白石脂、藜芦、石榴皮、猬皮、乌梅等。《赤水玄珠》曰：粪出少而势缓者为泄，若漏泄之谓也。粪大出而势直不阻者为泻，倾泻之谓也。《杂病广要》曰：痢之为病，与泄泻相似不同，《内经》名之肠澼，仲景则以下利括之。滞下之目亦出于汉晋，今标于篇以与彼为别。是证此间所见多属热疫，而考之往籍，宋代之方概不过逐积、涩肠二端,明人往往本之脾肾,专务调补,均歉于事用。今通融诸家,无所偏主,庶足以应变乎。《全婴方论》曰:夫痢疾者,因夏月初秋忽有暴冷,折于盛热,无可分散,客搏肌中,发于外则为疟,发于内则为痢,内外俱发则为疟痢。皆由荣卫不和,肠胃虚弱,冷热之气乘虚客于肠胃。又因饮食有冷,冷气在肠胃,复为热气所伤,肠胃宿虚,故受热气,夹热则赤,夹冷则白,冷热交攻则脓血相杂。亦因沉积所作,赤痢积热,白痢积冷,赤白痢冷热之积。若脾胃气虚,不能消化水谷则糟粕不聚;或春间解脱,风冷所伤,肠虚胃弱,卒被寒所折,便为下痢多矣。

(9)眼目疾病辨病药物:中国方药医学有专治眼科疾病方药。治疗眼目疾病常用药物有决明子、青葙子、谷精草、密蒙花、夜明砂、白青、扁青、空青、曾青、铜青、薯实、茺蔚子、析蓂子等。中国医药学常见眼目疾病临床症状有:① 胬肉攀睛;② 白睛溢血;③ 白膜侵睛;④ 白翳包睛;⑤ 赤脉传睛;⑥ 风赤疮痍;⑦ 风火眼痛;⑧ 高风雀目;⑨ 花翳白陷;⑩ 绿风内障;⑪ 天行赤目;⑫ 云翳;等等。《古今医统大全目门别类药例》记载眼科用药大略。退热药:黄连、黄芩、黄柏、栀子、石膏、连翘、玄参、赤芍、玄明粉、地骨皮、牛蒡子、龙胆草、柴胡、大黄、朱砂、犀角、甘草、朴硝。散风药:蜂房、蝉蜕、荆芥、防风、薄荷、菊花、白芷、升麻、细辛、独活、皂角、天麻、羌活、藁本、蔓荆子、紫苏、夏枯草。凉血药:当归、生地、郁金、黄连、地骨皮、牡丹皮、羚羊角、犀角、赤芍、黄芩。行血散血药:川芎、牛膝、丹参、紫草、赤芍、当归、红花、苏木、牡丹皮、延胡索、茺蔚子、大黄、桃仁、香附、夏枯草、朴硝、青皮、肉桂。退翳药:白蒺藜、木贼、密蒙花、蛇蜕、青葙子、石决明、草决明、蝉蜕、夜明砂。明目药:菊花、青葙子、菟丝子、草决明、谷精草、玄明粉、茺蔚子、夜明砂、石决明、枸杞子、羚羊角。消肿药:大黄、玄明粉、朴硝、枳壳、槟榔、香附、赤芍、桑白皮。止泪药:夏枯草、五倍子、青盐、食盐、苍术、龙胆草、香附子、枯矾、皮硝、诃子。止痛药:乳香、没药。上二味总为定痛之药,要兼审其痛之由源而佐之以乳、没,则其效速也。如有风而痛者,用散风药中加乳香、没药,则痛可止。如血滞而痛者,当用行血药中加乳、没,而痛即止。如热郁而痛者,当用清热药中加乳、没,而痛即止。今人不工于此,而惟恃乳、没定痛。服之而痛不止者,不知治痛之所由也,乳香、没药其能奈之何哉?而徒嗟其药之不效,弗思甚欤!

(10)尿频遗精辨病药物:排尿次数增多的泌尿系统症状。正常成人白天排尿 4~6 次,夜间 0~2 次,次数明显增多称尿频。尿频既可以是生理性、精神神经性的,也可以是许多疾病的症状之一。导致尿频的原因较多,包括炎症、异物、精神因素、病后体虚、寄生虫病等。遗精是没有性交或手淫情况下的射精。治疗尿频失精常用药物有芡实、桑螵蛸、覆盆子、金樱子、乌贼骨等。《备急千金要方·精极》曰:精极者通主五脏六腑之病候也。五脏六腑衰则形体皆极,眼视而无明,齿焦而发落。身体重则肾水生,耳聋行步不正。凡阳邪害五脏,阴邪损六腑。阳实则从阴引阳,阴虚则从阳引阴。若阳病者主高,高则实,实则热,眼视不明,齿焦发脱,腹中满满,则历节痛痛,则宜泻于内。若阴病者主下,下则虚,虚则寒,体重则肾水生,耳聋行步不正。邪气入内,行丁五脏则咳,咳则多涕唾,面肿气逆,邪气逆于六腑,淫虚厥于五脏,故曰精极也。所以形不足温之以气,精不足补之以味。善治精者,先治肌肤筋脉,次治六腑。若邪至五脏,已半死矣。扁鹊曰:五阴气俱绝不可治,绝则目系转,转则目精夺,为志先死,远至一日半日,非医所及矣。宜须精研以表治里,以左治右,以右治左,以我知彼,疾皆瘥矣。

(11)瘰疬痰核辨病药物:瘰疬是颈部肿块互相串连占位性疾病。小者称瘰,大者称疬,统称瘰疬,又称老鼠疮。痰核是皮下肿起如核的肿块。瘰疬痰核多见于西医学：① 甲状腺肿瘤；② 甲状腺结节；③ 淋巴结核；④ 肺结节；⑤ 各种恶性实体肿瘤；⑥ 各类息肉；⑦ 霍奇金淋巴瘤；等等。治疗瘰疬痰核药物有夏枯草、昆布、海藻、青黛、牡蛎、天南星、漏芦、山慈菇、白附子、番木鳖、皂荚等。《圣济总录》卷一百二十六曰：瘰疬者，其本多因恚怒气逆，忧思恐惧，虫鼠余毒，或风热邪气客于肌肉，随虚处停结，或在颈项，或在胸腋，累累相连是也。详考方论，有风毒、气毒、热毒之异，有寒热、结核、脓溃之殊。然瘰疬又谓之鼠瘘者，盖《甲乙经》云寒热瘰疬皆鼠瘘寒热之气所生是也。瘰疬，又通谓之九瘘者，盖孙思邈云九瘘之为病皆寒热瘰疬在于颈腋是也。

（12）诸虫疾病辨病药物：诸虫疾病即西医学寄生虫病。寄生虫病是寄生虫侵入人体引起的疾病。因虫种和寄生部位不同，引起的病理变化和临床表现各异。本类疾病分布广泛，世界各地均可见到，但以贫穷落后、卫生条件差的地区多见，热带和亚热带地区更多。狭义的热带病即指寄生虫病。非洲、亚洲的发展中国家发病较多，感染的人群主要是接触疫源较多的劳动人民及免疫力较低的儿童。① 蛔虫病：阵发性脐周疼痛、消化不良、消瘦、发育缓慢、记忆力减退等。② 鞭虫病：腹泻、下痢脓血、里急后重、缺铁性贫血、头晕等。③ 蛲虫病：感觉肛门周围及会阴部奇痒，夜间为甚，睡眠不安等。④ 阿米巴病：腹痛、腹泻、下痢腥臭且有暗红色黏液血便等 ⑤ 钩虫病：贫血、面色无华萎黄、头昏眼花、乏力等。⑥ 姜片虫病：腹痛、食欲缺乏、间歇性腹泻、恶心、呕吐等。⑦ 弓形虫病：不明原因流产、早产、死胎，并爱养猫，有过发热、无力、肌肉酸痛的孕妇。⑧ 疟疾：血色素减少，间断性发冷发热，持续一周以上者。⑨ 阴道毛滴虫病：外阴瘙痒、白带增多有异味并有尿痛、尿频等。治疗诸虫疾病常用药物有藜芦、蓝实、芜荑、雷丸、苦楝根皮、贯众、矾石等。《诸病源候论》卷十八论九虫病诸候曰：九虫者，一曰伏虫，长四分；二曰蛔虫，长一尺；三曰白虫，长一寸；四曰肉虫，状如烂杏；五曰肺虫，状如蚕；六曰胃虫，状如虾蟆；七曰弱虫，状如瓜瓣；八曰赤虫，状如生肉；九曰蛲虫，至细微，形如菜虫。伏虫，群虫之主也。蛔虫，贯心则杀人。白虫相生，子孙转多，其母转大，长至四五尺，亦能杀人。肉虫，令人烦满。肺虫，令人咳嗽。胃虫，令人呕吐，胃逆喜哕。弱虫，又名膈虫，令人多唾。赤虫，令人肠鸣。蛲虫，居胴肠，多则为痔，极则为癞，因人疮处以生诸痈、疽、癣、瘘、痹、疥、䘌虫，无所不为。人亦不必尽有，有亦不必尽多，或偏有，或偏无者。此诸虫根据肠胃之间，若腑脏气实，则不为害，若虚则能侵蚀，随其虫之动而能变成诸患也。

（13）疮疡痈疽辨病药物：疮疡是体表化脓感染性疾病。中国医药学泛指多种外科疾患。痈疽是体表或内脏的化脓感染性疾患，是一种毒疮。治疗疮疡痈疽常用药物有蒲公英、紫花地丁、败酱草、鱼腥草、白蔹、营实、王不留行等。《诸病源候论》卷三十一论疔疮病诸候曰：疔疮者风邪毒瓦斯搏于肌肉所生也。凡有十种：一者，疮头乌而强凹；二者，疮头白而肿实；三者，疮头如豆垼色；四者，疮头似葩红色；五者，疮头内有黑脉；六者，疮头赤红而浮虚；七者，疮头葩而黄；八者，疮头如金薄；九者，疮头如茱萸；十得，疮头如石榴子。《论痈疽病诸候》曰：痈者由六腑不和所生也。六腑主表，气行经络而浮。若喜怒不测，饮食不节，阴阳不调，则六腑不和。荣卫虚者腠理则开，寒客于经络之间，累络为寒所折，则荣卫翔留于脉。荣者血也，卫者气也。荣血得寒则涩而不行，卫气从之，与寒相搏，亦壅遏不通。

三、思路拓展

《药性赋》 第一章寒性药：诸药赋性，此类最寒。犀角解乎心热；羚羊清乎肺肝。泽泻利水通淋而补阴不足；海藻散瘿破气而治疝何难。闻之菊花能明目清头风；射干疗咽闭而消痈毒；薏苡理脚气而除风湿；藕节消瘀血而止吐衄。瓜蒌子下气润肺喘兮，又且宽中，车前子止泻利小便兮，尤能明目。是以黄柏疮用，兜铃嗽医。地骨皮有退热除蒸之效，薄荷叶宜消风清肿之施。宽中下气，枳壳缓而枳实速也；疗肌解表，干葛先而柴胡次之。百部治肺热，咳嗽可止；栀子凉心肾，鼻衄最宜。玄参治结热毒痈，清利咽膈；升麻消风热肿毒，发散疮痍。尝闻腻粉抑肺而敛肛门；金箔镇心而安魂魄。茵陈主黄疸而利水；瞿麦治热淋之有血。朴硝通大肠，破血而止痰癖；石膏治头痛，解肌而消烦渴。前胡除内外之痰实；滑石利六腑之涩结。天门冬止嗽，补血涸而润心肝；麦冬清心，解烦渴而除肺热。又闻治虚烦、除哕呕，须用竹茹；通秘结、导瘀血，必资大黄。宣黄连治冷热之痢，又厚肠胃而止泻；淫羊藿疗风寒之痹，且补阴虚而助阳。茅根止血与吐衄；石韦通淋与小肠。熟地黄补血且疗虚损；生地黄宣血更医眼疮。赤芍药破血而疗腹痛，烦热亦解；白芍药补虚而生新血，温热尤良。若乃消肿满逐水于牵牛；除热毒杀虫于贯众。川楝子治疝气而补精血；萱草根治五淋而消乳肿。侧柏叶治血山崩漏之疾；香附子理气血妇人之用。地肤子利膀胱，可洗皮肤之风；山豆根解热毒，能止咽喉之痛。白藓皮去风治筋弱，而疗足顽痹；旋覆花明目治头风，而消痰嗽壅。又况荆芥穗清头目便血，疏风散疮之用；瓜蒌根疗黄疸毒痈，消渴解痰之忧。地榆疗崩漏，止血止痢；昆布破疝气，散瘿散瘤。疗伤寒、解虚烦，淡竹叶之功倍；除结气、破瘀血，牡丹皮之用同。知母止嗽而骨蒸退；牡蛎涩精而虚汗收。贝母清痰止咳嗽而利心肝；桔梗开肺利胸膈而治咽喉。若夫黄芩治诸热，兼主五淋；槐花治肠风，亦医痔痢。常山理痰结而治温疟；葶苈泻肺喘而通水气。此六十六种药性之寒者也。

第二章热性药：药有温热，又当审详。欲温中以荜茇；用发散以生姜。五味子止嗽痰，且滋肾水；腽肭脐疗痨瘵，更壮元阳。原夫川芎祛风湿、补血清头；续断治崩漏、益筋强脚。麻黄表汗以疗咳逆；韭子壮阳而医白浊。川乌破积，有消痰治风痹之功；天雄散寒，为去湿助精阳之药。观夫川椒达下，干姜暖中。胡芦巴治虚冷之疝气；生卷柏破癥瘕而血通。白术消痰壅、温胃，兼止吐泻；石菖蒲开心气、散冷，更治耳聋。丁香快脾胃而止吐逆；高良姜止心气痛之攻冲。肉苁蓉填精益肾；石硫黄暖胃驱虫。胡椒主去痰而除冷；秦椒主攻痛而去风。吴茱萸疗心腹之冷气；灵砂定心脏之怔忡。盖夫散肾冷、助脾胃，须毕澄茄；疗心痛、破积聚，用蓬莪术。缩砂止吐泻安胎、化酒食之剂；附子疗虚寒反胃、壮元阳之方。白豆蔻治冷泻，疗痈止痛于乳香；红豆蔻止吐酸，消血杀虫于干漆。岂知鹿茸生精血，腰脊崩漏之均补；虎骨壮筋骨，寒湿毒风之并祛。檀香定霍乱，而心气之痛愈；鹿角秘精髓，而腰脊之痛除。消肿益血于米醋；下气散寒于紫苏。扁豆助脾，则酒有行药破结之用；麝香开窍，则葱为通中发汗之需。尝观五灵脂治崩漏，理血气之刺痛；麒麟竭止血出，疗金疮之伤折。糜茸壮阳以助肾；当归补虚而养血。乌贼骨止带下，且除崩漏目翳；鹿角胶住血崩，能补虚赢劳绝。白花蛇治瘫痪，疗风痒之癣疹；乌梢蛇疗不仁，去疮疡之风热。乌药有治冷气之理；禹余粮乃疗崩漏之因。巴豆利痰水，能破寒积；独活疗诸风，不论新久。山茱萸治头晕遗精之药;白石英医咳嗽吐脓之人。厚朴温胃而去呕胀,消痰亦验;肉桂行血而疗心痛,止汗如神。是则鲫鱼有温胃之功;代赭乃镇肝之剂。沉香下气补肾,定霍乱之心痛;橘皮开胃去痰,导壅滞之逆气。此六十六种药性之热者也。

第三章温性药:温药总括,医家素谙。木香理乎气滞;半夏主于痰湿。苍术治目盲,燥脾去湿宜用;萝卜去膨胀,下气治面尤堪。况夫钟乳粉补肺气,兼疗肺虚;青盐治腹痛,且滋肾水。山药而腰湿能医;阿胶而痢嗽皆止。赤石脂治精浊而止泄,兼补崩中;阳起石暖子宫以壮阳,更疗阴痿。诚以紫菀治嗽,防风怯风,苍耳子透脑止涕,威灵仙宣风通气。细辛去头风,止嗽而疗齿痛;艾叶治崩漏、安胎而医痢红。羌活明目驱风,除湿毒肿痛;白芷止崩治肿,疗痔瘘疮痈。若乃红蓝花通经,治产后恶血之余;刘寄奴散血,疗烫火金疮之苦。减风湿之痛则茵芋叶;疗折伤之症责骨碎补。藿香叶辟恶气而定霍乱;草果仁温脾胃而止呕吐。巴戟天治阴疝白浊,补肾尤滋;延胡索理气痛血凝,调经有助。尝闻款冬花润肺,去痰嗽以定喘;肉豆蔻温中,止霍乱而助脾。抚芎走经络之痛;何首乌志疮疥之资。姜黄能下气、破恶血之积;防己宜消肿、去风湿之施。藁本除风,主妇人阴痛之用;仙茅益肾,扶元气虚弱之衰。乃曰补骨脂温肾,补精髓与劳伤;宣木瓜入肝,疗脚气并水肿。杏仁润肺燥止嗽之剂;茴香治疝气肾疼之用。诃子生精止渴,兼疗滑泄之痾;秦艽攻风逐水,又除肢节之痛。槟榔豁痰而逐水,杀刺白虫,杜仲益肾而添精,去腰膝重。当知紫石英疗惊悸崩中之疾,橘核仁治腰痛疝气之真。金樱子兮涩精;紫苏子兮下气涎。淡豆豉发伤寒之表;大小蓟除诸血之鲜。益智安神,治小便之频数;麻仁润肺,利六腑之燥坚。抑又闻补虚弱、排疮脓,莫若黄芪;强腰脚、壮筋骨,无如狗脊。菟丝子补肾以明目;马兰花治疝而有益。此五十四种药性之温者也。

第四章平性药:详论药性,平和惟在。以硇砂而去积;用龙齿以安魂。青皮快膈除膨胀,且利脾胃;芡实益精治白浊,兼补真元。原夫木贼草去目翳,崩漏亦医;花蕊石治金疮,血行则却。决明和肝气,治眼之剂;天麻主头眩,怯风之药。甘草和诸药而解百毒,盖以气平;石斛平胃气而补肾虚,更医脚弱。观乎商陆治肿,覆盆益精。琥珀安神而散血;朱砂镇心而有灵。牛膝强足补精,兼疗腰痛;龙骨止汗住泄,更治血崩。甘松理风气而痛止;蒺藜疗风疮而目明。人参润肺宁心,开脾助胃;蒲黄止崩治衄,消瘀调经。岂不以南星醒脾,去惊风痰吐之忧;三棱破积,除血块气滞之症。没食主泄泻而神效;皂角治风痰而响应。桑螵蛸疗遗精之泄;鸭头血医水肿之盛。蛤蚧治痨嗽,牛蒡子疏风壅之痰;全蝎主风瘫,酸枣仁去怔忡之病。尝闻桑寄生益血安胎,且止腰痛;大腹子去膨下气,亦令胃和。小草、远志,俱有宁心之妙;木通、猪苓,尤为利水之多。莲肉有清心醒脾之用;没药乃治疮散血之科。郁李仁润肠宣血,去浮肿之疾;茯神宁心益智,除惊悸之痾。白茯苓补虚劳,多在心脾之有眚;赤茯苓破结血,独利水道以无毒。因知麦芽有助脾化食之功;小麦有止汗养心之力。白附子去面风之游走;大腹皮治水肿之泛溢。椿根白皮主泻血;桑根白皮主喘息。桃仁破瘀血兼治腰痛;神曲健脾胃而进饮食。五加皮坚筋骨以立行;柏子仁养心神而有益。抑又闻安息香辟恶,且止心腹之痛;冬瓜仁醒脾,实为饮食之资。僵蚕治诸风之喉闭;百合恋肺痨之嗽萎。赤小豆解热毒,疮肿宜用;枇杷叶下逆气,哕呕可医。连翘排疮脓与肿毒;石南叶利筋骨与毛皮。谷芽养脾,阿魏除邪气而破积;紫河车补血,大枣和药性以开脾。然而鳖甲治痨疟,兼破癥瘕;龟甲坚筋骨,更疗崩疾。乌梅主便血疟疾之用;竹沥治中风声音之失。此六十八种药性之平者也。

第十三章　君 臣 佐 使

一、君臣佐使基本概念

君臣佐使是中国医药方剂学组方原则,有是中国医药方剂学理论基础。君药是对主证或主病起主要治疗作用的药物,臣药是辅助君药加强治疗主病和主症的药物,佐药是治疗次要兼证的药物或是佐制君药臣药的毒性或烈性或是与君药药性相反而又能在治疗中起相成作用的药物,使药是引方中诸药直达病所的药物或是调和诸药作用的药物。《神农本草经》:用药须合君臣佐使。方剂是医者针对患者病证开具的药方。方剂学是研究方剂的药物组成理论的中国医药学基础学科。方剂由药物组成。《素问·至真要大论》曰:有毒无毒,所治为主,适大小为制也。君一臣二,制之小也;君一臣三佐五,制之中也,君一臣三佐九,制之大也。主病之谓君,佐君之谓臣,应臣之谓使。又曰:气有高下,病有远近,证有中外,治有轻重,适其至所为故也。大要也,君一臣二,奇之制也;君二臣四,偶之制也;君二臣三,奇之制也;君二臣六,偶之制也。故曰:近者奇之,远者偶之;汗者不以奇,下者不以偶;补上治上制以缓,补下治下制以急;急则气味厚,缓则气味薄,适其至所,此之谓也。病所远而中道气味之者,贪而过之,无越其制度也。是故平气之道,近而奇偶,制小其服也;远而奇偶,制大其服也;大则数少,小则数多,多则九之,少则二之。奇之不去则偶之,是谓重方;偶之不去则反佐以取之,所谓寒热温凉反从其病也。这是中国方药医学有关方剂的最早论述。君臣佐使既言方剂的药物数量,又言方剂药物主次。大、中、小、急、缓方、奇、偶七方既言组方法度,又言主治原则。《本草新编》曰:有方则必有剂,剂因方而制也。剂各有义,知其义可以用药。《素问·至真要大论》又曰:气有高下,病有远近,证有中外,治有轻重,适其至所为故也。大要也,君一臣二,奇之制也;君二臣四,偶之制也;君二臣三,奇之制也;君二臣六,偶之制也。故曰:近者奇之,远者偶之;汗者不以奇,下者不以偶;补上治上制以缓,补下治下制以急;急则气味厚,缓则气味薄,适其至所,此之谓也。病所远而中道气味之者,贪而过之,无越其制度也。是故平气之道,近而奇偶,制小其服也;远而奇偶,制大其服也;大则数少,小则数多,多则九之,少则二之。奇之不去则偶之,是谓重方;偶之不去则反佐以取之,所谓寒热温凉反从其病也。这是中国医药方剂学著名的七方理论。七方即大方、中方、小方、急方、缓方、奇方、偶方。《类经·治有缓急方有奇偶》阐明七方理论具体内涵:五运六气,各有太过不及,故曰气有多少。人之疾病,必随气而为盛衰,故治之缓急,方之大小,亦必随其轻重而有要约也。岁有司天在泉,则气有高下;经有脏腑上下,则病有远近。在里曰中,在表曰外。缓者治宜轻,急者治宜重也。适其至所为故,言必及于病至之所,而务得其以然之故也。君三之三当作二,误也。主病之谓君,君当倍用。佐君之谓臣,臣以助之。奇者阳数,即古所谓单方也。偶者阴数,即古所谓复方也。故君一臣二其数三,君二臣三其数五,皆奇之制也。君二臣四其数六,君二臣六其数八,皆偶之制也。奇方属阳而轻,偶方属阴而重。近者为上为阳,故用奇方,用其轻而缓也。远者为下为阴,故用偶方,用其重而急也。汗者不以偶,阴沉不能达表也。下者不以奇,阳升不能降下也。旧本云汗者不以奇,下者不以偶,而王太仆注云汗药不以偶方,泄下药不以奇制,是注与本文相反矣;然王注得理,而本文似误,今改从之。张景岳按:本节特举奇偶阴阳以分汗下之概,则气味之阴阳,又岂后于奇偶哉?故下文复言之,此其微意,正不止于品数之奇偶,而实以发明方制之义耳,学人当因之以深悟。奇音箕。补上治上制以缓,欲其留布上部也。补下治下制以急,欲其直达下焦也。故欲急者须气味之浓,欲缓者须气味之薄。若制缓方而气味浓,则峻而去速;用急方而气味薄,则柔而不前。惟缓急浓薄得其宜,则适其病至之所,而治得其要矣。言病所有深远,而药必由于胃,设用之无法,则药未及病而中道先受其气味矣。故当以食为节,而使其远近皆达,是过之也。如欲其远者,药在食前,则食催药而致远矣。欲其近者,药在食后,则食隔药而留止矣。由此类推,则服食之疾徐,根稍之升降,以及汤膏丸散各有所宜,故云无越其制度也。平气之道,平其不平之谓也。如在上为近,在下为远,远者近者,各有阴阳表里之分,故远方近方,亦各有奇偶相兼之法。如方奇而分两隅,方隅而分两奇,皆互用之妙也。故近而奇偶,制小其服,小则数多,而尽于九。盖数多则分两轻,分两轻则性力薄而仅及近处也。远而奇偶,制大其服,大则数少而止于二,盖少则分两重,分两重则性力专而直达深远也。是皆奇偶兼用之法。若病近而大其制,则药胜于病,是谓诛伐无过。病远而小其制,则药不及病,亦犹风马牛不相及耳。上文云近者奇之,远者偶之,言法之常也。此云近而奇偶,远而奇偶,言用之变也。知变知常,则应变可以无方矣。此示人以圆融通变也。如始也用奇,奇之而病不去,此其必有未合,乃当变而为偶,奇偶迭用,是曰重方,即后世所谓复方也。若偶之而又不去,则当求其微甚真假而反佐以取之。反佐者,谓药同于病而顺其性也。如以热治寒而寒拒热,则反佐以寒而入之;以寒治热而热格寒,则反佐以热而入之。又如寒药热用,借热以行寒,热药寒用,借寒以行热,是皆反佐变通之妙用,盖欲因其势而利导之耳。王太仆曰:夫热与寒背、寒与热违。微小之热,为寒所折,微小之冷,为热所消。甚大寒热,则必能与违性者争雄,能与异气者相格,声不同不相应,气不同不相合,如是则且惮而不敢攻之,攻之则病气与药气抗衡,而自为寒热以开闭固守矣。是以圣人反其佐以同其气,令声气应合,复令寒热参合,使其始同终异,凌润而败,坚刚必折,柔脆同消尔。

二、君臣佐使基本内容

1. 辨证方剂　金代成无己《伤寒明理论》改《素问》七方为大、小、缓、急、奇、偶、复七方。《伤寒明理论·药方论序》制方之体,宣、通、补、泻、轻、重、涩、滑、燥、湿十剂是也。制方之用,大、小、缓、急、奇、偶、复七方是也。是以制方之体,欲成七方之用者,必本于气味生成而制方成焉。其寒、热、温、凉、四气者生乎天,酸、苦、辛、咸、甘、淡、六味者成乎地。生成而阴阳造化之机存焉。是以一物之内气味兼有,一药之中理性具矣。主对治疗由是而出,斟酌其宜参合为用,君臣佐使各以相宜,宣摄变化不可胜量,一千四百五十三病之方悉自此而始矣。成无己进一步发挥《素问》有关方剂君臣佐使的理论：其所谓君臣佐使者，非特谓上药一百二十种为君，中药一百二十种为臣，下药一百二十五种为佐使三品之君臣也。制方之妙的与病相对，有毒无毒，所治为病主。主病之谓君，佐君之谓臣，应臣之谓使，择其相须相使，制其相畏相恶，去其相反相杀，君臣有序而方道备矣。方宜一君二臣三佐五使，又可一君三臣九佐使也。多君少臣，多臣少佐，则气力不全。君一臣二制之小也，君一臣三佐五制之中也，君一臣三佐九制之大也，君一臣二奇之制也，君二臣四偶之制也，君二臣三奇之制也，君二臣六偶之制也，近者奇之，远者偶之，所谓远近者身之远近也。在外者身半以上同天之阳，其气为近；在内者身半以下，同地之阴，其气为远。心肺位膈上其脏为近，肾肝位膈下其脏为远。近而奇偶制小其服，远而奇偶制大其服，肾肝位远数多则其气缓，不能速达于下，必剂大而数少，取其气迅急，可以走下也。心肺位近，数少则其气急，不能发散于上，必剂少而数多取其气易散，可以补上也。所谓数者，肾一、肝三、脾五、心七、肺九，为五脏之常制，不得越者。补上治上制以缓，补下治下制以急，又急则气味浓，缓则气味薄，随其攸利而施之，远近得其宜矣。奇方之制大而数少，以取迅走于下，所谓下药不以偶。偶方之制少而数多，以取发散于上，所谓汗药不以奇。《经》曰：汗者不以奇，下者不以偶。处方之制无逾是也。

《本草新编·十剂论》进一步演绎十剂理论曰：深知十剂之义，则经权常变，折衷至当，又何有难治之病哉。此十剂之必宜论也。一论宣剂。夫气郁则不能上通于咽喉头目口舌之间，血郁则不能上通于胸腹脾胃经络之内，故上而或哕或咳或嗽或呕之症生，中而或痞或满或塞或痛或饱或胀之症起，下而或肿或泻或利或结或畜或黄之症出。设非宣剂以扬其气，则气壅塞而不舒。设非宣剂以散其血，则血凝滞而不走。必宣之而木郁可条达矣，必宣之而火郁可启发矣，必宣之而金郁可疏泄矣，必宣之而水郁可曲折矣，必宣之而土郁可杀夺矣。郁于内者，七情之伤也；郁于外者，六淫之伤也；郁于不内不外者，跌扑坠堕之伤也。治七情之伤者，开其结；治六淫之伤者，散其邪；治跌扑坠堕之伤者，活其瘀，皆所以佐宣之之义也。邪在上者，可宣而础之；邪在中者，可宣而和之；邪在下者，可宣而泄之；邪在内者，可宣而散之。邪在外者，可宣而表之也。可宣而宣之，不必问其邪；宜宣而宣之，不必问其郁。总不可先执宣邪之意，以试吾宣之之汤，并不可先执宣郁之心，以试吾宣之之药也。二论通剂。是通剂者，因不通而通之也。或通皮肤，或通经络，或通表里，或通上下，或通前后，或通脏腑，或通气血。既知通之异，而后可以用通之法。通营卫之气，即所以通皮肤也；通筋骨之气，即所以通经络也；通内外之气，即所以通表里也；通肺肾之气，即所以通上下也；通膀胱之气，即所以通前后也；通脾胃之气，即所以通脏腑也；通阴阳之气，即所以通气血也。虽因不通而通之，亦因其可通而通之耳。通营卫则用麻黄、桂枝，通筋骨则用木瓜、淫羊藿，通内外则用柴胡、薄荷，通肺肾则用苏叶、防己，通膀胱则用肉桂、茯苓，通脾胃则用通草、大黄，通阴阳则用附子、葱、姜。虽所通之药不止于此，然亦可因此而悟之矣。用通于补之中，用通于塞之内，而后不通者可通，将诵者即通，已通者悉通也。然则用通之剂全在善用通也。善用通而吾所举之药已用之而有余，又何不可概通之剂哉。嗟呼！通之法可以言，而通之窍不可言也。不可言而言之，亦惟有辨虚实耳。虚之中用通剂，不妨少而轻；实之中用通剂，不妨多而重。虽不能建奇功，亦庶几可无过矣。三论补剂。补其气以生阳焉，补其血以生阴焉，补其味以生精焉，补其食以生形焉。阳虚补气，则气旺而阳亦旺；阴虚补血，则血盛而阴亦盛；精虚补味，则味足而精亦足；形虚补食，则食肥而形亦肥。虽人身之虚，不尽于四者,而四者要足以尽之也。补法尽于四者,而四者之中实有变化也。补气也,有朝夕之异,有脏腑之异,有前后之异;补血也,有老少之异,有胎产之异,有衰旺之异,有寒热之异;补味也,有软滑之异,有消导之异,有温冷之异,有新久之异,有甘苦之异,有燔熬烹炙之异。补食也,有南北之异,有禽兽之异,有果木之异,有米谷菜豆之异,有鱼鳖虾蟹之异。补各不同,而变化以为法,又何能一言尽哉,总在人临症而善用之也。虚不用补,何以起弱哉。愈补愈虚者乃虚不受补,非虚不可补也。故补之法亦宜变。补中而少增消导之品,补内而用制伏之法,不必全补而补之,不必纯补而补之更佳也。补不同,乌可举一方以概众方乎。知用补之法,则无方不可补也。况原是补剂,又何必问何方之孰胜哉。四论泻剂。有淡以泻之,有苦以泻之,有滑以泻之,有攻以泻之,有寒以泻之,有热以泻之。利小便者,淡以泻之也;利肺气者,苦以泻之也;利大肠者,滑以泻之也;逐痛祛滞者,攻以泻之也;陷胸降火者,寒以泻之也;消肿化血者,热以泻之也。虽各病之宜泻者甚多,或于泻之中而寓补,或于补之中而寓泻,总不外泻之义也。执葶苈、大黄以通治闭症,此误之甚者也。吾言泻之法有六,而泻之药实不止葶苈、大黄二味。所谓淡以泻之者,用茯苓、猪苓;苦以泻之者,用黄芩、葶苈;滑以泻之者,用当归、滑石;攻以泻之者,用芒硝、大黄;寒以泻之者,用瓜蒌、浓朴;热以泻之者,用甘遂、巴豆也。夫泻之药不止此,广而用之,全恃乎人之神明。或疑泻剂,所以治闭乎? 抑治开乎? 开闭俱可用也。不宜闭而闭之,必用泻以启其门,不宜开而开之,必用泻以截其路。然而治开即所以治闭,而治闭即所以治开,正不可分之为二治也。治病不可轻用泻剂,而论剂又乌可不言泻法乎。知泻剂而后可以治病,知泻法而后可以用剂也。五论轻剂。夫实者,邪气实而非正气实也。似乎邪气之实,宜用重剂以祛实矣。谁知邪实者,用祛邪之药,药愈重而邪反易变,药愈轻而邪反难留。人见邪实而多用桂枝,反有无汗之忧。人见邪实而多用麻黄,又有亡阳之失。不若少用二味,正气无亏而邪又尽解,此轻剂之妙也。治邪之法,止问药之当与否也。用之当则邪自出,原不在药之轻重也。安在药重者始能荡邪哉。盖邪初入之身,其势必泛而浮,乘人之虚而后深入之,故治邪宜轻不宜重也。倘治邪骤用重剂,往往变轻为重,变浅为深,不可遽愈。何若先用轻剂,以浮泛之药少少发散,乘其不敢深入之时,易于祛除之为得乎。药味之轻者,药剂亦不必重。盖味愈轻而邪尤易散,剂愈重而邪转难解也。六论重剂。夫怯者,正气怯而非邪气怯也。正气强则邪气自弱,正气损则邪气自旺。似乎扶弱者必须锄强,补损者必须抑旺矣,然而正气既怯,不敢与邪相斗,攻邪而邪愈盛矣,故必先使正气之安固,无畏乎邪之相凌相夺,而后神无震惊之恐,志有宁静之休,此重剂所以妙也。气怯者心惊,血怯者心动。心惊必用止惊之品,心动必用安动之味。不用重药,又何以镇静之乎。惟是重药不可单用,或佐之以补气,则镇之而易于止惊。怯之意虽出于胆,而怯之势实成于心,以重剂镇心,正所以助胆也。不知怯不同,五脏七腑皆能成怯。治怯舍重剂,何以治之哉。七论滑剂。有润其气以滑之者,有润其血以滑之者,有润其气血而滑之者。物碍于上焦,欲上而不得上,吾润其气而咽喉自滑矣;食存于下焦,欲下而不得下,吾润其血而肛门自滑矣;滞秽积于中焦,欲上而不得,欲下而不得,欲留中而又不得,吾润其气血而胸腹自滑矣。滑剂之用,又胡可少乎。夫滑之法虽尽于三,而滑之变不止于三也。有补其水以滑之,有补其火以滑之。补水者,补肾中真水也;补火者,补肾中真火也。真水足而大肠自润,真火足而膀胱自通,又何涩之不滑哉。此滑之变法也。不知膀胱得火而不通者,乃膀胱之邪火也。膀胱有火则水涩,膀胱无火,水亦涩也。盖膀胱之水,必得命门之火相通,而膀胱始有流通之乐,然则补火正所以滑水,谓非滑之之剂乎。或疑滑剂治涩，然亦有病非涩而亦滑之者，何也？盖滑剂原非止治涩也。滑非可尽治夫涩，又何可见涩而即用滑剂乎。不宜滑而滑之，此滑剂之无功也。宜滑而滑之，虽非涩之病，偏收滑之功。八论涩剂。遗精而不能止，下血而不能断，泻水而不能留，不急用药以涩之，命不遽亡乎。有开其窍以涩之者，有遏其流以涩之者，有因其势以涩之者。精遗者，尿窍闭也，吾通尿窍以闭精，则精可涩；水泻者，脾土崩也，吾培土气以疏水，则水泻可涩。血下者，大肠热也，吾滋金液以杀血，则血下可涩矣。涩剂之用，又胡可少乎。徒涩何能涩也。涩之甚，斯滑之甚矣。求涩于涩之内，则涩止见功于一旦，而不能收功于久长；用滑于涩之中，则涩难收效于一时，而实可奏效于永远，谁云涩之必舍滑以涩之耶。滑以济涩之穷，涩以济滑之变，能用滑以治涩，则滑即涩剂也。况涩又不全涩乎，欲谓之不涩不可也。涩剂实不止三法也，举一可以知乎。九论燥剂。夫燥与湿相反，用燥所以治湿也。然湿有在上在中在下之分，湿有在经、在皮、在里之异，未可一概用也。在上之湿，苦以燥之；在中之湿，淡以燥之；在下之湿，热以燥之；在经之湿，风以燥之；在皮之湿，熏以燥之；在里之湿，攻以燥之。燥不同，审虚实而燥之，则无不宜也。夫辨症何难，亦辨其水湿之真伪而已。真湿之症，其症实；伪湿之症，其症虚。知水湿之真伪，何难用燥剂哉。湿症原不可全用燥，然舍燥又何以治湿哉。燥不为燥，则湿不为湿矣。湿症有不可无燥剂之时，而燥剂有不可治湿症之日，此燥剂必宜讲明，实有关轻重，而非可有可无之剂也。十论湿剂。夫湿与燥相宜，用湿以润燥也。然燥有在气、在血、在脏、在腑之殊，有在内、在外、在久、在近之别，未可一概用也。气燥，辛以湿之；血燥，甘以湿之；脏燥，咸以湿之；腑燥，凉以湿之。内燥，寒以湿之；外燥，苦以湿之；久燥，温以湿之；近燥，酸以湿之。燥不同，审虚实而湿之，则无不宜也。论燥之症，虽百方而不足以治其常；论湿之方，若八法而已足以尽其变。正不可见吾燥门之方多，即疑吾湿剂之法少也。变通在心，岂言辞之可尽哉。吾阐发湿剂之义，大约八法尽之，而变通何能尽乎，亦在人临症而善悟之耳。或疑湿剂之少也，人能变通，则少可化多，然而能悟者绝少，子何不多举湿剂以示世乎。以上十剂明悉乎胸中，自然直捷于指下，然后细阅新注之《本草》，通经达权，以获其神，守常知变，以造于圣，亦何死者不可重生，危者不可重安哉。

《本草新编·七方论》曰：注《本草》而不论方法犹不注也。《本草》中，草木昆虫介属之气味寒热，必备悉于胸中，然后可以随材任用。使胸次无出奇制胜方略，则如无制之师，虽野战亦取胜于一时，未必致败于末路。与其焦头烂额，斩杀无遗，何如使敌人望风而靡之为快哉。此七方之必宜论也。七方者，大小缓急奇偶复也。君一臣三佐九，制之大也。凡病有重大，不可以小方治之者，必用大方以治之。大方之中，如用君药至一两者，臣则半之，佐又半之。不可君药少于臣药，臣药少于佐使。设以表里分大小，是里宜大而表宜小也，然而治表之方，未尝不可大。设以奇偶分大小，是奇宜大而偶宜小也，然而用偶之方，未尝不可大。设以远近分大小，是远宜大而近宜小也，然而治近之方，又未尝不可大。故用大方者乃宜大而大，非不可大而故大也。是一方之中计止十三味，似乎名为大而非大也。不知大方者，非论多寡，论强大耳。方中味重者为大，味浓者为大，味补者为大，味攻者为大，岂用药之多为大乎。虽大方之中，亦有用多者，而终不可谓多者即是大方也。大方之义在用意之大，不尽在用药之多也。譬如补也，大意在用参之多以为君，而不在用白术、茯苓之多以为臣使也；如用攻也，大意在用大黄之多以为君，而不在用浓朴、枳实之多以为臣使也。推之寒热表散之药，何独不然，安在众多之为大哉。或疑大方在用意之大,岂君药亦可小用之乎。夫君药原不可少用也,但亦有不可多用之时,不妨少用之。然终不可因少用而谓非君药,并疑少用而谓非大方也。君一臣三佐五,制之中也。君一臣二,制之小也。凡病有轻小不可以大方投者,必用小方以治之。小方之中,如用君药至二钱者,臣则半之,佐又半之,亦不可以君药少于臣,臣药少于佐也。夫小方所以治轻病也,轻病多在上,上病而用大方,则过于沉重,必降于下而不升于上矣。小方所以治小病也,小病多在阳,阳病而用大方,则过于发散,必消其正而衰其邪矣。故用小方者,亦宜小而小,非不可小而故小也。小方者,非论轻重,论升降耳,论浮沉耳。方中浮者为小,升者为小也。岂用药之少者为小乎。虽小方多用,而要不可谓少用药之方即是小方也。小方之义,全不在用药之少也。病小宜散,何尝不可多用柴胡;病小宜清,何尝不可多用麦冬;病小宜提,何尝不可多用桔梗。病小宜降,何尝不可多用浓朴。要在变通于小之内,而不可执滞于方之中也。小方而大用,仍是大方而非小方也。曰小方大用,非大方之可比,药虽多用,方仍小也。缓方若何? 补上治上,制以缓。缓者,迟之之谓也。上虚补上,非制之以缓,则药趋于下而不可补矣。上病治上,非制之以缓,则药流于下而不可治矣。然而缓之法不同。有甘以缓之之法,凡味之甘,其行必迟也;有升以缓之之法,提其气而不下陷也;有丸以缓之之法,作丸而不作汤,使留于上焦也;有作膏以缓之之法,使胶黏于胸膈间也;有用无毒药以缓之之法,药性平和,功用亦不骤也。有缓治之方,庶几补上不补下,治上不治下矣。宜缓而缓,未可概用缓也。若概用缓,必有不宜缓而亦缓者矣。急症缓治,古今通议,然而缓方非治急也,大约治缓症者为多。如痿症也,必宜缓;如脱症也,不宜急。安在缓方之皆治急哉。缓之法在人而不在法也。执缓之法以治宜缓之病,则法实有穷;变缓之方以疗至缓之病,则法何有尽。亦贵人之善变耳,何必更寻缓方之治哉。急方若何? 补下治下,制以急。夫病之急也,岂可以缓治哉。大约治本之病宜于缓,治标之病宜于急。然而标本各不同也。有本宜缓而急者,急治其本。有标不宜急而急者,急治其标。而急之方实有法焉。有危笃急攻之法,此邪气壅阻于胸腹肠胃也。有危笃急救之法,此正气消亡于阴阳心肾也。有急用浓煎大饮汤剂之法,使之救火济水,援绝于旦夕也。有急用大寒大热毒药之法,使之上涌下泄,取快于一时也。有急治之方,庶几救本而不遗于救标,救标而正所以救本矣。缓方不可以治急,而急方实所以治缓。遇急之时,不用急方以救其垂危将绝,迨病势少衰而后救之,始用缓治之法不已晚乎。然则急方治急,非即所以治缓乎。不知缓急同治者,用药始神耳。以急救急,因病之急而急之也;以急救缓,亦因病虽缓而实急,故急之也。然则缓急相济,仍治急而非治缓也。急方不救急,又将何救乎? 急病缓治者,非方用缓也。于急方之中,少用缓药,以缓其太急之势,非于急方之中,纯用缓药,以缓其太急之机也。奇方若何? 奇方者,单方也。用一味以出奇,而不必多味以取胜。药味多,未免牵制,反不能单刀直入。凡脏腑之中,止有一经专病者,独取一味而多其分两,用之直达于所病之处,自能攻坚而奏功如神也。夫奇方以一味取胜,《本草》中正未可悉数也。吾举其至要者言之。用白术一味以利腰脐之湿也,用当归一味以治血虚头晕也,用川芎一味以治头风也,用人参一味以救脱救绝也,用茯苓一味以止泻也,用菟丝子一味以止梦遗也,用杜仲一味以除腰疼也,用山栀子一味以定胁痛也,用甘草一味以解毒也,用大黄一味以攻坚也,用黄连一味以止呕也,用山茱萸一味以益精止肾泄也,用生地一味以止血也,用甘菊花一味以降胃火也,用薏苡仁一味以治香港脚也,用山药一味以益精也,用肉苁蓉一味以通大便也,用补骨脂一味以温命门也,用车前子一味以止水泻也;用蒺藜子一味以明目也,用忍冬藤一味以治痈也,用巴戟天一味以强阳也,用荆芥一味以止血晕也,用蛇床子一味以壮阳也,用玄参一味以降浮游之火也,用青蒿一味以消暑也,用附子一味以治阴虚之喉痛也,用艾叶一味以温脾也,用地榆一味以止便血也,用蒲公英一味以治乳疮也,用旱莲草一味以乌须也,用皂荚一味以开关也,用使君子一味以杀虫也,用赤小豆一味以治湿也,用花蕊石一味以化血也。以上皆以一味取胜,扩而充之,又在人意见耳。顾药性未有不偏者也,人阴阳气血亦因偏胜而始病,用偏胜之药以制偏胜之病,则阴阳气血两得其平,而病乃愈。然则奇方妙在药之偏胜,不偏胜不能去病矣。偏胜之病,非偏胜之药断不能成功。功成之易,正因其力浓也,谁谓一味之方力薄哉。偶方若何?是偶方者重味也,乃二味相合而名之也。如邪盛,用单味以攻邪而邪不能去,不可仍用一味攻邪,必更取一味以同攻其邪也;如正衰,用单味补正而正不能复,不可仍用一味补正,必另取一味以同补其正也。非两方相合之为偶,亦非汗药三味为奇,下药四味为偶也。夫二味合而成方者甚多,吾不能悉数,示以成方,不若商以新方也。人参与当归并用,可以治气血之虚。黄芪与白术同施,可以治脾胃之弱,人参与肉桂同投,可以治心肾之寒。人参与黄连合剂,可以治心胃。人参与川芎并下,则头痛顿除。人参与菟丝并煎,则遗精顿止。黄芪与川芎齐服,则气旺而血骤生。黄芪与茯苓相兼,则利水而不走气。黄芪与防风相制,则去风而不助胀。是皆新创之方,实可作偶之证。至于旧方,若参附之偶也,姜附之偶也,桂附之偶,术苓之偶,芪归之偶,归芎之偶,甘芍之偶,何莫非二味之合乎。临症裁用,存乎其人。夫方无君臣佐使者,止奇方也。有偶则君臣自分,而佐使自异矣。天无二日,药中无二君也。偶方之中,自有君臣之义,佐使之道,乌可不分轻重多寡而概用之耶。复方若何?偶之是谓重方。重方者复方之谓也。或用攻于补之中,复用补于攻之内,或攻多而补少,或攻少而补多,调停于补攻之间,斟酌于多寡之际,可合数方以成功,可加他药以取效,或分两轻重之无差,或品味均齐之不一,神而明之,复之中而不见其复,斯可谓善用复方者乎。用药不可杂也,岂用方而可杂乎。用方而杂,是杂方而非复方矣。古人用二方合之,不见有二方之异,而反觉有二方之同,此复方之所以神也。否则,何方不可加减,而必取于二方之相合乎。复方可删,则前人先我而删矣,实有不可删者在也。虽然,知药性之深者,始可合用复方,否则不可妄用,恐相反相恶,反致相害。此吾子慎疾之意也。然而复方实有不可废者,人苟精研于《本草》之微,深造于《内经》之奥,何病不可治亦何法不可复乎,而犹谨于复方之不可轻用也未免徒读书之讥矣。

成无己是研究方剂学的第一人。成无己,宋(1063—1156)年间聊摄即今山东茌平人,医学家。1126年靖康丙午后聊摄归金,遂为金人。《伤寒明理论》曰:评古诸方,历岁浸远,难可考评,惟张仲景方一部,最为众方之祖。是以仲景本伊芳尹之法,伊芳尹本神农之经,医帙之中,特为枢要,参今法古,不越毫末,实乃大圣之所作也。一百一十二方之内,择其医门常用者方二十首,因以方制之法明之,庶岁少发古人之用心焉。《伤寒明理论·桂枝汤方》曰:盖桂枝汤本专主太阳中风,其于腠理致密,荣卫邪实,津液荣固。寒邪所胜者则桂枝汤不能发散,必也皮肤疏凑又自汗,风邪干于卫气者乃可投之也。仲景以解肌为轻,以发汗为重,是以发汗吐下后身疼不休者,必与桂枝汤而不与麻黄汤者,以麻黄汤专于发汗,其发汗吐下后,津液内耗,虽有表邪而止可解肌,故须桂枝汤小和之也。桂味辛热用以为君,必谓桂犹圭也,宣道诸药,为之先聘,是犹辛甘发散为阳之意。盖发散风邪必以辛为主,故桂枝所以为君也。芍药味苦酸微寒,甘草味甘平,二物用以为臣佐者,《内经》所谓风淫所胜平以辛,佐以苦,以甘缓之,以酸收之。

是以芍药为臣而甘草为佐也。生姜味辛温,大枣味甘温,二物为使者,《内经》所谓风淫于内以甘缓之,以辛散之,是以姜枣为使者也。姜枣味辛甘固能发散,而此又不特专于发散之用,以脾主为胃行其津液,姜枣之用专行脾之津液而和荣卫者也。麻黄汤所以不用姜枣者,谓专于发汗则不待行化而津液得通矣。用诸方者,请熟究之。这是中国医药学历史上第一次用《素问》君臣佐使理论阐释方剂组成机制的第一方。前次长沙马王堆出土的西汉《五十二病方》、东晋葛洪的《肘后备急方》、晋代刘涓子《刘涓子鬼遗方》、唐代孙思邈《备急千金要方》《千金翼方》、唐代王焘《外台秘要》、宋代丹波康赖《医心方》、宋代苏轼-沈括合编的《苏沈良方》以及宋王怀隐-王佑等奉敕编写的《太平圣惠方》、宋代王衮《博济方》、宋代徽宗赵佶敕撰的《圣济总录》、宋代太医局的《太平惠民和剂局方》、宋代许叔微的《普济本事方》等均是临床著作而非方剂学著作。此后的元代沙图穆秀克《瑞竹堂经验方》、元代危亦林《世医得效方》、明代方贤着《奇效良方》、明代张洁《仁术便览》等亦均是临床著作而非方剂学著作。这些著作的特点正如《四库全书总目提要》所说:于一证之下备列诸方,使学者依类推求,于异同出入之间得以窥见古人之用意,因而折衷参伍,不至为成法所拘。由此可见,除成无己外,宋、元似乎没有方剂学专著。明代医家吴昆编著的《医方考》是继成无己《伤寒明理论》后中国医药学第一部方剂学专著。吴昆字山甫,号鹤皋,又号鹤皋山人,徽州府歙县澄塘村人,生于1552年明嘉靖壬子,卒年不详。吴昆师从余午亭,师医道贤于己者,医学大进。《医方考》6卷,集历代名方700余首,按病症分为中风、伤寒、感冒、暑湿、瘟疫等44类,每类下集同类方若干首,揆之于经,酌以己见,订之于证,发其微义,选方精确,论理清清晰,是方剂学重要著作。如释清空膏曰:风热头痛者,此方主之(羌活、防风、黄连、黄芩、川芎、柴胡、炙甘草)。风者,天之阳气也。人身六阳之气,皆聚于头,复感于风,是重阳而实矣,故令热痛。辛甘发散为阳,故用羌活、陈风、川芎、柴胡、甘草。黄芩、黄连者苦寒之品也,以羌活之属君之,则能去热于高巅之上矣。清代罗美《古今名医方论》是清代方剂学的代表作。罗美字澹生,号东逸,别号东美,清代康熙(1662—1722)年间名儒,新安今安徽徽州地区人,侨居虞山今江苏常熟。贯通经史,尤明《易》理,晚年以医药济人。1675年清康熙乙卯年初刊《古今名医方论》,集历代名方130余首,方解精辟,理论造诣深邃。如释防风通圣散曰:风热壅盛,表里三焦皆实者,此方主之。防风、麻黄,解表药也,风热之在皮肤者得之由汗而泄;荆芥、薄荷,清上药由后石归、芍和肝血;而甘草、白术,所以和胃气而健脾。刘守真氏长于治火,此方之旨,详且悉哉。亦治失下发斑,三焦火实。全方除硝、黄,名曰双解散。解表有防风、麻黄、薄荷、荆芥、川芎;解里用石膏、滑石、黄芩、栀子、连翘;复有当归、芍药以和血,桔梗、白术、甘草以调气。营卫皆和,表里俱畅,故曰双解。本方名曰通圣,极言其用之妙耳。清代汪昂《医方集解》集名方800余首而解方剂理义。分列补养、发表、涌吐、攻里、表里、和解、理气、理血、祛风、祛寒、清暑、利湿、润燥、泻火、除痰、消导、收涩、明目、痈疡、经产、救急等21门。基础理论坚实,释解左右逢源,是一部颇具影响的方剂专著。如释侯氏黑散(菊花、白术、防风、桔梗、黄芩、细辛、干姜、人参、茯苓、当归、川芎、牡蛎、矾石、桂枝)曰:此手太阴少阴足厥阴药也。菊花秋生,得金水之精,能制火而平木,木平则风息,火降则热除,故以为君。防风细辛以祛风,当归川芎以养血,人参白术以补气,黄芩以清肺热,桔梗以和膈气,茯苓通心气而行脾湿,姜桂助阳分而达四肢,牡蛎白矾酸敛涩收,又能化顽痰,加酒服者,以行药势也。喻嘉言曰:治风而驱风补虚,谁不能之,至驱补之中而行堵截之法则非思议可到。方用矾石以固涩诸药,使积而不散,以渐填其空窍则旧风尽去,新风不受矣,盖矾性得冷则止,得热则行,故又嘱以宜冷食也。中风入脏,最防风邪乘虚逆入心中,故以菊花为君。仲景制方,匠心独创,乃中风证首引此散,岂非深服其长乎。清代吴谦《删补名医方论》对罗美《古今名医方论》作了删补,选方更简,选注更精。如释独参汤曰:一人而系一世之安危者,必重其权而专任之;一物而系一人之死生者,当大其服而独用之。故先哲于气几息、血将脱之证,独用人参二两,浓煎顿服,能挽回性命于瞬息之间,非他物所可代也。世之用者,恐或补住邪气,姑少少以试之,或加消耗之味以监制之,其权不重、力不专,人何赖以得生乎? 如古方霹雳散、大补丸,皆用一物之长而取效最捷,于独参汤何疑耶! 若病兼别因,则又当随机应变,于独参汤中或加熟附补阳而回厥逆;或加生地凉阴而止吐衄;或加黄芪固表之汗;或加当归救血之脱;或加姜汁以除呕吐;或加童便以止阴烦;或加茯苓令水化津生,治消渴泄泻;或加黄连折火逆冲上,治噤口毒痢。是乃相得相须以有成,亦何害其为独哉? 如薛己治中风,加人参两许于三生饮中,以驾驭其邪,此真善用独参者矣。吴仪洛以《医方考》和《医方集解》为蓝本,清乾隆辛巳 1761 年初刊《成方切用》十四卷,费伯雄精选《医方集解》355 方分析评论,清同治乙丑 1865 年初刊《医方论》四卷,张秉成承《医方集解》体例阐古今成方 290 余首,清光绪甲辰 1904 年初刊《成方便读》四卷。新中国建立后,1964 年南京中医学院主编第一版全国中医学院统一教材《方剂学》将方剂分为解表剂、涌吐剂、泻下剂、和解剂、表里双解剂、清热泻火剂、祛暑剂、开窍通关剂、温里回阳剂、消导化积剂、补益剂、重镇安神剂、固涩剂、理气剂、理血剂、治风剂、祛湿剂、润燥剂、祛痰剂、驱虫剂、痈疡剂等 21 章,一直沿用至今。其间虽有细微变化,仍大同而小异。

秦汉至两宋 1 400 年间,中国方药医学只有方剂分类,没有组方释理。这种有方无论状况一直持续至南宋。公元 1205 年南宋开禧乙丑刊发成无己《伤寒明理方论》,此书第一次对桂枝汤、麻黄汤、大青龙汤、小青龙汤、大承气汤、大柴胡汤、小柴胡汤、栀子豉汤、瓜蒂散、大陷胸汤、半夏泻心汤、茵陈蒿汤、白虎汤、五苓散、理中丸、四逆汤、真武汤、建中汤、脾约丸、抵当汤等 20 张名方进行方解。其释小青龙汤曰:青龙象肝木之两歧而主两伤之疾。中风见寒脉,伤寒见风脉,则为荣卫之两伤,故以青龙汤主之。伤寒表不解则麻黄汤可以发,中风表不解则桂枝汤可以散。惟其表且不解而又加之心下有水气则非麻黄汤所能发桂枝汤所能散,乃须小青龙汤始可祛除表里之邪气尔。麻黄味甘辛温为发散之主,表不解应发散之,则以麻黄为君。桂味辛热、甘草味甘平,甘辛为阳,佐麻黄表散之,用二者所以为臣。芍药味酸微寒,五味子味酸温,二者所以为佐者,寒饮伤肺,咳逆而喘则肺气逆,《内经》曰肺欲收,急食酸以收之。故用芍药、五味子为佐,以收逆气。干姜味辛热,细辛味辛热,半夏味辛微温,三者所以为使者,心下有水津液不行则肾气燥,《内经》曰肾苦燥急食辛以润之。是以干姜、细辛、半夏为使,以散寒水逆气,收寒水散津液,通行汗出而解矣。心下有水气散行,则所传不一,故又有增损之证。若渴者去半夏加栝蒌根:水蓄则津液不行,气燥而渴,半夏味辛温燥津液者也,去之则津液易复。瓜蒌根味苦微寒,润枯燥者也,加之则津液通行,是为渴所宜也。若微利去麻黄加芫花:水气下行溃入肠间则为利,下利者不可攻其表,汗出必胀满,麻黄专为表散非下利所宜,故去之。芫花味苦寒,酸苦为涌泄之剂,水去利则止,芫花下水故加之。若噎者去麻黄加附子,《经》曰水得寒气冷必相搏其人即溏,又曰病患有寒复发汗,胃中冷,必吐蛔。噎为胃气虚竭,麻黄发汗非胃虚冷所宜故去之。附子辛热,热则温其气,辛则散其寒,而噎者为当两相佐之,是以祛散冷寒之气。若小便不利、少腹满去麻黄加茯苓:水蓄在下焦不行为小便不利,少腹满,凡邪客于体者,在外者可汗之,在内者下之,在上者可涌之,在下者可泄之。水蓄下焦渗泄可也,发汗则非所当故去麻黄。而茯苓味甘淡专行津液,《内经》曰:热淫于内以淡渗之,渗溺行水,甘淡为所宜,故加茯苓。若喘者去麻黄加杏仁:喘为气逆,麻黄发阳,去之则气易顺。杏仁味甘苦温加之以泄逆气。《金匮要略》曰:其形肿者故不内麻黄乃内杏子,以麻黄发其阳,故喘逆形肿标本之疾,加减所同,盖其类矣。方解深入,阐理细微,组方君臣佐使头头是道,药物功效主治左右逢源。明代医家吴昆编著的《医方考》是继成无己《伤寒明理论》后中国医药学第一部方剂学专著,清代罗美《古今名医方论》是清代方剂学的代表专著,清代汪昂《医方集解》是一部颇具影响的方剂专著,清代吴谦《删补名医方论》选方更简选注更精。清朝吴仪洛《成方切用》十四卷,费伯雄《医方论》四卷,张秉成《成方便读》四卷,移步换形,皆成文章。1964 年南京中医学院主编第一版全国中医学院统一教材《方剂学》将方剂分为解表剂、涌吐剂、泻下剂、和解剂、表里双解剂、清热泻火剂、祛暑剂、开窍通关剂、温里回阳剂、消导化积剂、补益剂、重镇安神剂、固涩剂、理气剂、理血剂、治风剂、祛湿剂、润燥剂、祛痰剂、驱虫剂、痈疡剂等 21 章,载方首,附方首。一直沿用至今。其间虽有细微变化,仍大同而小异。

(1)寒证辨证方剂:发散表寒方剂治疗表寒证,寒证有表寒证与里寒证之分,散寒方剂药有发散表寒与温散里寒之别。发散表寒方剂治疗表寒证,发散表寒常用方剂有麻黄汤、桂枝汤、大青龙汤、九味羌活汤、活人败毒散、香薷散。温散里寒方药治疗里寒证,温散里散常用方剂有理中汤、小建中汤、大建中汤、吴茱萸汤、二气丹、北亭丸、红丸子。《类证活人书》曰:阴毒(寒证,笔者注)之为病,初得病手足冷,背强咽痛,糜粥不下,毒瓦斯攻心,心腹痛,短气,四肢厥逆,呕吐下利,体如被杖,宜服阴毒甘草汤、白术散、附子散、正阳散、肉桂散、回阳丹、返阴丹、天雄散、正元散、退阴散之类,可选用之。若阴毒渐深,其候沉重,四肢逆冷,腹痛转甚。或咽喉不利,心下胀满结硬,躁渴,虚汗不止。或时郑声,指甲面色青黑,六脉沉细而疾,一息七至已来。有此证者速于气海或关元二穴灸三二百壮,以手足和暖为效。仍兼服正阳散、返阴丹、天雄散,内外通逐,令阳气复而大汗解矣。若阴毒已深,疾势困重,六脉附骨,取之方有,按之即无,一息八至以上,或不可数至。此则药耳难为攻矣,但于脐中用葱熨法或灼艾三五百以来,手足不温者不可治也。如得手足温,更服前热药以助之。若阴气散,阳气来,即渐减热药而调治之。朱肱认为仲景方药缺者甚多,不能适应许多寒证,于是本寒者热之经旨,娴熟应用霹雳散、火焰散、丹砂丸、反阴丹、硫黄丸、附子饮子、附子散、正阳散、回阳丹、返阴丹、天雄散等方剂,既阐述了经义,也丰富了临床应用。王好古《阴证略例》是中医第一部寒证专著。此书辑集《内经》、仲景、朱肱、许叔微、韩祗和、张元素等治寒精华,参以己见,有证有方,有论有辨,审证用药,井然不乱,已故名医赵锡武教授甚为推崇。《医方集解·祛寒之剂》曰:寒中于表宜汗,寒中于里宜温。盖人之一身以阳气为主,《经》曰:阳气者若天与日,失其所则折寿而不彰。寒者阴惨肃杀之气也,阴盛则阳衰,迨至阳竭阴绝则死矣。仲景著书先从伤寒以立论,诚欲以寒病为纲而明其例也。其在三阳者则用桂麻柴葛之辛温以散之。其在三阴者非假姜附桂萸之辛热,参术甘草之甘温则无以祛其阴冷之邪渗,而复其若天与日之元阳也。诸伤寒湿者皆视此为治矣。

(2)热证辨证方剂:热证有表热证与里热证之分,方剂有疏散表热与清泄里热之别。疏散表热方剂治疗表热证,疏散表热常用方剂有桑菊饮、银翘散、麻黄杏仁甘草石膏汤、柴胡升麻汤、升麻葛根汤、柴葛解肌汤、柴胡升麻汤、防风通圣散等。《医经溯洄集·伤寒温病热病说》明言温病热病佛热郁其腠理,无寒在表,故非辛凉或苦寒或酸苦之剂不足以解之。此仲景桂枝麻黄等汤所以不可用而后人水解散、大黄汤、千金汤、防风通圣散之类所以可用也。叶天士《外感温热篇》指出温邪上受首先犯肺,始初解表用辛凉,须避寒凝之品,恐遏其邪。不尔,风挟温热而燥生,清窍必干,两阳相劫也。吴鞠通《温病条辨》曰凡病温者始于上焦,在手太阴,而为咳嗽自汗口渴头痛身热尺热等证。创制桑菊饮、银翘散疏散表热,影响颇大。清泄里热方剂治疗里热证,钱乙《小儿药证直诀》创制泻青丸(龙胆草、大黄、防风、羌活、栀子、川芎、当归、青黛)、泻白散(地骨皮、桑白皮、粳米、炙甘草)、导赤散(生地、竹叶、木通、甘草)、泻黄散(藿香、栀子、石膏、防风、甘草)、地黄丸(熟地、山茱萸、山药、泽泻、牡丹皮、茯苓)(清肾脏虚热,笔者注),清泄里热。刘河间《宣明论方》倡六气皆可以火化之论,创制当归龙荟丸(当归、龙胆草、大栀子、黄连、黄柏、黄芩、大黄、芦荟、青黛、木香、麝香)、双解散(益元散合防风通圣散)、连翘饮子(大黄、朴硝、甘草、栀子、薄荷、黄芩、连翘,后世加竹叶名凉膈散,笔者注)等,皆为清泄里热的传世名方。《伤寒直格》还指出防风通圣散、双解散、天水散、凉膈散等,都是通过"散风雍,开郁结,使气液宣通"达到治疗效果。正如王好古所说刘氏用药务在推陈致新,不使少有佛郁,正造化新新不停之义。

(3)燥证辨证方剂:燥证有凉燥与温燥之分,润燥方药有温润与凉润之别。温润方剂治疗凉燥证,温润凉燥常用方剂有杏苏散、甘麦大枣汤、麻仁丸、五仁丸、济川煎、琼玉膏、清燥汤、润肠丸等。凉润温燥方药治疗温燥证。凉润热燥常用方剂有清燥救肺汤、沙参麦冬汤、桑杏汤、滋燥养荣汤、通幽汤、麦门冬汤。汪昂《医方集解·润燥之剂》曰:诸涩枯涸,干劲皴揭,皆属于燥,乃肺与大肠阳明燥金之气也。金为生水之源,生化之源绝不能溉灌周身,荣养百骸,故枯槁而无润泽也。燥在外则皮肤皴揭,在内则津少烦渴,在上则咽焦鼻干,在下则肠枯便秘,在手足则痿弱无力,在脉则细涩而微,皆阴血为火热所伤也。治宜甘寒滋润之剂,甘能生血,寒能胜热,润能去燥,使金旺而水生,则火平而燥退矣。盖物之化从于生,物之成从于杀,造化之道,生杀之气,犹权衡之不可轻重也。生之重杀之轻则气殚散而不收,杀之重生之轻则气敛濇而不通。敛涩则伤其分布之政,不惟生气不得升而杀气亦不得降,经曰逆秋气则太阴不收,肺气焦满。

(4)湿证辨证方剂:湿证有寒湿与湿热之分,渗湿方剂有温渗与寒渗之别。温渗方剂治疗寒湿证,温渗寒湿方剂治疗寒湿证。温渗寒湿常用方剂有藿香正气散、平胃散、二陈汤、感应丸等。寒渗湿热方药治疗湿热证。寒渗湿热常用方剂有三仁汤、茵陈蒿汤、八正散、白头翁汤。五淋散、黄芩滑石汤、甘露消毒丹、连朴饮、二妙散、四妙丸、猪苓汤等。

(5)气证辨证方剂:气证有气虚证与气实证之分,调气方剂有补气与行气之别。补气方剂治疗气虚证,四君子汤、补中益气汤之属;行气方剂治疗气实证,柴胡疏肝散、越鞠丸之属;气机证有气虚证与气实证之分,调气方药有补气与行气之别。补气方药治疗各脏气虚证。各脏气虚证辨证要点:① 形体衰惫;② 心悸气短;③ 神疲乏力;④ 面色无华;⑤ 咳嗽气喘;⑥ 声低懒言;⑦ 食欲不振;⑧ 舌淡苔白;⑨ 脉虚结代。多见于现代医学心律失常等循环系统疾病及慢性阻塞性肺病等呼吸系统疾病。甘温益气方剂有异功散、六君子汤、香砂六君子汤、保元汤、参苓白术散、七味白术散、升阳益胃汤、升陷汤、举元煎、生脉散、玉屏风散等。行气方药治疗气实证。气实证即气结证。辛散行气常用方剂有柴胡疏肝散、逍遥散、越鞠丸、畅卫舒中汤、四磨饮、半夏厚朴汤、金铃子散、天台乌药散、橘核丸、二十四味流气饮等。

(6) 血证辨证方剂：血证有血虚证与血瘀证之分，理血方药有养血与活血之别。养血方剂治疗血虚证，养血补虚常用方剂有四物汤、当归补血汤、人参养荣汤、干熟地黄丸、黑地黄丸、天真丸等。盖气为血之帅，善补血者必于气中求血。故《医方考》释东垣当归补血汤曰：血实则身凉，血虚则身热。或以饥困劳役虚其阴血，则阳独治，故令肌热、目赤、面红、烦渴引饮。此证纯象伤寒家白虎汤之证，但脉大而虚，非大而长，为可辨耳。《内经》所谓脉虚血虚是也。当归味厚，为阴中之阴，故能养血，而黄耆则味甘补气者也。今黄耆多于当归数倍，而曰补血汤者，有形之血不能自生，生于无形之气故也。《内经》曰：阳生阴长，是之谓尔。《成方便读》亦曰：大脱血之后而见此等脉证，不特阴血告匮，而阳气亦欲散亡。斯时也，有形之血不能速生，无形之气所当急固。故以黄耆大补肺脾元气而能固外者为君。盖此时阳气已去里而越表，恐一时固里不及，不得不从卫外以挽留之。当归益血和营，二味合之，便能阳生阴长，使伤残之血，亦各归其经以自固耳。非区区补血滋腻之药，所可同日语也。活血化瘀常用方剂有桃核承气汤、血府逐瘀汤、抵当汤、失笑散、丹参饮、鳖甲煎丸、独圣散、大黄䗪虫丸等。瘀血证即血实证。《素问·阴阳应象大论》曰：血实宜决之。《灵枢·小针解》曰：菀陈则除之者去血脉也。张仲景用桃核承气汤、抵当汤、抵当丸治蓄血，用当归四逆汤治寒凝血瘀之厥逆，用鳖甲煎丸治症瘕，用大黄䗪虫丸治干血，用大黄牡丹汤治肠痈，用下瘀血汤治干血着脐下，红兰花汤治腹中血气刺痛，用桂枝茯苓丸治癥痼，等等。东垣制复元活血汤，开始注意到活血与理气的关系。王清任《医林改错》对活血祛瘀法精深造诣，如通窍活血汤治头面四肢周身血管瘀血证，血腑逐瘀汤治胸中血府瘀血证，膈下逐瘀汤治肚腹瘀血证。他如少腹逐瘀汤，通经逐瘀汤、会厌逐瘀汤、身痛逐瘀汤等，制方精巧，独出心裁。唐容川推崇葛可久《十药神书》中的花蕊石散，誉其为化瘀妙药。

(7) 阴证辨证方剂：阴证有阴虚证与水盛证之分，燮阴方药有壮水滋阴与逐水抑阴之别。滋阴壮水方剂治疗阴虚证，壮水滋阴常用方剂有六味地黄丸、左归丸、大补阴丸、坎离丸、河车大造丸等。《圣济总录·补益》曰：常人之情，知补养为益，而不知阴阳欲其平均。故言补者必专以金石灸火芮为务。名曰补之，适以燥之也，是岂知补虚扶羸之道哉。夫男子肾虚，水不足也。凡补虚多以燥药，是不知肾恶燥也。女子阴虚，血不足也。凡补虚多以阳剂，是不知阳胜而阴愈亏也。其补各有其味，非通乎天地阴阳消息盈虚之道者，未易语此。逐水方剂治疗阴盛水积证，逐水抑阴常用方剂有十枣汤、禹功散、真武汤、五苓散、实脾饮、温脾汤、消水圣愈汤等。《圣济总录·水肿统论》曰：《内经》谓肾者胃之关也。关闭不利，故聚水而从其类，上下溢于皮肤而为肿。肿者聚水而生病也。其状目窠上微肿，若新卧起然，颈脉微动，时作咳嗽，股冷肤肿，口苦舌干，不得正偃，偃则咳清水；不得卧，卧则惊而咳，甚则小便黄涩，以手按肿处，随手而起，如裹水之状是也。以脉别之，脉沉者水病也。洪大者可治，微细者难医。水病有不可治者五，唇黑伤肝，一也；缺盆平伤心，二也；脐出伤脾，三也；足下平满伤肾，四也；背平伤肺，五也。

(8) 阳证辨证方剂：阳证有阳虚证与火盛证之分，和阳方剂有益火与泻火之别。益火方剂治疗阳虚证，益火温阳常用方剂有鹿茸大补汤、鹿茸地黄煎、右归丸、龟鹿二仙胶、鹿茸内补丸、四逆汤、补肾丸、补天丸等。益火温阳方剂治疗阳虚证。《医贯》将阳㷀譬之元宵之鳌山走马灯：拜者舞者飞者走者无一不具，其中间惟是一火耳！火旺则动速，火微则动缓，火熄则寂然不动。而拜者舞者飞者走者，躯壳未尝不存也。故曰汝身非汝所有是天地之委形也。余所以谆谆必欲明此论者,欲世之养身者治病者,的以命门为君主而加意于火之一字。夫既曰立命之门,火乃人身之至宝,何世之养身者不知保养节欲,而日夜戕贼此火。既病矣,治病者不知温养此火而日用寒凉,以直灭此火,焉望其有生气耶。泻火制抑阳方药治疗阳盛火炽证,泻火方剂治疗阳盛火炽证,泻火制阳常用方剂有大承气汤、大黄甘遂汤、大柴胡汤等。《素问·阴阳应象大论》曰心志为喜,肝志为怒,脾志为思,肺志为忧,肾志为恐,内伤五志皆能化火。《素问·六微旨大论》曰:少阳之上火气治之中见厥阴,阳明之上燥气治之中见太阴,太阳之上寒气治之中见少阴,厥阴之上风气治之中见少阳,少阴之上热气治之中见太阳,太阴之上湿气治之中见阳明,外感六气皆从火化。六气各一惟火有二,火之为患大矣!《原病式》曰:诸风掉眩属于肝,火之动也;诸气膹郁病痿属于肺,火之升也;诸湿肿满属于脾,火之胜也;诸痛痒疮疡属于心,火之用也。是皆火之为病,出于脏腑者然也,注文未之发耳!

2. 辨病方剂 辨病方剂是针对疾病病名或症状性病名的处方用药。辨病方药可以拓展临床制方遣药思路。相信随着辨病方剂研究的深入,这部分的内容将逐渐扩大。

(1)意识障碍辨病方剂:醒脑开窍方剂治疗意识障碍疾病。治疗意识障碍疾病常用方剂有安安宫牛黄丸、牛黄清心丸、紫雪散、至宝丹、行军散、苏合香丸、紫金锭、解毒雄黄丸等。《诸病源候论》曰:夫病甚则弃衣而走,登高而歌,或至不食数日,逾垣上屋。所上非其素时所能也,病反能者皆阴阳争而外并于阳。四肢者,诸阳之本也。邪盛则四肢实,实则能登高而歌;热盛于身,故弃衣而走;阳盛故妄言骂詈,不避亲戚。大热遍身,狂言而妄见妄闻之。《外台秘要·天行狂语方》曰:千金水道散疗天行病烦热如火,狂言妄语欲走方:白芷一两、甘遂二两,上二味,捣筛,以水服方寸匕,须臾令病患饮冷水,腹满则吐之,小便当赤也。一名濯腹汤,此方疗大急者。又五苓散 主天行热病,但狂言烦躁不安,精采言语与人不相主当方。猪苓二分、白术三分、泽泻五分、茯苓三分、桂心二分,上五味,捣筛为散,水服方寸匕,日三服。古今录验疗天行壮热,狂言谬语五六日者方:鸡子三枚、芒硝方寸匕、井花水一杯,上三味,合搅,尽服之。心烦,下则愈。《圣济总录·伤寒谵语》曰:论曰伤寒不应发汗而汗之,遂致亡阳,津液内竭,胃中燥实,则令谵语,此病或由津液不和,内有燥屎,或三阳合病,或瘀热蓄血在里。或妇人热入血室,皆使谵语也。然谵语属胃,胃者足阳明经也,阳明为病主身热,故谵言妄语,则身当有热,脉当洪大。而洪大亦阳脉也,故其病为顺,若谵语而手足厥,脉反沉细而微者为逆也,然又有郑声者,取其郑重之意,与谵语相类,盖古人以此分虚实,医者当以脉证参合别之。不可不慎,故谓虚则郑声,实则谵语。治伤寒阳明病,其人多汗,以津液外出,胃中燥,大便必硬,硬则谵语,宜小承气汤。若一服谵语止,更莫服。小承气汤方:大黄四两、厚朴二两、枳实三枚,上三味,锉如麻豆大,每服五钱匕,水一盏半,煎至七分,去滓温服。治伤寒三阳合病,腹满身重难以转侧,口不仁面垢,谵语遗尿,发汗则谵语,下之则额上生汗,手足逆冷,若自汗出者。白虎汤主之方:知母六两、石膏一斤、炙甘草二两、粳米六合,上四味,粗捣筛,每服五钱匕,水一盏半,煎至七分,去滓温服。治伤寒热实得汗不解,腹满胀痛,烦躁谵语。柴胡汤方:柴胡一两、大黄、黄芩、芍药、半夏各三分,枳壳半两,上六味,㕮咀如麻豆,每服五钱匕,水一盏半,入生姜一分拍碎。煎至七分,去滓温服。治伤寒邪热在胃,谵言妄语,身体壮热,犀角汤方:犀角、大青、人参各三分,远志一分,升麻一两半,柴胡、黄芩各一两,炙甘草半两,上八味,粗捣筛,每服五钱匕,水一盏半,入生姜半分拍碎,芦根茅根各五寸,同煎至半盏,去滓温服。治伤寒脉沉在里,而反发汗,津液越出,大便难,表虚里实,遂发谵言,其人如狂。枳实汤方:枳实、木香各一分,朴硝三分,大黄一两,炙甘草半两,上五味,粗捣筛,每服五钱匕,水一盏半,煎至七分,去滓温服。治伤寒里实,谵语狂妄。川芎汤方:川芎三分、大黄一两、炙甘草半两,上三味,粗捣筛,每服五钱匕,水一盏半,煎至七分,去滓温服。治伤寒热病谵言妄语,四肢烦热,犀角汤方:犀角、柴胡、吴蓝、马牙硝各一两,升麻、葛根各一两半,炙甘草半两,上七味,粗捣筛,每服五钱匕,水一盏半,煎至七分,去滓食后温服,日再。治伤寒热实,烦躁谵语,柴胡汤方:柴胡、人参、黄芩各一两,犀角、朴硝、茯神各三分,炙甘草半两,上七味,粗捣筛,每服五钱匕,水一盏半,煎至七分,去滓温服。治伤寒经六七日不解,默默烦心,腹中干燥,大肠结涩,谵言妄语。人参柴胡汤方:人参三分、柴胡一两、芍药、知母、黄芩、大黄、葳蕤、半夏、炙甘草各半两,上九味,粗捣筛,每服五钱匕,水一盏半,入生姜一分拍碎,同煎至七分,去滓温服。治伤寒烦热不解,谵言妄语,欲发狂走,黄芩散方:黄芩、甘遂、龙胆各一两,上三味,捣罗为散,每服一钱匕,冷水调下,更令病患饮水三两盏,腹满则吐,此方疗积热甚效。治伤寒发热烦躁,言语谵妄,目赤口干,心神恍惚。瓜蒌散方:瓜蒌根二两,郁金、甘草各一两,上三味,捣罗为散,每服一钱,生姜蜜水调下,不拘时候。治伤寒发汗多,亡阳谵语者,不可下,与柴胡桂枝汤,和其营卫,以通津液,后自愈。方:柴胡四两、桂心、黄芩、芍药、人参各一两半,半夏、炙甘草各一两,上七味,锉如麻豆,每服五钱匕,水一盏半,入生姜半分拍碎,大枣两枚劈破,同煎至七分,去滓温服,日三。

《温病条辨·上焦篇》曰:清宫汤方:玄参心三钱、莲子心五分、竹叶卷心二钱、连翘心二钱、犀角尖二钱、连心麦冬三钱,热痰盛加竹沥、梨汁各五匙;咯痰不清,加瓜蒌皮一钱五分;热毒盛加金汁、人中黄;渐欲神昏,加银花三钱、荷叶二钱、石菖蒲一钱。此咸寒甘苦法,清膻中之方也。谓之清宫者,以膻中为心之宫城也。俱用心者,凡心有生生不已之意,心能入心,即以清秽浊之品,便补心中生生不已之生气,救性命于微芒也。火能令人昏,水能令人清,神昏谵语,水不足而火有余,又有秽浊也。且离以坎为体,玄参味苦属水,补离中之虚;犀角灵异味咸,辟秽解毒,所谓灵犀一点通。善通心气,色黑补水,亦能补离中之虚,故以二物为君。莲心甘苦咸,倒生根,由心走肾,能使心火下通于肾,又回环上升,能使肾水上潮于心,故以为使。连翘象心,心能退心热。竹叶心锐而中空,能通窍清心,故以为佐。麦冬之所以用心者,本经称其主心腹结气,伤中伤饱,胃脉络绝,试问去心,焉能散结气,补伤中,通伤饱,续胃脉络绝哉?盖麦冬禀少阴癸水之气,一本横生,根颗联系,有十二枚者,有十四、五枚者,所以然之故,手足三阳三阴之络,共有十二,加任之尾翳,督之长强,共十四,又加脾之大络,共十五,此物性合人身自然之妙也,惟圣人能体物象,察物情,用麦冬以通续络脉。命名与天冬并称门冬者,冬主闭藏,门主开转,谓其有开合之功能也。其妙处全在一心之用,从古并未有去心之明文,张隐庵谓不知始自何人,相沿已久而不可改,瑭遍考始知自陶弘景始也,盖陶氏惑于诸心入心,能令人烦之一语,不知麦冬无毒,载在上品,久服身轻,安能令人烦哉!如参、术、芪、草,以及诸仁诸子,莫不有心,亦皆能令人烦而悉去之哉?陶氏之去麦冬心,智者千虑之失也。此方独取其心,以散心中秽浊之结气,故以之为臣。安宫牛黄丸方:牛黄一两、郁金一两、犀角一两、黄连一两、朱砂一两、梅片二钱五分、麝香二钱五分、真珠五钱、山栀一两、雄黄一两、金箔衣、黄芩一两,上为极细末,炼老蜜为丸,每丸一钱,金箔为衣,蜡护。脉虚者人参汤下,脉实者银花、薄荷汤下,每服一丸。兼治飞尸卒厥,五痫中恶,大人小儿痉厥之因于热者。大人病重体实者,日再服,甚至日三服;小儿服半丸,不知再服半丸。此芳香化秽浊而利诸窍,咸寒保肾水而安心体,苦寒通火腑而泻心用之方也。牛黄得日月之精,通心主之神。犀角主治百毒,邪鬼瘴气。真珠得太阴之精,而通神明,合犀角补水救火。郁金草之香,梅片木之香,雄黄石之香,麝香乃精血之香,合四香以为用,使闭固之邪热温毒深在厥阴之分者,一齐从内透出,而邪秽自消,神明可复也。黄连泻心火,栀子泻心与三焦之火,黄芩泻胆,肺之火,使邪火随诸香一齐俱散也。朱砂补心体,泻心用,合金箔坠痰而镇固,再合真珠,犀角为督战之主帅也。紫雪丹方:滑石一斤、石膏一斤、寒水石一斤、磁石水煮二斤,捣煎去渣入后药,羚羊角五两、木香五两、犀角五两、沉香五两、丁香一两、升麻一斤、元参一斤、炙甘草半斤,以上八味,共捣锉,入前药汁中煎,去渣入后药。朴硝、硝石各二斤,提净,入前药汁中,微火煎,不住手将柳木搅,候汁欲凝,再加入后二味:辰砂三两、麝香一两二钱。入煎药拌匀。合成退火气,冷水调服一二钱。诸石利水火而通下窍。磁石、玄参补肝肾之阴,而上济君火。犀角、羚羊泻心、胆之火。甘草和诸药而败毒,且缓肝急。诸药皆降,独用一味升麻,盖欲降先升也。诸香化秽浊,或开上窍,或开下窍,使神明不致坐困于浊邪而终不克复其明也。丹砂色赤,补心而通心火,内含汞而补心体,为坐镇之用。诸药用气,硝独用质者,以其水卤结成,性峻而易消,泻火而散结也。局方至宝丹方:犀角一两、朱砂一两、琥珀一两、玳瑁一两、牛黄五钱、麝香五钱,以安息重汤炖化,和诸药为丸一百丸,蜡护。此方会萃各种灵异,皆能补心体,通心用,除邪秽,解热结,共成拨乱反正之功。大抵安宫牛黄丸最凉,紫雪次之,至宝又次之,主治略同,而各有所长,临用对证斟酌可也。

(2)睡眠障碍辨病方剂:镇心安神常用方剂治疗睡眠障碍疾病。镇心安神常用方剂有朱砂安神丸、磁朱丸、天王补心丹、酸枣仁汤、黄连阿胶汤、枕中方等。《辨证录·不寐门》用上下两济丹用人参、熟地、白术、山茱萸、肉桂、黄连治疗心肾不交不寐,谓黄连凉心,肉桂温肾,二物同用,能交心肾于顷刻。润燥交心汤用白芍、当归、熟地、玄参、柴胡、石菖蒲治疗肝郁血燥不寐,一剂肝之燥解,再剂肝之郁亦解,四剂而双目能闭而熟睡矣。肝胆两益汤用白芍、远志、炒枣仁治疗胆怯不寐,谓白芍入肝入胆,佐以远志、枣仁者共走胆经。胆得三味之补益则胆汁顿旺,何惧心肾之相格乎。引寐汤用白芍、当归、龙齿末、菟丝子、巴戟天、麦冬、柏子仁、炒酸枣仁、茯神治疗魂梦飞扬之不寐,谓补肝补心之药而用之甚奇者,全在龙齿。祛风益胆汤用柴胡、郁李仁、乌梅、当归、川芎、麦冬、沙参治疗胆虚风袭不寐,连服二剂而颤慑止,再服二剂而见闻有所用,人亦熟睡矣。《本经续疏要》曰:《灵枢·大惑论》曰卫气常以昼行阳,以夜行阴,行阳则寤,行阴则寐。若其人肠胃大,则卫气行留久,皮肤湿,分肉不解则行迟,留于阴也久,其气不精,则欲瞑,故多卧矣。其人肠胃小,皮肤滑以缓,分肉解利,则卫之留于阳也久,故少瞑焉。据《卫气行篇》言其行自平旦出于目,行足太阳、手太阳、足少阳、手少阳、足阳明、手阳明,竟而复始,凡行二十五周,遂尽阳分,乃由足少阴注于肾,而心,而肺,而肝,而脾,亦如阳之二十五周,以复出于目,则当其在阳具建瓴之势,行乎所不得行,固无干于好眠、不得眠也。惟入阴则穿贯府藏,经由分肉,宽则远,窄则近,滑则疾,涩则徐,殆止乎所不得不止,好眠、不得眠因此生焉。虽然此其常也,不得为病,无从求治,然病之好眠、不得眠倘不明此,则又无从求治,是故据两病所列首味而言,则好眠是阴滞于阳,不得眠是阴不浃阳矣。治好眠当求其阳出阴中,今反阴滞于阳;治不得眠当求阳交于阴,今反阴不浃阳。是由出入之违常,径道泥泞则行止濡迟,径道清肃则行止速疾,故治好眠以浣濯(茶茗),治不得眠以黏滑(榆叶)。是由汗洁之背,度阴分有阻,阳不得入,则宜去阴中之阻(细辛),阳分自旷阴不得出,则宜促留阴之驾(孔公蘖),是由通塞之愆期,准此而会意焉,其他亦可不事缕述矣。独沙参一味,《药对》谓其主不得眠,《证类》又言其主好眠,何也? 夫沙参治好眠,以能缓滑皮肤,解利分肉也;其治不得眠,则以能湿润皮肤脂膏分肉也。试参之老人类少眠,以皮肤槁也。凡人茶饮多者,亦少眠,以分肉利也。故沙参之治不得卧,是取其体气之春容丰腴者类多卧,以分肉濇也。劳力者亦多卧,以汗易泄也。故沙参之治好眠,是取其性味之滑泽,至肠胃之宽窄,似无涉于沙参之治矣。然宽者行迟,不可使之滑泽而迅乎! 窄者行疾,不可使之充满而迟乎! 是皆得以类扩充者也。

(3)咳嗽气喘辨病方剂:中国医药学将咳嗽与气喘作为独立疾病。止咳平喘常用方剂有止嗽散、小青龙汤、定喘汤、华佗五嗽丸、人参定喘汤、人参泻肺汤等。《辨证录·咳嗽门》创制善散汤(麦冬、苏叶、茯苓、玄参、甘草、黄芩、天冬、款冬花、贝母)、宁嗽丹苏叶(甘草、天花粉、天冬、款冬花、桔梗、生地、麦冬)、子母两富汤(熟地、麦冬、甘草、柴胡、白芍)、补母止嗽汤(白术、茯苓、人参、陈皮、甘草、苏子、半夏、桔梗、麦冬、紫菀、肉桂)、加减六君子汤(人参、白术、茯苓、陈皮、柴胡、白芍、白芥子、甘草、栀子)、化老汤(人参、白术、生地、款冬花、白芥子、白芍、地骨皮、柴胡、甘草、麦冬)、平补汤(熟地、麦冬、甘草、白芍、柴胡、人参、茯苓、天花粉、百合、炒黑荆芥)、涣邪汤(白芍、熟地、麦冬、甘草、柴胡、香附、陈皮、白术、玄参、天花粉、苏子)、夜露饮(熟地、麦冬、芡实、山茱萸、贝母)、转逆养肺汤(白芍、麦冬、茯苓、玄参、熟地、山茱萸、北五味、车前子、地骨皮、牡丹皮、牛膝、破故纸、贝母)、止传汤(熟地、玄参、百合、白芥子、荆芥、茯苓、沙参、地骨皮、桑叶)、郁金丹(白芍、桔梗、川芎、白芥子、茯苓、生地、甘草、款冬花)等名方,谓有鬼神不测之妙。究其大法,不离清金止咳、化痰平喘、宣肺健脾、补肾平肝、移步换形,极尽止咳平喘方剂之妙。《圣济总录·咳嗽统论》曰:腑脏皆有咳非独肺也。肺咳之状,咳而喘息有音,甚则唾血;心咳之状,咳而心痛,喉中介介如梗状,甚则咽肿喉痹;肝咳之状,咳而两胁下痛,甚则不可以转,转则两胁下满;脾咳之状,咳而右胁下痛,阴引肩背,甚则不可以动,动则咳剧;肾咳之状,咳而腰背相引痛,甚则咳涎。五脏之咳久而不已,各以其合,移于六腑。故脾移于胃,肝移于胆,肺移于大肠,心移于小肠,肾移于膀胱。其终则又移之于三焦。胃咳之状咳而呕,甚则长虫出是也。胆咳之状咳而呕胆汁是也。大肠咳之状咳而遗失是也。小肠咳之状咳而失气。气与咳俱失是也,膀胱咳之状咳而遗溺是也。三焦之咳则咳而腹满不欲食饮,使人多涕唾而面目浮肿。要之不离于五脏六腑而已。

(4)风湿痹病辨病方剂:中国医药学称风湿病为风寒湿痹或风湿痹病。祛风除痹方剂治疗风湿痹病。治疗风湿痹病常用方剂有桂枝芍药知母汤、独活寄生汤、换腿丸、比天膏、大通圣白花蛇散等。《金匮要略·中风历节病脉证并治第五》桂枝芍药知母汤用桂枝、芍药、甘草、麻黄、生姜、白术、知母、防风、附子治疗诸肢节疼痛,身体魁羸,脚肿如脱,头眩短气,温温欲吐。乌头汤用麻黄、芍药、黄芪、炙甘草、川乌治疗历节不可屈伸疼痛。《备急千金要方·风痹》血痹大易方用萆薢、薯蓣、牛膝、泽泻、白术、地肤子、干漆、蛴螬、车前子、狗脊、天雄、茵芋、山茱萸、干地黄治疗风痹游走无定处。悉主之方用海藻、茯苓、防风、独活、附子、白术、大黄、当归、鬼箭羽治疗游风行走无定,肿或如盘大,或如瓯,或着腹背,或着臂,或着脚。铁精汤用黄铁、人参、半夏、麦冬、白薇、黄芩、甘草、芍药、石膏、生姜、大枣治疗四肢寒热不随。白蔹散用白蔹、附子治疗风痹肿,筋急展转易。附子酒用大附子治大风冷痰癖胀满诸痹。麻子酒用麻子、法曲治疗虚劳百病,风湿疼痹。《本经续疏要》曰:痹之训为冷疾,为湿病,则风者其冷湿之所化软? 是盖不然,若本无风而风为冷湿所化,则《痹论》不得云有风气胜者矣。然则此篇但云风湿,而不云寒,则寒者得无风湿之所化软? 是又不然,《痹论》云:风寒湿三气杂至,合而成痹。则为病之由,固三者兼受矣。曰杂至,谓错杂而至,不拘孰先孰后也。曰胜,谓其气较之他气为盛也。曰行曰痛曰着,则病之情状已该其中矣。然则篇中以缓急、淫淫周痹为风胜;以拘挛、历节、偏痹为湿胜;以痛为寒胜,而治风以散,治寒以热,治湿以渗可矣,何为乎寒热杂陈,通补互用,岂痹亦有属虚属热者哉? 夫风为阳,寒为阴,湿为阳中之阴,则邪既有阴阳矣,何况人身亦有体质之不齐,阴阳之偏旺,气候之胜复,而感触动荡于其间,岂能执一以为则,而无脏腑之违从,气血之消长耶! 故曰痛者寒气多也。病久入深,营卫之行涩,经络不疏则不通,皮肤不营则为不仁。阳气少,阴气多,与病相益,故为痹寒;阳气多,阴气少,病气胜,阳遭阴,故为痹热。其逢湿甚者,阳气少,阴气盛,两气相感,故汗出而濡也。又曰:痹在于骨则重,在于脉则血凝不流,在于筋则屈不伸,在于肉则不仁,在于皮则寒,具此五者则不痛。凡痹之类,逢寒则急,逢热则纵,据此则又岂得按其始以定治乎! 然则何以不及五脏诸痹之治? 夫篇中除烦、平喘、通利血脉、养营定惊、伸引筋骨、下气止呕之物,亦何尝阙,顾谓不治五脏痹耶! 或谓仲景云:风之为病,当半身不遂,或但臂不遂者,此为痹。其辨严矣。何以篇中治痹之物,尽治风之物? 夫此则邪之力有大有小耳。譬诸寇盗力大者,径情直行,无敢与忤;力小者,诱引相得,萃于一隅。然正其治化之端,通其出入之道,招徕其胁从,歼戮其巨魁,剿大剿小一也,焉用别乎! 特风多猝然而至,痹每积渐乃成,故以久风湿痹标名,非谓更有骤风湿痹相对照也。

(5) 出血疾病辨病方剂:止血方剂治疗各种出血疾病。常用止血方剂有十灰散、四生丸、咳血方、小蓟饮子、槐花散、黄土汤、禹余粮丸、龙脑鸡苏丸等。《圣济总录》治血证遣方用药迥异后世,略录数方以资启迪。治吐血羚羊角汤:羚羊角、灶心土、熟艾、地榆、牛膝、大蓟根、鸡苏、芍药、阿胶、丹皮、蛴螬、柏叶;通圣散:金星石、银星石、太阴玄精石、云母、阳起石、不灰木;五通散:巴豆、白面、郁李仁、盐豉、伏龙肝;乌金散:鲮鲤甲、犀角、黄明胶、赤鲤鱼皮、胎发、独角仙;五胜汤:木香、密陀僧、蝉壳、炙甘草、黄明牛胶;神效金朱丸:丹砂、金箔、蚯蚓;神效散:鹿角胶、黄柏、杏仁;独圣散:桑叶;天南星散:天南星;等等。《血证论》曰:亟夺其实,釜底抽薪,然后能降气止逆,仲景泻心汤主之;葛可久十灰散义取红见黑即止之意,其妙全在大黄降气即以降血;独参汤使气不脱则血不奔矣;瘀血不行而血不止者血府逐瘀汤主之;脉浮而数者为伤风,宜小柴胡汤加荆芥、防风、当归、白芍、牡丹皮、蒲黄、知母、石膏、杏仁治之;大便浊垢、心中躁烦、脉见滑数宜升降散加桃仁、牡丹皮、天花粉、生地、瓜蒌仁、石膏、杏仁、甘草治之,犀角地黄汤亦治之;怒气逆上血沸而吐者,宜丹栀逍遥散加青皮、牡蛎、蒲黄、龙胆草治之,气火太甚者则用当归芦荟丸;心神怔忡吐血虚烦者宜用归脾汤主之;跌打损伤以及用力努挣而得失血之证者四物汤加黄芪、人参、续断、桃仁、红花、陈酒、童便治之;色欲过度阴虚火旺宜地黄汤加蒲黄、藕节、阿胶、五味治之。止血之法此其大略,如欲变化而尽善非参透全书不能丝丝入彀。《本经续疏要》曰:吐唾血者吐而唾间有血也。若但云吐血则牙宣者、口舌裂者、咳嗽者、呕者皆有血可吐,不必杂在唾间矣。惟云吐唾血则牙宣者当质之齿痛门,口舌裂者当质之口疮门,咳嗽者当质之咳嗽上气门,呕者当质之呕吐门,而无所混。然则吐唾血之由奈何?《千金》载廪邱之说云:吐血有三种,有内衄,有肺疽,有伤胃。内衄者,出血如鼻衄,但不从鼻孔出,是近从心肺间津液出,还流入胃中,或如豆羹汁,或如切略血,凝停胃中,因满闷即便吐,或数斗至一石,得之于劳倦饮食过常也。肺疽者,或饮酒之后毒满闷,吐之时,血从吐后出,或一合、半升、一升是也。伤胃者,因饮食大饱之后,胃中冷不能消化,不能消化便烦闷,强呕吐使所食之物与气共上冲蹙,因伤裂胃口,吐血色鲜正赤,腹绞痛,汗出,其脉紧而数者为难治也。《诸病源候论》曰:吐血者,皆由大虚损及饮酒劳损所致也。肺为五藏上盖,心肝又主于血,上焦有邪则伤诸藏,藏伤血则下于胃,胃得血则满闷气逆,气逆故吐血,以是知唾间之血,非缘火迫不由冲激,乃上焦自有所伤,血久已流于胃,胃满遂溢于上,故杂唾而出,其出也甚易,不假呕逆,无须咳嗽,则治之者竟不在平气、止逆、行痰、泄火,可直推其何以聚于中,而从其中以化之、导之、渗之、泄之矣。夫阳明多气多血者,非满盛气血于胃中也,以其受纳较他藏府为能容,其决泄较他藏府为难竭耳!即能容、难竭亦非所素有也,以其盛则必有所擎,衰则必有所曳耳。今者血潴于中,至随唾而吐,是其擎与曳,定有所窒而不灵,从篇中所列以窥其微,则不灵之故盖有在矣。血以荣肌肉,肌肉者土也,土之纳润,必以阳煦,阳不煦则水不入土矣,故须煦而纳之(艾叶、伏龙肝、黄土、水苏),若土顽矿则亦不受润矣,故须濡而纳之(地黄、饴糖),血以行经脉,漓则不入经脉矣,故须凝而入之(戎盐、白胶),经脉通始能受血,窒则血不能入矣,故须通而入之(牛膝、蛴螬、大小蓟),其余若血阻而生热,则清以通之(羚羊角),血停而化水,则渗使下之(桑根白皮),超超元箸,全从顺化,令流而不潴起,见洲与咳、呕,有血者异。吐唾血由血聚胃中,致血聚胃中,由饮食醉饱,固已如上矣,欲验其果否血聚胃中,当征之于经。《脉要精微论》曰:肺脉搏坚而长,当病吐血。《邪气藏府病形篇》曰:肺脉微急为肺寒热,怠惰,咳唾血。谓之坚谓之急,而定其部分于肺,则是实非虚,在上不在下可见,然吐唾血者,讵能绝无虚证,即篇中地黄、饴糖、小麦、牛膝,谓其必因饮食醉饱而用可乎!则《邪气藏府病形篇》曰:心脉微涩为血溢。《经脉篇》曰:足少阴是动则病饥不欲食,咳唾有血,喝喝而喘。夫以主血之乡而见涩,沈静之处而见动,其为因虚无疑,则地黄等物,皆为是用欤!要其为血聚于中则一也。验之之道,凡咳血者必兼脓浊,呕血者必挟胃汁,此则稠而不散,醇而不厚,满而无形,热而不燥,皆可证矣。独其与瘀血颇似相涉,但瘀血凝而此不凝,此动而瘀血不动,要其归,则篇中之物亦可治瘀血,《瘀血篇》所载亦可治吐唾血,以意消息之可耳。

(6)眩晕头痛辨病方剂:中国医药学将头痛、眩晕定义为独立病名。治疗眩晕头痛常用方剂有镇肝熄风汤、羚角钩藤汤、都梁丸、左金丸、半夏白术天麻汤等。《伤寒论》治心下悸,头眩,身眴动,振振欲擗地者,真武汤主之。治心下逆满,气上冲胸,起则头眩,身为振振摇者,茯苓桂枝白术甘草汤主之。《金匮要略》治心下有痰饮,胸胁支满,目眩,茯苓桂枝白术甘草汤主之。治心下有支饮,其人苦冒眩,泽泻汤主之。《圣济总录·风头眩》枳实汤用枳实、防风、麻黄、川芎、杏仁治风头晕倒眼旋,脑项急痛;六神散用川芎、羌活、防风、甘草炙、荆芥穗、鸡苏治风眩烦闷,头晕转不止;菊花丸用甘菊花、羌活、枳壳、川芎、防风、桂枝、细辛、槟榔治风邪注头,头目俱晕,轻则心闷,重则倒仆;防风散用防风、川芎、山芋、人参、白术、远志、独活、桂枝、茯神、莽草、天雄治风头眩旋晕欲倒;人参汤用人参、防风、白术、当归、麦冬、独活、桂枝、黄芪、芍药治风头眩,但觉地屋俱转,目闭不开;犀角汤用犀角、甘菊花、玄参、茯神、石膏、防风、升麻、葛根治风头眩目痛;独活汤用独活、茯神、炙甘草、当归、牡蛎、白术、附子、远志、肉苁蓉、黄芪、防风、人参治风头眩仆倒屋转,呕吐痰涎,恶闻人声;独活白术散用独活、白术、防风、细辛、人参、干姜、天雄、瓜蒌治风眩厥逆,身体疼痛,骨节沉重,目痛心乱;附子散用附子、干姜、细辛、防风、山茱萸、山芋治风眩目疼耳聋;天麻羌活丸用天麻、羌活、白芷、川芎、藁本、芍药、细辛、麻黄、麝香、牛黄治头目风眩,邪气鼓作,时或旋晕。等等。头痛是头颅上半部位疼痛的症状。《伤寒论》吴茱萸汤用吴茱萸、生姜、人参、大枣治疗厥阴头痛,干呕吐涎沫。《丹溪心法》用单味大黄酒抄茶调治疗头痛如破。《圣济总录·偏头痛》谓偏头痛由风邪客于阳经,邪气凑于一边,痛连额角,故谓之偏头痛也。至灵散用雄黄、细辛治偏头痛,乳香散用乳香、高良姜治偏头痛不可忍,龙香散用地龙、乳香治偏头痛不可忍,乌豆散用草乌头尖、赤小豆、麝香治久患偏头疼,细辛散用细辛、夏枯草、荜茇、高良姜治偏头疼连牙齿风痛不可忍,神圣散用干蝎、藿香、麻黄、细辛,天南星散用天南星、菊花、自然铜、防风、川芎治偏头痛,神妙方用莱菔治偏头痛不可忍者,丁香散用丁香、棘针、麝香治偏头痛,立效散用地龙、麝香治偏头痛,四神散用地龙、干虾蟆、藜芦、龙脑治偏头痛,荜茇散用荜茇治偏头疼,偏头痛方用芫花治偏头痛,等等。药精力专速效。

(7)癫痫瘫痪辨病方剂:治疗癫痫抽搐的常用方剂有返魂丹、至圣丹、五痫神应丸、双丸子、小续命汤、补阳还五汤、大圣花蛇牛黄丸、僵蚕丸、海桐皮丸等。《本经续疏要》曰:巢氏曰痫者小儿病也。十岁已上为癫,十岁已下为痫。予以为不尽然,《奇病论》曰人有生而病癫者,得之在母腹,时母有所大惊,气上而不下,精气并居,故令子发为癫疾也。小儿有癫,则大人不可有痫乎!案备列癫病形象,莫详于《甲乙经》,其目但标癫者不兼瘛疭,癫狂并举则每兼之。而痫则口眼相引,目睛上摇,手足瘛纵之谓,是癫不必瘛纵,痫必瘛纵;癫而狂亦瘛纵,痫而癫或不瘛纵,非癫痫之确别欤!奈世人见此二证而均不识也。凡卒仆无知,痰涎涌出者,无论瘛纵与否皆谓之痫,而以神识不慧,语言错乱者为癫,不知《甲乙经》所载,除因外邪寒热,此外如僵仆、呕沫、目妄见、口㖞㖞、悸、耳鸣、颊肿、吐舌、吐血、羊鸣、戾颈、短气、胸背痛、痿厥、洞泄、烦满、悲泣、转筋、目眽眽、骶䯏皆癫之兼证。《病源》所载痫证如摇头弄舌,睡中惊掣,数啮齿,屈指如数,背脊强直,颈项反折等,与痰绝不相同,痫之与癫岂果难分耶!虽然玩篇中所摘《本经》《别录》主治,则混称固不可,过析亦不可,要须深明其故也。观治痫者每比于惊,可知其气之乱而伏行经隧矣;治癫者每比于狂,可知其气之并而郁勃难达矣。而《难经·二十难》曰:重阳者狂,重阴者癫。是当析者也。《灵枢·邪气藏府病形篇》曰:心脉缓甚为狂笑,微涩为癫疾。其不析何也。《素问·脉解篇》:太阳所谓甚则狂癫疾者,阳尽在上而阴气从下,下虚上实,故狂癫。盖均是相并,阴盛于下则癫,阳盛于上则狂,阴阳互并而相搏则癫狂,此《甲乙经》多癫狂并提之证,本篇多狂癫并治之药也。而惊与痫之析者有"二阴急为痫厥,二阳急为惊"之文,其混者有"心脉满大痫瘛筋挛,肝脉小急痫瘛筋挛,肾肝并小弦欲惊"之文。《病源》曰:气血不和,热实在内,心神不定,所以发惊,甚者瘛缩挛痫。盖心主血脉,热气薆于本则惊,薆于标则痫,此惊痫本相连属,古书所以多连称而本篇亦多惊痫并治之药也。试不析癫痫,而但举其所兼之疾,则有身热(龙角、铅丹、秦皮、牛黄),有温疟(防葵、白蔹),有寒热(钩藤、蛇蜕、蜣蜋、白马目、蚱蝉、蛇衔、露蜂房、雀瓮、狗粪中骨),有风邪(牡丹、芦荟、升麻),有恶疮(蛇床子、鸡子),有胀满(蜣蜋、白马目、芦荟),有拘挛(莨菪子),凡得全篇十之五,若析癫痫,无论所兼所因者(龙角、牡丹、白敛、钩藤、白僵蚕、白马目、铅丹、玳瑁、白马悬蹄、蛇衔、秦皮、头发、狗粪中骨、鸡子、白鲜皮、雀瓮治惊痫,仅白狗血治癫),亦得全篇十之五,余则均可治癫狂,复可治惊痫者,准是而论,析之亦何益矣。即以两味并提,大人小儿者为十岁以上为癫,十岁以下为痫之证,则篇中特提小儿而癫痫皆治者,且三之一,此又何说焉?

总之,比其兼证别其寒温,而揣其上下以定取舍,是用此篇治癫痫之大纲,亦分癫痫之微旨矣。

(8)腹泻痢疾辨病方剂:治疗腹泻痢疾常用方剂有白头翁汤、禹余粮丸、四神丸、痢圣散子、乌梅丸等。《圣济总录·泄痢统论》曰:脾与胃合俱象土。外荣肌肉,腐熟水谷。风寒暑湿袭于外,则留连肌腠传于脾胃。食饮不节害于内,则肠胃乃伤不化糟粕。皆能为病,所得之源不一,故立名多端。且久风入中则为飧泄,湿胜则为濡泄,寒中则为洞泄,暑胜则为毒痢。而又或冷或热或赤或白或色杂或肠垢或滞下或休息或疳或蛊之类。种种不同,悉由将摄失宜,饮食不慎,致肠胃不调,邪气交攻。施治之方则有宜调补,宜攻化,宜收敛,宜渗泄,各随所宜以用之。木香散治水泻不止(青木香、黄连、诃黎勒皮、龙骨、厚朴),浓朴散治一切水泻及冷痢(厚朴、干姜、陈皮、白术、甘草),代赭丸治水泻肠鸣脐腹撮痛(代赭石、干姜、龙骨、附子),肉豆蔻散治水泻无度肠鸣腹痛(肉豆蔻、生姜、白面),硇砂丸治水泻不止(硇砂、石硫黄、铅丹、巴豆),斗门散治暴注水泻日夜无度(橡斗子、诃黎勒、黄连),木香丸治水泻不止(木香、草乌头、肉豆蔻、胡粉、巴豆),黑神丸治水泻不止(巴豆、杏仁、铛墨),立效丸治水泻不止(铅丹、草乌头、巴豆),杏仁丸治水泻(杏仁、砒霜末、铛墨、巴豆霜),玉霜丸治水泻白痢小腹疼痛(砒霜、黄蜡),针头丸治水泻肠鸣(巴豆、杏仁),如圣丸治水泻并赤白痢(乌头、绿豆),治水泻诃黎勒丸(诃黎勒),厚朴散治暴水泻不止(厚朴、诃黎勒皮、炙甘草、黄连、肉豆蔻、白术、干姜、赤茯苓),木香丸治脾胃虚冷,肠滑水泻(木香、白垩、肉豆蔻、丁香、干姜、诃黎勒、龙骨、黄连)。芜荑丸治水泻(芜荑、黄连、吴茱萸、干姜、枳壳、缩砂蜜),诃黎勒丸治水泻吐哕遍身疼痛(诃黎勒、鹿茸、桑根白皮、地榆、赤石脂、天雄、龙骨、白芷、黄连、桂枝、厚朴、白茅根、当归、黄芩、干姜、肉豆蔻),正气散治水泻腹痛日夜不止(缩砂蜜、附子、赤石脂、肉豆蔻、龙骨、石榴皮、炙甘草、人参、地榆、白术、吴茱萸、干姜),白垩丸治水泻米谷不化(白垩、干姜、楮叶)。《备急千金要方》卷十五论痢疾有热痢、冷痢、疳湿痢、小儿痢。兹择数方以示其要。陟厘丸治百病下痢(水中陟厘、紫石英、汉中木防己、陇西当归、厚朴、黄连、三岁醇苦酒),乌梅丸下痢热诸治不瘥(乌梅、黄连),苦参橘皮丸治热毒痢(苦参、橘皮、黄连、黄柏、鬼箭羽、蓝青、独活、阿胶、甘草),三黄白头翁汤治腹痛壮热赤如烂血(黄连、黄芩、黄柏、升麻、石榴皮、艾叶、白头翁、桑寄生、当归、牡蛎、犀角、甘草),龙骨丸治下血痢腹痛(龙骨、龙胆、羚羊角、当归、附子、干姜、黄连、赤石脂、矾石、犀角、甘草、熟艾)。

(9)眼目疾病辨病方剂:中国方药医学有专治眼科疾病方药。治疗眼目疾病常用药物有决明子、青葙子、谷精草、密蒙花、夜明砂、白青、扁青、空青、曾青、铜青、薯实、茺蔚子、析冥子等。治疗眼目疾病常用方剂有洗刀散、锦鸠丸、密蒙花散、羚羊角散、拨云散、蝉花无比散、空青丸等。中国医药学常见眼目疾病临床症状有:① 胬肉攀睛;② 白睛溢血;③ 白膜侵睛;④ 白翳包睛;⑤ 赤脉传睛;⑥ 风赤疮痍;⑦ 风火眼痛;⑧ 高风雀目;⑨ 花翳白陷;⑩ 绿风内障;⑪ 天行赤目;⑫ 云翳;等等。

(10)尿频遗精辨病方剂:治疗尿频失精常用方剂有桑螵蛸散、金锁丹、水陆二仙丹等《太平圣惠方》卷九十八巴戟丸(巴戟、肉苁蓉、石斛、鹿茸、附子、薯蓣、牛膝、桂心、山茱萸、泽泻、远志、熟地、菟丝子、黄芪、人参、槟榔、木香、牡丹皮、淫羊藿、蛇床子、续断、枳壳、茯苓、覆盆子)治疗肾脏虚寒小便尿频,《张氏医通》卷十四巴戟丸(巴戟、生地、桑螵蛸、肉苁蓉、山药、山茱萸肉、菟丝子、附子、肉桂、远志、石斛、鹿茸)治疗胞痹虚寒溲数不利,睡则遗尿,《圣济总录》卷五十一巴戟丸(巴戟天、熟地、五味子、黄芪、牛膝、牡蛎、菟丝子、干姜、附子、桂枝、白术、肉苁蓉)治疗肾脏虚冷小便频数,《普济本事方》卷四十一萆薢散

（萆薢、川芎）治疗小便频数不计度数、卷三八八螵蛸散（桑螵蛸、远志、石菖蒲、龙骨、人参、茯神、当归、鳖甲）治疗小便频数，《魏氏家藏方》缩泉丸（乌药、川椒、吴茱萸、益智）治疗小便频数，《医学衷中参西录》澄化汤（生山药、生龙骨、牡蛎、牛蒡子、生杭芍、粉甘草、生车前子）治疗小便频数，《医学探骊集》卷五加减桑螵蛸散（桑螵蛸、人参、龙骨、五味子、白果、覆盆子、人中白、龟甲、黄柏）治疗小便频数。《金匮要略·血痹虚劳病脉证并治》男子失精，女子梦交，桂枝龙骨牡蛎汤主之。《备急千金要方·精极》曰：精极者通主五脏六腑之病候也。五脏六腑衰则形体皆极，眼视而无明，齿焦而发落。身体重则肾水生，耳聋行步不正。凡阳邪害五脏，阴邪损六腑。阳实则从阴引阳，阴虚则从阳引阴。若阳病者主高，高则实，实则热，眼视不明，齿焦发脱，腹中满满，则历节痛痛，则宜泻于内。若阴病者主下，下则虚，虚则寒，体重则肾水生，耳聋行步不正。邪气入内，行于五脏则咳，咳则多涕唾，面肿气逆，邪气逆于六腑，淫虚厥于五脏，故曰精极也。所以形不足温之以气，精不足补之以味。善治精者，先治肌肤筋脉，次治六腑。若邪至五脏，已半死矣。扁鹊曰：五阴气俱绝不可治，绝则目系转，转则目精夺，为志先死，远至一日半日，非医所及矣。宜须精研以表治里，以左治右，以右治左，以我知彼，疾皆瘥矣。竹叶黄芩汤（竹叶、黄芩、茯苓、生姜、麦冬、炙甘草、大黄、芍药、生地黄）治精极实热，眼视无明，齿焦发落，形衰体痛，通身虚热。深师人参丸治疗虚劳失精（人参、桂心、牡蛎、薯蓣、黄柏、细辛、附子、苦参、泽泻、麦冬、干姜、干地黄、菟丝子）。《圣济总录·精极》人参丸治梦寐失精（人参、麦冬、赤石脂、远志、续断、韭子、鹿茸、茯神、龙齿、磁石、肉苁蓉、丹参），鹿茸散治梦中失精（鹿茸、龙骨、露蜂房、泽泻、茯苓、菟丝子、桂枝、牛膝、石龙芮、赤芍、韭子、巴戟天），黄芪汤治梦泄盗汗（黄芪、人参、赤芍、桂枝、地骨皮、五味子、茯苓、防风、陈皮、甘草炙、磁石、牡蛎粉），地黄煎丸治精泄不止（生地、无灰酒、肉苁蓉、巴戟天、鹿茸、桑螵蛸、附子、黄芪、肉豆蔻、五味子、蛇床子、石槲、补骨脂、牛膝、青木香、陈皮、枳壳、荜澄茄、沉香）。

（11）瘰疬痰核辨病方剂：治疗瘰疬痰核方剂有救苦化坚汤散肿溃坚汤曾青散漏芦汤五瘿丸消瘿五海饮陷肿散等。《外台秘要》卷二十三载：广济疗瘰方（白蔹、炙甘草、青木香、芍药、大黄、玄参）治疗瘰疬息肉结硬，消散方（黄芪、玄参、连翘、人参、升麻、青木香、茯苓、苍耳子、炙甘草、朴硝、粘子、苦参）治疗瘰疬结核，五香连翘汤（青木香、沉香、鸡舌香、麝香、熏陆香、射干、紫葛、升麻、桑寄生、独活、通草、连翘、大黄、淡竹沥）治疗恶核瘰疬，延年丹参汤（蒴、丹参、甘草炙、秦艽、独活、乌头、牛膝、踯躅花、蜀椒）治疗恶肉结核瘰疬，玄参汤（玄参、升麻、独活、连翘、木防己、菊花）治疗恶核瘰疬风结，丹参膏（丹参、白蔹、独活、连翘、白及、升麻、蒴、防己、玄参、杏仁）治疗恶肉结核瘰疬，崔氏大五香汤（青木香、鸡舌香、沉香、升麻、藿香、犀角、吴茱萸、桂心、麻黄、炙甘草、熏陆香、细辛）治疗瘰疬肿痛，五香汤（麝香、青木香、鸡舌香、藿香、熏陆香、当归、黄芩、升麻、芒硝、大黄）治疗毒肿瘰疬，经心录射干汤（射干、桂心、麻黄、生姜、炙甘草、杏仁）治疗恶毒瘰疬，升麻汤（升麻、芍药、射干、杏仁、麻黄、炙甘草、枫香、葛根）治疗风毒咽水不下。此后，《太平圣惠方》《圣济总录》等宋代医学承袭晋唐余绪而有发挥，大法不离解毒消肿散结。如《圣济总录》卷一百二十六曰：瘰疬者，其本多因恚怒气逆，忧思恐惧，虫鼠余毒，或风热邪气客于肌肉，随虚处停结，或在颈项，或在胸腋，累累相连是也。详考方论，有风毒、气毒、热毒之异，有寒热、结核、脓溃之殊。然瘰疬又谓之鼠瘘者，盖《甲乙经》云寒热瘰疬皆鼠瘘寒热之气所生是也。瘰疬，又通谓之九瘘者，盖孙思邈云九瘘之为病皆寒热瘰疬在于颈腋是也。其治法大要，古人皆曰浮于脉中，未着肌肉而外为脓血者,急刺去之;已溃者,治如痈法,内服五香连翘汤以荡涤之,外以火针攻结核,中及饮食动作,悉能忌慎,则鲜不差者。木香丸(木香、犀角、芍药、连翘、白蔹、射干、海藻、乌蛇、玄参、大黄、昆布)治疗风毒瓦斯结为瘰疬,斑蝥散(斑蝥、炒豆黄末、炒糯米末、炙甘草、腻粉)治疗项下并腋下热毒瓦斯毒结成瘰疬,蜂房膏(露蜂房、蛇蜕皮、玄参、黄芪、蛇床子、杏仁、乱发、铅丹、蜡)治疗热毒瓦斯毒结为瘰疬,曾青散(曾青、附子、矾石、莐子、当归、狸骨、甘草炙、细辛、干姜、露蜂房、斑蝥)治疗寒热瘰疬,漏芦汤(漏芦、连翘、木通、桂枝、犀角、黄芩、柴胡)治疗瘰疬初结发热,紫参丸(紫参、连翘、丹参、苦参、滑石、轻粉、麝香)治疗瘰疬热毒破出脓水,等等。这一治疗思路影响至今。

(12)诸虫疾病辨病方剂:诸虫疾病即西医学寄生虫病。寄生虫病是寄生虫侵入人体引起的疾病。因虫种和寄生部位不同,引起的病理变化和临床表现各异。本类疾病分布广泛,世界各地均可见到,但以贫穷落后、卫生条件差的地区多见,热带和亚热带地区更多。狭义的热带病即指寄生虫病。非洲、亚洲的发展中国家发病较多,感染的人群主要是接触疫源较多的劳动人民及免疫力较低的儿童。① 蛔虫病:阵发性脐周疼痛、消化不良、消瘦、发育缓慢、记忆力减退等。② 鞭虫病:腹泻、下痢脓血、里急后重、缺铁性贫血、头晕等。③ 蛲虫病:感觉肛门周围及会阴部奇痒,夜间为甚,睡眠不安等。④ 阿米巴病:腹痛、腹泻、下痢腥臭且有暗红色黏液血便等。⑤ 钩虫病:贫血、面色无华萎黄、头昏眼花、乏力等。⑥ 姜片虫病:腹痛、食欲缺乏、间歇性腹泻、恶心、呕吐等。⑦ 弓形虫病:不明原因流产、早产、死胎,并爱养猫,有过发热、无力、肌肉酸痛的孕妇。⑧ 疟疾:血色素减少,间断性发冷发热,持续一周以上者。⑨ 阴道毛滴虫病:外阴瘙痒、白带增多有异味并有尿痛、尿频等。治疗诸虫疾病常用药物有藜芦、蓝实、芜荑、雷丸、苦楝根皮、贯众、矾石等。治疗诸虫疾病常用方剂有藜芦丸、密陀僧丸、化虫丸、追虫丸、贯众丸等。《诸病源候论》卷十八论九虫病诸候曰:九虫者,一曰伏虫,长四分;二曰蛔虫,长一尺;三曰白虫,长一寸;四曰肉虫,状如烂杏;五曰肺虫,状如蚕;六曰胃虫,状如虾蟆;七曰弱虫,状如瓜瓣;八曰赤虫,状如生肉;九曰蛲虫,至细微,形如菜虫。伏虫,群虫之主也。蛔虫,贯心则杀人。白虫相生,子孙转多,其母转大,长至四五尺,亦能杀人。肉虫,令人烦满。肺虫,令人咳嗽。胃虫,令人呕吐,胃逆喜哕。弱虫,又名膈虫,令人多唾。赤虫,令人肠鸣。蛲虫,居胴肠,多则为痔,极则为癞,因人疮处以生诸痈、疽、癣、瘘、痒、疥、龋虫,无所不为。人亦不必尽有,有亦不必尽多,或偏有,或偏无者。此诸虫根据肠胃之间,若腑脏气实,则不为害,若虚则能侵蚀,随其虫之动而能变成诸患也。《备急千金要方》卷十八论九虫证治曰:藜芦丸(藜芦、贯众、雷丸、山茱萸、天冬、野狼牙、芦、甘菊)治疗少小有蛔虫结在腹中,懊恼散(扁竹、漏芦、雷丸、青葙子、女青、桃仁)杀虫治湿䘌疮烂,青葙散(青葙子、橘皮、扁竹、芦、甘草、野狼牙)治热病有䘌下部生疮,姜蜜汤(生姜汁、白蜜、黄连)治湿䘌,杏仁汤(杏仁、苦酒、盐)治䘌方,桃皮汤(桃皮、艾叶、槐子、大枣)治蛲虫、蛔虫及痔,蟨虫食下部生疮,猪胆苦酒汤(猪胆、苦酒)治热病有䘌,上下攻移杀人,雄黄兑散(雄黄、桃仁、青葙子、黄连、苦参)治时气病䘌,下部生疮。《外台秘要》卷二十六有贯众丸(贯众、石蚕、野狼牙、芦、蜀漆、僵蚕、雷丸、芜荑、厚朴、槟榔)主治九虫动作。另有前胡汤(前胡、白术、赤茯苓、枳实、细辛、旋覆花、常山、松萝、龙胆、竹叶、杏仁)治疗脾劳脾虫好呕而胸中愢愢,麦门冬五隔下气丸(麦冬、蜀椒、远志、附子、干姜、炙甘草、人参、细辛、桂心、百部根、白术、黄芪、杏仁、槟榔)治疗肺劳肺虫咳逆气喘,肾虫方(贯众、干漆、茱萸、杏仁、芜荑、胡粉、槐白皮)治疗肾劳肾虫四肢肿急,肝虫方(鸡子、茱萸根、蜡、干漆、粳米粉)治疗肝劳肝虫恐畏不安眼中赤,心虫方(雷丸、橘皮、桃仁、野狼牙、贯众、芜荑、青葙子、干漆、乱发、僵蚕)治疗心劳心虫贯心。

(13)疮疡痈疽辨病方剂:治疗疮疡痈疽常用方剂有五味消毒饮、王不留行散、云母膏、神仙太一膏、真人活命饮、阳和汤、飞龙夺命丹、雄黄解毒丸、生肌散、蟾蜍膏、耆婆万病丸等。《备急千金要方》卷二十二论痈肿毒方记载:齐州荣姥丸用牡蛎、钟乳、枸杞根皮、白石英、桔梗、白姜石统治疗肿,赵娆方用姜石、牡蛎、茯苓、枸杞根皮治疗疔肿痈疽,玉山韩光方用艾蒿一担烧灰,以针刺疮中至痛,即点之,点三遍,其根自拔,亦大神良。王不留行散用王不留行子、龙骨、当归、野葛皮、干姜、桂心、瓜蒌根治疗痈肿不能溃困苦无赖,内补散用木占斯、人参、干姜、桂心、细辛、厚朴、败酱、防风、瓜蒌根、桔梗、甘草治疗妇人乳痈及诸疖未溃者,排脓内塞散用防风、茯苓、白芷、桔梗、远志、甘草、人参、川芎、当归、黄芪、厚朴、桂心、附子、赤小豆治疗大疮热退脓血不止,猪蹄汤用猪蹄、黄芪、黄连、芍药、黄芩、蔷薇根、野狼牙根治疗痈疽发背,麝香膏用麝香、茹、雄黄、矾石治疗痈疽及发背诸恶疮,食恶肉膏方用大黄、川芎、莽草、真珠、雌黄、附子、白蔹、矾石、黄芩、茹、雄黄调敷疮中去恶肉,漆头茹散用漆头、茹、硫黄、丹砂、麝香、马齿矾、雄黄、雌黄、白矾治疗恶肉,白茹散用茹、矾石、雄黄、硫黄纳疮中去恶肉尽,生肉膏用蛇衔、当归、干地黄、黄连、黄芪、黄芩、大黄、续断、蜀椒、芍药、白及、川芎、莽草、白芷、附子、甘草、细辛、薤白治痈疽金疮败坏,乌麻膏用生乌麻油、黄丹、蜡治诸漏恶疮及一十三般疔肿,青龙五生膏用生梧桐白皮、生桑白皮、生柏白皮、生青竹茹、生龙胆草、蜂房、猬皮、蛇蜕皮、雄黄、雌黄、蜀椒、附子、川芎治疗痈疽痔漏恶疮出脓血,灭瘢膏用安息香、矾石、野狼毒、羊踯躅、乌头、附子、野葛、白芷、乌贼骨、皂荚、天雄、芍药、川芎、赤石脂、大黄、当归、莽草、石膏、干地黄、地榆、白术、续断、鬼白治疗诸色痈肿恶疮瘢后瘢痕。

三、思路拓展

《医方集解》 补养之剂:补者,补其所不足也,养者,栽培之,将护之,使得生遂条达,而不受戕贼之患也,人之气禀,罕得其平,有偏于阳而阴不足者,有偏于阴而阳不足者,故必假药以滋助之,而又须优游安舒,假之岁月,使气血归于和平,乃能形神俱茂,而疾病不生也,《经》曰,圣人不治已病治未病,不治已乱治未乱,夫病已成而后药之,乱已成后治之,譬犹渴而穿井,斗而铸兵,不亦晚乎,故先补养,然补养非旦夕可效,故以丸剂居前,汤剂居后。

发表之剂:发者,升之散之汗之也,表者,对里而言也,三阳为表,三阴为里,而太阳为表之表,阳明为表之里,少阳为半表半里也,邪之伤人,先中于表,以渐而入于里,始自太阳,以及阳明,少阳,乃入阴经,由太阴少阴以及厥阴,六经乃尽也,治病者当及其在表而汗之散之,使不至于传经入里,则病易已矣,若表邪未尽而遽下之,则表邪乘虚入里,或误补之,则内邪壅闭不出,变成坏证者多矣,经曰,善治者治皮毛,其次治肌肤,其次治筋脉,其次治六腑,其次治五脏,治五脏者,半死半生也。

涌吐之剂:邪在表宜汗,在上焦宜吐,在中下宜下,此汗吐下三法也,若邪在上焦而反下之,则逆其性矣,《经》曰,其高者因而越之,又曰,在上者涌之,是也,先贤用此法者最多,今人惟知汗下,而吐法绝置不用,遇当吐者而不行涌越,使邪气壅结而不散,轻病致重,重病致死者多矣,朱丹溪曰,吐中就有发散之义,张子和曰,诸汗法古方多有之,惟以吐发汗者,世罕知也,故予尝曰吐法兼汗,以此夫。

攻里之剂:邪在表宜汗,邪在里宜下,人之一身,元气周流,不能容纤芥之邪,稍有滞碍,则壅塞经络,隔遏阴阳而后为病矣,或寒或热,或气或血,或痰或食,为证不一,轻则消而导之,重必攻而下之,使垢瘀尽去,而正气可复,譬之寇盗不剿,境内终不得安平也,然攻下之剂,须适事为宜,如邪胜而剂轻,则邪不服,邪轻而剂重,则伤元气,不可不审也。其攻而不峻者别见消导门。

表里之剂:病在表者,宜汗宜散,病在里者,宜攻宜清,至于表证未除,里证又急者,仲景复立大柴胡葛根黄芩等法,合表里而兼治之,后人师其意,则有防风通圣参苏五积诸剂,姑采数方以冀其余,善用者审证而消息之可也。

和解之剂:邪在表宜汗,在上宜吐,在里宜下,若在半表半里,则从中治,宜和解,故仲景于少阳证,而以汗吐下三者为戒也,昔贤云,或热病脉躁盛而不得汗者,阳脉之极也死,然有当和解之证,汗之不得汗,和解之力到,汗自出而解,慎勿错认作死证也,由是观也,和解之剂,用以分理阴阳,调和营卫,顾不重欤。

理气之剂:经曰,诸气膹郁,皆属于肺,又曰怒则气上,喜则气缓,悲则气消,恐则气下,寒则气收,热则气泄,惊则气乱,劳则气耗,思则气结,九气不同,百病多生于气也,夫人身之所恃以生者,此气耳,源出中焦,总统于肺,外护于表,内行于里,周流一身,顷刻无闲,出入升降,昼夜有常,曷尝病于人哉,及至七情交攻,五志并发,乖戾失常,清者化而为浊,行者阻而不通,表失护卫而不和,里失营运而弗顺,气本属阳,及胜则为火矣,河间所谓五志过极皆为火,丹溪所谓气有余便是火也,人身有宗气,营气,卫气,中气,元气,胃气,冲和之气,上升之气,而察气尤为主,及其为病,则为冷气,滞气,上气,逆气,气虚诸变证矣,无病之时,宜保之养之,和之顺之,病作之时,当审其何经何证,寒热虚实而补泻之。

理血之剂:人身之中,气为卫,血为营,《经》曰,营者水谷之精也,调和五脏,洒陈于六腑,乃能入于脉也,生化于脾总统于心藏,受于肝,宣布于肺,施泄于肾,溉灌一身,目得之而能视,耳得之而能听,手得之而能摄,掌得之而能握,足得之而能步,脏得之而能液,腑得之而能气,出入升降,濡润宜通,概不出此也,饮食日滋,故能阳生阴长,取汁变化而赤为血也,注之于脉,充则实,少则涩,生旺则诸经恃此长养,衰竭则百脉由此空虚,血盛则形盛,血弱则形衰,血者难成而易亏,可不谨养乎,阴气一伤,诸变立至,妄行于上则吐衄,妄行于下则肠风,衰涸于内则虚劳,枯槁于外则消瘦,移热膀胱则溺血,阴虚阳搏则崩中,湿蒸热瘀则血痢,火极似水则色黑,热胜于阴,发为疮疡,湿滞于血,则为湿疹,凝涩于皮肤,则为冷痹,畜血在上则善忘,畜血在下则如狂,跌仆损伤则瘀恶内聚,此皆失于摄养变为诸病也。

祛风之剂:六淫,风寒暑湿燥火也,六者之中,风淫为首,故经曰,风者百病之长也,至其变化,乃为他病,无常方,然致自风气也,又曰,风者善行而数变,腠理开则洒然寒,闭则热而闷,其寒也则衰饮食,其热也则消肌肉,盖天地间唯风无所不至,人受之者,轻为感冒,重则为伤,又重则为中,然必其人真气先虚,营卫空娠,然后外邪乘虚而入,经所谓邪之所凑,其气必虚是也,故中风之证,河间以为将息失宜,心火暴甚,丹溪以为湿生痰,痰生热,热生风,东垣以为本气自病,若以风为虚象者,所以治之有清热化痰养血顺气之不同,而不专用祛风之药也,按《内经》风论痿论痹论分为三篇,病原不同,治法亦异,丹溪常着论辨之,然岐伯曰,中风大法有四,风痹其一也,故治痹诸方,亦次本门。

祛寒之剂：寒中于表宜汗，寒中于里宜温，盖人之一身，以阳气为主，经曰，阳气者，若天与日失其所，则折寿而不彰，寒者阴惨肃杀之气也，阴盛则阳衰，迨至阳竭阴绝则死矣，仲景著书，先从伤寒以立论，诚欲以寒病为纲，而明其例也，其在三阳者，则用桂麻柴葛之辛温以散之，其在三阴者，非假姜附桂萸之辛热，参术甘草之甘温，则无以祛其阴冷之邪渗，而复其若天与日之元阳也，诸伤寒湿者，皆视此为治矣。

清暑之剂：暑为阳邪，心属离火，故暑先入心，从其类也，巳月六阳，尽出于地上，此气之浮也，《经》曰，夏气在经络，长夏气在肌肉，表实者里必虚，又热则气泄，故《经》曰，脉虚身热，得之伤暑，外证头痛口干，面垢自汗，呕逆泄泻，少气倦怠，其大较也，有余证者，皆后传变也，伤暑有兼伤风者，有兼伤寒者，有兼伤湿者，有兼伤食者，有冒暑饮酒，引暑入内者，有纳凉巨室，暑不得泄，反中人内者，有手足搐搦，名暑风者，有手足逆冷，名暑厥者，有昏不知人，为中暑者，洁古曰，中热为阳证，为有余，中暑为阴证，为不足，盖肺主气，夏月火盛灼金，则肺受伤而气虚，故多不足，凡中暑者，不可作中风治。

利湿之剂：湿为阴邪，《经》曰，地之湿气，感则害皮肉筋脉，又曰，诸湿肿满，皆属于脾，湿者土之气，土者火之子，故湿每能生热，热亦能生湿，如夏热则万物润溽也，湿有自外感得者，坐卧卑湿，身受水雨也，有身内伤得者，生冷酒面，纵恣无度，又脾虚肾虚，不能防制也，有伤风湿者，有伤热湿者，有伤寒湿者，有伤暑湿者，有中湿而喝斜不遂，舌强语涩，昏不知人，状类中风者，湿在表在上，宜发汗，在里在下，宜渗泄，里虚者，宜实脾，挟风而外感者，宜解肌，挟寒而在半表半里者，宜温散，凡中湿者，不可作中风治。

润燥之剂：《经》曰，诸涩枯涸干劲皲揭，皆属于燥，乃肺与大肠阳明燥金之气也，金为生水之源，寒水生化之源绝，不能溉灌周身，荣养百骸，故枯槁而无润泽也，或因汗下亡津，或因房劳虚竭，或因浓酒厚味，皆能助狂火而损真阴也，燥在外则皮肤皲揭，在内则津少烦渴，在上则咽焦鼻干，在下则肠枯便秘，在手足则痿弱无力，在脉则细涩而微，皆阴血为火热所伤也，治宜甘寒滋润之剂，甘能生血，寒能胜热，润能去燥，使金旺而水生，则火平而燥退矣，寒水，膀胱也，《素问》曰：燥乃阳明秋金之化，《经》曰，金水者，生成之终始，又曰，水位之下，金气承之，盖物之化从于生，物之成从于杀，造化之道，生杀之气，犹权衡之不可轻重也，生之重，杀之轻，则气殚散而不收，杀之重，生之轻，则气敛涩而不通，敛涩则伤其分布之政，不惟生气不得升，而杀气亦不得降，《经》曰逆，秋气则太阴不收，肺气焦满。

泻火之剂：火者气之不得其平者也，五脏六腑，各得其平，则荣卫冲和，经脉调畅，何火之有，一失其常度，则冲射搏凿而为火矣，故丹溪曰，气有余便是火也，有本经自病者，如忿怒生肝火，劳倦生脾火之类是也，有五行相克者，如心火太盛，必克肺金，肝火太盛，必克脾土之类是也，有脏腑相移者，如肝移热于胆，则口苦，心移热于小肠，则淋秘之类是也，又有他经相移者，有数经合病者，相火起于肝肾，虚火由于劳损，实火生于亢害，燥火本乎血虚，湿火因于湿热，郁火出于遏抑，又有无名之火，无经络可寻，无脉证可辨，致有暴病暴死者，诸病之中，火病为多，不可以不加察也，有以泻为泻者，大黄芒硝芩连栀蘖之类是也，有以散为泻者，羌防柴葛升阳散火之类者也，有以滋为泻者，地黄天冬玄参知母之类，壮水之主以制阳光是也，有以补为泻者，参芪甘草泻火之圣药是也。

除痰之剂：窍之源不一，有因热而生痰者，有因痰而生热者，有因气而生者，有因风而生者，有因寒而生者,有因湿而生者,有因暑而生者,有因惊而生者,有多食而成者,有伤冷物而成者,有嗜酒而成者,有脾虚而成者,俗云百病皆由痰起,然《内经》有饮字而无痰字,至仲景始立五饮之名,而痰饮居其一,庞安常曰,善治痰者,不治痰而治气,气顺则一身津液,亦随气而顺矣,《准绳》云,痰之生由于脾气不足,不能致精于肺,而淤以成者也,治痰宜先补脾,脾复健运之常,而痰自化矣,肾虚不能制水,水泛为痰是无火之痰,痰清而稀,阴虚火动,火结为痰,是有火之痰,痰稠而浊,痰证初起,发热头痛,类外感表证,久则朝咳夜重,又类阴火内伤,走注肢节疼痛,又类风证,但肌色如故,脉滑不匀为异。

消导之剂:消者,散其积也,导者,行其气也,脾虚不运,则气不流行,则停滞而为积,或作泻痢,或成症痞,以致饮食减少,五脏无所资禀,血气日以虚衰,因致危困者多矣,故必消而导之,轻则用和解之常剂,重必假峻下之汤丸,盖浊阴不降,则清阳不升,客垢不除,则真元不复,如戡定祸乱,然后可以致太平也,峻剂见攻里门,兹集缓攻平治消补兼施者,为消导之剂。

收涩之剂:滑则气脱,脱则散而不收,必得酸涩之药,敛其耗散,而后发者可返,脱者可收也。如汗出亡阳,精滑不禁,泄痢不止,大便不固,小便自遗,久嗽亡津,此气脱也。若亡血不已,崩中暴下,诸大吐衄,此血脱也,十剂曰涩可去脱,牡蛎龙骨之属是也。气脱兼以气药,血脱兼以血药亦兼气药,气者血之帅也。阳脱者见鬼,阴脱者目盲,此神脱也,当补阳助阴,非涩剂所能收也。

明目之剂:目之在人,特五官之一耳,而古人立有专科,盖以余窍各主一脏,或兼二脏,目虽为肝窍,而五脏六腑之精气,皆上注于目而为之精,精之窠为眼,骨之精为瞳子,筋之精为黑眼,血之精为络,气之精为白眼,肉之精为约束,裹撷筋骨气血之精,而与脉并为系,上属于脑,后出于项中,此则眼具五脏六腑也,故其证多而方亦广,兹集限于篇章,故略录专治目疾者数方,以备采用,其疏风燥湿泻火养血之剂,可以通用者,则散见于各门,目有五轮,白睛为气轮,属肺金,故独坚,青睛为风轮,属肝木,内包膏汁,涵养瞳神,目角大小眦为血轮,大眦属心君火,大眦赤者为实火,小眦属心包相火,小眦赤者为虚火,两睥为肉轮,属脾土,土藏万物,故包四轮,开动为阳,为应用,闭静为阴则睡矣,目中有神膏,此由胆中渗润精汁积而成者,能涵养瞳神,有神水先天真气所化,润泽之水也,有神光原于命门,通于胆,发于心,是火之用也,有真血,肝中升运,滋目经络之血也,有真气,目之经络中往来生用之气,先天之元阳也,有真精,先后天元气所化精汁,起于胃,施于胆,而及瞳神也,目有坚壳数重,真血滋神水,神水包神膏,膏中一点青莹,乃胆肾所聚之精华,惟此一点鉴照万物,空阔无穷,为水轮,属肾水,人之邪正寿夭贵贱,皆可验目而得之,岂非人身之至宝乎。

痈疡之剂:朱丹溪曰,痈疽皆因阴阳相滞而生,盖气阳也,血阴也,血行脉中,气行脉外,相并周流,寒与湿搏之,则凝滞而行迟为不及,热与火搏之,则沸腾而行速为太过,气得邪而郁,津液稠黏,为痰为饮,积久渗入脉中,血为之浊,此阴滞于阳也,血得邪而郁,隧道阻滞,或滞或结,积久渗出脉外,气为之乱,此阳滞于阴也,百病皆由于此,不止痈疽而已也,《内经》曰,荣气不从,逆于肉理,乃生痈肿,又曰,诸痛痒疮,皆属心火,外科方证,至为繁多,兹取可通用者,量录数方,以备缓急,其余各证,各有专方,不能多录,若夫泻热解毒,活血托里之剂,多散见于诸门,惟在用者之圆神而已。

经产之剂:妇人之病,与男子同,惟行经妊娠则之不可以例治,故取胎产经带数方,以备采用,诸方可男女可通用者,兹不重出。

救急良方：人之以疾病死而得终其天年者，虽不幸犹幸也，乃有暴横之遭，大如缢溺砒蛊蛇犬之伤，小如骨哽刀斧汤火之害，坐视其转死而莫之能救者多矣，兹取简便良方以备缓急，倘用此而救活一命，于人心独无恔乎。

蔡定芳跋

　　1979年己未秋月，我考取浙江中医学院硕士学位研究生，研究方向为中医古典医著的继承与研究，导师是徐荣斋教授，我的毕业论文是《论内经治则学说的三个基点及其对后世的影响》。原浙江中医药大学校长范永升教授是我同门师兄，他比我早一年拜入师门。忆当年，书生意气，踌躇满志。先生精心栽培，吾辈倾力学习，杭州庆春街大学路原浙江中医学院旧址攻读古典医著日夜不辍者三载。先生字国椿，号三补老人，生于1911年辛亥，卒于1982年壬戌，浙江绍兴人。先生师从杨哲安先生，问业曹炳章先生，深得赏识。先生辛勤治学，博览群书，为人谦和，落笔严谨，一丝不苟，著有《内经精要汇编》《读书教学与临症》《重订通俗伤寒论》《妇科知要》等。先生中国医药学理论功底渊邃，《黄帝内经》研究造诣深厚，对我影响颇大。先生尝谓：学习《黄帝内经》一要精读原文，亦读亦思，读而不思则惘；二是精读注文，亦取亦舍，取而不舍则茫；三要精解文字，亦解亦疑，解而不疑则乱。先生遗著《读书教学与临症》载有《以治学三境界的精神学习内经》《试析素问阴阳应象大论一组治则》《素问汤液醪醴论治则部分试析》《读经识小录》《学习内经八要》《内经阴阳理论的应用》《内经五郁证治探讨》《病机十九条阐释要》《明清间绍兴内经四大注家》9篇文章，议论精辟，见解独到；《内经精要汇编》以脏腑、气血形体、经脉、阴阳四时、防病、病因病机、诊法、治疗法则八章将《黄帝内经》重要条文分类编次，取舍精当，发挥精良。折射先生治《内经》心路历程。在先生指导下，我完成《治痿独取阳明的体会和印证》《素问标本病传论阐析》《素问脏气法时论阐析》《素问热论阐析》《素问腹中论阐析》《略论内经的察情立则说》等论文撰写并陆续发表在《浙江中医学院学报》《上海中医药杂志》《吉林中医药》中医刊物等。撰写硕士论文期间，先生鼓励我要独立思考，要创新发展。我的《略论内经因势立则学说》阐述生命形式表现为升降出入，疾病的趋势也表现为升降出入。抗邪力趋势向外宜汗散，护正力趋势向里宜收敛，抗邪力趋势聚中宜攻消，护正力趋势向里宜补益，抗邪力趋势向上宜吐越，护正力趋势向下宜肃降，抗邪力趋势向下宜通泻，护正力趋势向上宜升提。用病势统一汗与敛、消与补、吐与降、下与升，在当时算是一个创新。在校攻读硕士学位期间，先生任《浙江中医学院学报》编辑室主任。先生经常选择《学报》将要刊登的理论研究佳文让我学习并写出心得评语。学生认真写，老师仔细改，通过这种特殊作业，我的中国医药学理论视野不断扩大，理论修养逐渐提高，写作水平日益进步。光阴荏苒，白驹过隙，先生逝矣，师恩浩荡。《中国医药学理论基础》问世之际深深缅怀先生谆谆教诲之情。谨以此书献给母校浙江中医药大学，献给曾经引导我进入中国医药学理论研究殿堂的先辈们以及与我共同成长的同学们。

蔡定芳

2019年己亥中秋跋于上海中医药大学附属曙光医院

附：主要参考著作

《周易》　　　　《史记》　　　　　《金匮要略》　　　　《靖盒说医》

《诗经》　　　　《魏略》　　　　　《神农本草经》　　　《医门法律》

《尚书》　　　　《白虎通》　　　　《黄帝内经太素》　　《读医随笔》

《礼记》　　　　《国语》　　　　　《褚澄遗书》　　　　《卫生宝鉴》

《春秋》　　　　《太极图说》　　　《诸病源候论》　　　《侣山堂类辨》

《大学》　　　　《太平御览》　　　《肘后备急方》　　　《罗氏会约医镜》

《中庸》　　　　《通书》　　　　　《脉经》　　　　　　《生物学之书》

《论语》　　　　《太极图说解》　　《备急千金要方》　　《医学入门》

《孟子》　　　　《近思录》　　　　《千金翼方》　　　　《医贯》

《道德经》　　　《宿曜经》　　　　《外台秘要》　　　　《医宗必读》

《南华经》　　　《正字通》　　　　《普济本事方》　　　《类证治裁》

《文始真经》　　《盘古王表》　　　《太平圣惠方》　　　《寓意草》

《易乾凿度》　　《三命通会》　　　《圣济总录》　　　　《难经本义》

《周髀算经》　　《天禄琳琅书目》　《太平惠民和剂局方》《素问悬解》

《广雅》　　　　《月令七十二候集解》《苏沈良方》　　　《素问直解》

《说文》　　　　《文言》　　　　　《普济方》　　　　　《医宗金鉴》

《广韵》　　　　《说文解字》　　　《景岳全书》　　　　《格致余论》

《战国策》　　　《四库全书总目提要》《类经》　　　　　《素灵微蕴》

《淮南子》　　　《医籍考》　　　　《类经图翼》　　　　《运气论奥谚解》

《列子》　　　　《天禄琳琅书目》　《类经附翼》　　　　《三因极一病证方论》

《春秋繁露》　　《洗冤录》　　　　《中藏经》　　　　　《医原》

《天人三策》　　《黄帝内经素问译释》《博济方》　　　　《中国医药汇海》

《释名》　　　　《黄帝内经灵枢》　《运气全书》　　　　《医学真传》

《广雅》　　　　《甲乙经》　　　　《幼幼集成》　　　　《太平圣惠方》

《荀子》　　　　《难经集注》　　　《医学读书记》　　　《辨证奇闻》

《汉书》　　　　《伤寒论》　　　　《脾胃论》　　　　　《医易一理》

《临证指南医案》　　《笔花医镜》　　　《本草经集注》　　　《古今医统大全》

《血证论》　　　　　《考证病源》　　　《新修本草》　　　　《赤水玄珠》

《医学实在易》　　　《四明心法》　　　《海事本草》　　　　《全婴方论》

《白虎通义》　　　　《寓意草》　　　　《本草图经》　　　　《药性赋》

《医学三字经》　　　《医学心悟》　　　《开宝本草》　　　　《本草新编》

《四圣心源》　　　　《医门法律》　　　《嘉祐本草》　　　　《伤寒明理论》

《医述》　　　　　　《医源》　　　　　《类证本草》　　　　《本草新编》

《医权初编》　　　　《冯氏锦囊秘录》　《本草品汇精要》　　《刘涓子鬼遗方》

《名医汇粹》　　　　《类证活人书》　　《本经逢原》　　　　《医心方》

《金匮翼》　　　　　《阴证略例》　　　《本草崇原》　　　　《瑞竹堂经验方》

《中西汇通医经精义》《名医方论》　　　《本草备要》　　　　《世医得效方》

《素问悬解》　　　　《续名医类案》　　《本草从新》　　　　《奇效良方》

《群芳谱》　　　　　《洄溪医案》　　　《得配本草》　　　　《仁术便览》

《格致余论》　　　　《赤水玄珠》　　　《本草纲目拾遗》　　《医方考》

《医经溯洄集》　　　《儒门事亲》　　　《开宝本草》　　　　《删补名医方论》

《柳州医话》　　　　《医学源流论》　　《汤液本草》　　　　《成方切用》

《纬略卷十》　　　　《女科辑要》　　　《本草纲目》　　　　《医方论》

《杂病源流犀烛》　　《世医得效方》　　《本草择要纲目》　　《成方便读》

《医碥》　　　　　　《西京赋》　　　　《本草求真》　　　　《辨证录》

《医宗必读》　　　　《齐民要术》　　　《本草害利》　　　　《本经疏证》

《类证治裁》　　　　《本草衍义》　　　《外感温热篇》　　　《本经续疏要》

《医林改错》　　　　《妇人良方》　　　《温病条辨》　　　　《丹溪心法》

《宣明论方》　　　　《孙子兵法》　　　《医方集解》　　　　《黄帝内经素问集注》

《脏腑标本虚实寒热用　《医学源流论》　《原病式》　　　　　《恽铁樵全集》
药式》　　　　　　　《经络汇编》　　　《本经序疏要》　　　《陆渊雷全集》

《察舌辨症新法》　　《奇经八脉考》　　《先醒斋医学广笔记》《中国方药医学》

《广瘟疫论》　　　　《吴普本草》　　　《杂病广要》　　　　《中国医药学教程》